Arbeitsplatz Kinderwunschzentrum

Monika Bals-Pratsch · Stefan Dieterle · Frank Nawroth

Arbeitsplatz Kinder-wunschzentrum

Wissen für Medizinische Fachangestellte und Pflegeberufe

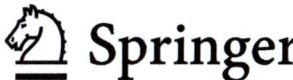 Springer

Monika Bals-Pratsch
KinderwunschWissen
Regensburg, Deutschland

Frank Nawroth
Facharzt-Zentrum für Kinderwunsch, Pränatale Medizin, Endokrinologie und Osteologie, amedes Hamburg
Hamburg, Deutschland

Stefan Dieterle
Überörtliche Berufsausübungsgemeinschaft
Kinderwunsch Dortmund, Siegen, Dorsten,
Wuppertal GbR.
Dortmund, Deutschland

ISBN 978-3-662-71658-8   ISBN 978-3-662-71659-5   (eBook)
https://doi.org/10.1007/978-3-662-71659-5

Die Deutsche Nationalbibliothek verzeichnet diese Publikation in der Deutschen Nationalbibliografie;
detaillierte bibliografische Daten sind im Internet über https://portal.dnb.de abrufbar.

Planung/Lektorat: Diana Kraplow
Springer ist ein Imprint der eingetragenen Gesellschaft Springer-Verlag GmbH, DE und ist ein Teil von
Springer Nature.
Die Anschrift der Gesellschaft ist: Heidelberger Platz 3, 14197 Berlin, Germany

Wenn Sie dieses Produkt entsorgen, geben Sie das Papier bitte zum Recycling.

Dieses Buch widme ich meinen Lehrmeistern und Vorbildern während meines Studiums, meiner Weiterbildung und beruflichen Tätigkeit. Herr Prof. Frank **Lehmann** (1940–1992) hat 1982 nicht nur das Deutsche IVF-Register (D·I·R) gegründet, sondern hat mich schon im Studium für die Gynäkologische Endokrinologie und die Reproduktionsmedizin begeistert. In dieser Zeit wurden auch die ersten IVF-Babys in Deutschland geboren, an denen er beteiligt war. Er war auch mein Doktorvater und hat mich wissenschaftlich und klinisch in meinem Schwerpunkt Gynäkologische Endokrinologie und Reproduktionsmedizin, aber auch in der praktischen Geburtshilfe geprägt. Herr Prof. Eberhard **Nieschlag** (1941–2025) hat ab Beginn seiner beruflichen Laufbahn bis zum Lebensende zielorientiert die Andrologie als klinisches Fach nicht nur in Deutschland, sondern auch international etabliert, bestimmt und weiterentwickelt. Ich habe von ihm die internistische Endokrinologie und Andrologie gelernt. Ich bin stolz, ein Teil unserer Münsteraner „Nieschlag-Familie" zu sein. Seine herausragenden wissenschaftlichen Leistungen wurden weltweit mit Preisen und Ehrungen gewürdigt. Für seine Lebensleistung erhielt er das Bundesverdienstkreuz. Diese Ehrung erhielt kürzlich auch meine Freundin Frau Prof. Liselotte **Mettler** (geb. 1939), die ich während meiner aktiven Zeit in der Berufspolitik kennenlernen durfte. Sie ist eine sehr aktive Person und gehört zu den erfolgreichen Pionieren in der Reproduktionsmedizin. Darüber hinaus war sie bei der Etablierung der Pelviskopie maßgeblich beteiligt. Ihre wissenschaftliche Karriere war nicht leicht. Trotz ihres hohen Alters ist sie auf wissenschaftlichen Kongressen weltweit unterwegs und ist weiterhin nicht nur in der Frauenklinik in Kiel, sondern auch international eine gefragte klinische Ratgeberin. Die Reproduktionsmedizin in Deutschland könnte ohne die patientenfreundliche Lesart des ESchG nicht mehr auf internationalem Niveau durchgeführt werden. Dieses ist im Wesentlichen der Verdienst von Frau Prof. Monika **Frommel** (1946–2025). Die Kieler Strafrechtlerin hat uns Reproduktionsmedizinern vor ungefähr zwanzig Jahren die Auslegungsspielräume des Embryonenschutzgesetztes aufgezeigt. Gesetze sind so formuliert, dass sich die Lesart an neue Erkenntnisse und den gesellschaftlichen Wandel anpassen kann. Durch meine zahlreichen persönlichen Kontakte auf reproduktionsmedizinischen und berufspolitischen Treffen mit ihr und durch gemeinsame Publikationen hatte sich eine Freundschaft entwickelt. Dabei habe ich festgestellt, dass ich meine ärztliche gesetzlich vorgegebene

Verantwortung für die Behandlung von Keimzellen im IVF-Labor nur durch vertiefte embryologische Kenntnisse tragen kann. Das war für mich der Anlass, berufsbegleitend das Fach klinische Embryologie zu studieren.

Ich danke meiner Familie, insbesondere meinem Ehemann und meinen Kindern für ihre Unterstützung und ihr Verständnis während meiner über 40-jährigen aktiven Berufstätigkeit in der Reproduktionsmedizin. Mit diesem Buch sollen auch meine Enkelkinder nachlesen können, in welch einer spannenden Zeit ich in einem sich rasch entwickelnden Fachgebiet beruflich aktiv war.

Prof. Dr. med. Monika Bals-Pratsch, M.Sc.

Vorwort

Medizinische Fachangestellte, Krankenschwestern und Angehörige anderer medizinischer Assistenzberufe spielen in Kinderwunschzentren eine entscheidende Rolle. Sie unterstützen und entlasten die Reproduktionsmediziner und Reproduktionsbiologen bei der Kinderwunschdiagnostik und -therapie. Je besser ihre Qualifikation ist, umso reibungsloser und erfolgreicher können Kinderwunschpaare betreut werden.

2022 hat die Bundesärztekammer das „Musterfortbildungscurriculum Reproduktionsmedizin für Medizinische Fachangestellte" verabschiedet. Dieses Curriculum wurde zuvor mit dem Bundesverband Reproduktionsmedizinischer Zentren Deutschlands e. V. (BRZ) und der Deutschen Gesellschaft für Reproduktionsmedizin e. V. (DGRM) abgestimmt. Die Spezialisierungsqualifikation „Reproduktionsmedizin" wird als eLearning und Webinar angeboten und durch einen eintägigen Praxistag in einem Kinderwunschzentrum ergänzt. Nach erfolgreichem Abschluss stellt die Ärztekammer Westfalen-Lippe darüber ein bundesweit anerkanntes Zertifikat aus.

Das hier vorliegende Buch ist entstanden, um sowohl Kursteilnehmern als auch MFAs, Krankenschwestern und medizinischem Assistenzpersonal in Kinderwunschzentren, gynäkologischen Kliniken und Praxen ein praxisnahes Kompendium für die Reproduktionsmedizin an die Hand zu geben. Das „Musterfortbildungscurriculum Reproduktionsmedizin" ist dabei der „rote Faden". Es ergänzt die eLearning- und Webinar-Inhalte der Referenten (Reproduktionsmediziner, Reproduktionsbiologen, Andrologen und Sozialpädagogen). Dazu vermittelt es auch ein vertiefendes Wissen, wenn es für das Verständnis der Reproduktionsbiologie von Bedeutung ist.

Da die Reproduktionsmedizin ein junges Fach ist, gibt es immer wieder neue Aspekte. Auch wissenschaftlich noch nicht vollständig evaluierte Methoden werden erwähnt, um bei der Betreuung von Kinderwunschpaaren nicht unvorbereitet zu sein. In diesen Fällen wurde bewusst auch die wissenschaftliche Literatur hinzugefügt, da Kinderwunschpatienten im Internet nach Informationen suchen und gerade bei neuen Methoden oft im Kinderwunschzentrum gezielt nachfragen.

Wir wünschen uns, dass dieses Buch MFAs, Krankenschwestern und anderem medizinischem Assistenzpersonal dabei hilft, Ärzte in Kinderwunschzentren, Kliniken und Praxen noch besser zu unterstützen. Hiermit schließt das vorliegende Buch über die heutige Reproduktionsmedizin inmitten der verschiedenen relevanten medizinischen Fachgebiete und der herausfordernden gesetzlichen Regelungen auf dem Büchermarkt eine Lücke.

Prof. Dr. med. Stefan Dieterle

Prof. Dr. med. Frank Nawroth

P.S. Aus Gründen der besseren Lesbarkeit wird überwiegend die männliche Form verwendet. Es sind ausdrücklich im Sinne der Gleichbehandlung grundsätzlich alle Geschlechter gemeint. Die verkürzte Sprachform hat nur redaktionelle Gründe und beinhaltet keine Wertung.

Die elektronische Version dieses Kapitels enthält Zusatzmaterial, auf das über folgenden Link zugegriffen werden kann [(c) Bals-Pratsch, et al. (2025). Arbeitsplatz Kinderwunschzentrum. Springer, Berlin, Heidelberg. https://doi.org/10.1007/978-3-662-71659-5_6].

Danksagung

Dieses Buch basiert auf dem Musterfortbildungscurriculum für Medizinische Fachangestellte „Reproduktionsmedizin" der Bundesärztekammer von 2022. Es umfasst das geforderte reproduktionsmedizinische Wissen für die Spezialisierungsqualifikation

Ideengeber für die Spezialisierungsqualifikation war Prof. Dr. med. Stefan Dieterle, der wesentlich diese Fortbildung für Medizinische Fachangestellte, Krankenschwestern und weiteres medizinisches Assistenzpersonal initiiert und konzipiert hat. An dieser Stelle sei auch besonders Frau Elisabeth Borg, Leiterin des Ressorts Fortbildung der Ärztekammer Westfalen-Lippe (ÄKWL), für ihre Unterstützung bei der Erstellung des Curriculums und der Planung der Fortbildung an der Akademie der ÄKWL und der KVWL gedankt. Mitgewirkt haben auch Prof. Dr. med. Barbara Sonntag, Deutsche Gesellschaft für Reproduktionsmedizin e. V. (DGRM), und Priv.-Doz. Dr. med. Ulrich Alfred Knuth, Berufsverband Reproduktionsmedizinischer Zentren Deutschlands e. V. (BRZ).

Die curriculare Fortbildung wird seit 2023 jährlich von der Akademie der ÄKWL und der KVWL durchgeführt. Die wissenschaftliche Leitung haben Herr Prof. Dr. med. Stefan Dieterle zusammen mit Frau Dr. med. Caroline Niehoff und Herrn Prof. Dr. med. Frank Nawroth. Ganz besonderer Dank gebührt Herrn Martin Wollschläger-Tigges von der Akademie der ÄKWL und der KVWL, der mit großem persönlichem Engagement die Durchführung der Spezialisierungsqualifikation organisiert und leitet, sodass die Kursteilnehmer in allen Belangen hervorragend begleitet und unterstützt werden. Ebenso sei allen Referenten für die Erstellung der Fortbildungsunterlagen für das eLearning und für die Online-Webinare gedankt: Prof. Dr. med. Monika Bals-Pratsch, M.Sc., Dr. rer. nat. Dunja Baston-Büst, Dr. rer. nat. Dagmar Gutknecht, Prof. Dr. med. Katharina Hancke, Dr. med. Aida Hanjalic-Beck, Dr. med. Nora Holtmann, Dott. Mag. Ershela Kazazi, Prof. Dr. med. Frank Köhn, Prof. Dr. med. Frank Nawroth, Dr. med. Caroline Niehoff, Dr. med. Thilo Schill, Dr. med. Andreas Ott, Prof. Dr. med. Barbara Sonntag, Dr. rer. nat. Tom Trapphoff, Dr. phil. Petra Thorn, Dr. med. Mascha Petersen und PD Dr. med. Birgit Wetzka. Auch sei den Kinderwunschzentren gedankt, die als bisherige Trainingszentren den Praxistag zum Abschluss der Fortbildung ausgerichtet haben.

Prof. Dr. med. Monika Bals-Pratsch, M.Sc.

Prof. Dr. med. Stefan Dieterle

Prof. Dr. med. Frank Nawroth

Inhaltsverzeichnis

Autorenverzeichnis

Prof. Dr. med. Monika Bals-Pratsch, M.Sc. KinderwunschWissen, Regensburg, Deutschland

Prof. Dr. med. Stefan Dieterle Überörtliche Berufsausübungsgemeinschaft Kinderwunsch Dortmund, Siegen, Dorsten, Wuppertal GbR., Dortmund, Deutschland

Prof. Dr. med. Frank Nawroth Facharzt-Zentrum für Kinderwunsch, Pränatale Medizin, Endokrinologie und Osteologie, amedes Hamburg, Hamburg, Deutschland

Abkürzungen

AFC	antraler Follikelcount	EUG	Extrauteringravidität
AGS	adrenogenitales Syndrom	FFTS	feto-fetales Transfusionssyndrom
AID	Artificial insemination with donor		
AMG	Arzneimittelgesetz	FSH	follikelstimulierendes Hormon
AMH	Anti-Müller-Hormon		
AMWHV	Arzneimittel- und Wirkstoffherstellungsverordnung	GB-A	Gemeinsamer Bundesausschusses
ART	Assistierte Reproduktion bzw. Fertilisation	GDM	Gestationsdiabetes
		GOÄ	Gebührenordnung für Ärzte
AZF	Azoospermiefaktor	GKV	Gesetzliche Krankenkasse
		GnRH	Gonadotropin-Releasing-Hormon
BÄK	Bundesärztekammer		
BGB	Bürgerliches Gesetzbuch	GV	Geschlechtsverkehr
BMI	Body-Mass-Index		
		hCG	humanes Choriongonadotropin
CBAVD	kongenitale bilaterale Aplasie des Vas deferens	HyCoSy	Hysterosalpingokontrastsonographie („Hysterosalpingo Contrast Sonography")
COC	Kumulus-Eizell-Komplex		
COS	kontrollierte ovarielle Stimulation	ICSI	intrazytoplasmatische Spermieninjektion
DERI	Deutsches Register für Insemination	i. d. R.	in der Regel
		IUI	intrauterine Insemination
D·I·R	Deutsches IVF-Register e. V.	IVF	In-vitro-Fertilisation
DNA	Desoxyribonukleinsäuren	IT	Informationstechnologie
DSB	Datenschutzbeauftragter		
DSGVO	Datenschutz-Grundverordnung	KBV	Kassenärztliche Bundesvereinigung
d. h.	das heißt		
		LBR	Lebendgeburtenrate
EBM	einheitlichen Bewertungsmaßstab	LH	luteinisierendes Hormon
EDV	elektronische Datenverarbeitung		
EGT	errechneter Geburtstermin	MAR-Test	Mixed-Antiglobuline-Reaction-Test
ESchG	Embryonenschutzgesetz	MESA	mikrochirurgische epididymale Spermienaspiration
ET	Embryotransfer		

MII	Metaphase II	SaRegG	Samenspenderregistergesetz
Mill	Millionen	SEC	einheitlicher europäischer Code
min	Minuten		
ml	Milliliter	SGB V	Sozialgesetzbuch Fünftes Buch
OHSS	ovarielles Überstimulations-syndroms	SRY	sex determining region of Y
		SSR	Schwangerschaftsrate
		SSW	Schwangerschaftswoche
PN	Pronukleus		
PCOS	polyzystisches Ovar-Syndrom	TESE	Testikuläre Spermienextraktion
PEI	Paul-Ehrlich-Institut	TFG	Transfusionsgesetz
PICSI	physiologische ICSI	TPG	Transplantationsgesetz
PID	Präimplantationsdiagnostik	TPG-GewV	TPG-Gewebeverordnung
		TPO-AK	Thyreoperoxidase-Antikörper
PKV	private Krankenversicherung		
		TRAK	TSH-Rezeptor-Antikörper
p.c.	post conceptionem	TRH	Thyreotropin-Releasing-Hormon
p.m.	post menstruationem		
		TSH	Thyroidea stimulierendes Hormon
QM	Qualitätsmanagement		
QSReproMed	Arbeitsgemeinschaft Qualitätssicherung in der Reproduktionsmedizin	s. o.	siehe oben
		s. u.	siehe unten
QuaDeGA	Qualitätskontrolle der Deutschen Gesellschaft für Andrologie	WHO	Weltgesundheitsorganisaton
		z. B.	zum Beispiel

Gesetzliche Grundlagen

Inhaltsverzeichnis

Ergänzende Information Die elektronische Version dieses Kapitels enthält Zusatzmaterial, auf das über folgenden Link zugegriffen werden kann [https://doi.org/10.1007/978-3-662-71659-5_1].

1

Entwicklung der Reproduktionsmedizin und Regelwerke

Louise Brown wurde 1978 im englischen Oldham als erstes Retortenbaby weltweit geboren. Dieser bahnbrechende Erfolg ging auf die Zusammenarbeit von Patrick Steptoe (Gynäkologen) und Robert Edwards (Physiologe) zurück. Robert Edwards erhielt für sein Lebenswerk 2010 den Nobelpreis für Medizin. Durch eine enge klinische und wissenschaftliche Kooperation mit den Engländern wurden universitäre Zentren für die **In-vitro-Fertilisation (IVF)** in Erlangen unter Leitung von Siegfried Trotnow, in Lübeck unter Dieter Krebs und in Kiel unter Lieselotte Mettler gegründet. Das erste IVF-Kind Deutschlands wurde 1982 in Erlangen geboren, im darauffolgenden Jahr kamen IVF-Kinder in Lübeck und in Kiel dazu. Im Jahr 1991 ist mit der der **intrazytoplasmatischen Spermieninjektion (ICSI)** ein weiterer Meilenstein in der Reproduktionsmedizin hinzugekommen. Bei dieser Technik wird jeweils eine bewegliche Samenzelle in die Eizelle eingestochen. Diese Methode wird angewendet, wenn die Qualität der Samenzellen für das Eindringen einer Samenzelle in eine Eizelle mit einer IVF-Behandlung nicht ausreichend ist.

Bereits 1985 hat die Bundesärztekammer **Richtlinien zur Durchführung der In-vitro-Fertilisation (IVF) und des Embryotransfers (ET)** als Behandlungsmethode der menschlichen Sterilität erlassen. Erst fünf Jahre später wurde das **Embryonenschutzgesetz (ESchG)** verabschiedet (Anhang 1.1). Vergleichbare Regelwerke für die Reproduktionsmedizin gab es in anderen Ländern damals noch nicht. Die Grundsätze dieser Regelungen sind im Wesentlichen weiterhin gültig. Allerdings sind viele Ergänzungen und Präzisierungen und zusätzliche nationale und europäische Gesetze hinzugekommen. Für die behandelnden Ärzte und Kinderwunschpatienten stellen die komplexen gesetzlichen und berufsrechtlichen Regelungen heutzutage den Rahmen für die Entnahme, Befruchtung und Übertragung von menschlichen Keimzellen im Rahmen der assistierten Reproduktion dar.

Am Anfang einer jeden Kinderwunschbehandlung steht der Behandlungsvertrag zwischen Arzt als Leistungserbringer und Patient als Leistungsnehmer entsprechend § 630a **Bürgerliches Gesetzbuch (BGB)**. Der Arzt verspricht eine Leistung nach den anerkannten fachlichen Standards, der Patient verpflichtet sich zur Vergütung, sofern nicht ein anderer Leistungsträger zur Zahlung verpflichtet ist.

Die Kinderwunschtherapie mit der künstlichen Befruchtung erfolgt innerhalb eines umfänglichen gesetzlichen Rahmens. Da es kein Fortpflanzungsmedizingesetz gibt, umfasst das Regelwerk zahlreiche verschiedene Gesetze (◘ Abb. 1.1). Die Abrechnungsregelungen sind bei der assistierten Reproduktion komplex und unterliegen den unregelmäßig wiederkehrenden, teilweise gravierenden Änderungen. So müssen seit in Kraft treten des **Gesundheitsmodernisierungsgesetzes (GMG)** im Januar 2004 gesetzlich versicherte Paare die Hälfte sowohl der Behandlungs- als auch der Medikamentenkosten für künstliche Befruchtungen übernehmen. In keinem anderen Leistungsbereich der gesetzlichen Krankenversicherung (GKV) werden Versicherte für medizinische Behandlungen so stark wirtschaftlich belastet wie in der Reproduktionsmedizin.

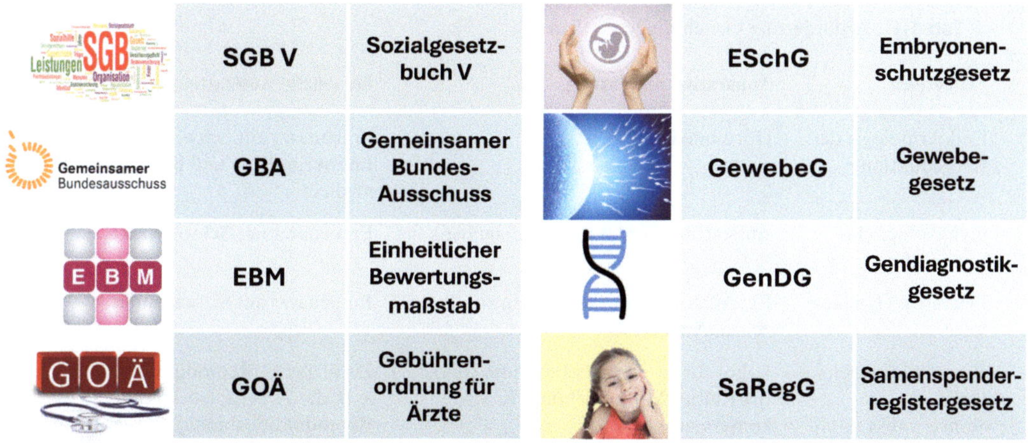

	SGB V	Sozialgesetz-buch V		ESchG	Embryonen-schutzgesetz
Gemeinsamer Bundesausschuss	GBA	Gemeinsamer Bundes-Ausschuss		GewebeG	Gewebe-gesetz
E B M	EBM	Einheitlicher Bewertungs-maßstab		GenDG	Gendiagnostik-gesetz
GOÄ	GOÄ	Gebühren-ordnung für Ärzte		SaRegG	Samenspender-registergesetz

○ **Abb. 1.1**   Gesetzliche Regelwerke bei der künstlichen Befruchtung

Gesetzliche Krankenkassen und Leistungsabrechnung

Die Leistungen bei einer künstlichen Befruchtung sind für die GKV in **§ 27a – Sozialgesetzbuch Fünftes Buch (SGB V)** geregelt. In diesem Paragrafen ist geregelt, dass die Krankenkasse seit 2004 nur noch 50 % der Kosten übernimmt (s. o.). Dafür müssen die Kosten zuvor auf dem Behandlungsplan von der Krankenkasse genehmigt werden. Die Behandlung muss in einem Kinderwunschzentrum durchgeführt werden, das eine Genehmigung zur Durchführung künstlicher Befruchtungen nach **§ 121a SGB V** hat. Diese **Genehmigungen zur Durchführung künstlicher Befruchtung** nach § 121a SGB V werden bedarfsgerecht in den Bundesländern von den Landesärztekammern oder einem Landesamt erteilt. Die zuständige Behörde vergibt unter Berücksichtigung der öffentlichen Interessen die Genehmigung an Ärzte, die den Erfordernissen (§ 27a Abs. 1) einer bedarfsgerechten, leistungsfähigen und wirtschaftlichen Durchführung von Maßnahmen zur Herbeiführung einer Schwangerschaft am besten gerecht werden. Bei der Antragsstellung müssen die notwendigen personellen, apparativen und räumlichen Voraussetzungen

für die Erteilung der Genehmigung gegeben sein (○ Tab. 1.1). Zusätzlich muss eine Erlaubnis nach dem Gewebegesetz vorliegen (s. u.).

Ergänzt wird dieses Regelwerk durch die „Richtlinien über künstliche Befruchtung" (siehe ► Kap. 10) und die „Richtlinie zur Kryokonservierung von Ei- oder Samenzellen oder Keimzellgewebe sowie entsprechende medizinische Maßnahmen wegen keimzellschädigender Therapie – Kryo-RL" (siehe ► Kap. 8) des **Gemeinsamen Bundesausschusses (GB-A)**. Das Gremium aus Vertretern der Kassenärztlichen Bundesvereinigung (KBV), den Krankenkassen und der Krankenhausgesellschaft regelt die medizinischen Einzelheiten zu den **Voraussetzungen**, **Methoden** und medizinischen **Indikationen**. So müssen Paare verheiratet sein und die Altersgrenzen dürfen nicht unter- oder überschritten werden. Es muss eine hinreichende Erfolgsaussicht bestehen. Zum Methodenkatalog gehören Inseminationen (IUI), die In-vitro-Fertilisation (IVF) mit Embryo-Transfer (ET) und die intrazytoplasmatische Spermieninjektion (ICSI). Die Anzahl der Behandlungszyklen ist begrenzt. Behandlungen mit Spendersamen und mit einer Embryonenspende sind **Ausschlusskriterien**. Es muss eine medizinische Indika-

1

◼ Tab. 1.1 Anforderung Genehmigung § 121a

Teilbereich	Apparative Ausstattung	Personelle Ausstattung
Endokrinologie der Reproduktion	Hormonlabor	Frauenarzt mit Schwerpunkt Gyn. Endokrinologie und Reproduktionsmedizin
Gynäkologische Sonografie	Ausstattung für Ultraschalldiagnostik	Frauenarzt mit Schwerpunkt
Operative Gynäkologie	Eingriffsraum für Gewinnung von Eizellen, Anästhesie	Frauenarzt mit Schwerpunkt
Reproduktionsbiologie, Schwerpunkt in-vitro-Kultur	Labor für In-vitro-Fertilisation, In-vitro-Kultur, Mikroinjektion, Kryokonservierung	Zertifizierter Reproduktionsbiologe z. B. der Arbeitsgemeinschaft Reproduktionsbiologie des Menschen (AGRBM)
Andrologie im Rahmen der IVF	Labor für Spermiendiagnostik und -präparation	Frauenarzt mit Schwerpunkt

regelmäßige Kooperation mit einem Humangenetiker, einem Arzt mit der Zusatzweiterbildung „Andrologie" und einem ärztlichen oder psychologischen Psychotherapeuten

tion für eine künstliche Befruchtung vorliegen. Hierzu zählen die eingeschränkte Samenqualität, Eileitererkrankungen, aber auch die unerklärbare (idiopathische) Sterilität.

Die Abrechnung der reproduktionsmedizinischen Leistungen erfolgt entsprechend der **Gebührenordnung für Ärzte (GOÄ)** und innerhalb der gesetzlichen Krankenversicherung entsprechend dem **einheitlichen Bewertungsmaßstab (EMB)** (siehe ▶ Kap. 10).

Versorgungsqualität, Behandlungs- und Rechtssicherheit durch Richtlinie Bundesärztekammer (BÄK)

Das Gewebegesetz wird ergänzt durch die fortgeschriebene **Richtlinie zur Entnahme und Übertragung von menschlichen Keimzellen oder Keimzellgewebe im Rahmen der assistierten Reproduktion** der **Bundesärztekammer (BÄK)** von 2022. Diese berufs-

rechtliche medizinisch-wissenschaftliche Richtlinie wurde im Einvernehmen mit dem Paul-Ehrlich-Institut (PEI) als zuständiger Bundesoberhörde erstmals 2018 beschlossen (Transplantationsgesetz TPG § 16b). Mit diesem Regelwerk soll die Versorgungsqualität und Behandlungssicherheit bei der assistierten Reproduktion garantiert sowie die notwendige Rechtssicherheit für alle Beteiligten geschaffen werden. Die BÄK prüft spätestens alle zwei Jahre die Aktualität. So wurde die Richtlinie bereits ergänzt, da 2019 die Kryokonservierung von Keimzellen und Keimzellgewebe vor keimzellschädigender Therapie im SGB V hinzugefügt wurde.

Embryonenschutzgesetz (ESchG)

Das wichtigste Gesetz ist das **Embryonenschutzgesetz (ESchG)** (Anhang 1.1). Die Reproduktionsmedizin hat sich durch neue Erkenntnisse und Methoden schnell weiterentwickelt. Somit wird der Inhalt des ESchG auf Grund der heutigen Erkenntnisse neu bewertet. Unter einem **Embryo** versteht man heutzutage nur noch solche befruchteten kultivierten Eizellen, die entwicklungsfähig sind und aus denen ein Kind entstehen kann. **Gerichtsentscheidungen** haben für Rechtssicherheit gesorgt.

Das Embryonenschutzgesetz ist im **Strafgesetzbuch** (StGB) verankert. Missbrauch wird mit einer Geldstrafe oder mit einer Freiheitsstrafe bis zu drei Jahren bestraft. Entsprechend ESchG § 11 darf nur ein Arzt die künstliche Befruchtung, die Präimplantationsdiagnostik und Kryokonservierung vornehmen oder einen Embryo übertragen (**Arztvorbehalt**). Biologen, Medizinische Fachangestellte (MFA) und medizinisches Fachpersonal, Medizinisch-technische Assistenten (MTA) und anderes nichtärztliches Personal dürfen diese Maßnahmen nur auf Anordnung beziehungsweise unter Aufsicht eines Arztes durchführen.

Das ESchG wurde 12 Jahre nach der weltweit ersten Geburt nach einer IVF erlassen. Damit sollte eine **missbräuchliche Anwendung** der neuen Methoden verhindert werden. Aus ärztlicher Perspektive bietet das ESchG für betroffene Paare und die mit einer IVF gezeugten Kinder auch einen Schutz vor den Risiken der neuen Technologien (s. u.). Zielsetzung des Gesetzes ist das Erreichen einer Schwangerschaft bei der Frau, von der die Eizelle stammt. Seit 1990 sind die Kenntnisse in der Reproduktionsmedizin und das Wissen über die Keimzellen, die Befruchtung und die Entwicklung der befruchteten Eizelle bis zum Embryo schnell fortgeschritten. Gesetze sind aber so formuliert, das andere Sachverhalte wie der Blastozystentransfer zu anderen rechtlichen Bewertungen führen. Diese an die **neuen Sachverhalte angepasste Lesart** wurde durch Gerichtsentscheidungen bestätigt. Vor diesem Hintergrund ist das ESchG ein altes Gesetz, das aber mit der aktualisierten Lesart eine **bestmögliche IVF-Behandlung auf internationalem Niveau in Deutschland** möglich macht. Auch die Gesellschaft hat sich gewandelt. Nur die **Eizellspende** und die **Leihmutterschaft** sind **verboten**. Patienten bleiben bei Auslandsbehandlungen mit diesen Methoden straffrei.

Fallbeispiel Anklage Beratungsfachkraft wegen Eizellspende im Ausland

Eine 39-jährige Patientin wünscht nach drei erfolglosen ICSI-Behandlungen eine Weiterbehandlung. Ursächlich für den ausgebliebenen Behandlungserfolg ist eine eingeschränkte Eierstockreserve. Es wurden jeweils nur zwei bis vier Eizellen gewonnen, von denen sich maximal zwei Eizellen befruchten ließen. Es konnten nach zwei- bis dreitägiger Eizellkultur zweimal ein Zweizell-Stadium und einmal ein Vierzell-Stadium transferiert werden. Auf Grund der schlechten Prognose für eine Weiterbehandlung entschied sich die Patientin für eine Auslandsbehandlung mit der Eizellspende. Zuvor ließ sie sich psychosozial über die Besonderheiten nach einer Spende wie der Umgang mit der Zeugungsgeschichte beraten. Da die Beratung auch Informationen über Einrichtungen zur Kinderwunschbehandlung im Ausland umfasste, wurde die Beratungsfachkraft angeklagt, nicht aber die Patientin. Sie musste aber in dem Prozess als Zeugin aussagen. Das Verfahren wurde nach zehn Jahren eingestellt.

Die wichtigsten Regelungen für den Praxisalltag im Kinderwunschzentrum sind in ◻ Tab. 1.2 zusammengestellt.

Das Verbot der Eizellspende steht im Paragraf 1 Absatz 1 Nummern 1 und 2 (§ 1 Abs. 1 Nr. 1 und 2) (Anhang 1.1). Da die **Eizellspende** inzwischen **gesellschaftlich gewünscht** wird, hatte die vorherige Bundesregierung eine Expertenkommission zur reproduktiven Selbstbestimmung und Fortpflanzungsmedizin berufen, die 2024 einen Bericht zur Vorbereitung einer Gesetzesinitiative im Bundestag vorgelegt hat (Bundesregierung 2024). Eine nachfolgende Gesetzesinitiative gibt es bisher nicht.

Der **Transfer** von **mehr als 3 Embryonen** ist **verboten**. Aus heutiger Sicht schützt diese Regelung in § 1 Abs. 1 Nr. 3 die **Gesundheit** der Frauen und der Kinder. Dadurch wird das **Risiko** für höhergradige **Mehrlingsschwangerschaften** reduziert. Denn das Ziel einer IVF-Behandlung ist eine Einlingsschwangerschaft mit der Geburt eines gesunden Kindes.

Die **Vorratshaltung** von Embryonen ist nach § 1 Abs. 1 Nr. 2 verboten. Diese ist auch nicht das Ziel einer IVF-Behandlung. Daher

sollen nur so viele Eizellen befruchtet werden, dass im Behandlungszyklus eine Schwangerschaft erzielt werden kann. Für den Transfer müssen ein, maximal 3 Embryonen entsprechend der Entscheidung des Paares erzeugt werden. Wünscht ein Paar den Transfer von einem Embryo, müssen gemäß den **individuellen Prognosekriterien** so viele Vorkernstadien (PN-Zellen) kultiviert werden (meist **Kultur von** 3–6 **PN-Zellen**), dass ein Embryo transferiert werden kann. Zu den Prognosekriterien für die Embryoentwicklung zählen vor allem das Alter der Frau, die Anzahl der Vorbehandlungen und die Eizell- und Samenqualität. Da der Faktor **Natur** keine sichere Punktlandung für die Anzahl der tatsächlich erzeugten Embryonen erlaubt, können nach der Kultur der PN-Zellen sowohl zu viele („**planwidrige**") als auch zu wenige bzw. keine **Embryonen** für einen Transfer vorhanden sein. Die bei diesem Vorgehen zusätzlich, aber zulässig entwickelten Embryonen können für einen späteren Transfer kryokonserviert werden.

Die **Präimplantationsdiagnostik (PID)** ist weiterhin verboten. Allerdings gibt es mit Einführung des § 3a Abs. 2 im Jahr 2011 eine Ausnahmeregelung für Paare mit einer be-

◻ **Tab. 1.2**   Embryonenschutzgesetz und Gerichtsentscheidungen

Maßnahme	Verbote	ESchG, Gerichtsurteile
Eizellspende	ja	§ 1 Abs. 1 Nr. 1 und 2
Transfer > 3 Embryonen	ja	§ 1 Abs. 1 Nr. 3
Vorratshaltung von Embryonen	ja	§ 1 Abs. 1 Nr. 2
Präimplantationsdiagnostik (PID)	ja, aber Ausnahmen	§ 3a Abs. 2
Befruchtung mit Samen eines Toten	ja	§ 4 Abs. 1 Nr. 3
Spende von Vorkernstadien (PN-Zellen)	ja	§ 1 Abs. 1 Nr. 2, Bayerisches Oberstes Landesgericht (BayObLG) 2020, Az. 206 StRR 1461/19
Spende von Embryonen	nein (straffrei)	§ 8 Abs. 1, Bayerisches Oberstes Landesgericht (BayObLG) 2020, Az. 206 StRR 1461/19

kannten **Erbkrankheit** oder für Paare mit Nachweis einer **Chromosomenstörung** (siehe ▶ Kap. 9). Chromosomen sind Träger der Erbinformation und bestehen hauptsächlich aus DNA (Desoxyribonukleinsäuren). Es kann eine PID durchgeführt werden, wenn ein hohes Risiko einer schwerwiegenden Erbkrankheit für die Nachkommen besteht oder eine schwerwiegende Schädigung des Embryos zu erwarten ist, die mit hoher Wahrscheinlichkeit zu einer Tot- oder Fehlgeburt führt. Die Bundesregierung hat 2014 eine Verordnung zur Regelung der Präimplantationsdiagnostik (**Präimplantations-diagnostikverordnung – PIDV**) erlassen. Erst in dieser Verordnung wurde die Umsetzung des § 3a Abs. 2 im Praxisalltag geregelt. Eine PID darf nur nach positivem Votum einer **Ethikkommission für Präimplantationsdiagnostik** in dafür zugelassenen Zentren durchgeführt werden. **Humangenetische Zentren** können mit mehreren reproduktionsmedizinischen Zentren kooperieren. Die **Bundesregierung** erstellt alle vier Jahre einen **Bericht** über die Erfahrungen und Ergebnisse der PID-Behandlungen, zuletzt den dritten Bericht 2024. Derzeit werden ca. 500 PID-Behandlungen pro Jahr durchgeführt. Da Bayern die meisten zugelassenen humangenetischen Standorte hat und die Gebühren der Bayerischen Ethikkommission für Präimplantationsdiagnostik mit 100 bis 500 € eher gering sind, werden die meisten PID-Behandlungen in Bayern durchgeführt. Die Anzahl der **abgelehnten PID-Anträge** ist mittlerweile sehr niedrig. Denn **Verwaltungsgerichte** in Regensburg 2019 und in Leipzig 2020 haben Kriterien für die Feststellung einer schwerwiegenden Erbkrankheit erstellt, die ein zustimmendes Votum zur Folge haben müssen. So erfordert ein vorausgegangener Schwangerschaftsabbruch infolge der Feststellung der Erbkrankheit bei einem Fetus ein positives Votum. Psychische, soziale und ethische Gesichtspunkte des Einzelfalles sind zu berücksichtigen. Somit ist der **Beurteilungsspielraum** der PID-Kommissionen für die Feststellung einer schwerwiegenden Erbkrankheit eingeschränkt und ein negatives Votum grundsätzlich nur noch in Ausnahmefällen zu rechtfertigen (siehe ▶ Kap. 9).

Die Befruchtung darf grundsätzlich nur durchgeführt werden, wenn die Frau, deren Eizelle befruchtet wird, und der Mann, dessen Samenzelle für die **Befruchtung** verwendet wird, eingewilligt haben. Diese **Einwilligung** ist nach dem Tod des Mannes nicht mehr möglich. Aus diesem Grunde ist nach § 4 Abs. 1 Nr. 3 die Befruchtung mit dem Samen eines Mannes nach dessen **Tode** verboten.

Die Spende von **Vorkernstadien** (PN-Zellen, imprägnierten Eizellen) ist entsprechend dem Urteil des Bayerischen Obersten Landgerichts (BayObLG) von 2020 verboten. Die Richterin hat ihre Entscheidung mit § 1 Abs. 1 Nr. 2 begründet, indem sie eine unbefruchtete Eizelle mit einer imprägnierten Eizelle im PN-Stadium gleichgesetzt hat. ◘ Abb. 1.2 zeigt eine unbefruchtete Eizelle nach der Follikelpunktion. Beim sogenannten „PN-Check" (Fertilisationskontrolle) 16 bis 20 h nach der Injektion einer Samenzelle bzw. der Insemination sind die beiden Vorkerne in der Eizelle als Zeichen eines regulären **Befruchtungsvorgangs** zu erkennen (◘ Abb. 1.2). Diese lösen sich etwa 24 h nach der Insemination bzw. Injektion der Eizellen auf. Dieses Stadium ist im Sinne des ESchG bereits ein **Embryo**, das sich bei regulärer Entwicklung bis Tag fünf zur Blastozyste entwickelt. Die offenkundige **rechtliche Ungleichbehandlung** der fremdnützigen **Eizellspende** mit der **Spende von kryokonservierten Vorkernstadien** wollte die Bundesregierung entsprechend ihrem Koalitionsvertrag von 2021 korrigieren: „Wir stellen klar, dass **Embryonenspenden im Vorkernstadium legal** sind…" (Kentenich et al. 2022). Dementsprechend hatte sich auch die Expertenkommission der Bundesregierung zur reproduktiven Selbstbestimmung und Fortpflanzungsmedizin in ihrem Bericht 2024 geäußert (s. o.).

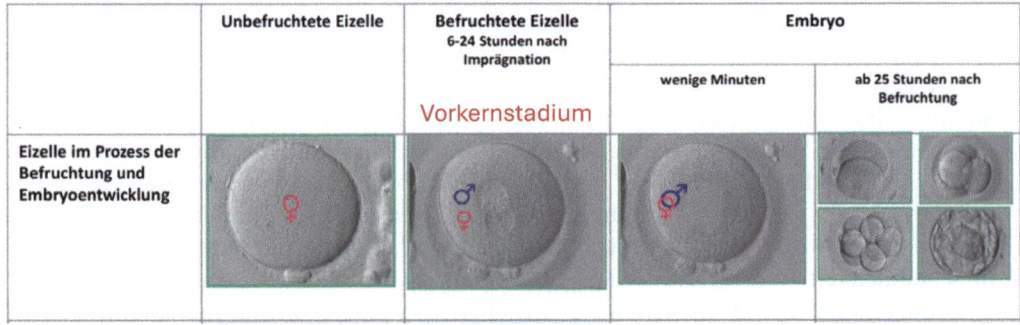

Abb. 1.2 Entwicklung einer unbefruchteten Eizelle zum Embryo

Das BayObLG hatte in seinem o. g. Urteil andererseits festgestellt, dass die **Spende von Embryonen straffrei** ist. Die Richterin begründete ihr Urteil damit, dass bei der Embryonenspende die kryokonservierten Zellen bereits befruchtet und zum Embryo im Sinne der Begriffsbestimmung des § 8 Abs. 1 entwickelt sind.

Gewebegesetz (GewebeG)

Die Maßnahmen der Eizell- und Samengewinnung, die Befruchtung, Eizellkultur, der Embryotransfer und die Kryokonservierung mit der Lagerung der Zellen fallen unter das **Gewebegesetz (GewebeG)** von 2007 (◘ Anhang 1.2). Mit diesem Gesetz wird die Richtlinie 2004/23 der Europäischen Gemeinschaft für den Umgang mit Gewebe und Zellen in deutsches Recht umgesetzt. Menschliche Keimzellen (Ei- und Samenzellen), nicht aber Embryonen, gelten im Sinne des Gesetzes als Gewebe. Das GewebeG hat zu Veränderungen und Ergänzungen im Arzneimittelgesetz (AMG) mit der Arzneimittel- und Wirkstoffherstellungsverordnung (AMWHV) und dem Good Manufacturing Practices (GMP)-Leitfaden Annex 1, im Transplantationsgesetz (TPG) mit der TPG-Gewebeverordnung (TPG-GewV) und im Transfusionsgesetz (TFG) geführt. Verstöße

gegen AMG § 63i, § 97 Abs. 3, TPG § 18 und TFG §§ 31–32 sind strafbar (Bußgelder bis 25.000 €, Freiheitsstrafen bis zu fünf Jahren).

Mit dem **Arzneimittelgesetz (AMG)** soll die Sicherheit im Verkehr mit Arzneimitteln, insbesondere die Qualität, Wirksamkeit und Unbedenklichkeit der Arzneimittel sichergestellt werden. Nur wenn die zuständige Landesbehörde eine **Erlaubnis** (Lizenz) nach **AMG § 20b** und **§ 20c** erteilt hat, darf ein Kinderwunschzentrum die Behandlungen mit der **intrauterinen Insemination (IUI)** oder einer **IVF** und **ICSI** durchführen. Die alleinige Hormonstimulation ohne Maßnahmen der assistierten Reproduktion fällt nicht unter das Gesetz.

Die **Lizenz** nach § 20b (1) für das Kinderwunschzentrum als **Entnahmeeinrichtung** wird nur erteilt, wenn neben der qualifizierten **verantwortlichen Person** mit Berufserfahrung gemäß § 15 auch weiteres mitwirkendes qualifiziertes und nachweislich regelmäßig **geschultes Personal** vorhanden ist (◘ Tab. 1.3). **Kooperierende Entnahmeeinrichtungen** zur operativen Gewinnung von Hodengewebe, Eierstockgewebe oder zur Durchführung von Laboruntersuchungen benötigen nach § 20b (2) keine eigene Lizenz, wenn diese unter **vertraglicher Bindung** tätig sind. Für die Erlaubnis nach **§ 20c** (**Be-** oder **Verarbeitung, Konservierung, Prüfung, Lagerung** oder das **Inver-**

◻ Tab. 1.3 Anforderungen Erteilung/Rücknahme Erlaubnis AMG 20b, 20c

Prüfinhalte	Anforderungen	Gewebegesetz (relevante Gesetze und Verordnungen)
Sachkundige und verantwortliche Person; ltd. ärztliche sachkundige Person	Hochschulstudium mind. 4 Jahre, mind. 2-jährige Berufserfahrung; Approbation	AMG § 15, §§ 20b, 20c; TFG § 4
Mitwirkendes Personal	Qualifizierung durch regelmäßige Schulung nach Programm inkl. Hygiene und Medizinprodukte, Organisationsschema	AMG §§ 20b, 20c; AMWHV § 4, § 34; TFG § 4
Räumliche Ausstattung für Gewebegewinnung	Art, Größe, Zahl und Ausrüstung geeignet für die beabsichtigten Zwecke, ausreichende Beleuchtung, geeignete klimatische Verhältnisse, Hygienemaßnahmen	AMG §§ 20b, 20c; AMWHV §§ 5–6, § 36; TFG § 4
Gewährleistung Stand der med. Wissenschaft und Technik	regelmäßige Bewertung, ob Prüfverfahren noch valide, erforderlichenfalls Revalidierung	AMG § 20b
QM-System	Einhaltung der Grundsätze der Guten fachlichen Praxis (auch Arbeitsplatzbeschreibungen auf dem neuesten Stand)	AMG § 20c; AMWHV § 33
Gewebespenderlabor	ggf. unter vertraglicher Bindung, Qualitätssicherung Anti-HIV-1, 2, HBsAg, Anti HBc, Anti-HCV-Ab	TPG §§ 8d; TPG-GewV Anlage 4
Spendereignung	Blutproben ab 3 Monaten vor Entnahme, Kontrollen innerhalb von 24 Monaten bei gleicher Partnerschaft, Freigabe durch ärztliche Person, Rückverfolgbarkeit, Umgang Infektiosität	TPG §§ 8d; TFG §§ 4, 19

kehrbringen von Gewebe oder Gewebezubereitungen) gelten die gleichen o. g. Erfordernisse wie für die Lizenz nach § 20b (1). Zusätzlich muss nachgewiesen werden, dass die Be- oder Verarbeitung einschließlich der **Kennzeichnung**, Konservierung und Lagerung nach dem **Stand** von **Wissenschaft** und **Technik** vorgenommen wird und ein **QM-System** nach den Grundsätzen der **Guten fachlichen Praxis (GMP)** etabliert wurde und auf dem neuesten Stand gehalten wird. Die Anforderungen bei der Umsetzung der GMP sind in der Verordnung formuliert (**AMWHV** §§ 32–41). Hierzu zählen die Feststellung der **Spendereignung** durch einen Arzt und auch die notwendigen **Laboruntersuchungen** (Humanes Immundefektvirus (HIV), Hepatitis B und Hepatitis C) in einem **Gewebespenderlabor**. Dieses muss eine Erlaubnis nach den Vorschriften des AMG haben (s. u.). Ein lizenziertes Kinderwunschzentrum wird im **EU-Register** der zugelassenen Gewebeeinrichtungen geführt.

Gemäß **AMG § 63i** müssen **schwerwiegende Zwischenfälle** wie fehlerhafte Identifizierung von Geweben oder **schwerwiegende unerwünschte Reaktionen** wie Fehlbildungen bei einem Spenderkind oder ein schweres ovarielles Überstimulationssyndroms (OHSS) beim Paul-Ehrlich-Institut (PEI) als Bundesüberbehörde unverzüglich (spätestens aber innerhalb von 15 Tagen nach Bekanntwerden) gemeldet werden (siehe ► Kap. 6). Dieses gilt auch für Verdachtsfälle. In **§ 64** ist die **Inspektion** geregelt. Die lizenzierten Zentren werden durch

1

die zuständige Behörde überwacht. Diese kontrolliert die Einhaltung der Vorschriften der Grundsätze und Leitlinien der GMP einschließlich der relevanten Abschnitte des TPG und des TFG. Die Inspektion soll spätestens **alle drei Jahre** stattfinden.

Kinderwunschzentren sind **Gewebeeinrichtungen** im Sinne des **Transplantationsgesetzes (TPG)**. Dieses Gesetz gilt für die Spende, Entnahme und Übertragung von Geweben einschließlich der Vorbereitung dieser Maßnahmen. Das **Gewebespenderlabor** muss für die Infektionsdiagnostik eine Erlaubnis nach den Vorschriften den AMG haben (§ 8e). Die **Blutproben** sind innerhalb von drei Monaten **vor der Spende** zu entnehmen, **Kontrollen** innerhalb derselben Partnerschaft spätestens nach 24 Monaten. Für die **Freigabe** des Gewebes für die Aufbereitung, Be- oder Verarbeitung, Konservierung oder Aufbewahrung ist die **ärztliche Beurteilung** der spendenden Person erforderlich. Diese muss medizinisch und vom Ergebnis der Laboruntersuchungen geeignet sein (§ 8d). Weitere Anforderungen an die Qualität und Sicherheit der Entnahme von Geweben und deren Übertragung sowie die Dokumentation sind in der Verordnung mit den Anlagen 3–4 aufgeführt (TPG-GewV).

Das **TPG verbietet** gemäß § 1 (2) den **Handel mit menschlichen Keimzellen**.

Entsprechend dem **Transfusionsgesetz (TFG)** muss eine sachkundige leitende ärztliche Person bestellt sein (TGP § 4). Die Spendereignung ist in § 5 geregelt. § 19 regelt die **Rückverfolgbarkeit** des Gewebes und die Abläufe bei Verdacht und Bestätigung einer Infektion vor Gewebespenden.

Gendiagnostikgesetz (GenDG)

Bei der genetischen Diagnostik vor einer künstlichen Befruchtung ist das **Gendiagnostikgesetz (GenDG)** von 2010 zu beachten.

Das GenDG muss bei genetischen Untersuchungen des Paares im Rahmen der Vordiagnostik vor einer assistierten Reproduktion und bei einer PID beachtet werden. Bei der Vordiagnostik dürfen Blutproben für die Chromosomenanalyse oder auch für eine Gendiagnostik bei klinischem Verdacht auf eine Erbkrankheit nur nach ärztlicher Aufklärung an ein humangenetisches Labor weitergeleitet werden. Im Gegensatz zu einer solchen **„diagnostischen" genetischen Diagnostik** müssen bei einer sogenannten **„prädiktiven" genetischen Testung** die **Qualitätsanforderungen** an die aufklärende verantwortliche **ärztliche Person** erfüllt sein (Facharzt mit Zusatzbezeichnung „Medizinische Genetik", Facharzt mit „Qualifikation zur fachgebundenen genetischen Beratung" oder Facharzt für Humangenetik). So ist beispielsweise die Testung auf **Mukoviszidose** bei einem klinisch gesunden Mann mit Verdacht auf eine **Verschlussazoospermie diagnostisch**. Wird eine krankhaften Genveränderung für Mukoviszidose festgestellt, ist die empfohlene nachfolgende **Testung** der **gesunden Partnerin** allerdings **prädiktiv**. Die fachärztliche Beratung sollte auch die Konsequenzen bei einer positiven Testung umfassen. Denn bei Nachweis einer Mutation bei der gesunden Partnerin läge das Risiko für ein an Mukoviszidose erkranktes Kind bei 25 %. Auf Grund diesem **hohen genetischen Risiko** bestünde für ein betroffenes Paar grundsätzlich die Möglichkeit einer **Präimplantationsdiagnostik (PID)**.

Samenspenderregistergesetz (SaRegG)

Seit 2018 gibt es das **Samenspenderregistergesetz (SaRegG)**. Seitdem ist das Grundrecht der Spenderkinder auf Kenntnis ihrer Abstammung sichergestellt (siehe ▶ Kap. 6). Im Vorfeld der Gesetzgebung hatten Spenderkinder einige Reproduktionsmediziner und Samenbanken zur Herausgabe der Informationen über ihre genetischen Väter verklagt. Diese wurden in mehreren Gerichtsverfahren zur Auskunftserteilung verurteilt. Ein **Spenderkind** kann jetzt Auskunft über die im Samenspenderregister gespeicherten Daten des Samenspenders erhalten. Vor Vollendung des 16. Lebensjahres kann der Anspruch bereits durch den gesetzlichen Vertreter geltend gemacht werden.

Das Gesetz wurde auch verabschiedet, um **Spender** vor dem Risiko auf Ansprüche wie Unterhaltzahlungen von Spenderkindern freizustellen. Wegen dieser Risiken erfolgten die Spenden zuvor meist anonym. Samenspender sind jetzt insbesondere von Ansprüchen im Bereich des Sorge-, Unterhalts- und Erbrechts freigestellt, da seine Vaterschaft ausgeschlossen ist. Dazu war eine ergänzende Regelung im Bürgerlichen Gesetzbuch (BGB) notwendig.

🏠 **Lernziele**

– Sachkenntnis über das Regelwerk der gesetzlichen Krankenkassen bei der künstlichen Befruchtung
– Fachkenntnisse über praxisrelevante Inhalte des Embryonenschutzgesetz für die Kultur von befruchteten Eizellen
– Gesetzliche Regelungen im Gewebegesetz einordnen
– Anwendung des Gendiagnostikgesetzes im Praxisalltag

Reproduktionsmedizinische Leistungen werden in einem „Dschungel" von komplexen gesetzlichen Regelwerken und Richtlinien erbracht, die von den Kinderwunschzentren beachtet werden müssen. Die In-vitro-Fertilisation (IVF) war 1978 in England erstmals mit der Geburt von Louise Brown erfolgreich. In Deutschland wurde das erste „Retortenbaby" 1982 geboren. Gesetzliche Krankenkassen beteiligen sich an den IVF-Kosten. Allerdings ist der Zugang durch Leistungsvoraussetzungen beschränkt. So ist die Behandlung nur in Kinderwunschzentren möglich, die eine Genehmigung von der entsprechenden Landesbehörde haben. Diese wird nach bedarfsgerechten Grundsätzen vergeben, vorausgesetzt, die Erlaubnis der zuständigen Regierungsbehörde zur Be- und Verarbeitung von Ei- und Samenzellen und von Eierstock- und Hodengewebe liegt vor. Zur Sicherung der Versorgungsqualität und Behandlungssicherheit bei einer IVF-Behandlung hat die Bundesärztekammer eine Richtlinie erlassen. Aufträge für eine genetische Analyse von Blutproben unterliegen dem Gendiagnostikgesetz, wofür Patienten zuvor von einem qualifizierten Arzt aufgeklärt werden müssen. Bei Spendersamen-Behandlungen gilt seit 2018 das Samenspenderregistergesetz. Dieses sichert einerseits den Spenderkindern das Grundrecht auf Kenntnis der Abstammung und andererseits schützt es den Spender vor Ansprüchen im Bereich des Sorge-, Unterhalts- und Erbrechts.

Literatur

Bundesärztekammer (2022) Richtlinie zur Entnahme und Übertragung von menschlichen Keimzellen oder Keimzellgewebe im Rahmen der assistierten Reproduktion. https://www.bundesaerztekammer.de/fileadmin/user_upload/BAEK/Themen/Medizin_und_Ethik/RiLi-ass-Reproduktion.pdf. Zuletzt 11.06.2025

Bundesregierung (2024) Dritter Bericht der Bundesregierung über die Erfahrungen mit der Präimplantationsdiagnostik. https://dserver.bundestag.de/btd/20/100/2010060.pdf. Zuletzt 17.06.2025

Bundesregierung (2024) Bericht der Kommission zur reproduktiven Selbstbestimmung und Fortpflanzungsmedizin. Kurzbericht Drucksache 20/11530 https://dserver.bundestag.de/btd/20/115/2011530.pdf. Zuletzt 17.06.2025

Kentenich H, Taupitz J, Hilland U (2022) Der Koalitionsvertrag der Bundesregierung: Was sich in der Reproduktionsmedizin verändern soll. J Reproduktionsmed Endokrinol 19–90

Physiologie der spontanen Konzeption

Inhaltsverzeichnis

© Der/die Autor(en), exklusiv lizenziert an Springer-Verlag GmbH, DE, ein Teil von Springer Nature 2025
M. Bals-Pratsch et al., *Arbeitsplatz Kinderwunschzentrum*, https://doi.org/10.1007/978-3-662-71659-5_2

2

Einleitung

Die Empfängnis bzw. **Konzeption** ist ein Zusammenspiel der natürlichen Körperfunktionen von Frau und Mann. Im Zentrum steht die Befruchtung der Eizelle durch ein Spermium. Nach sechs Tagen nistet sich die entwickelte befruchtete Eizelle als Blastozyste in die Gebärmutterschleimhaut ein. Aus der inneren Zellmasse der Blastozyste entsteht die zweischichtige Keimscheibe, aus der sich der Embryo, bzw. das Embryo, weiterentwickelt. Die **Embryonalperiode** endet mit Beginn der achten Entwicklungswoche oder rechnerisch in der 10. Schwangerschaftswoche, berechnet nach dem ersten Tag der letzten Regelblutung. Aus dem Embryo entwickelt sich ein Fetus, und es beginnt die **Fetalperiode**.

Geschlechtsorgane und Keimdrüsen

Der Müller-Gang und der Wolff-Gang sind die embryonalen Anlagen. Aus diesen entwickeln sich ab der siebten Entwicklungswoche jeweils die inneren und äußeren weiblichen und männlichen Geschlechtsorgane (◘ Abb. 2.1). Die Geschlechtschromosomen X und Y bestimmen die Differenzierung. Liegen zwei X-Chromosomen vor, entwickeln sich aus den **Müller-Gängen** die **weiblichen Geschlechtsorgane**, liegt ein Y-Chromosom und ein X-Chromosom vor, entwickeln sich aus den **Wolff-Gängen** die **männlichen Geschlechtsorgane**. Bereits ab der achten Woche der Embryonalentwicklung hat sich bei einem männlichen Embryo das Hodengewebe entwickelt und

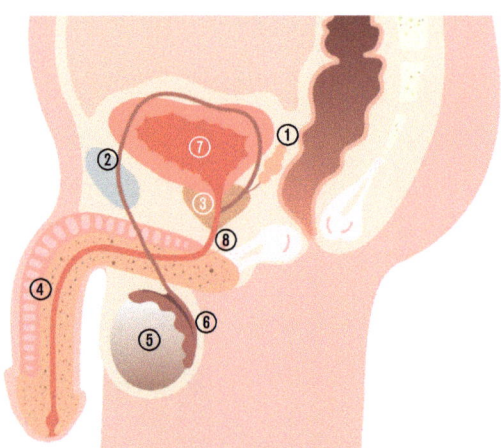
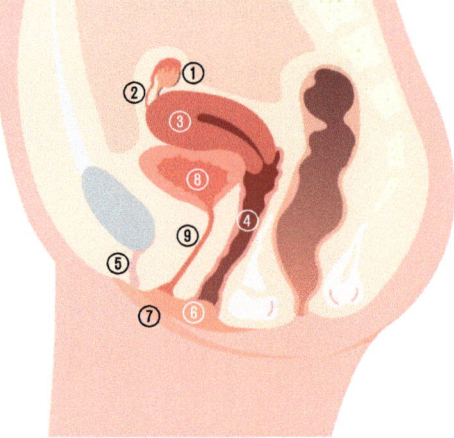

① Samenbläschen (Vesicula seminalis)
② Samenleiter (Ductus deferens)
③ Vorsteherdrüse (Prostata)
④ Glied (Testis)
⑤ Hoden (Testis)
⑥ Nebenhoden (Epididymus)
⑦ Harnblase
⑧ Harnröhre

① Eierstock (Ovar)
② Eileiter (Tuba uterina)
③ Gebärmutter (Uterus)
④ Scheide (Vagina)
⑤ Klitoris
⑥ Scheidenvorhof (Vestibulum vaginae)
⑦ Schamlippen (Labien)
⑧ Harnblase
⑨ Harnröhre

◘ **Abb. 2.1**   Weibliche und männliche Geschlechtsorgane (Längsschnitt)

produziert das männliche Hormon **Testosteron**. Dadurch beginnt die geschlechtsspezifische Differenzierung zum **männlichen Erscheinungsbild (Phänotyp)**. Im vierten Schwangerschaftsmonat ist diese weitgehend abgeschlossen. Beim Fehlen des Y-Chromosoms kommt es zur Ausbildung eines weiblichen Phänotyps.

Zu den **inneren weiblichen Geschlechtsorganen** zählen Eierstock (Ovar), Eileiter (Tuba uterina), Gebärmutter (Uterus) und Scheide (Vagina) und zu den **äußeren** Geschlechtsorganen zählen Scheidenvorhof (Vestibulum vaginae), Schamlippen (Labien) und Klitoris (◘ Abb. 2.1). **Die inneren männlichen Geschlechtsorgane** sind Samenleiter (Ductus deferens), Vorsteherdrüse (Prostata) und Samenbläschen (Vesicula seminalis) und die **äußeren** Geschlechtsorgane sind Hoden (Testis), Nebenhoden (Epididymus) und Glied (Penis). Eierstock und Hoden werden als Keimdrüsen bezeichnet, auch Gonaden genannt.

Keimzellentwicklung pränatal

Die **Urkeimzellen** wandern bereits ab der vierten Entwicklungswoche zur Genitalleiste. Dort angekommen vermehren sie sich durch mitotische Teilungen. Aus den Urkeimzellen werden im weiblichen Embryo die **Oogonien** und im männlichen Embryo die **Spermatogonien**. Die Reifung der Eizellen bzw. der Samenzellen aus den Stammzellen zu befruchtungsfähigen Zellen bezeichnet man als **Oogenese** bzw. **Spermatogenese**. Die Entwicklung dieser Stammzellen der Oogenese und Spermatogenese verläuft abgetrennt von den übrigen Körperzellen. Ab der sechsten Entwicklungswoche bilden die Oogonien und Spermatogonien zusammen mit Stütz- und Füllgewebe die primären **Keimstränge**. In diesem Stadium ist die Anlage der Keimdrüsen indifferent, d. h. weibliche und männliche Embryonen sind erkennbar nicht zu unterscheiden. Die

Oogonien und Spermatogonien tragen wie die Körperzellen noch die zwei Geschlechtschromosomen XX bzw. XY. Aus den Keimdrüsenanlagen (**Gonadenanlagen**) differenzieren sich ab der siebten Entwicklungswoche **Eierstock** und **Hoden**. Ausschlaggebend für die Differenzierung in einen weiblichen oder männlichen Embryo ist die Abwesenheit oder das Vorhandensein des Y-Chromosoms.

Im Eierstock reifen die Eizellen unter der Rinde heran, im Hoden entwickeln sich die Samenzellen in den Samenkanälchen. Die **Reifeteilungen (Meiose)** von Ei- und Samenzellen sind notwendig, da die Zellen für die Befruchtung jeweils nur einen einfachen Chromosomensatz mit jeweils 23 Chromosomen haben dürfen. Nach der Befruchtung haben die Zellen eines Embryos wieder 46 Chromosomen. Ein wesentlicher Unterschied zwischen der Eizell- und der Samenzellreifung ist, dass aus einer Oogonie nur eine **Eizelle** entsteht, während aus einer Spermatogonie sich vier **Samenzellen** entwickeln (◘ Abb. 2.2). Die Eizelle ist die größte Zelle im Körper des Menschen und mehr als 20-fach so groß wie eine Samenzelle. Sie reagiert auf das Mikromilieu sowohl im Körper der Frau als auch unter Laborbedingungen sehr empfindlich.

Weitere bedeutende **Unterschiede** zwischen der Reifung von Eizellen und Samenzellen sind die Vermehrung der Oogonien und Spermatogonien durch mitotische Teilungen, der Zeitplan mit Ruhephasen für die Meiose, der **Verbrauch von Eizellen** schon **pränatal** durch den programmierten Zelltod (Apoptose) und die Zeitdauer und die Effizienz der Eizell- und Samenreifung (◘ Tab. 2.1). Die Oogonien teilen sich durch Mitosen bis zum fünften Schwangerschaftsmonat und gehen dann zu Grunde. Bei der **Geburt** sind **keine Oogonien** mehr vorhanden.

Bereits ab dem dritten Schwangerschaftsmonat differenzieren sich aus den Oogonien die **primären Oozyten**. Es beginnt die Reifungsphase der Eizellen vom dritten

2

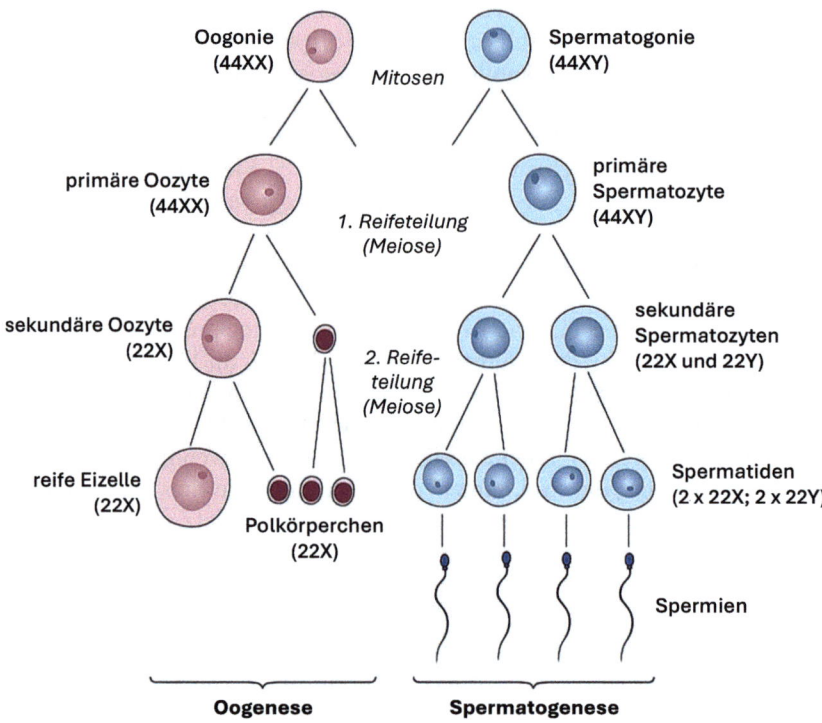

□ **Abb. 2.2** Reifeteilungen während der Oogenese und Spermatogenese

□ **Tab. 2.1** Geschlechtsunterschiede bei der Reifung der Keimzellen		
	Eizelle (Oozyte)	**Samenzelle (Spermium)**
Größe*	110 µm (0,11 mm)	5 µm (0,005 mm)
Vermehrung durch Mitosen	Oogonien teilen bis ca. 5. Monat nach Befruchtung	Spermatogonien teilen sich zunächst, Ruhephase bis zur Pubertät
Differenzierung	pränatal primäre Oozyten 3.–7. Monat nach Befruchtung, Atresie der Oogonien	Postnatal (erst nach Geburt): Spermatogenese mit Beginn der Pubertät
Meiose I	pränatal 3.–7. Monat nach Befruchtung mit Arrest im Stadium der Prophase, Abschluss nach Pubertät Zeitpunkt Ovulation	Postnatal ab Pubertätsbeginn
Meiose II	Zeitpunkt Ovulation bis Eindringen Samenzellen	nach Abschluss Meiose I mit Verzögerung um 22 Tage
Dauer der Reifung ab Pubertät	12 Monate Abschluss Meiose I bis Ovulation	3 Monate (64–74 Tage) einschließlich Reifung im Nebenhoden

Tab. 2.1 (Fortsetzung)		
	Eizelle (Oozyte)	**Samenzelle (Spermium)**
Ressourcen Keimzellen	vor Geburt ca. 7 Mill. Eizellen im 5. Monat nach Befruchtung, danach Atresie, bei Menopause noch ca. 10.000 Eizellen	Pubertät bis ins hohe Alter, da weiterhin Spermatogonien sich weiter vermehren können
Produktion reife Keimzellen	ca. 400 reife Eizellen (Ovulationen) in der reproduktiven Phase	ca. 40–100 Mio. reife Samenzellen pro Tag bei jungem, gesundem Mann

*Spermienkopf

Abb. 2.3 Eizellreifung vom Primordialfollikel bis zum Tertiärfollikel

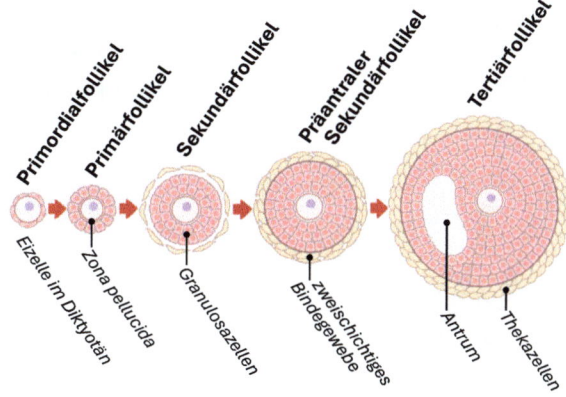

bis siebten Schwangerschaftsmonat. Die primären Oozyten treten in die erste Reifeteilung ein. Es kommt jedoch zu Beginn (Prophase) der Meiose schon zu einem Halt. Die primären Oozyten werden in ein Ruhestadium überführt, das als **Diktyotän** bezeichnet wird. Flache Epithelzellen umgeben die primären Oozyten (■ Abb. 2.3). Die Einheit aus den Follikelepithelzellen und der primären Oozyte bezeichnet man als **Primordialfollikel**. Die Follikelepithelzellen, die die primäre Oozyte umschließen, werden später im Reifungsprozess als Granulosazellen benannt. Die meisten Eizellen hat eine Frau noch als Embryo im siebten Schwangerschaftsmonat. Bereits pränatal nimmt die Zahl ihrer Eizellen kontinuierlich ab. Dieser Prozess setzt

sich fort bis zum Menopausenalter mit ca. 50 Jahren. Nur ca. 400 von diesen Zellen werden zuvor ausreifen und ovulieren. Die Primordialfollikel gehen bis zum Ende der reproduktiven Phase fast vollständig verloren.

Oogenese und Follikelwachstum ab der Pubertät

Die Entwicklung von Primordialfollikeln bis zum reifen **präovulatorischen Follikel** beginnt ab der Pubertät und dauert fast **ein ganzes Jahr** (■ Abb. 2.4). Zuerst muss das Wachstum der Primordialfollikel angestoßen werden. Regelmäßig werden Gruppen von 15–20 Primordialfollikeln rekru-

2

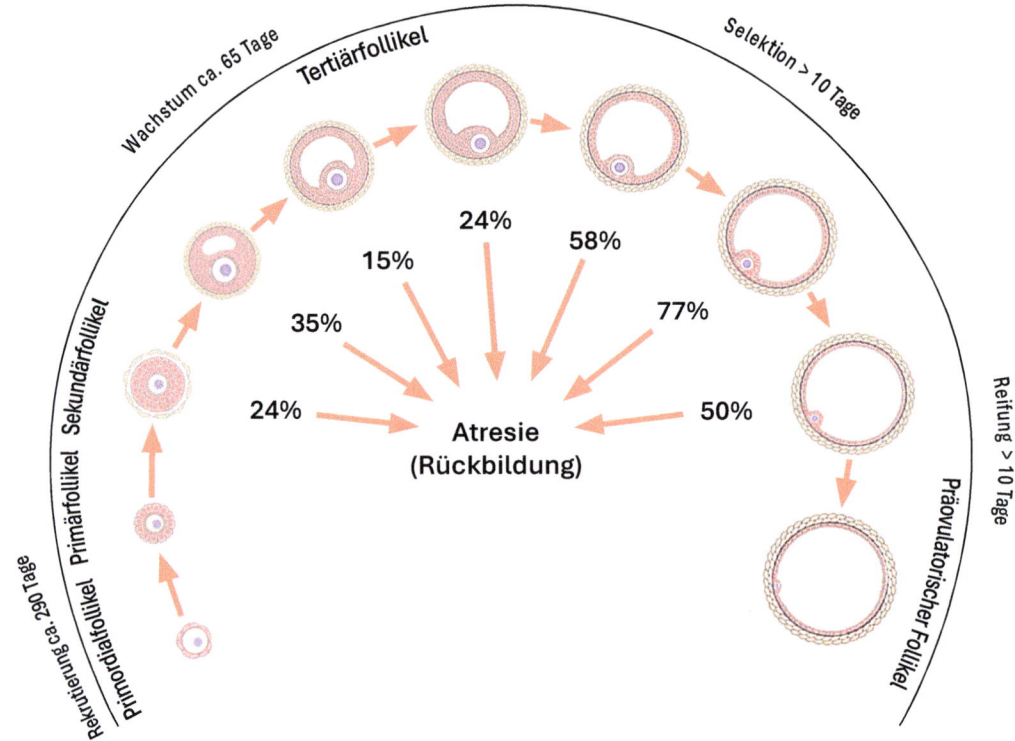

Abb. 2.4 Zeitplan der Eizellreifung über ein Jahr: Entwicklung einer Eizelle aus einer Kohorte von Primordialfollikeln bis zum sprungbereiten Follikel

tiert, die heranreifen. Dieser Prozess dauert mehr als fünf Monate. Die Primordialfollikel haben einen Durchmesser von 0,14 mm, ein reifer Follikel hat einen Durchmesser von 20 mm (▪ Tab. 2.2). Nur einer aus einer Gruppe (Kohorte) von Eizellen, die das Wachstum beginnen, reift zum sprungbereiten Follikel aus. Alle anderen Follikel bilden sich zurück. Dieser Prozess wird als **Atresie** bezeichnet. In Abhängigkeit vom jeweiligen Reifungsstadium werden 15 bis 77 % der Entwicklungsstadien atretisch. Die primäre Oozyte selbst ist nur 0,1 mm groß und nimmt während der Reifung nicht an Größe zu. Zuerst ist diese von den flachen Follikelepithelzellen umschlossen (▪ Abb. 2.3). Dann werden die Epithelzellen ku-

bisch, sodass der Komplex aus der primären Oozyte und den Follikelepithelzellen sich auf 0,17 mm vergrößert. Es formiert sich die **Zona pellucida** (Hülle um die Eizelle) und es entsteht der **Primärfollikel**. Diese Entwicklung erstreckt sich über ungefähr zwei Monate. Im nachfolgenden Monat wächst die Follikelepithelschicht weiter und wird mehrschichtig. Es entstehen die **Sekundärfollikel** mit einem Durchmesser von 0,23 mm. Zwischen den Follikelepithelzellen, die als Granulosazellen bezeichnet werden, bildet sich ein Hohlraum (Antrum). Diese „antralen" Follikel werden als **Tertiärfollikel** bezeichnet und werden nach der Größe des Antrums in klein, mittel, groß und präovulatorisch klassifiziert. Die Granulosazellen, die die Ei-

▫ Tab. 2.2   Eizellreifung vom Primordialfollikel zum präovulatorischen Tertiärfollikel über 1 Jahr

Entwicklungsstadien	Oozyte-Granulosazell-Komplex	Atresie (%) während Follikulogenese	Dauer in Anzahl Monatszyklen
Primordialfollikel	0,14 mm		5
Primärfollikel	0,17 mm	24	2
Sekundärfollikel	0,23 mm	35	1
Kleiner Tertiärfollikel	0,31–2 mm	15–28	2
Mittlerer und großer Tertiärfollikel	5–16 mm	50–77	0,3 (10 Tage)
Präovulatorischer Tertiärfollikel	20 mm		0,3 (10 Tage)

zelle umgeben, werden als Kumuluszellen bezeichnet. Um die Tertiärfollikel herum bildet das Bindegewebe zwei Schichten: die innere Theca interna (zur sekundären Oozyte gewandt) und die äußere Theca externa (zum Inneren des Eierstocks gewandt). Die Entwicklung bis zum Sekundärfollikel ist langsam und unabhängig von den **Steuerungshormonen LH** und **FSH**. Diese Hormone beeinflussen aber das nachfolgende beschleunigte Wachstum der Tertiärfollikel bis zum Eisprung. Der dominante Follikel wird aus der Kohorte der mittleren antralen Follikel selektiert, die einen Durchmesser von 5 bis 10 mm haben.

Die **sekundäre Oozyte** bildet zusammen mit der Theca interna, der Theca externa und den Granulosazellen eine **endokrine Einheit**. Unter der Einwirkung der Steuerungshormone LH und FSH produziert diese die Steroidhormone (**Androgene**, **Östrogene** und **Progesteron**).

Somit wird die Entwicklung vom Primordialfollikel zum dominanten Follikel erst mit Beginn der Pubertät fortgesetzt, 12 bis 50 Jahre nach Beginn der Meiose, die ihren Anfang pränatal im dritten bis siebten Schwangerschaftsmonat mit Stopp im Diktyotän hat. Die **Reifeteilung** der primären Oozyte (44, XX) im Primordialfollikel läuft in zwei Schritten ab (▫ Abb. 2.2, siehe ▶ Kap. 9): im ersten Schritt (**Meiose I**) wird

der Chromosomensatz halbiert. Dabei wird die pränatal begonnene Meiose I fortgesetzt. Die gepaarten homologen doppelfädigen Chromosomen verteilen sich auf zwei Tochterzellen. Es entsteht die sekundäre Oozyte (23, X). Dieser erste Schritt ist zum **Zeitpunkt** des **Eisprungs** vollzogen. Als Ergebnis ist die reife, befruchtungsfähige Eizelle entstanden. Allerdings entsteht aus einer primären Oozyte nur eine reife Eizelle. Denn die drei „Tochterzellen" bestehen nur aus Bruchteilen des Zellkerns und degenerieren im weiteren Verlauf. Diese „Abfallprodukte" der Meiose werden als **Polkörper** bezeichnet. Im zweiten Schritt (**Meiose II**) werden dann die beiden Fäden (Chromatiden) eines jeden Chromosoms auf zwei weitere Tochterzellen verteilt. Der Eintritt in die Meiose II beginnt während des Eisprungs, der durch das Steuerungshormon LH initiiert wird. Die sekundäre Oozyte pausiert in der Meiose II (MII-Eizelle) bis zum Beginn der **Befruchtung** (Eindringen eines Spermiums in die Eizelle).

Spermatogenese und Spermiogenese

Samenzellen können bis ins hohe Alter reif werden, denn anders als die Oogonien im Ovar sind die Stammzellen der Samenzell-

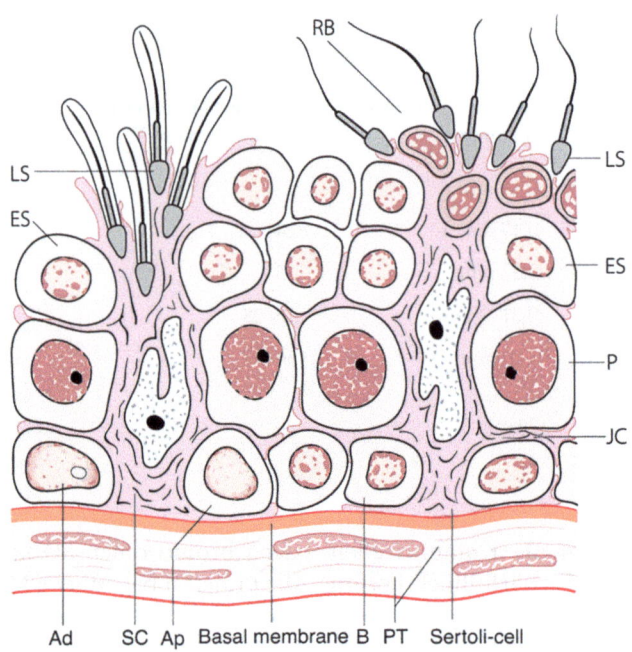

☐ Abb. 2.5 Spermatogenese und Spermiogenese; Ausschnitt aus einem Samenkanälchen (Tubulus). Mit freundlicher Genehmigung aus: Nieschlag E, Behre HM, Kliesch S et al. (2023)
Tubuluswand bestehend aus peritubulären Zellen (PT) und einer Basalmembran („Basal membrane"), RB = Residualkörper (Überreste von Zytoplasma bei der Spermiogenese), LS = elongierte Spermatiden, ES = Rundspermatiden, P = Spermatozyten, Ad = testikuläre Stammzellen (dunkle Spermatogonien), Ap = Spermatogonien (helle Spermatogonien), B =Vorläufer der Spermatozyten, SZ = Sertolizellen („Sertoli-cell"), JC = Schlussleisten, die zusammen mit den Sertolizellen die Blut-Hoden-Schranke bilden

reifung (Spermatogonien) noch im Hodengewebe vorhanden und ab dem Zeitpunkt der **Pubertät** vermehren sie sich wieder (☐ Abb. 2.5, ☐ Tab. 2.1). Im Gegensatz zur Eizellreserve wird der **Pool** an **Spermatogonien** nicht aufgebraucht, sondern **erneuert** sich ständig. Ab der Pubertät beginnt auch die Bildung der Samenzellen (**Spermatogenese**) in den Samenkanälchen (Tubuli seminiferi). Die Länge aller Samenkanälchen beträgt beim erwachsenen Mann mehr als 300 bis 700 m. Die Spermatogenese dauert **64 bis 74 Tage**. Die Spermatogonien, die an der Wand der Samenkanälchen liegen, beginnen mit der Teilung und entwickeln sich zu den primären Spermatozyten (44,XY). Diese Zellen beginnen die Reifeteilung zunächst zu den sekundären Spermatozyten (2x 22,X und 2x 22,Y). In diesem ersten Teilungsschritt (**Meiose I**) kommt es bei der Ent-

wicklung auch zu einer Verzögerung in der Prophase wie bei den primären Oozyten. Allerdings dauert diese bei den Samenzellen nur 22 Tage und nicht mehrere Jahrzehnte wie bei den Eizellen. Im zweiten Schritt (**Meiose II**) entstehen die Spermatiden. Im Gegensatz zur Oogenese entstehen aus einer primären Spermatozyte nicht nur eine Spermatide, sondern vier Spermatiden (☐ Abb. 2.2). Wie bei der Eizellreifung wird die Reifung der Samenzellen durch die Steuerungshormone LH und FSH kontrolliert. Die **Leydigzellen** zwischen den Samenkanälchen bilden unter dem Einfluss von LH das männliche Hormon Testosteron. Die Funktion der **Sertolizellen** als ernährende und schützende Stützzellen für die reifenden Samenzellen in den Tubuli ist FSH- und Testosteron-abhängig. Die **Bluthodenschranke** wird durch die miteinander verbundenen Sertolizellen gebildet (◘ Abb. 2.5). Solange diese intakt ist, kann das Immunsystem keine schädigenden Antikörper gegen Samenzellen bilden. Samenzellen sind für das Immunsystem körperfremd, da die Zellen erst nach der Geburt gebildet werden.

Die Ausreifung der Spermatiden zu den reifen Spermien (Spermatozoen) wird als **Spermiogenese** bezeichnet. Die zunächst noch runden Spermatiden werden länglich, bekommen eine Akrosomkappe und einen Schwanz. Nach Abschluss der Spermiogenese bestehen die Samenzellen aus **Kopf**, **Mittelstück** und **Schwanz**. Während die Spermatogonien an der Wand der Tubuli liegen (basale Zone), sind die weiteren Entwicklungsstufen von den primären Spermatozyten bis zu den reifen Samenzellen nach innen zum zentralen Hohlraum (Lumen) angeordnet (◘ Abb. 2.5). Zusammengefasst verläuft die Reifung der Samenzellen von außen nach innen. Die reifen Samenzellen werden in das Lumen abgegeben. Von dort werden sie zum Nebenhoden weitertransportiert, wo sie die Bewegungsfähigkeit bekommen. Bei einem gesunden jungen Mann werden täglich 40–100 Mio. Spermien produziert.

Befruchtung (Fertilisation)

Unter Befruchtung versteht man die „**Verschmelzung**" der **Eizelle** mit einem **Spermium**. Von den 200–300 Mio. Spermien, die beim Geschlechtsverkehr in das Scheidengewölbe ejakuliert werden, erreichen nur ein Prozent den Gebärmutterhals (Cervix uteri). Meist kommen nur 300–500 Spermien bis zum Ort der Befruchtung am bauchig aufgeweiteten Ende des Eileiters (Ampulla). Spermien können in der Zervix viele Stunden und Tage überleben. In Abhängigkeit von der Zyklusphase erreichen sie die Ampulla innerhalb von 30 min bis sechs Tagen.

Zum Ovulationszeitpunkt ist die Beweglichkeit der Spermien besonders gut. Durch den Kontakt der Samenzellen mit dem Epithel der Eileiter lösen sich Eiweiße von der Spermienoberfläche, sodass diese befruchtungsfähig werden. Dieser Prozess dauert etwa sieben Stunden und wird als **Kapazitation** bezeichnet.

Zum Zeitpunkt des Eisprungs wölbt sich zunächst der sprungbereite Follikel vor. Die Eizelle verharrt bereits in der Metaphase II („**MII-Eizelle**"). Durch Kontraktionen von glatten Muskelzellen in der Wand des Ovars wird sie zusammen mit umgebenden Granulosazellen (**Eizell-Kumulus-Komplex**, abgekürzt **COC**) abgelöst und treibt nach der Ruptur der Follikelwand zusammen mit Follikelflüssigkeit aus dem Ovar heraus. Kurz vor der Ovulation legt sich der Fimbrientrichter auf die Ovaroberfläche und die freigesetzte Eizelle wird durch wischende Bewegungen in den Eileiter aufgenommen. Die Eizelle ist etwa 10 Stunden befruchtungsfähig. Die inneren Granulosazellen, die strahlenförmig an der Zona pellucida liegen, werden als **Corona radiata** bezeichnet.

Nur kapazitierte Spermien können die Corona radiata durchdringen und in Kontakt mit der Zona pellucida treten (◘ Abb. 2.6). Letzteres löst die **Akrosomreaktion** aus. Durch die freigesetzten Enzyme aus dem Akrosom („Kopfkappe") wird die Zona pellucida lokal aufgelöst und der Weg des Spermiums in die Eizelle möglich. Zuerst wird die Zona pellucida durchdrungen, dann kommt es zur **Verschmelzung** (Fusion) der Zellmembranen von **Spermium** und **Eizelle**. Nur die Spermienhülle bleibt an der Oberfläche der Eizellmembran zurück. Spermienkern und Schwanz des Spermiums dringen in die Eizelle ein (**Imprägnation**). Die Eizelle wird aktiviert und vollendet die zweite Reifeteilung mit Ausstoßung des zweiten Polkörpers. Der Zellkern wandelt sich in den **weiblichen Vorkern** um. Das

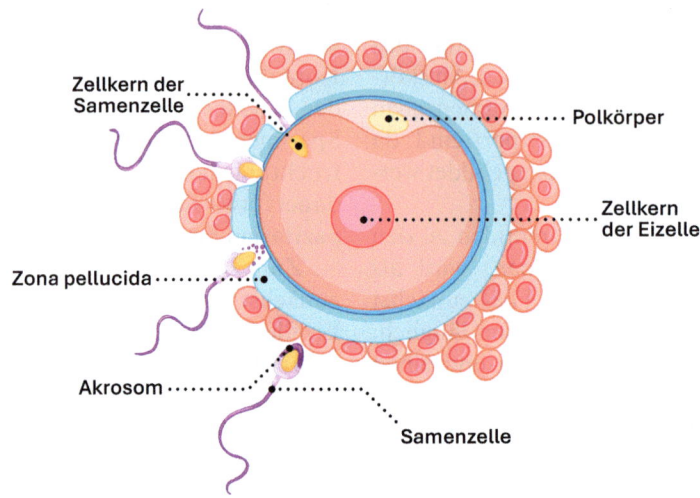

Zellkern der
Samenzelle

Polkörper

Zellkern
der Eizelle

Zona pellucida

Akrosom

Samenzelle

◘ Abb. 2.6   Phasen der Befruchtung (Fertilisation)

Spermium dringt weiter in die Nähe des weiblichen Vorkerns vor. Kern und Schwanz werden getrennt, der Schwanz löst sich auf und der Kern schwillt zum **männlichen Vorkern** an (► Abb. 1.2). Die Kernmembranen vom weiblichen und männlichen Vorkern lösen sich auf. Die beiden Vorkerne reduplizieren ihre Erbinformation (DNA), sodass jedes Chromosom wieder aus zwei Schwesterchromosomen (Chromatiden) besteht. Die reduplizierten Chromosomen ordnen sich auf der Teilungsspindel für die erste **Furchung** an. Die Schwesterchromosomen wandern an die einander gegenüberliegenden Pole. Es entsteht ein **2-Zell-Stadium**. Eizellen, die von einem Spermium mit einem X-Chromosom befruchtet werden, führen zu einem weiblichen Embryo und Eizellen, die von einem Spermium mit einem Y-Chromosom befruchtet werden, führen zu einem männlichen Embryo.

Das Eindringen von weiteren Spermien in die Eizelle wird durch die **Zona pellucida-Reaktion** verhindert. Diese wird schlagartig durch die Eizelle nach Berührung durch das Spermium ausgelöst. Weitere Spermien können durch die Veränderungen in der Zona pellucida nicht mehr in die Eizelle eindrin-

gen. Dadurch wird eine irreguläre Befruchtung mit mehreren Spermien (Polyspermie) verhindert.

Frühe Embryoentwicklung und Implantation

Nach der Befruchtung am Ende des Eileiters beginnt der **Eitransport**. Die Kumuluszellen lösen sich von der Zona pellucida ab. Der fünftägige Transport in die Gebärmutter erfolgt durch rhythmische Kontraktionen der Wand des Eileiters, der ein muskulärer Schlauch ist. Die Embryozellen entwickeln sich während des Transportes fortlaufend durch Furchungen weiter, die von der Eizelle weiter gesteuert werden. Bei regelrechter Entwicklung ist nach zwei Tagen ein **4-Zell-Stadium**, nach drei Tagen ein **8-Zell-Stadium** und nach vier Tagen bereits ein Maulbeer-Stadium (**Morula**) mit ca. 16 Zellen erreicht. Dann kommt es zur Ausbildung von Zellkontakten im zuvor losen Zellverband, was als **Kompaktierung** bezeichnet wird. Durch diese Verdichtung werden die Zellgrenzen undeutlich. Ab dem Zeitpunkt der Kompaktierung wird die weitere Entwicklung auch von den väterlichen Genen mitbestimmt, und ein Embryo beginnt seinen eigenen Stoffwechsel. Die äußeren Zellen differenzieren sich ab dem fünften Entwicklungstag zu den **Trophoblast**zellen und die inneren Zellen zu den **Embryoblast**zellen. Letztere werden auch als innere Zellmasse bezeichnet. Die Trophoblastzellen sind für die Einnistung wichtig, und aus den Embryoblastzellen wird später das Kind. Im Embryo bildet sich eine Höhle. Dieses Entwicklungsstadium bezeichnet man als **Blastozyste**. In diesem Stadium sind die Trophoblastzellen und die innere Zellmasse bereits mikroskopisch zu erkennen. Während des Transportes durch den Eileiter wird ein Embryo von der Zona pellucida geschützt. Ein **Embryo schlüpft** erst in der Gebärmutter aus der Zona pellucida. Das „Schlüpfen" wird auch als „Hatching" bezeichnet wird. Die Einnistung eines Embryos beginnt etwa sechs Tage nach der Befruchtung.

Eine geschlüpfte, entwicklungsfähige Blastozyste nimmt ab Tag sechs nach der Befruchtung zunächst Kontakt mit der Uterusschleimhaut auf. Dann dringen die Trophoblastzellen aktiv in die Schicht des Endometriums ein, die sich zyklisch aufbaut und ablöst (Funktionalis). Dieses Eindringen wird als **Implantation** bezeichnet. Die Blastozyste implantiert an dem Pol, an dem der Embryoblast liegt. Nach der Implantation beginnt die Entwicklung der frühen Plazenta: die *Trophoblastzellen* gliedern sich in zwei Anteile: die **äußeren Synzytiotrophoblastzellen** und die inneren Zytotrophoblastenzellen. Der Synzytiotrophoblast produziert das humane Choriongonadotropin (**hCG**). Dadurch bleibt der Abfall von Progesteron und Östradiol und somit die Regelblutung aus. Auch das Endometrium reagiert auf die Einnistung. Die Zellen der Funktionalis werden zur zytoplasmareichen *Dezidua*, die reich an lebenswichtigen Vorratsstoffen für ein Embryo ist. Manchmal kann es auch zum Zeitpunkt der zu erwartenden Regelblutung zu einer Blutung aus der Einnistungsstelle kommen

(**Einnistungsblutung**). Ab Tag 12 ist ein Embryo vollständig in die Schleimhaut eingebettet und die Einnistungsstelle mit einem Koagel verschlossen. Der Embryoblast entwickelt sich zur zweischichtigen **Keimscheibe**, die aus dem *Epiblast* und *Hypoblast* besteht (siehe ▶ Kap. 7). Aus den Spalträumen zwischen dem Epiblasten und den Trophoblastzellen formiert sich die **Amnionhöhle**. Diese ist mit flachen Zellen ausgekleidet (Amnionblasten), die vom Epiblasten stammen. Der Hypoblast liefert das Epithel (Exozölmembran), welches die Blastozystenhöhle auskleidet, und das extraembryonale Mesoderm, das den Spalt zum Trophoblasten ausfüllt. Er bildet weitere Zellen, die an der Innenseite der Exozölmembran (Heuser-Membran) entlangwandern, die sich vermehren und wachsen und eine neue kleinere Höhle bilden, der als **Dottersack** bezeichnet wird. Seine Hauptaufgabe ist die Ernährung und Blutbildung in der frühen Embryonalperiode. Im extraembryonalen Mesoderm kommt es später zur Bildung eines Hohlraumes, der **Chorionhöhle** (Fruchtsack). Die äußere Wand bildet zusammen mit dem Trophoblasten das Chorion. Zwischen der inneren und äußeren Wand der Chorionhöhle bleibt als Haftstiel eine Verbindung bestehen, die ab der vierten Woche zur frühen **Nabelschnur** wird. Das Chorion ist der embryonale Anteil der Plazenta. Wenn die junge **Plazenta** nach der 10. Schwangerschaftswoche (SSW) die Funktion des Dottersacks übernimmt, bildet sich dieser zurück. Der Epiblast der Keimscheibe liefert nur einen geringen Beitrag zum extraembryonalen Mesoderm. Allerdings kommt vom Epiblasten die Epithelauskleidung der Amnionhöhle, die sich zur Rückseite hin über ihm bildet. Die Amnionhöhle wird sich später zunehmend mit Fruchtwasser füllen (Fruchthöhle). Sie vergrößert sich auf Kosten der Chorionhöhle und umschließt das Embryo, sodass die Chorionhöhle nach der 10. Schwangerschaftswoche verödet.

2

Lernziele
- Verständnis der embryonalen Entwicklung der weiblichen und männlichen Geschlechtsorgane
- Verständnis der Physiologie der Fortpflanzung

Im Zentrum der Reproduktionsmedizin stehen Ei- und Samenzellen. Eizellen brauchen für die Reifung ungefähr ein Jahr, Samenzellen nur ca. 70 Tage. Oogonien und Spermatogonien als die Stammzellen für Ei- und Samenzellen können sich durch mitotische Teilungen vermehren. Bei der Oogenese und Spermatogenese entstehen hingegen durch meiotische Teilungen aus einer Oogonie eine Eizelle und aus einer Spermatogonie vier Samenzellen. Eizellen beginnen die Reifeteilung bereits vor der Geburt, vollenden diese aber erst bei der Befruchtung. Da bei der Geburt keine Oogonien mehr vorhanden sind, ist der Pool an Eizellen begrenzt. Der Vorrat an Spermatogonien bleibt indes erhalten und erneuert sich durch mitotische Teilungen. Aus diesen Zellen reifen ab der Pubertät die Samenzellen. Die Befruchtung findet im Eileiter statt und beginnt, wenn eine reife Eizelle (Metaphase II) mit der Zellmembran einer Samenzelle verschmilzt. Spermienkern und Schwanz dringen in die Eizelle ein (Imprägnation). Dadurch wird die Eizelle aktiviert und vollendet die zweite Reifeteilung. Es bilden sich der weibliche und männliche Vorkern. Wenn sich die Vorkerne auflösen, kommt es unverzüglich zur Teilung zum Zweizeller. Die Einnistung in die Gebärmutter (Implantation) erfolgt meist sechs Tage nach dem Eisprung. Danach kommt es zur Entwicklung des frühen Mutterkuchens, zur Ausbildung der Chorionhöhle (Fruchtsack) mit dem Dottersack und zur Bildung der Körpergrundgestalt des Embryos. Die Geschlechtschromosomen X und Y bestimmen die Geschlechtsentwicklung zu einem weiblichen und männlichen Phänotyp.

Literatur

Nieschlag E, Behre H, Kliesch S, Nieschlag S (eds) (2023) Andrology. Male Reproductive Health and Dysfunction, 4rd edn. Springer, Heidelberg, p 18

Epidemiologie des unerfüllten Kinderwunsches

Inhaltsverzeichnis

3

Hintergrund

Die meisten Paare wünschen sich im Laufe ihres Lebens eigene Kinder. Sie möchten die Entwicklung eines gemeinsamen Kindes ab Beginn der Schwangerschaft miterleben und Mutter und Vater werden. In der Bevölkerung wird das schwanger werden als die natürlichste Sache der Welt wahrgenommen. Bevor der Kinderwunsch realisiert werden soll, wird daher meist jahrelang die sichere Verhütung praktiziert. Das Versagen der eigenen Natur beim Schwanger werden ist nicht vorgesehen. Umso mehr sind viele Paare betroffen, wenn es mit der Schwangerschaft nicht funktioniert.

Die **natürliche Konzeptionsrate** liegt pro Zyklus über alle Altersgruppen bei durchschnittlich 27 bis 30 %. Bei Kinderwunsch kommt es meist in den ersten drei Zyklen zur Schwangerschaft. Bei natürlicher Familienplanung (NFP) wurde in 80 % der Fälle nach sechs Zyklen eine Schwangerschaft berichtet (Gnoth et al. 2005). Bei den verbleibenden 20 % ist in der Hälfte der Fälle noch mit einer Schwangerschaft in den folgenden sechs Monaten zu rechnen (◼ Tab. 3.1). Auch nach 12 erfolglosen Zyklen kommt es in den weiteren 36 Monaten noch zu 50 % zu einer Schwangerschaft. Nach insgesamt 48 Zyklen ohne Schwangerschaft werden Spontankonzeptionen nur noch sporadisch beobachtet. Das trifft auch für Kinderwunschpaare in Behandlung zu. Auch in diesem Kollektiv tritt bekanntermaßen noch in ca. 5 % der Fälle eine Spontankonzeption ein. Untersucht man prospektiv

die Schwangerschafts- bzw. Geburtenrate durch jährliche Befragung von kinderlosen Frauen zu ihrem zeitnahen Kinderwunsch wie bei dem Beziehungs- und Familienpanel „parfam", zeigt sich eine ausgeprägte Altersabhängigkeit (Trappe und Köppen 2021). Während 40 % der Frauen zwischen 30 bis 34 Jahren bei der Befragung nach 5 Jahren schwanger geworden waren oder ein Kind bekommen hatten, hatten nur 18 % der Frauen im höheren Alter zwischen 35 bis 47 Jahren eine erfolgreiche Schwangerschaft. Bei jüngeren Frauen von 16 bis 29 Jahren wurden nach 5 Jahren ebenfalls nur 18 % schwanger. Hier spielen aber andere Gründe eine Rolle, wie beispielsweise Beziehungskonflikte und Partnerwechsel.

Zusammengefasst ist der wichtigste **Prognosefaktor** für den Schwangerschaftserfolg das **Alter** der **Frau**. Die Kenntnisse über die altersabhängig abnehmende Fruchtbarkeit in der Bevölkerung sind mangelhaft. Denn 40 % bzw. 14 % der Befragten glauben, dass schwanger werden erst mit 40 bzw. 45 Jahren schwieriger wird (Allensbacher Berichte 2007). Grund für die abnehmende Fruchtbarkeit ist der begrenzte Vorrat an Eizellen, der bereits zwei bis drei Monate vor der Geburt festgelegt ist und nicht mehr durch Teilung von Oogonien aufgefüllt wird. Der Verbrauch der Eizellen beginnt schon vor der Geburt. Zusätzlich altern die Eizellen bis zum Eisprung, denn die Eizellen sind so alt wie das Lebensalter der Frau, da die Reifung in ihrer Fetalperiode schon begonnen hat. Die Meiose wird zu Beginn in der Prophase angehalten.

◼ **Tab. 3.1**   Natürliche Konzeptionsrate (nach Gnoth et al. (2005)

Zeit (Monate)	Häufigkeit	Chance nachfolgende Spontankonzeption
6 Zyklen ohne Schwangerschaft	20 %	50 % in den folgenden 6 Zyklen
12 Zyklen ohne Schwangerschaft	10 %	50 % in den folgenden 36 Zyklen
48 Zyklen ohne Schwangerschaft	5 %	vereinzelte in nachfolgenden Zyklen

Die Eizellen befinden sich dann in einer Ruhephase, die als Diktyotän bezeichnet wird. Die Reifung der Eizellen wird meist erst einige Jahrzehnte später vollendet, wenn es in der reproduktiven Phase zum Eisprung kommt.

Definition unerfüllter Kinderwunsch

> Entsprechend der Definition der **Weltgesundheitsorganisation (WHO)** werden jene als unfruchtbar (infertil) diagnostiziert, die ohne Verhütung und bei regelmäßigem Sexualverkehr auch **nach 12 Monaten keine Schwangerschaft** erreichen.

Die Häufigkeit, Ursachen und Folgen eines unerfüllten Kinderwunsches sind von unterschiedlichen Faktoren wie Alter, Bildung, Migration, Konflikten, Kriegen und wirtschaftlichen Ressourcen abhängig. Wird eine Unfruchtbarkeit diagnostiziert, sollte eine Abklärung erfolgen und die Möglichkeit einer Kinderwunschbehandlung geprüft werden. Zur Basisdiagnostik gehören die Zyklusdiagnostik und ein Spermiogramm, bei Risikofaktoren auch die frühzeitige Abklärung der Eileiterdurchgängigkeit (siehe ▶ Kap. 4 und 5). Bei Frauen ab 35 Jahren wird das Alter immer wichtiger, denn ab hier tickt die „biologische Uhr". Eine Kinderwunschbehandlung sollte dann zügig begonnen werden, da die Erfolgsrate mit zunehmendem Alter abnimmt.

Da **Unfruchtbarkeit** (Infertilität) keine Frage von Lifestyle, sondern ein **anerkanntes Krankheitsbild** ist, müssen tarifabhängig private Krankenversicherer die notwendige Heilbehandlung bezahlen. Gesetzliche Krankenkassen (GKV) übernehmen bei einer künstlichen Befruchtung üblicherweise 50 % der Behandlungs- und Medikamentenkosten, sofern die gesetzlichen Voraussetzungen erfüllt sind. Darüber hinaus können GKVen weitere Zuschüsse als sogenannte Satzungsleistungen übernehmen (siehe ▶ Kap. 10).

Gleichgeschlechtliche Paare können naturgegeben keine gemeinsamen eigenen Kinder bekommen und fallen somit nicht unter die WHO-Definition von Unfruchtbarkeit bzw. Sterilität. Lesbische Paare haben aber die legale Möglichkeit, ihren Kinderwunsch mit Spendersamen zu erfüllen. Hingegen können homosexuelle Paare nur mit der Kombination von Eizellspende mit Leihmutterschaft Kinder bekommen. Das ist in Deutschland verboten.

Paare mit erfolglosen Schwangerschaften (**Fehlgeburten** und **Totgeburten**) werden von der WHO-Definition nicht erfasst. Hierzu zählen Schwangerschaftsausgänge ohne Lebenszeichen mit einem Geburtsgewicht unter 500 g und / oder die Geburten vor der 24. Schwangerschaftswoche. Bei ca. 20 % der Schwangerschaften kommt es zu einer frühen Fehlgeburt (Abort), die häufig auch unbemerkt als verspätete Regelblutung wahrgenommen wird. Fehlgeburten zwischen der 13. bis 24. Schwangerschaftswoche sind selten. Diese werden als **Spätaborte** bezeichnet. Entsprechend des Statistischen Bundesamtes ist in der Krankenhausstatistik von 2023 ein Anstieg der Fehlgeburtenrate zu verzeichnen. Es muss aber betont werden, dass sichere oder amtliche Daten über die Häufigkeit von Fehlgeburten fehlen und die Versorgung der Abort-Patientinnen bei unkompliziertem Verlauf sehr häufig ambulant und nicht stationär erfolgt.

> **Fehlgeburten**: Schwangerschaftsausgänge ohne Lebenszeichen mit einem Geburtsgewicht unter 500 g und / oder Schwangerschaftsverluste vor der 24. Schwangerschaftswoche. **Spätaborte**: Fehlgeburten zwischen der 13. bis 24. Schwangerschaftswoche.

Prävalenz

Die WHO schätzt für den Zeitraum 1990 bis 2021 die **Infertilitätsrate** im Leben einer Frau für den europäischen Raum auf 16,5 %, während die weltweite Infertilitätsrate etwas höher, auf 17,5 %, geschätzt wurde. Das bedeutet, dass weltweit **eine von sechs Frauen unfruchtbar** ist (World Health Organization 2023).

In Deutschland ist inzwischen jede fünfte Frau kinderlos. Diese hohe Kinderlosenquote von 20 % ist aber bei der Auswertung nach den neuen und alten Bundesländern, Migrationsstatus und Bildungsniveau durchaus unterschiedlich. So liegt die **Kinderlosenquote** bei niedrigem Bildungsstand nur bei 11 %, bei einem mittleren und hohen Bildungsstand jedoch bei 21 und 23 % (Kuhnt und Trappe 2024). Deutliche Unterschiede in der Kinderlosenquote gibt es ebenfalls zwischen alten und neuen Bundesländern wie Thüringen und Hamburg (13 und 29 %) und zusätzlich regional zwischen ländlichen und städtischen Regionen. Allerdings umfasst die Kinderlosenquote nicht nur ungewollt kinderlose Frauen, sondern auch **vermutlich** fruchtbare Frauen, die **gewollt kinderlos** sind oder **keinen Partner** haben.

Der Anteil kinderloser Frauen ist bis 2012 angestiegen und seitdem auf dem hohen Niveau konstant. Kinderlosigkeit ist heutzutage ein von der Gesellschaft eher akzeptierter Lebensplan geworden. In diesem Zusammenhang erscheint der Begriff „Kinderfrei" eher ideologisch besetzt, und Babys werden sogar als Umweltsünde der Eltern bewertet (Brunschweiger 2019).

Zusammengefasst lässt sich die Häufigkeit von ungewollter Kinderlosigkeit nicht direkt und genau messen, da verlässliche Statistiken fehlen und Analysen nur indirekt durchgeführt werden können. Sichere Daten zur Häufigkeit von ungewollter Kinderlosigkeit von Männern sind nicht bekannt. Grundsätzlich ist die **Fruchtbarkeit** eines Paares auch mit der **Fertilität** von **Frau** und **Mann wechselseitig** verknüpft. So kann ein Paar bei eingeschränkter Eizellqualität und guter Samenqualität und umgekehrt bei guter Eizellqualität und eingeschränkter Samenqualität durchaus spontan schwanger werden.

Ursachen

Meist sind die Ursachen für eine Unfruchtbarkeit zunächst nicht bekannt. Entsprechend der Untersuchungsergebnisse der Kinderwunschdiagnostik werden **weibliche** und **männliche Faktoren** diagnostiziert, die sich zu jeweils 25 bis 30 % auf Frau und Mann verteilen. In den übrigen Fällen liegt eine kombinierte weibliche und männliche Unfruchtbarkeit vor oder die Ursachen sind unklar. In letzterem Fall spricht man von einer ungeklärten, der sogenannten idiopathischen Sterilität. Bei Frauen sind es meist Funktionsstörungen der Eierstöcke, aber auch organische Veränderungen der Gebärmutter und der Eileiter wie nach Eileiterentzündungen und bei einer Endometriose. **Eizellen** können natürlicherweise **nicht** direkt **untersucht werden**, sodass Reifungsstörungen nur **im Rahmen einer künstlichen Befruchtung** auffallen. **Samenzellen** können hingegen bei der Samenuntersuchung **direkt untersucht werden**. Beim Mann ist die Einschränkung der Samenqualität der häufigste Sterilitätsfaktor. Die Ursache ist in den meisten Fällen ungeklärt (**idiopathisch**). Immer wieder sind es bei Männern im reproduktiven Alter auch

Hodentumore, die zur eingeschränkten Samenqualität führen. Daher sollte bei unerfülltem Kinderwunsch auch jeder Mann körperlich durch einen Urologen bzw. Andrologen untersucht werden.

Das **Alter** der **Frau** spielt beim unerfüllten Kinderwunsch die zentrale Rolle. Es ist ein naturgegebener Faktor, der in der modernen Gesellschaft mit einem gesellschaftlichen Wandel eine andere Dimension bekommen hat, denn die Geburtenstatistiken zeigen, dass Frauen bei der Geburt ihres ersten Kindes zunehmend älter werden. Männer sind bei der Familiengründung noch drei Jahre älter als die Frauen (Kuhnt und Trappe 2024), ohne dass diese Feststellung eine direkte biologische Konsequenz für die männliche Fruchtbarkeit hat (◼ Abb. 3.1). Waren bis 2003 die meisten Frauen bei der Geburt ihres ersten Kindes noch zwischen 25 bis 29 Jahre alt, so bekommen seit 2004 die meisten Frauen ihr erstes Kind erst ab 30 bis 34 Jahren. An die-

sen Zahlen ist abzulesen, dass in den letzten Jahrzehnten die Frauen ihren Kinderwunsch zunehmend aufschieben. Begonnen hat diese Entwicklung schon vor der Wiedervereinigung zu Beginn der 1970er-Jahre in der BRD und ab Mitte der 1980er-Jahre in der DDR (Bujard und Diabat'e 2016). 1989 waren ostdeutsche Frauen mit knapp 23 Jahren bei der Geburt ihres ersten Kindes noch etwa vier Jahre jünger als westdeutsche Frauen. Das **Erstgebärendenalter** hat sich seit der Wiedervereinigung aber noch nicht vollständig angeglichen. So lag das Erstgebärendenalter 2018 in den alten Bundesländern bei 30 Jahren und in den neuen Bundesländern bei 29,2 Jahren (bpb 2020). Die Verschiebung für die Geburt des ersten Kindes in ein höheres Alter ist zuungunsten der Frauen zwischen 20 bis 24 und 25 bis 29 Jahren erfolgt (◼ Abb. 3.2). Bemerkenswert ist die Zunahme der ersten Geburt in der Altersgruppe der 35 bis 39-jährigen Frauen auf 16 %, insbesondere aber der Anstieg der

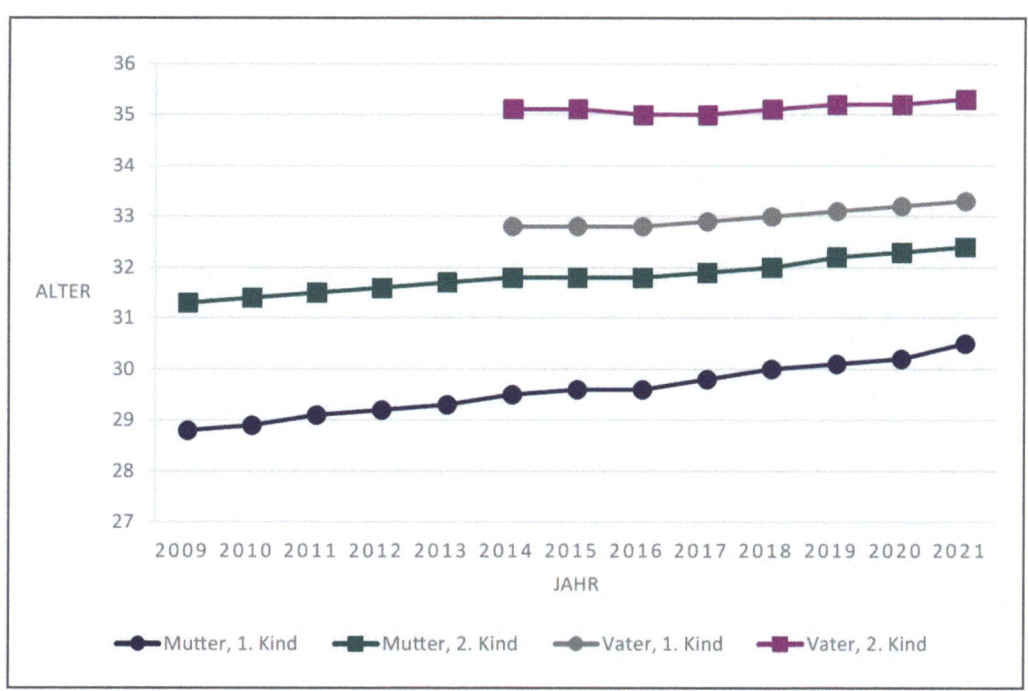

◼ **Abb. 3.1** Durchschnittsalter der Eltern bei der Geburt des 1. und 2. Kindes der Mutter. (Mit freundlicher Genehmigung aus: Kuhnt und Trappe (2024))

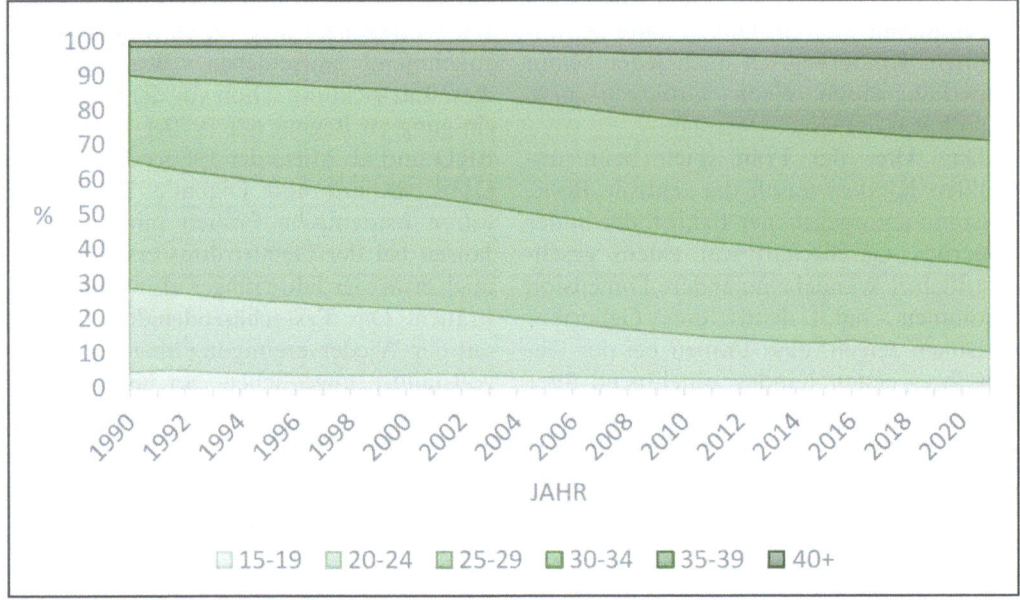

■ **Abb. 3.2** Nach Altersgruppen zusammengefasste Geburtenziffern, 1990–2021. (Mit freundlicher Genehmigung aus Kuhnt und Trappe (2024))

ersten Geburt bei Frauen ab 40 Jahren auf 3 %. Anfang der 90er-Jahre waren die späten Erstgebärenden ab 40 Jahren noch eine Ausnahme.

Gründe für das Aufschieben des Kinderwunsches sind neben den ökonomischen, partnerschaftsbezogenen und kulturellen Faktoren vor allem die berufliche Qualifizierung und Karriere. Zudem sind die soziale Akzeptanz von Kinderlosigkeit und die gesellschaftlichen Erwartungen an die Elternschaft gestiegen. Der Zeitpunkt für die Realisierung des Kinderwunsches wird mit der beruflichen und sonstigen Lebensplanung abgestimmt. Bei entsprechenden finanziellen Ressourcen besteht heutzutage auch für Frauen die Möglichkeit, Eizellen für den aufgeschobenen Kinderwunsch einzufrieren (**Social Freezing**). Apple und Facebook haben ihren Mitarbeiterinnen hierfür seit 2014 eine Unterstützung bis 20.000 $ angeboten. Samenzellen können schon seit Jahrzehnten für die Fertilitätsreserve erfolgreich eingefroren werden.

Diese Entwicklungen haben dazu geführt, dass mit dem ansteigenden Erstgebärendenalter die Konzentration von Geburten sich in die Altersgruppe der 30 bis 34-jährigen Frauen verschoben hat und sich naturgegeben bei erneutem Kinderwunsch die Abstände weiterer Geburten verringert haben. Für das Zusammenpressen der generativen Phasen wurde in der Familienforschung der Begriff „**Rushhour des Lebens**" geprägt.

Behandlungsprognose

Mit Hilfe einer Kinderwunschbehandlung erhöht sich die Chance auf eine Schwangerschaft. Die meisten unfruchtbaren Paare sind heutzutage mit den **Möglichkeiten** der **künstlichen Befruchtung** (assistierten Reproduktion) in einem Kinderwunschzentrum erfolgreich behandelbar. Allerdings gibt es keine Erfolgsgarantie. Die Behandlungsmethode wird nach ärztlicher Beratung individuell entsprechend den Ergebnissen der Vordiagnostik und den Chancen ausgewählt. Allerdings entscheidet immer die Frau bzw. das Paar, ob die vorgeschlagene Kinderwunschbehandlung durchgeführt werden soll. Nicht alle Paare nutzen diese Möglichkeiten. Häufig sind es eingeschränkte wirtschaftliche Ressourcen, aber auch Schwierigkeiten bei der Vereinbarkeit serieller Untersuchungstermine im Behandlungszyklus mit dem Lebensalltag sowie persönliche Gründe. Hierzu zählen auch Partnerschaftskonflikte oder ethische Bedenken.

Viele betroffene Frauen haben sich mit der Möglichkeit einer eigenen Kinderwunschbehandlung aber noch gar nicht beschäftigt. Andere nutzen alternative Möglichkeiten wie Zyklus- und Ernährungs-Apps oder die Übungsmethoden der traditionellen chinesischen Medizin (TCM), um die Konzeptionschancen zu steigern. Die Natur soll noch eine Chance bekommen. Erst am Ende des vierten Lebensjahrzehnts, wenn bereits die „**Uhr tickt**", wird die IVF-Behandlung als **Ultima Ratio** zunehmend in Anspruch genommen. Laut dem Bundesfamilienministerium BMFSFJ (2021) nutzten 17 bzw. 18 % der Frauen zwischen 20 bis 29 bzw. 30 bis 39 Jahren eine medizinische Kinderwunschbehandlung, während dieser Anteil bei Frauen zwischen 40 bis 50 Jahren auf 31 % sprunghaft angestiegen war.

Die einfachste Methode der assistierten Reproduktion ist die Samenübertragung in die Gebärmutter, die **intrauterine Insemination** (IUI). Die Befruchtung findet im Eileiter statt („In-vivo-Fertilisation"). Zum Zeitpunkt des Eisprungs werden Samen- und Eizellen im Körper der Frau näher zusammengeführt. Diese Technik wird vor allem bei mäßig eingeschränkter Samenqualität durchgeführt (siehe ▸ Kap. 6). Allerdings sind die **Schwangerschaftsraten** mit maximal 11,1 % für Frauen unter 30 Jahren **enttäuschend niedrig** (Hammel et al. 2024). Eine alleinige IUI oder eine kombinierte Behandlung mit einer Clomifenstimulation ist so wenig effektiv wie keine Therapie (Bhat-tacharya et al. 2008). Nur die Kombination einer IUI mit einer Hormonstimulation mit FSH- oder hMG-Spritzen führt zu akzeptablen Schwangerschaftsraten (Gregoriou et al. 2008).

Da die Kinderwunschpaare schon viele Monate auf ein Kind warten und mit einer Kinderwunschbehandlung möglichst bald eine Schwangerschaft erzielen möchten, hat sich die Methode der **In-vitro-Fertilisation** **(IVF)** als **häufigste** durchgeführte **Behandlungsmethode** etabliert. Die Befruchtung außerhalb des Körpers der Frau, auch als „extrakorporale Befruchtung" bekannt, ist im Vergleich zur Behandlung mit der IUI sehr erfolgreich. So liegen die **Schwangerschaftsraten** bei Frauen unter 30 Jahren **kumulativ** nach 3 Embryotransfers sogar bei **75 %** (D·I·R 2024). Die Behandlung mit der IVF führte 1978 in England erstmals zur Schwangerschaft und Geburt. Robert Edwards war der Wissenschaftler, dem zusammen mit dem Gynäkologen Patrick Steptoe der bahnbrechende Erfolg gelang, der zur Geburt von Louise Brown geführt hat. Edwards erhielt für seine Lebensleistung 2010 den Nobelpreis für Medizin.

2023 wurden in Deutschland ca. 130.000 IVF-Zyklen bei fast 70.000 Frauen dokumentiert (D·I·R 2024). Jede Kinderwunschpatientin hat knapp zwei Behandlungszyklen durchführen lassen. Dazu zählen alle begonnenen IVF-Zyklen (Punktions- und Kryozyklen einschließlich Abbruchzyklen). Das **Deutsche IVF-Register (D·I·R)** dokumentiert die Behandlungszyklen seit 1982, als das erste deutsche IVF-Baby in Erlangen geboren wurde (◘ Abb. 3.3). Die Initiative ging von den damals fünf existierenden ausschließlich **universitären IVF-Zentren** aus. Inzwischen ist die Anzahl der teilnehmenden Zentren auf 141 angewachsen. Es gibt noch 22 universitäre Zentren, die überwiegend nur wenige Behandlungszyklen durchführen. Viele der überwiegend **privaten Zentren** sind in den letzten 10 bis 20 Jahren in Medizinische Versorgungszentren (MVZ) umstrukturiert und an **Investoren** verkauft worden.

3

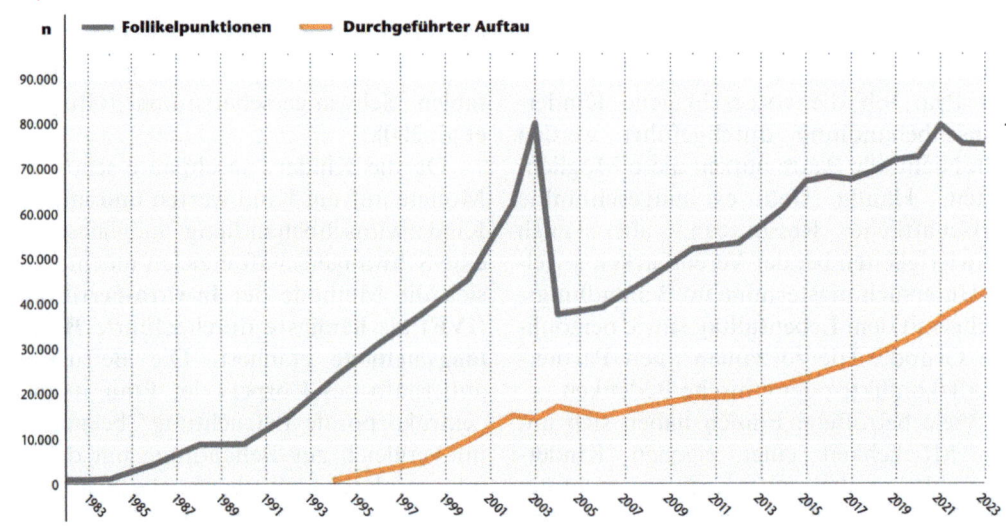

◘ Abb. 3.3 Deutsches IVF-Register D·I·R: Anzahl Follikelpunktion, Auftauzyklen 1982–2023. (Mit freundlicher Genehmigung aus D·I·R (2024) Jahrbuch 2023)

Die **Kryokonservierung** hat in den letzten 20 Jahren zunehmend an Bedeutung gewonnen. Das liegt vor allem an der Verbesserung der Einfriermethode. Mit der Einführung der Vitrifikation („Verglasung") in die Routine des IVF-Labors sind die Auftauraten deutlich verbessert und die Schwangerschaftsraten ansteigend. Inzwischen wird schon ein Drittel der Transferzyklen mit eingefrorenen Zellen durchgeführt (D·I·R 2024). Die **Schwangerschafts-** und **Geburtenraten** sind mit ca. 31 und ca. 22 % sowohl beim Transfer nach Punktion als auch beim Transfer nach dem Auftauen vergleichbar. Erwartungsgemäß haben **jüngere Frauen bis 34 Jahren** eine **höhere Erfolgsrate**. So berichtet das DIR-Jahrbuch 2023 für Frauen zwischen 30 bis 34 Jahren eine Schwangerschafts- und Geburtenrate von 39,3 und 31,2 %, während die Erfolgsraten bei Frauen zwischen 41 bis 44 Jahren mit 17,4 und 8,4 % gering sind. Mehr als die Hälfte der Schwangerschaften in dieser Altersgruppe endet in einer **Fehlgeburt**. Die Häufigkeit von Fehlgeburten ist bei Frauen ab 38 Jahren bereits höher als die Häufigkeit von Geburten. Eileiterschwanger-

schaften spielen mit ca. 2 % eine untergeordnete Rolle, sofern keine Eileiterschädigungen vorliegen.

Zu den wichtigsten **Komplikationen** einer IVF-Behandlung zählen **Mehrlingsschwangerschaften**. Die Wahrscheinlichkeit für Mehrlinge liegt bei einer Spontankonzeption nur bei 1,2 %. Das Risiko für Zwillinge liegt bei 1:85, für Drillinge bei 1:7.200. Risiken von Mehrlingen sind vor allem die vorzeitige Wehentätigkeit und eine zu frühe Geburt vor der 38. Schwangerschaftswoche (**Frühgeburt**). Der Anstieg der Mehrlingsrate seit den 90er-Jahren wird auf die zunehmende Inanspruchnahme reproduktionsmedizinischer Leistungen wie der Hormonstimulation mit FSH- und hMG-Präparaten sowie der In-vitro-Fertilisation zurückgeführt. Während der Anteil der Frühgeburten bei Einlingsschwangerschaften nach einer IVF-Behandlung nur bei 18 % liegt, ist dieser Anteil bei Zwillings- und Drillingsschwangerschaften mit 86,2 und 100 % massiv erhöht. Schwerwiegende **mütterliche Risiken** wie eine Schwangerschaftsvergiftung (Präeklampsie) oder schwerwiegende **kindliche Risiken** wie Atemnotsyndrom,

Hirnschädigungen und die nekrotisierenden Enterokolitis (NEC) sind die Folge.

Zur Vermeidung von Mehrlingen sollte schon ab Beginn einer Kinderwunschbehandlung mit einer IVF-Behandlung der **Transfer** von nur **einem Embryo empfohlen** werden. Denn die Mehrlingsrate steht in einem engen Zusammenhang mit der Anzahl der transferierten Embryonen. Entsprechend der Auswertungen des DIR wurden 1997 durchschnittlich noch 2,56 Embryonen transferiert (D·I·R 2024). Das führte zu einer inakzeptablen Mehrlingsrate von 25,2 %. Da sich der Transfer von nur einem bzw. zwei Embryo/nen („single" bzw. „double" Embryotransfer, abgekürzt SET bzw. DET) zunehmend durchgesetzt hat und 2022 durchschnittlich nur noch 1,46 Embryonen übertragen wurden, sank die Mehrlingsrate auf 12 %. Diese hat sich erfreulicherweise somit mehr als halbiert. Der Transfer von nur ein bzw. maximal zwei Embryonen mit sogar verbesserten Schwangerschaftsergebnissen steht auch im Zusammenhang mit der Umsetzung der Blastozystenkultur, die mit dem deutschen ESchG rechtssicher durchführbar ist. So werden nur entwicklungsfähige befruchtete Eizellen nach verlängerter Kultur für einen Embryotransfer ausgewählt.

🔘 Lernziele

- Kenntnis der natürlichen Fruchtbarkeit
- Häufigkeit und Ursachen des unerfüllten Kinderwunsches
- Behandlungsprognose des unerfüllten Kinderwunsches

Die Erkennung von Fruchtbarkeitsstörungen bei Frauen ist schwieriger als bei Männern, denn Störungen der Eizellreifung können erst durch eine direkte Untersuchung nach der operativen Gewinnung von Eizellen erkannt werden, Störungen der Samenzellreifung schon bei einer Untersuchung nach der Gewinnung einer Samenprobe. Wer nach regelmäßigem Sexualverkehr auch nach 12 Monaten keine Schwangerschaft erreicht hat, gilt entsprechend der Definition der Weltgesundheitsorganisation (WHO) als unfruchtbar. Weltweit ist eine von sechs Frauen betroffen. Das Durchschnittsalter bei der Geburt des ersten Kindes hat sich in den vergangenen 30 Jahren deutlich nach oben verschoben. Mittlerweile sind die Erstgebärenden schon 30 Jahre alt, während sie 1989 in den neuen Bundesländern erst 23 Jahren alt waren. Gründe für diese Verschiebung sind die berufliche Qualifizierung und die Karriere von Frauen und Männern. Zudem ist die soziale Akzeptanz von Kinderlosigkeit gestiegen. Wichtigster Prognosefaktor für eine Schwangerschaft ist das Alter der Frau. Auch wenn ab 40 Jahren die biologische Uhr schon „tickt", wird zunächst weiter abgewartet, um der Natur doch noch eine Chance zu geben. Letztendlich wird eine IVF-Behandlung als Ultima Ratio in Anspruch genommen. So ist der Anteil von Frauen zwischen 40 bis 50 Jahren für medizinische Behandlungen sprunghaft anstiegen.

Literatur

Allensbacher Berichte (2007) Unfreiwillige Kinderlosigkeit. Allensbacher Archiv 11. Institut für Demoskopie Allensbach, 78472 Allensbach am Bodensee. https://www.ifd-allensbach.de/fileadmin/kurzberichte_dokumentationen/prd_0711.pdf. Zuletzt 19.1.2025

Bhattacharya S, Harrild K, Mollison J et al (2008) Clomifene citrate or unstimulated intrauterine insemination compared with expectant management for unexplained infertility: pragmatic randomised controlled trial. BMJ 337:a716. https://doi.org/10.1136/bmj.a716. Zuletzt 22.1.2025

Brunschweiger V (2019) Kinderfrei statt kinderlos – ein Manifest. Büchner-Verlag, Marburg

3

Bundesministerium für Familie, Senioren, Frauen und Jugend BMFSFJ (2021) Ungewollte Kinderlosigkeit 2020. https://www.bmfsfj.de/resource/blob/161018/b36a36635c77e98bcf7b4089cd1e562e/ungewollte-kinderlosigkeit-2020-data.pdf. Zuletzt 22.1.2025

bpb Bundeszentrale für politische Bildung (2020) Alter der Mütter bei der Geburt ihrer Kinder. https://www.bpb.de/kurz-knapp/zahlen-und-fakten/soziale-situation-in-deutschland/61556/alter-der-muetter-bei-der-geburt-ihrer-kinder. Zuletzt 23.1.2025

Bujard M, Diabat'e S (2016) Wie stark nehmen Kinderlosigkeit und späte Geburten zu? Neue demografische Trends und ihre Ursachen. Der Gynäkologe 5:393–404

D.I.R (2024) Jahrbuch 2023. J Reproduktionsmed Endokrinol 21 (Sonderheft 4), 1–64

Gnoth C, Godehard E, Frank-Hermann P et al (2005) Definition and prevalence of subfertility and infertility. Hum Reprod 20:1144–1147. https://doi.org/10.1093/humrep/deh870

Gnoth C (2019) Definition und Prävalenz von Subfertilität – ein Update und mehr. J Reproduktionsmed Endokrinol 16:221–226.

Gregoriou MD, Nikos F, Vlahos MD et al (2008) Randomized controlled trial comparing superovulation with letrozole versus recombinant follicle-stimulating hormone combined with intrauterine insemination for couples with unexplained infertility who had failed clomiphene citrate stimulation and intrauterine insemination. Fertil Steril 90:678–683. https://doi.org/10.1016/j.fertnstert.2007.06.099. Zuletzt 22.1.2025

Hammel H, Bleichrodt C, Thorn P et al (2024) DERI Deutsches Register für Insemination. In: D.I.R (ed) Jahrbuch 2023. Reproduktionsmed Endokrinol 21:49–51

Kuhnt AK, Trappe H (2024) Demografische Perspektive auf den Kinderwunsch und die Inanspruchnahme reproduktionsmedizinischer Assistenz in Deutschland – Herausforderungen für die Zukunft. J Reproduktionsmed Endokrinol 21:6–14

Trappe H, Köppen K (2021) Sozialdemografische Ursachen und Folgen des Aufschubs des Erstgebäralters von Frauen. In: Kupka M (ed) Reproduktionsmedizin. Zahlen und Fakten für die Beratung. Elsevier GmbH, München, 95–102

Statistische Bundesamt (2023) Krankenhausstatistik: Diagnosedaten der Patienten und Patientinnen in Krankenhäusern. https://www.bundestag.de/resource/blob/966288/a08e859af024345cc8b87420d61acfcf/WD-9-054-23-pdf-data.pdf. Zuletzt 19.1.2025

World Health Organization (2023) Infertility prevalence estimates, 1990–2021. Geneva. Licence: CC BY-NC-SA 3.0 IGO. https://www.who.int/publications/i/item/978920068315. Zuletzt 19.1.2024

Grundlagen und Diagnostik der weiblichen Reproduktion

Inhaltsverzeichnis

Anatomie der weiblichen Reproduktion

Die reproduktiven Organe sind die Gebärmutter (Uterus), die Eileiter (Tuben, auch als Salpingen bezeichnet) und die Eierstöcke (Ovarien) (▶ Abb. 2.1, Querschnitt).

Gebärmutter (Uterus)

Die Gebärmutter wird aufgeteilt in den Gebärmutterhals (**Zervix**) und den Gebärmutterkörper (**Korpus**). Der untere Anteil des Gebärmutterhalses ragt als „Zapfen" in den hinteren Anteil des oberen Drittels der Scheide (Vagina). Für den Vorsorgeabstrich entnimmt man die Zellen von der Zervix außen und innen. Die Gebärmutter ist ein muskuläres Hohlorgan. Die Gebärmuttermuskulatur bezeichnet man als Myometrium (◘ Abb. 4.1, Längsschnitt). Der Hohlraum der Gebärmutter ist das **Kavum**, das mit der Gebärmutterschleimhaut ausgekleidet ist (Endometrium). Das Endometrium ist zweischichtig. Die untere Schicht (**Basalis**) grenzt an das Myometrium und ist konstant, die obere Schicht (**Funktonalis**) baut sich entsprechend der Zyklusphase auf und ab. Diese Schicht wird im Zyklusverlauf dicker. Kommt es nicht zu einer Schwangerschaft, wird diese am Zyklusende bei der Abbruchblutung abgelöst. Mit dem Beginn eines neuen Zyklus wird die Schleimhaut wieder aufgebaut.

Die Schleimhaut (**Endometrium**) muss für die Einnistung von einem Embryo im Blastozystenstadium empfangsbereit (**rezeptiv**) sein. Dann kann sich ein Embryo nach dem Schlüpfen aus der Zona pellucida dem Endometrium anlegen und anheften und in das Endometrium eindringen. Ist das Endometrium nicht rezeptiv, dann ist die Einnistung (Implantation) in die Gebärmutter nicht erfolgreich und eine Schwangerschaft bleibt auch bei einem entwicklungsfähigen Embryo aus. Einnistungshindernisse können auch organische Ursachen haben. Dazu zählen **Fehlbildungen**, vor allem aber gutartige **Tumore** der Gebärmutter wie Myome der Muskulatur oder auch Polypen der Schleimhaut.

Eierstöcke (Ovarien)

Die paarig angelegten Eierstöcke sind sowohl für die Reifung der Eizellen als auch für die Hormonbildung wichtig. Weibliche Hormone (**Östrogene**) werden in den **Granulosazellen** gebildet. Diese umgeben die Eizellen. Bei fortgeschrittener Reifung der Eizelle werden die Granulosazellen auch als Kumuluszellen bezeichnet (▶ Abb. 2.3). Dann differenziert sich das Bindegewebe um die Eizelle herum in zwei Schichten von **Thekazellen**: die innere Theca interna ist zur

- Scheide (Vagina)
- Gebärmutter (Uterus)
  - G.-Hals (Zervix)
  - G.-Körper (Korpus)

  mit Schleimhaut (Endometrium)

  und Muskelschicht (Myometrium)
- Eileiter (Tuben)
- Eierstöcke (Ovarien)

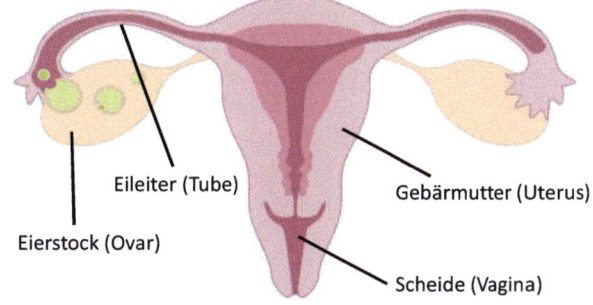

◘ **Abb. 4.1**   Schematische Übersicht weibliche Geschlechtsorgane (Querschnitt)

4

Oozyte und die äußere Theca externa zum Inneren des Eierstocks gewandt. Die Thekazellen produzieren männliche Hormone (**Androgen**). Granulosa- und Thekazellen ernähren die reifende Eizelle. Die Eizelle und die Granulosazellen bilden zusammen eine funktionelle Einheit: den **Follikel**. Etwa drei Monate vor dem Eisprung zählen zum Follikel auch die Thekazellen. Nach dem Eisprung entsteht in der ehemaligen Follikelhöhle der **Gelbkörper** (**Corpus luteum**). Dieser entsteht sowohl aus den Granulosazellen als auch den Theka interna-Zellen, die in die Höhle einwandern und sich zu den **Granulosalutein-** bzw. **Thekaluteinzellen** differenzieren. Der Gelbkörper bekommt seine gelbe Farbe durch Fetteinlagerungen. Die Granulosa- und Thekaluteinzellen produzieren insbesondere **Progestern**, wodurch das Endometrium transformiert und empfangsbereit (rezeptiv) wird. Die Einnistungsfähigkeit (**Rezeptivität**) ist Voraussetzung für eine Implantation und für eine erfolgreiche Schwangerschaft.

Eileiter (Tuba uterina bzw. Salpinx)

Die Eileiter sind wie die Eierstöcke paarig angelegte Organe. Sie sind 10 bis 15 cm lange Muskelschläuche und bestehen aus vier Abschnitten. Das nahe am Eierstock gelegene Ende des Eileiters wird als Trichter (**Infundibulum**) bezeichnet. Es ist mit 20 bis 30 Fransen ausgestattet, die 1 bis 2 mm lang sind. An den Trichter schließt die ca. 7 cm lange **Ampulla** an, die sich dann zu einer 2 bis 3 cm langen Engstelle verjüngt. Diese wird als **Isthmus** bezeichnet. Danach zieht der Eileiter durch die Gebärmutterwand (**Pars uterina**) und öffnet sich mit dem Ostium in die Gebärmutterhöhle.

Aufgaben der Eileiter nach dem Eisprung sind die Aufnahme der Eizelle in den Eileiter und ihr **Transport** in die Gebärmutter (◘ Abb. 4.2). Nach dem Eisprung nimmt der Eileiter durch wischende Bewegungen die Eizelle vom Eierstock auf. Für den Transport sind die Eileiter mit Oberflächenzellen (Eileiterepithel) ausgestattet, die **Flimmerhärchen** (Zilien) tragen. Der Eitransport wird zusätzlich durch **Muskelzellen** in der Wand der Eileiter unterstützt. In der Ampulla erfolgt die Befruchtung (**Fertilisation**). Die befruchtete Eizelle entwickelt sich durch Teilungen (**Furchungen**) und ab Tag vier nach der Befruchtung durch zusätzliche **Differenzierung** der Zellen. Ab diesem Zeitpunkt sind die Zellen im Morula-Stadium. Ab Tag fünf haben die Zellen bereits das **Blastozystenstadium** erreicht. Nach dem fünftägigen Eitransport erreicht die Blastozyste das Kavum und beginnt aus der Eihülle (Zona pellucida) zu schlüpfen. Die Einnistung erfolgt i. d. R. an Tag sechs nach dem Eisprung.

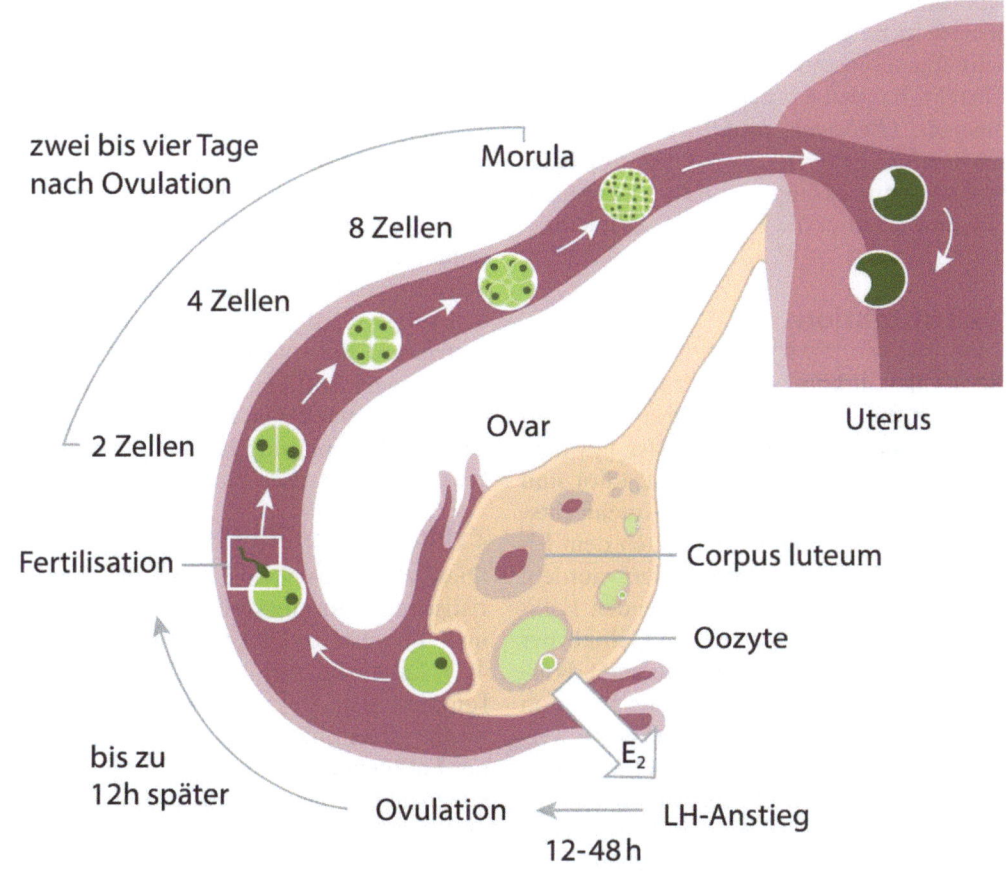

zwei bis vier Tage
nach Ovulation

Morula

8 Zellen

4 Zellen

2 Zellen

Ovar

Uterus

Fertilisation

Corpus luteum

Oozyte

bis zu
12h später

E₂

Ovulation

LH-Anstieg

12-48 h

◘ **Abb. 4.2** Ovulation, Befruchtung, Eitransport und Einnistung. E2 (Östradiol) = Östrogen, h (hour) = Stunden

Der Zyklus als Zusammenspiel der reproduktiven Organe

Pubertät

Mit der Pubertät beginnt die Eizellreifung in den Follikeln und damit die **reproduktive Phase**. Im Eierstock beendet die erste Gruppe von Primordialfollikeln das Diktyotän-Stadium und beginnt die Entwicklung zu den Primär- und Sekundärfollikeln (▶ Abb. 2.3 und 2.4). Der komplette Prozess der Eizellreifung dauert ca. ein Jahr (siehe ▶ Kap. 2). Dieser ist mit dem Ausreifen zum präovulatorischen Follikel und dem Abschluss der ersten Reifeteilung zum Ovulationszeitpunkt vollendet. Zu Beginn der Pubertät im Alter von ca. 10 Jahren kommt es zur Brustentwicklung (Thelarche) und dann zur Entwicklung der Schambehaarung (Pubarche). Sollten bis zum Alter von 13 Jahren noch keine Pubertätszeichen vorhanden sein, liegt eine verzögerte Pubertätsentwicklung vor. Die erste Regelblutung tritt meist im Alter von 13 Jahren ein und wird als **Menarche** bezeichnet. Häufiger ist der Zyklus in den folgenden Monaten noch unregelmäßig. Sollte bis zum 16. Lebensjahr noch keine Regelblutung eingetreten sein, ist eine gynäkologisch-endokrinologische Untersuchung sinnvoll. Wenn noch keine

4

Pubertätszeichen vorliegen oder die Pubertätsentwicklung nach fünf Jahren noch nicht abgeschlossen ist bzw. seit 18 Monaten stillsteht, handelt es sich um eine **verzögerte Pubertät** (*Pubertas tarda*). Eine *primäre Amenorrhoe* liegt vor, wenn bei normaler Pubertätsentwicklung und normalem Längenwachstum die Menarche ausbleibt.

Zyklusfunktion

Die Zyklusfunktion in der reproduktiven Phase ist ein hormonelles Zusammenspiel von **Eierstöcken** und **Gebärmutter** mit dem Ziel einer Schwangerschaft. Östradiol und Progesteron sind die weiblichen **Geschlechtshormone**, die im Follikel bzw. nach dem Eisprung im Gelbkörper produziert werden. Die Hormonproduktion im reifenden Follikel bzw. nach dem Eisprung im Gelbkörper wird durch das follikelstimulierende Hormon **FSH** und das luteinisierende Hormon **LH** gesteuert. Die **Steuerungshormone** werden in der Hirnanhangsdrüse (**Hypophyse**) gebildet. Östradiol und Progesteron sind für den Aufbau und die **Rezeptivität** (Empfängnisfähigkeit) der Gebärmutterschleimhaut wichtig (◗ Abb. 4.3). Ein Zyklus dauert ca. **28 Tage** und besteht aus drei Phasen: der **Follikelphase**, der **Ovulationsphase** und der Gelbkörperphase (**Lutealphase**). Das wesentliche Hormon in der Follikelphase ist das **Östradiol** und in der Lutealphase das **Progesteron**. Die „Umschaltung" der Hormonproduktion erfolgt durch das LH, das den Eisprung auslöst. In der Follikelphase wächst zunächst eine Gruppe von Follikeln, von denen einer sich zum führenden, dominanten Follikel entwickelt. In der Ovulationsphase erreicht der dominante **Follikel** seine maximale Größe. Es kommt ca. um den **14. Zyklustag** zum **Eisprung**. Dieser wird schon zwei Tage vorher durch das Steuerungshormon LH eingeleitet. Die Ovulationsphase geht ca. zwei Tage nach

dem Eisprung in die Lutealphase über, in der die Gebärmutterschleimhaut (**Endometrium**) die maximale Dicke erreicht. Das Gelbkörperhormon Progesteron steigt bis ca. sieben Tage nach dem Eisprung an. Es fördert nicht nur den weiteren Aufbau der Gebärmutterschleimhaut, sondern stellt auch die Gebärmuttermuskulatur ruhig. So unterstützt Progesteron den Eintritt einer Schwangerschaft. Wenn es zu einer Schwangerschaft kommt, nimmt die Endometriumsdicke weiter zu. Tritt keine Schwangerschaft ein, endet die Lutealphase ca. 14 Tage nach dem Eisprung. Mit Einsetzen der Regelblutung beginnt ein neuer Zyklus.

Zyklusphasen und Hormonprofile

Die **Zyklusphasen** sind durch die charakteristischen **Hormonverläufe** für Östradiol und Progesteron gekennzeichnet (◗ Abb. 4.3). Diese sind mit der Follikelreifung und funktionellen Veränderungen der Gebärmutterschleimhaut gekoppelt. Zu Beginn der **Follikelphase** kommt es durch einen Anstieg von **FSH** zum Wachstum einer Gruppe (Kohorte) kleiner antraler **Follikel** und zum Anstieg von **Östradiol**. Der FSH-Anstieg beginnt bereits zum Ende des vorausgehenden Zyklus. Durch das Follikelwachstum kommt es zu ansteigenden Östrogenwerten. In der **Ovulationsphase** (ca. um den 14. Tag) wird beim Ausreifen des dominanten Follikels durch den steilen Anstieg der Östrogenwerte der präovulatorische LH-Anstieg ausgelöst, der als „**LH-Peak**" bezeichnet wird. Parallel kommt es zu einem begleitenden FSH-Anstieg. Der LH-Peak bewirkt den Eisprung und einen steilen Abfall der Östrogenwerte. Es folgt die **Lutealphase** mit der Entwicklung des Gelbkörpers. Dieser entsteht durch das Einwandern von Granulosa- und Thekazellen in die Follikelhöhle. Diese differenzieren sich und produzieren hauptsächlich **Progesteron** in ansteigenden Konzentrationen. Auch die übri-

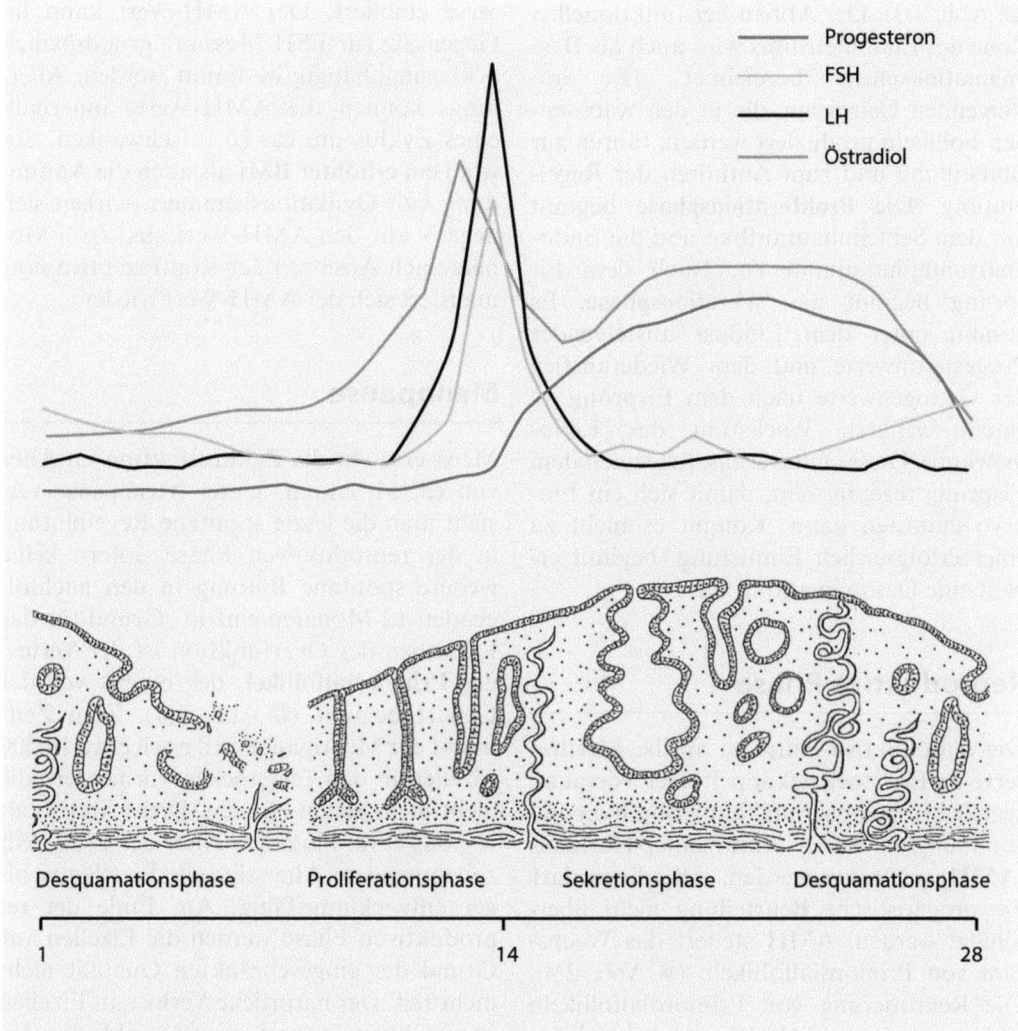

Progesteron
FSH
LH
Östradiol

Desquamationsphase   Proliferationsphase   Sekretionsphase   Desquamationsphase

1   14   28

◘ **Abb. 4.3** Hormonverlauf und zyklusphasenabhängiger Auf- und Abbau des Endometriums im Zyklus (Tage 1 bis 28). (Mit freundlicher Genehmigung aus: Sonntag, B (2016))

gen Follikel produzieren zusätzlich zum Gelbkörper weiter Östradiol, sodass auch die Östradiolwerte unter dem Einfluss von LH und FSH wieder ansteigen. Kommt es zur Einnistung einer Blastozyste, sezerniert der **Synzytiotrophoblast** schon bald das Schwangerschaftshormon **hCG** und stimuliert die Produktion von Progesteron und Östradiol. Bleibt eine Schwangerschaft aus, „verblüht" der Gelbkörper und Östrogen

sowie Progesteron fallen steil ab. Der Hormonverlauf beginnt wieder von vorn.

Zyklusabhängige Veränderungen des Endometriums

Da der Schleimhautauf- und -abbau mit dem zyklischen Hormonverlauf gekoppelt ist, kommt es beim Ausbleiben einer Schwangerschaft zunächst zum Ablösen des Endometriums und dann zur Regelblutung

4

(◘ Abb. 4.3). Der Abbau der funktionellen Zone des Endometriums wird auch als **Desquamationsphase** bezeichnet. Die ansteigenden Östrogene, die in den wachsenden Follikeln produziert werden, führen zur Blutstillung und zum Aufhören der Regelblutung. Die **Proliferationsphase** beginnt mit dem Schleimhautaufbau und die Endometriumhöhe nimmt zu. Nach dem Eisprung beginnt die **Sekretionsphase**. Es kommt unter dem Einfluss ansteigender Progesteronwerte und dem Wiederanstieg der Östrogenwerte nach dem Eisprung zu einem weiteren Wachstum des Endometriums. Dieses muss sechs Tage nach dem Eisprung rezeptiv sein, damit sich ein Embryo einnisten kann. Kommt es nicht zu einer erfolgreichen Einnistung, beginnt erneut eine Desquamationsphase.

Reproduktive Phase

Die reproduktive Phase ist an die **Eizellreserve** im Eierstock gekoppelt. Der Vorrat an Eizellen ist begrenzt und kann durch die Bestimmung des **Anti-Müller-Hormons (AMH)** gemessen werden. Allerdings darf die prognostische Beurteilung nicht überschätzt werden. AMH steuert das Wachstum von Primordialfollikeln (▸ Abb. 2.4). Die Rekrutierung von Primordialfollikeln ist bei niedrigen AMH-Werten wahrscheinlich beschleunigt, sodass die Erschöpfung des Eizellpools schneller fortschreitet (Rebhan und Bachmann 2021). Hierfür hat sich der Begriff „**Burn-out**" der ovariellen Reserve etabliert. Der AMH-Wert kann im Gegensatz zur FSH-Messung grundsätzlich zyklusunabhängig bestimmt werden. Allerdings können die AMH-Werte innerhalb eines Zyklus um ca. 20 % schwanken. Sowohl ein erhöhter BMI als auch die Anwendung von Ovulationshemmern wirken sich negativ auf den AMH-Wert aus. Zwei Monate nach Absetzen der Kontrazeptiva normalisiert sich der AMH-Wert wieder.

Menopause

Meist erlöscht die Zyklusfunktion im Alter von ca. 51 Jahren. Unter **Menopause** versteht man die letzte spontane Regelblutung in der reproduktiven Phase, sofern keine weitere spontane Blutung in den nachfolgenden 12 Monaten eintritt. Grund für das Erlöschen der Ovarfunktion ist der **Verlust** der **Primordialfollikel**, der bereits vor der Geburt beginnt (◘ Abb. 4.4). Zum Zeitpunkt der Menopause sind noch etwa 10.000 Eizellen in den Eierstöcken vorhanden, die nicht mehr reifen können. Diese sind so alt wie das chronologische Alter der Frau. Mit zunehmendem Alter sind die Eizellen weniger entwicklungsfähig. Am Ende der reproduktiven Phase werden die Eizellen auf Grund der eingeschränkten Qualität nicht mehr reif. Der natürliche Verlust an Eizellen ist unabhängig von der Anzahl der Eisprünge im Leben einer Frau. Ohne Anwendung von Ovulationshemmern kommt es in der reproduktiven Phase nur zu ca. 400 Ovulationen.

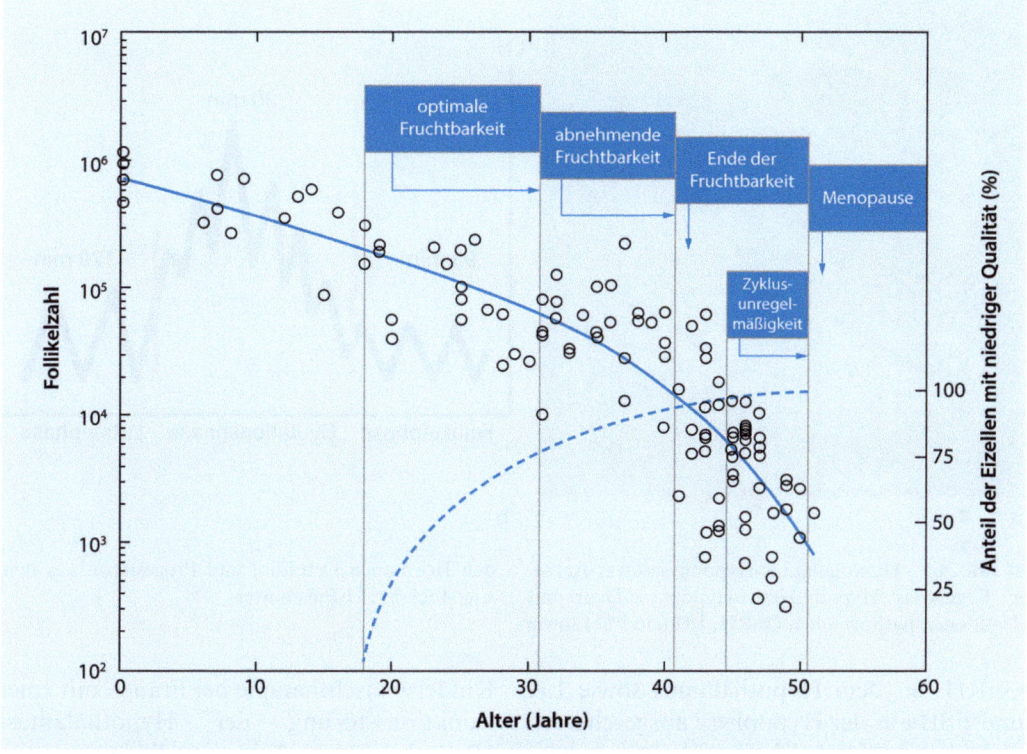

Follikelzahl

optimale
Fruchtbarkeit

abnehmende
Fruchtbarkeit

Ende der
Fruchtbarkeit

Menopause

Zyklus-
unregel-
mäßigkeit

Anteil der Eizellen mit niedriger Qualität (%)

Alter (Jahre)

Abb. 4.4 Follikelreserve und Eizellqualität bis zur Menopause. (Mit freundlicher Genehmigung aus: Sonntag, B., Segerer, S. Keck (2019))

Zentrale Steuerung der Zyklusfunktion

Die Zyklusfunktion wird von den **Hirnstrukturen** der Hirnanhangsdrüse (Hypophyse) und dem Zwischenhirn (Hypothalamus) gesteuert (**Abb. 4.5**). Der **Hypothalamus** sezerniert das Gonadotropin-Releasing-Hormon (**GnRH**). Dieses gelangt über den Hypophysenstiel in die **Hypophyse**, die am Boden des Schädels gelegen ist. Dort kommt es zur Freisetzung der Hormone **LH** und **FSH**, die das **Ovar** steuern. Diese stimulieren in der Follikelphase die Granulosa- und Thekazellen in den Follikeln, die Östradiol und Androgene produzieren. Zusätzlich zu diesem grundsätzlichen Regulationsprinzip der **Hypothalamus-Hypophyse-Ovar-Achse** gibt

es noch ein „Feintuning". So kommt es durch den raschen Östrogenanstieg zur Zyklusmitte zur Sensitivierung der Hypophyse mit massiver Ausschüttung von LH. Dadurch wird natürlicherweise der Eisprung ausgelöst. Nach dem Eisprung wird von den Granulosa- und Thekaluteinzellen im Gelbkörper, der nach dem Eisprung in der Follikelhöhle entsteht, hauptsächlich **Progesteron** produziert.

Die Hypothalamus-Hypophyse-Ovar-Achse funktioniert als **Regelkreis**. Der Hypothalamus als auch die Hypophyse schütten, abhängig von der Höhe der Östrogenwerte, das GnRH und die Steuerungshormone LH und FSH aus. Aber auch Progesteron ist an der **zentralen Steuerung** beteiligt. Sind Östrogen- und Östrogen-/Progesteronwerte niedrig, werden vermehrt

4

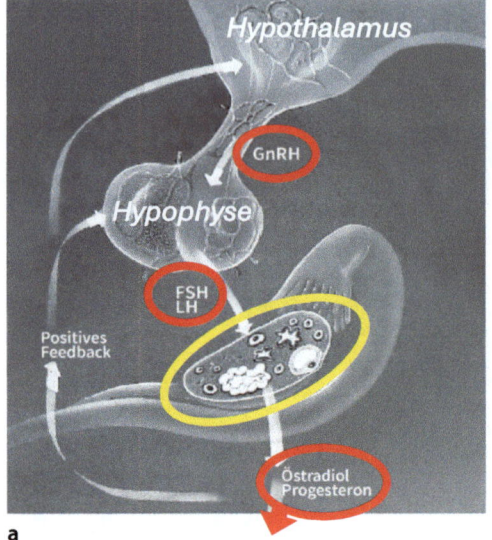

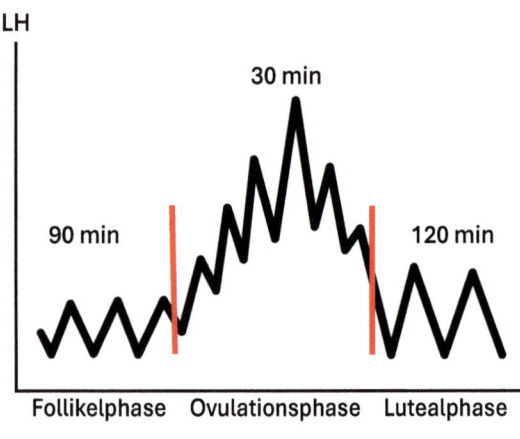

a   b

⬛ **Abb. 4.5** Hypothalamus-Hypophyse-Ovar-Achse. **a**: Regelkreis Hypothalamus-Hypophyse-Ovar mit den Steuerungshormonen GnRH, LH und FSH sowie den Hormonen Östradiol und Progesteron aus dem Eierstock **b**: LH-Pulsmuster

GnRH aus dem Hypothalamus sowie LH und FSH aus der Hypophyse ausgeschüttet. Umgekehrt wird bei hohen Östrogen- oder Östrogen-/Progesteronwerten nur wenig GnRH sowie LH und FSH sezerniert. Dieser Regulationsmechanismus wird als positives bzw. negatives „**Feedback**" bezeichnet. Grundsätzlich ist zu beachten, dass die Sekretion von GnRH immer als Puls erfolgt, der nachfolgend zur pulsatilen Ausschüttung von LH führt (⬛ Abb. 4.5). Bei einer starren Sekretion von GnRH würde die Hypophyse nicht mehr auf das GnRH-Signal LH und FSH ausschütten und die Follikelentwicklung im Ovar ausbleiben. Das **GnRH-Pulsmuster** ist in den Zyklusphasen unterschiedlich. So kommt es in der Follikelphase alle 90 min zu einem LH-Puls, während das Pulsintervall in der Lutealphase auf 120 min verlängert ist. In der Ovulationsphase kommt es zur Steigerung sowohl des Pulsintervalls als auch der Pulshöhe (Amplitude). Die Kenntnisse über den **hypothalamischen „Pulsgenerator"** sind in der Kinderwunschtherapie bei Frauen mit einer Funktionsstörung der Hypothalamus-Hypophyse-Ovar-Achse von Bedeutung.

Diagnostik der Zyklusfunktion

Beim **Zyklusmonitoring** wird das Follikelwachstum mit Ultraschall (⬛ Abb. 4.6) und mit der Bestimmung der Hormonwerte Östradiol, Progesteron, LH und FSH untersucht. Genauer gesagt wird mit der Messung des Durchmessers der Follikelhöhle und der Hormonproduktion der Follikel als **funktionelle Einheit** der **Eizelle** mit den **umgebenden Granulosazellen** getestet. Östradiol wird von den Granulosazellen in den Follikeln produziert. Ansteigende Östrogenwerte spiegeln das Wachstum der Follikeldurchmesser wieder. Beim Ultraschall wird auch die **Dicke** des **Endometriums** gemessen, die entsprechend einem ansteigenden bzw. abfallenden Östrogenwert dicker bzw. schmaler wird. Zur Zyklusmitte hin ist der

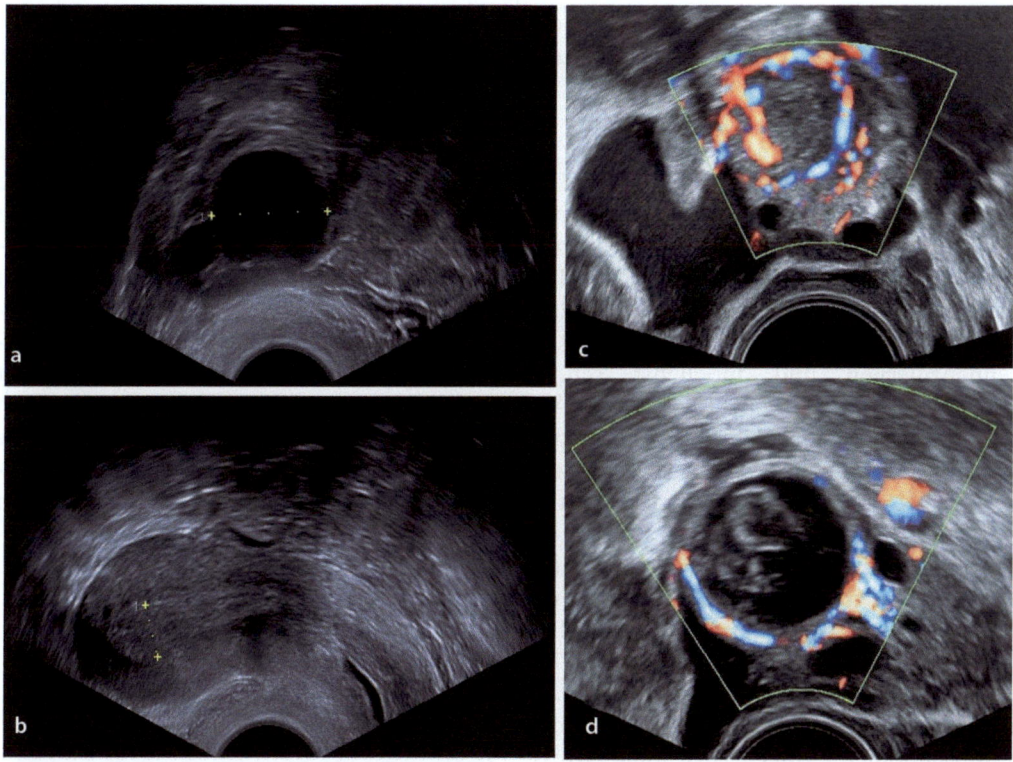

dominante Follikel selektiert, der zuletzt 1–2 mm pro Tag wächst und zu einem **steilen Östrogenanstieg** führt (◘ Abb. 4.3). Meist kommt es bei einer Follikelgröße von ca. 20 mm zum **LH-Anstieg** und zur Einleitung der **Ovulation**. Zeitnah nach der Ovulation kann häufig neben dem Ovar Flüssigkeit zwischen Darm und Gebärmutter (Douglas-Raum) dargestellt werden. Zwei Tage nach dem LH-Anstieg ist der dominante Follikel nicht mehr sichtbar und der Östrogenwert abgefallen. Parallel hierzu beginnt die Produktion von **Progesteron**. Die Gebärmutterschleimhaut wächst durch das rasch ansteigende Progesteron weiter. Der **Gelbkörper** bildet sich aus den Granulosa- und Thekazellen in der Follikelhöhle. Dieser kann im Ultraschall durch die zunehmende massive Durchblutung (Vaskularisation) auch mit einem Farbdoppler dargestellt werden (◘ Abb. 4.6). Der Gelbkörper ist die am **stärksten durchblutete Hormondrüse** im Körper der Frau. Im Ultraschall zeigt er das charakteristische Bild eines Feuerrings („**ring of fire**"). So kann ein Corpus luteum vom Rest des Ovars besonders gut abgegrenzt werden. In etwa der Hälfte der Fälle blutet der rupturierte Follikel in den Stunden nach der Ovulation ein. So entsteht eine **Gelbkörperzyste** mit echoreichen oder diffusen Strukturen im Inneren. Die Untersuchung mit der Farbdopplermethode ist auch bei Zyklusstörungen oder bei Verdacht auf einen vorzeitigen Eisprung hilfreich, um zügig die **Zyklusphase bestimmen** zu können. Letztendlich erfolgt die Feststellung

4

bzw. Bestätigung der Zyklusphase mit der Bestimmung der Hormone **Östradiol** und **Progesteron**.

Selbstmonitoring

Viele Frauen mit Kinderwunsch nutzen heutzutage **Zyklus-Apps** und **Zyklus-Tracker** wie Ovulationsringe oder Zyklus-Armbänder, um den eigenen Körper besser kennenzulernen und möglichst schnell schwanger zu werden. In diesen Anwendungen können nicht nur die Regelblutungen dokumentiert werden, sondern auch die Körpertemperatur nach dem Aufwachen (**Basaltemperatur**) bzw. die kontinuierliche Messung und die Beobachtung des **Zervixschleims**. Dieser wird vor dem Eisprung vermehrt produziert. Der **LH-Anstieg** wird mit Urin-Teststreifen bestimmt. Der Zervixschleim ist vor dem LH-Peak gut spinnbar und bildet das „Farnkrautphänomen" aus. Aus den Messergebnissen der Temperatur, des Zervixschleims und der LH-Testung errechnet die App dann die fruchtbaren Tage. Dieses Zyklus-**Selbstmonitoring** kann durch die zusätzliche Testung von **Östradiol im Urin** noch optimiert werden.

Bezeichnungen von Blutungsstörungen (Tempo- und Typusanomalien)

Ein regelmäßiger Zyklus bedeutet, dass es alle 21 bis 35 Tage zu einer Regelblutung kommt („**Eumenorrhoe**"). Normalerweise dauert die Regelblutung maximal 7 Tage und der Blutverlust liegt zwischen 25 bis 150 ml. Vorausgehende und nachfolgende Schmierblutungen zählen nicht zur Regelblutung dazu. Viele Frauen mit unerfülltem Kinderwunsch haben Zyklusstörungen. Verkürzte oder verlängerte Blutungsintervalle (**Tempoanomalien**) werden als **Poly-**menorrhoe oder **Oligomenorrhoe** bezeichnet. Der Begriff **Amenorrhoe** bedeutet, dass die Menarche bzw. die Regelblutung mindestens 3 Monate ausgeblieben ist. Bei Ausbleiben der Menarche liegt eine **primäre Amenorrhoe** vor. Fällt nach der Menarche die Regelblutung über mehr als drei Monate aus, bezeichnet man diese Störung als **sekundäre Amenorrhoe**. Als **Typusanomalien** werden Blutungen mit verstärktem oder vermindertem Blutverlust (**Hyper-** oder **Hypo-menorrhoe**) sowie verstärkte Blutungen mit verlängerter Dauer bzw. Zwischenblutungen verstanden. Diese werden als **Menorrhagie** bzw. **Metrorrhagie** bezeichnet. Unter **Menometrorrhagie** versteht man die Kombination von unregelmäßigen verstärkten und verlängerten Blutungen mit zusätzlichen Zwischenblutungen.

Weibliche Ursachen des unerfüllten Kinderwunsches

Eine Unfruchtbarkeit kann organische und funktionelle Ursachen von Gebärmutter, Eierstöcken und Eileitern haben. Diese können angeboren oder im Laufe des Lebens erworben sein. Hierzu zählen Fehlbildungen, vor allem aber operative Eingriffe an den Eierstöcken oder der Gebärmutter. Aber auch Entzündungen der Eileiter oder eine Chemo- und Strahlentherapie bei vorausgegangenen Tumorerkrankungen können die reproduktiven Organe schädigen. Häufig geben betroffene Patientinnen auch Symptome wie Zyklusstörungen oder Unterbauchbeschwerden an.

Funktionsstörungen der Eierstöcke

Bei Unfruchtbarkeit sind es vor allem **Funktionsstörungen** der Eierstöcke, die zu Zyklusstörungen führen. Diese können bei Jugendlichen schon dazu führen, dass die

Menarche ausbleibt. Eine sehr häufige funktionelle Ursache in der reproduktiven Phase ist das sogenannte **Polyzystische Ovar-Syndrom (PCOS)**. Etwa 15 % der Frauen in der reproduktiven Phase haben ein PCOS, aber nicht alle betroffenen Frauen sind unfruchtbar. Im Kinderwunschkollektiv ist der Prozentsatz deutlich höher, wenn die Diagnose konsequent bei jeder Kinderwunschpatientin geprüft wird.

> Die **Diagnose** eines PCOS wird anhand der drei Rotterdam-Kriterien von 2004 gestellt (▣ Abb. 4.7). Es müssen mindestens zwei der **drei Kriterien** erfüllt sein. Dabei werden der Zyklus, die Ovar-Sonografie (alternativ AMH-Wert) und Androgenisierungszeichen bewertet.

Das erste Kriterium besagt, dass der **Zyklus länger als 35 Tage** ist **oder** der **Eisprung ausbleibt**. Entsprechend dem **Ultraschallkriterium** müssen in mindestens einem Eierstock mindestens 12 antrale Follikel gezählt werden, die kleiner als 10 mm sind. Häufig sind die Follikel perlschnurartig unter der Ovarkapsel aneinandergereiht. Dafür wird der Begriff „Perlenketten-Zeichen" verwendet. Mit dem dritten Kriterium wird überprüft, ob die **Androgene** (freies Testosteron, DHEAS) in der Follikelphase **erhöht** sind und/oder eine **Androgenisierung** vorliegt. Die klinischen **Symptome** der verstärkten Wirkung der männlichen Hormone sind Akne, Hirsutismus (vermehrt Wachstum borstiger Härchen v. a. an Oberlippe, Kinn, Brust, Bauchnabel, Oberschenkelinnenseiten) und die androgenetische Alopezie (ein frontaler Haarsaum bleibt stehen).

Nicht alle PCOS-Patientinnen erfüllen das Ultraschallkriterium, bei dem in mindestens einem Eierstock mindestens 12 antrale Follikel < 10 mm dokumentiert sein müssen. Wenn Follikel- oder Gelbkörper-

zysten im Eierstock vorhanden sind, sollte nach Rückbildung der Zysten der diagnostische Ultraschall für ein PCOS wiederholt werden. Frauen mit einer Androgenisierung und/oder einer Hyperandrogenämie und einer Anovulation bzw. einer Zykluslänge > 35 Tage haben entsprechend den Rotterdam-Kriterien ebenfalls ein PCOS, auch wenn das Ultraschallkriterium nicht erfüllt ist. Entsprechend einer Untersuchung von PCOS-Patientinnen erfüllten nur 21,6 % der Frauen alle drei Rotterdam-Kriterien (Merk 2019, ▣ Tab. 4.1). Anstelle des Ultraschallkriteriums kann für die Diagnose eines PCOS auch die Bestimmung des **AMH-Wertes** herangezogen werden (Teede et al. 2023). Ein einheitlicher Cut-off-Wert ist aber nicht bekannt. Häufiger kann die Diagnose eines PCOS bereits auf Grund der Anamnese gestellt werden. Dieses ist der Fall, wenn es beispielsweise bei einer jungen Patientin nach Absetzen der Pille zu einer Amenorrhoe kommt und diese über Akne und Hirsutismus klagt.

Die genauen **Ursachen** für ein PCOS sind **nicht vollständig geklärt**. Es wird eine familiäre Häufung beobachtet. Ein PCOS ist meist mit einer Glukosestoffwechselstörungen und einer Insulinresistenz assoziiert (Merk 2019). Es handelt sich um die häufigste **metabolische Störung** in der reproduktiven Phase. Es können gleichzeitig auch erhöhte Werte für das Dehydroepiandrosteronsulfat (DHEAS) gemessen werden, das in der Nebenniere produziert wird. Bei der assistierten Reproduktion ist auffällig, dass die **Eizellen** bei PCOS-Frauen oft eine **schlechtere Qualität** haben und weniger entwicklungsfähig sind. Die Thekazellen in den vielen antralen Follikeln produzieren entsprechend vermehrt Androgene, die nur beim Wachstum von Follikeln von den Granulosazellen in Östrogene umgewandelt werden. Bei einem unregelmäßigen Zyklus mit seltenen oder ausbleibenden Eisprüngen bleibt daher die Umwandlung in Östrogene aus. Die hohen

4

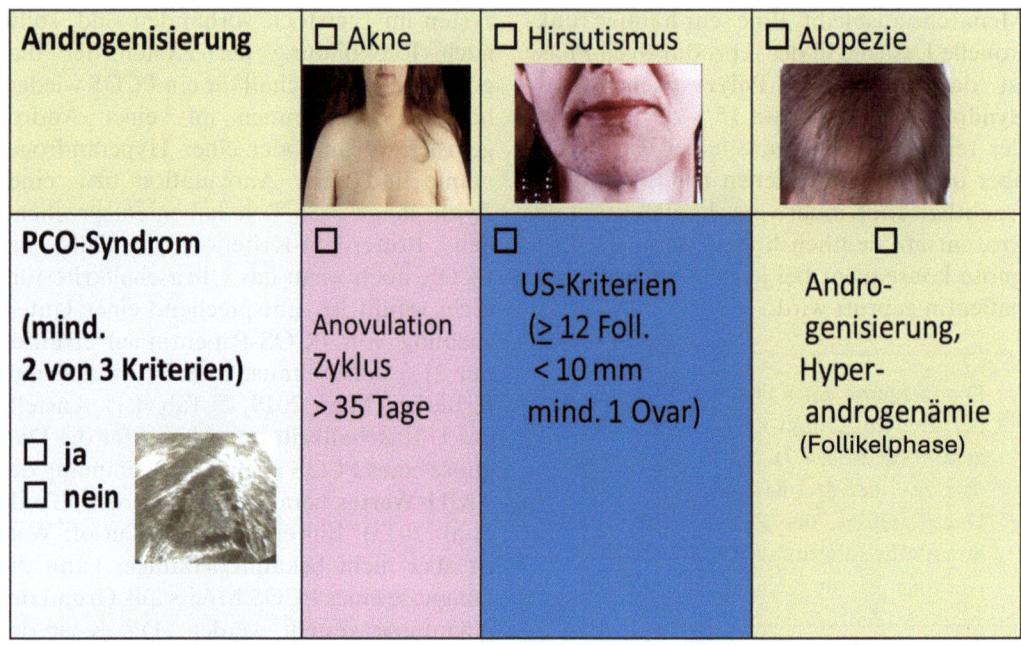

● **Tab. 4.1**   PCOS-Kriterien im Studienkollektiv (n = 153), dargestellt in einer Kreuztabelle für die drei Kriterien und Darstellung des prozentualen Anteils von Patientinnen, die ein oder mehrere Kriterien erfüllen

PCOS-Kriterium erfüllt	Zyklus > 35 Tage, Anovulation	Androgenisierung, Hyperandrogenämie	Polyzystische Ovarien
Zyklus > 35 Tage, Anovulation	38,6 %	27,5 %	32,7 %
Androgenisierung, Hyperandrogenämie	-	88,9 %	83,0 %
Polyzystische Ovarien	-	-	94,1
Alle 3 Kriterien erfüllt	21,6 %		

Androgenkonzentrationen haben auch einen negativen Einfluss auf die hormonelle Steuerung des Eisprungs. Es kommt zur Imbalance von LH und FSH mit erhöhten LH-Werten, wodurch auch die Eizellreifung und der Eisprung gestört werden. Die antralen Follikel können nicht reif werden und bilden sich zurück. Diese Störung der Follikelreifung bezeichnet man als **Follikelatresie**.

Hypothalamisch-hypophysär bedingte Funktionsstörung

Eine funktionelle Zyklusstörung kann auch hypothalamisch-hypophysär bedingt sein. Störungen auf dieser übergeordneten Ebene von Zwischenhirn und Hirnanhangsdrüse sind selten, sollten aber nicht übersehen werden. Kommt es zu einem **Ausfall der Hypothalamus-Hypophysen-Ovar-Achse**, fällt die Regelblutung aus (sekundäre Amenorrhoe). Durch die fehlende natürliche LH- und FSH-Stimulation der Eierstöcke treten diese in eine Funktionsruhe ein. Dieses Krankheitsbild, das durch einen Mangel an LH und FSH charakterisiert ist, wird als **hypogonadotroper Hypogonadismus** bezeichnet. Diese zentrale Störung kann auch vor oder während der Pubertät entstehen. Dann kommt es zum Ausbleiben der Menarche (primäre Amenorrhoe). Entweder liegt diese zentrale Störung auf Ebene des **Hypothalamus**. Der GnRH-Pulsgenerator im Zwischenhirn (Hypothalamus) fällt aus, und die Hirnanhangsdrüse (Hypophyse) wird nicht mehr stimuliert. Somit werden die Steuerungshormone LH und FSH nicht mehr ausgeschüttet. Die Störung kann aber auch auf der Ebene der **Hypophyse** liegen, sodass die Ausschüttung von LH und FSH in den Blutkreislauf ausbleibt.

Hyperprolaktinämie und Prolaktinom

Zu hohe Prolaktinwerte (**Hyperprolaktinämie**) stören ebenfalls die Hypothalamus-Hypophysen-Ovar-Achse. Frauen mit einer Hyperprolaktinämie klagen häufig über eine **Galaktorrhoe** (Milchfluss). Daher gehört die Prolaktinbestimmung bei Unfruchtbarkeit zur Basisdiagnostik. Häufig ist eine Hyperprolaktinämie funktionell und nicht durch einen Prolaktin-produzierenden Tumor (Prolaktinom) bedingt. Die Prolaktinausschüttung aus der Hypophyse steht unter der Kontrolle des Hypothalamus. Der wichtigste hypothalamische Botenstoff für die Prolaktinkontrolle ist das **Dopamin.** Es hemmt die Prolaktinausschüttung. Ein hypothalamischer Botenstoff, der zur Steigerung der Prolaktinausschüttung führt, ist das **Thyreotropin-Releasing-Hormon (TRH)**. Daher muss grundsätzlich zur Prolaktinbestimmung das **Thyreoidea-stimulierende Hormon (TSH)** bestimmt werden, denn eine Hyperprolaktinämie kann durch eine ausgeprägte Schilddrüsenunterfunktion (**Hypothyreose**) vorgetäuscht werden. In diesem Fall ist eine interdisziplinäre Behandlung durch internistische Endokrinologen oder Radiologen notwendig. Erhöhte Prolaktinwerte stören den GnRH-Pulsgenerator, sodass es bei erhöhten Werten zur Eizellreifungsstörung kommen kann. Sehr hohe Prolaktinwerte führen zur sekundären **Amenorrhoe.**

Störfaktoren bei der Prolaktinbestimmung

Die Prolaktinbestimmung kann durch **Störfaktoren** beeinflusst werden. So führt eine **Brustuntersuchung** zur Stimulation der Prolaktinausschüttung. Daher sollte die Blutentnahme für Prolaktin immer vor einer Brustuntersuchung durchgeführt werden. Die Prolaktinausschüttung zeigt einen Tag-Nacht-Rhythmus mit höheren nächtlichen Werten, ausgelöst durch Melatonin. Daher ist bei der **Blutentnahme** für die Prolaktinbestimmung ein ausreichender zeitlicher Abstand zum morgendlichen **Aufwachen** zu beachten (mindestens zwei Stunden). Bei erhöhten Prolaktinwerten muss immer die Einnahme von **Medikamenten** ausgeschlossen werden, die zur Prolaktinerhöhung bis auf Tumorniveau führen können. Hierzu zählen vor allem Neuroleptika und Antidepressiva. Aber auch Östrogene steigern den Prolaktinspiegel. Aus diesem Grunde steigt **zyklusabhängig** der Prolaktinwert zur Zyklusmitte an und erreicht das Ausgangsniveau wieder zum Zyklusanfang. Prolaktinwerte sollten daher zu Zyklusbeginn bestimmt werden.

Mikro- und Makroprolaktinome

Stark erhöhte Prolaktinwerte > 50–60 ng/ml (> 1.200 mIU/l) können auf ein Prolaktinom hinweisen. Diese Tumore der Hypophyse sind grundsätzlich gutartig. Die Diagnose erfolgt erfreulicherweise heutzutage meist im Anfangsstadium, da mit der Bestimmung von Prolaktin und einer gezielten CT- oder MRT-**Untersuchung** des **Schädels** inzwischen eine frühzeitige Diagnostik möglich geworden ist. Auch eine effektive **medikamentöse Therapie** mit Dopaminagonisten ist verfügbar, mit der häufig Hyperprolaktinämien noch vor einem Tumornachweis behandelt werden. Nur in seltenen Fällen werden Prolaktinome operiert. Die **Hypophysenchirurgie** erfolgt durch spezialisierte Neurochirurgen durch die Nase. Entsprechend der Tumorgröße werden unterschieden: **Mikro-** (< 1 cm) und **Makroprolaktinome** (≥ 1 cm). Bei Tumornachweis ist eine weitergehende interdisziplinäre Abklärung angezeigt (internistische Endokrinologen, Radiologen, Augenarzt, ggf. Neurochirurgie), um die Diagnose zu sichern und die notwendige konservative Therapie mit Dopaminagonisten (Bromocriptin oder Cabergolin) oder die operative Behandlung einzuleiten.

Schilddrüsenerkrankungen und Zyklusfunktion

Schilddrüsenerkrankungen sind ebenfalls ein Risikofaktor für eine Unfruchtbarkeit. Allerdings wird die Bedeutung insbesondere von latenten („verborgenen") Funktionsstörungen überschätzt (Bals-Pratsch et al. 1997). Die natürlichen **zyklusabhängigen Schwankungen** von **TSH** werden meist nicht bedacht. Wie das Prolaktin, steigt auch der TSH-Wert zur Zyklusmitte und erreicht das Ausgangsniveau wieder zu Zyklusbeginn. Wie die Prolaktinwerte, schwanken auch die TSH-Werte im Tagesverlauf mit den höheren Werten nachts und niedrigeren Werten

am frühen Abend. Für die Kinderwunschsprechstunde sind die Schilddrüsenüberfunktion (**Hyperthyreose**), die Schilddrüsenunterfunktion (**Hypothyreose**) und Autoimmunerkrankungen wie die Autoimmunthyreoiditis (AIT) relevant. Die **Hashimoto-Thyreoiditis** ist eine häufige chronische Autoimmunerkrankung der Schilddrüse. Diese wird vor allem bei Frauen diagnostiziert, insbesondere auch bei Unfruchtbarkeit. Mit der Zeit lassen die entzündlichen Prozesse im Schilddrüsengewebe nach. Die Entzündung „brennt aus". Die Folge ist oft eine Schilddrüsenunterfunktion, die interdisziplinär mit Schilddrüsenspezialisten behandelt werden sollte (internistische Endokrinologen, Radiologen). Grundsätzlich gehört zur Schilddrüsendiagnostik neben den Blutwerten wie TSH (Thyroidea stimulierendes Hormon) auch die Bestimmung der **Thyreoperoxidase-Antikörper (TPO-AK)** und bei Verdacht auf eine Hyperthyreose vom Typ Basedow auch die Bestimmung der **TSH-Rezeptor-Antikörper (TRAK)**. Die **Schilddrüsensonografie** mit Bestimmung des Schilddrüsenvolumens gehört immer zur Abklärung der Schilddrüsenfunktion dazu. Eine Schilddrüsenvergrößerung (**Struma**) liegt vor, wenn das Schilddrüsenvolumen bei Frauen 18 ml übersteigt. Diese ist häufig schon an einer verbreiterten Halssilhouette erkennbar und kann zu Schluckstörungen führen. Schilddrüsenzysten und Knoten sollten nicht übersehen werden. In solchen **Herdbefunden** können sich auch Karzinome entwickeln. Die Indikation für weitergehende Untersuchungen wie eine Schilddrüsenszintigrafie oder Biopsie erfolgt durch die mitbehandelnden **Schilddrüsenspezialisten**. Die medikamentöse Therapie mit Schilddrüsenhormon zur Behandlung einer Hypothyreose oder mit Thyreostatika zur Behandlung einer Hyperthyreose erfolgt immer entsprechend den Leitlinien der Fachgesellschaften.

Organische Ursachen für eine Unfruchtbarkeit

Die Ursache für eine Unfruchtbarkeit kann organisch wie durch angeborene oder erworbene Veränderungen von Vagina, Uterus, Tuben und Ovarien bedingt sein. **Organische Ursachen** können durch Fehlbildungen (z. B. Mayer-Rokitansky-Küster-Hauser-Syndrom) oder genetisch bedingt sein (z.B. Ullrich-Turner-Syndrom).

Veränderungen im Ovar

Durch die zunehmende Verschiebung des Kinderwunsches über das vierte Lebensjahrzehnt hinaus kommen immer häufiger Frauen am Ende ihrer reproduktiven Phase zur Kinderwunschbehandlung. Diese können noch einen regelmäßigen Zyklus haben. In der Phase vor der Menopause (Prämenopause) ist der **Follikelvorrat** im Ovar weitgehend **erschöpft** und der Eintritt der **Menopause** absehbar. Durch die fehlende Follikelreserve im Eierstock kommt es zum Östrogenmangel. Frauen in dieser Lebensphase klagen typischerweise über Hitzewallungen und Schlafstörungen. Bei der Wahrnehmung von solchen Wechseljahresbeschwerden gibt es kulturelle Unterschiede. Ist die Eizellreserve vorzeitig erschöpft wie beim genetisch bedingten Ullrich-Turner-Syndrom (UTS), liegt eine **prämature Ovarialinsuffizienz** („premature ovarian failure", POF) vor. Hierfür wird auch der Begriff „premature ovarian insufficiency" (POI) verwendet. Diese Diagnose trifft für Frauen zu, die das **40. Lebensjahr noch nicht vollendet** haben. Ein POF tritt mit einer Häufigkeit von ein bis zwei Prozent auf. Eine weitergehende interdisziplinäre Diagnostik mit Einbeziehung der Humangenetik ist immer dann angezeigt, wenn keine Schädigung der Ovarien durch operative Eingriffe oder durch gonadotoxische Behandlungen mit einer Chemo- oder einer Strahlentherapie vorliegt. Die **Differenzie-**rung zwischen der **Menopause** („Wechseljahre") und einer **prämaturen Ovarialinsuffizienz** ist nicht nur klinisch, sondern auch psychologisch für die betroffenen Frauen von Bedeutung. Bei einer prämaturen Ovarialinsuffizienz kommt es – solange noch gelegentlich Regelblutungen als Ausdruck einer **Restfunktion** der Eierstöcke auftreten – noch in ca. fünf Prozent zu einer Schwangerschaft. Diese Frauen sollten über die Möglichkeiten von Spenden und über psychosoziale Beratungsangebote informiert werden.

Veränderungen der Eileiter

Eine weitere häufige Ursache für Unfruchtbarkeit sind Schädigungen der **Eileiter** durch abgelaufene bakterielle Entzündungen. In den entzündlichen Prozess sind oft auch die Eierstöcke einbezogen. Diese kombinierte Infektion wird als **Adnexitis** bezeichnet. Meist handelt es sich um Infektionen mit Chlamydien, die sexuell übertragen werden. Betroffen sind oft Frauen unter 25 Jahren. Aus diesem Grunde gibt es bei der gesetzlichen Krankenkasse das jährliche **Chlamydien-Screening** für Frauen bis 25 Jahre. Ein wesentlicher Risikofaktor ist auch der Partnerwechsel. Folgen einer Eileiterentzündung (Salpingitis) bzw. einer Adnexitis sind schwerwiegende Narbenbildungen und Verwachsungen (**Adhäsionen**) mit Nachbarorganen sowie chronische **Unterbauchbeschwerden**. Es besteht ein hohes Risiko für eine Störung des Eitransportes mit nachfolgender Unfruchtbarkeit. Neben dem Funktionsverlust kann es auch zum Verschluss der Eileiter kommen. Eine **Sactosalpinx** (vernarbte Eileiterwand) und eine **Hydrosalpinx** (aufgeblähter, mit Flüssigkeit gefüllter, vernarbter Eileiter) können die Folge sein. Beim Ultraschall wird eine Hydrosalpinx häufiger mit Eierstockzysten verwechselt. Schwangerschaften außerhalb der Gebärmutterhöhle – als **Extrauteringraviditäten** (EUG) oder ektope

4

Schwangerschaften bezeichnet – treten häufiger auf. Meist nistet sich eine EUG im Eileiter ein. Eine zunächst nicht erkannte Eileiterschwangerschaft führt immer wieder zu schwerwiegenden **Notfällen**, wenn es zur Ruptur mit Blutungen in den Bauchraum kommt.

Verwachsungen der Eileiter mit Nachbarorganen sind aber auch nach entzündlichen Prozessen im Bauchraum wie bei einer Blinddarmentzündung (Appendizitis) oder entzündlichen Darmerkrankungen wie bei einem **Morbus Crohn** oder einer **Colitis ulcerosa** möglich. Ebenso führen operative Eingriffe im Unterbauch immer wieder zu Verwachsungen. Auch die Stichelung der Ovarien (**ovarian drilling**) bei einem PCOS kann Adhäsionen und somit Eileiterprobleme nach sich ziehen.

Veränderungen der Gebärmutter (Myome und Polypen)

Auch erworbene Veränderungen der Gebärmutter können individuell ein Grund für Unfruchtbarkeit sein. Hierzu zählen gutartige Muskelknoten in der Gebärmutterwand, die als **Myome** bezeichnet werden und bei 50 % der Frauen meist im Alter von 45 bis 50 Jahren auftreten. Es sind aber auch jüngere, insbesondere schwarze Frauen betroffen. Die Muskelknoten sind meist kleiner als 3 bis 5 cm. Durch verstärkte Regelblutungen kann es zur Blutarmut kommen. Bei größeren Myomen klagen Patientinnen häufig über ein Druckgefühl auf Blase und Darm. Myome können unter der Gebärmutterschleimhaut (**submukös**), in der Gebärmuttermuskulatur (**intramural**) und unter dem Bauchfellüberzug (Perimetrium) der Gebärmutter (**subserös**) liegen. Auch wenn sogar mehrere Myome diagnostiziert werden, muss dieser Befund noch keine Ursache für eine Unfruchtbarkeit sein. Submuköse Myome werden bei einem Implantationsversagen als ein Infertilitätsfaktor vermutet. Entscheidend für die Indikation zur operativen Therapie ist vor allem das **Beschwerdebild** der Patientin und weniger die Unfruchtbarkeit.

In der Gebärmutterhöhle kann es auch zu gutartigen Schleimhautwucherungen kommen, die als **Polypen** bezeichnet werden. Polypen können zu Blutungsstörungen führen und möglicherweise die Implantation stören. Ggf. sollte individuell die operative Entfernung überlegt werden, die im Rahmen einer Gebärmutterspiegelung (**Hysteroskopie**) erfolgen kann. Bei diesem Eingriff wird das Hysteroskop in die Gebärmutterhöhle zur weiteren Abklärung u. a. auch von Polypen vorgeschoben (▶ Abb. 4.9). Der Eingriff erfolgt in der Regel in einer kurzen Narkose. Grundsätzlich muss bei allen operativen Eingriffen an und in der Gebärmutter bedacht werden, dass diese dauerhaft geschädigt werden und ein schwerwiegendes **Asherman-Syndrom** resultieren kann. Darunter versteht man Verklebungen (Adhäsionen bzw. Synechien) in der Gebärmutterhöhle, die durch Verletzung der unteren Schicht des Endometriums (Basalis) entstehen und bis zu einer sekundären Amenorrhoe und somit zur dauerhaften Sterilität führen können.

Endometriose als Sterilitätsfaktor

Eine **Endometriose** zählt zu den häufigen gynäkologischen Erkrankungen. Schätzungsweise ist **jede vierte Endometriosepatientin** von einer **Unfruchtbarkeit** betroffen. Es gibt Erklärungsmodelle für die Entstehung einer Endometriose. Die Ursache ist aber nicht ausreichend erforscht. Eine Endometriose wird häufig erst nach einigen Jahren diagnostiziert. Die Leitsymptome sind zyklusabhängige **chronische Unterbauchbeschwerden** und eine ausgeprägte **Dysmenorrhoe**, die häufig zur Arbeitsunfähigkeit führt. Das Beschwerdebild kann aber individuell sehr unterschiedlich sein. Fehlender Schmerz ist kein Ausschlusskriterium für eine Endometriose. Die

Erkrankung verläuft schleichend und beginnt häufig schon im Alter von 20 Jahren. Es handelt sich bei einer Endometriose um **Gewebe**, das der Gebärmutterschleimhaut ähnelt und mit einer chronischen Entzündung (Inflammation) einhergeht. Das Gewebe siedelt sich **außerhalb der Gebärmutterhöhle** an. Endometriose-Gewebe kann sich an den Eileitern und an den Eierstöcken, im Bauch- und Beckenraum, in der Scheide, am Darm und am Bauchfell finden. Es kann auch außerhalb des Bauchraumes vorkommen, z. B. in der Lunge. Endometriose-Herde können ebenfalls in der **Gebärmutterwand** wachsen. Diese bezeichnet man als **Adenomyose** (Adenomyosis uteri). Durch die oft typischen klinischen Symptome und die Ultraschallbeurteilung der Gebärmutter lässt sich der Verdacht auf eine Adenomyose mit hoher Wahrscheinlichkeit erhärten. Einerseits wird eine Bauchspiegelung zur Diagnosesicherung und andererseits auch zur bestmöglichen Sanierung einer Endometriose durchgeführt. Es gibt Endometriosezentren, die sich auf die Therapie einer Endometriose spezialisiert haben (▶ https://endometriose-sef.de). Ob bei Kinderwunsch das operative Entfernen von Endometrioseherden die Aussicht auf eine Schwangerschaft verbessert, ist heute umstritten und muss je nach Ausprägung der Endometriose individuell entschieden werden. Betroffene Frauen brauchen auch nach einer Endometriosesanierung oft eine intensivierte Kinderwunschbehandlung (z. B. IVF).

Endometrioseherde im Ovar können sonografisch als unterschiedlich große Zysten mit homogenem Binnenecho dargestellt werden. **Endometriosezysten** wachsen verdrängend und schädigen das Ovargewebe, sodass die natürlich begrenzte Reserve an Follikeln im Ovar reduziert wird. Der Endometriosebefall der Eileiter kann zu knotigen Vernarbungen im engen (isthmischen) Eileiteranteil führen. Solche Veränderungen werden als **Salpingitis isthmica nodosa** (SIN) bezeichnet wird.

Untersuchungsmethoden und Anwendungsbeispiele

In der Kinderwunschsprechstunde sind Hormonmessungen im Blut und die Vaginalsonografie die wichtigsten Untersuchungsmethoden. Die für die Kinderwunschdiagnostik und -therapie wichtigen Hormone werden in der Hypophyse und den Ovarien gebildet (s. o.). Diese endokrinen Organe werden auch als **Drüsen** bezeichnet. Die **Hormone** kommunizieren als **Botenstoffe** über die **Blutbahn** mit anderen Hormondrüsen.

Hormonmessungen

Bei der Blutabnahme für die Hormonbestimmung muss die Patientenidentifikation streng beachtet werden, um Verwechselungen von Proben sicher zu vermeiden. ◘ Tab. 4.2 zeigt eine Übersicht über die reproduktiv relevanten Hormone und ordnet entsprechend einer Erhöhung oder einer Verminderung Diagnosen zu. Diese Aufstellung bezieht sich auf unbehandelte Frauen unter 40 Jahren. Kommt es zu einer **Schwangerschaft**, produziert schon kurze Zeit nach der erfolgreichen Einnistung der **Synzytiotrophoblast** als frühe Vorstufe der Plazenta das Schwangerschaftshormon **hCG**. Die Hormonmessungen im Blut erfolgen heutzutage automatisiert und qualitätskontrolliert. Die Hormonwerte werden in der klinischen Routine meist in den konventionellen Einheiten, regional aber auch in SI-Einheiten (International System of Units) angegeben. Daher ist es unbedingt notwendig, gerade bei mitgebrachten Laborwerten, die angegebene **Maßeinheit** der **Hormonwerte** zu prüfen. Hormone wie das LH, Östradiol und das hCG können auch im Urin getestet werden. Diese semiquantitativen Tests spielen in der Kinderwunschsprechstunde in der Regel keine Rolle. Allerdings nutzen viele Frauen die Tests in Ergänzung zum Zyklus-Selbstmonitoring.

Tab. 4.2 Fertilitätsrelevante Hormone, endokrine Organe und Verdachtsdiagnosen entsprechend Hormonwerten bei unbehandelten, nicht-schwangeren Frauen unter 40 Jahren

Hormon	Endokrines Organ	Wert erhöht	Wert vermindert
LH	Hypophyse	LH-Puls, Ovulation, prämature Ovarial-insuffizienz (POF)	Zentraler Hormonmangel
FSH	Hypophyse	Ovulation, prämature Ovarial-insuffizienz (POF)	Zentraler Hormonmangel
TSH	Hypophyse	Hypothyreose	Hyperthyreose
Prolaktin	Hypophyse	Hyperprolaktinämie	Zentraler Hormonmangel
Östradiol	Ovar (Follikel)	Ovulation	Hormonmangel
Progesteron	Ovar (Corpus luteum)	Lutealphase	Anovulation
Testosteron	Ovar	Hyperandrogenämie, z. B. PCOS	Hormonmangel
DHEAS	Nebenniere	Hyperandrogenämie	Nebennierenunterfunktion
AMH	Ovar (Follikel)	PCOS	prämature Ovarial-insuffizienz (POF)

Fallbeispiel

Eine 34-jährige Patientin hat eine Endometriose, die operativ komplett saniert werden konnte. Sie stellt sich zusammen mit Ihrem Ehemann zum Erstgespräch vor, denn sie hat seit vier Jahren einen unerfüllten Kinderwunsch und ihr Frauenarzt hatte ihr daher die Kinderwunschbehandlung mit der In-vitro-Fertilisation vorgeschlagen. Sie ist gesund und hat einen regelmäßigen Zyklus. Der Frauenarzt hatte im Rahmen der Sterilitätsdiagnostik Stufe II (s. u.) bereits die Basishormonwerte im Zyklusverlauf gemessen. **Tab. 4.3** zeigt die Hormonwerte in der Follikel-, Ovulations- und Lutealphase. Die Hormone sind auf den ersten Blick unauffällig mit niedrigeren Werten am Zyklusanfang, einem Anstieg für Östradiol in der Ovulationsphase und einem beginnenden LH-Anstieg. In der Lutealphase ist der Progesteronwert angestiegen. Allerdings sind die Werte für Östradiol und Progesteron so hoch, als sei eine ovarielle Stimulationsbehandlung erfolgt. Auf Nachfrage berichtet die Patientin, dass sie bisher keine Stimulationsmedikamente erhalten habe. Bei eingehender Überprüfung des mitgebrachten Laborbefundes fällt allerdings auf, dass die Messwerte für Östradiol und Progesteron in den SI-Einheiten pmol/l und nmol/l angegeben sind. Für die Umrechnung der SI-Einheiten in die konventionellen Einheiten pg/ml und ng/ml werden die Werte durch die Faktoren für Östradiol und Progesteron (3,671 und 3,18) dividiert. Danach passen die Östradiol- und Progesteronwerte zu einem natürlichen Zyklus.

■ **Tab. 4.3**   Zyklusphasenhormonwerte im natürlichen Zyklus (Meßwerte in konventionellen Einheiten, Umrechnungsfaktoren für SI-Einheiten)

Hormon (konventionelle Einheit)	Follikelphase	Ovulationsphase	Lutealphase	SI-Einheit (Umrechnungsfaktor)
LH (IU/l)	6,2	22,4	5,2	-
Östradiol (pg/ml)	18	151	102	pmol/l (3,671)
Progesteron (ng/ml)	0,15	0,92	16,45	nmol/l (3,18)

Vaginalsonografie

Bei der Vaginalsonografie sind die **Hygiene-vorschriften** streng zu beachten. Die Vaginal-sonde muss für die Untersuchung mit dem Überziehen eines Ultraschall-Kondoms vor-bereitet werden. Anschließend sind die Rei-nigung und Aufbereitung mit geeigneten Desinfektionsmitteln notwendig. Ebenso muss der Untersuchungsstuhl entsprechend dem Praxis-Hygieneplan vor- und nach-bereitet werden.

Uterus

Bei der Vaginalsonografie werden Uterus, Ovarien und Tuben auf Auffälligkeiten untersucht. Bei der Gebärmutter werden so-wohl die Größe als auch die Gebärmutter-wand und das Endometrium beurteilt. Die-ses muss entsprechend der Zyklusphase auf-gebaut sein. Ist die Gebärmutterschleimhaut sehr flach, besteht z. B. der Verdacht auf Verwachsungen in der Gebärmutterhöhle (Asherman-Syndrom). Ein Polyp stellt sich als echoreicher (heller) glattbegrenzter **Herd-befund** in der Gebärmutterhöhle dar (■ Abb. 4.8). Myome sind ebenfalls glatt begrenzt,

haben aber eine unregelmäßige echoarme (dunkle) und echoreiche Binnenstruktur. Wichtig ist bei der Vaginalsonografie auch die Erkennung von uterinen **Fehlbildungen** (siehe ▶ Kap. 6). Um diese nicht zu über-sehen, muss der Uterus konsequent in der Längsrichtung von Ovar zu Ovar „durch-gescannt" und dabei das Kavum dargestellt werden. Lässt sich ein Kavum zweimal dar-stellen, was im Querbild als „Katzenaugen-phänomen" imponiert, liegen entweder eine doppelte Gebärmutteranlage (**Uterus du-plex**), ein **Uterus bicornis** oder ein Septum (Scheidewand) im Sinne eines **Uterus subsep-tus** oder **Uterus septus** vor. Der Gebär-mutterhals kann in diesen Fällen normal oder auch doppelt als Uterus unicollis oder Uterus bicollis angelegt sein. Uterine Fehl-bildungen treten auch häufiger zusammen mit einem Scheidenseptum auf. Es gibt eine Vielfalt von weiteren einseitigen oder beid-seitigen uterinen Fehlbildungen, die auch mit Fehlbildungen der Tuben, Ovarien, der Vagina, der Nieren und der Harnleiter ein-hergehen können. Beim **Mayer-Rokitansky-Küster-Hauser Syndrom** fehlen Uterus und Scheide vollständig. Die Eierstöcke sind hin-gegen regelrecht ausgebildet, sodass die Pubertät altersentsprechend verläuft.

4

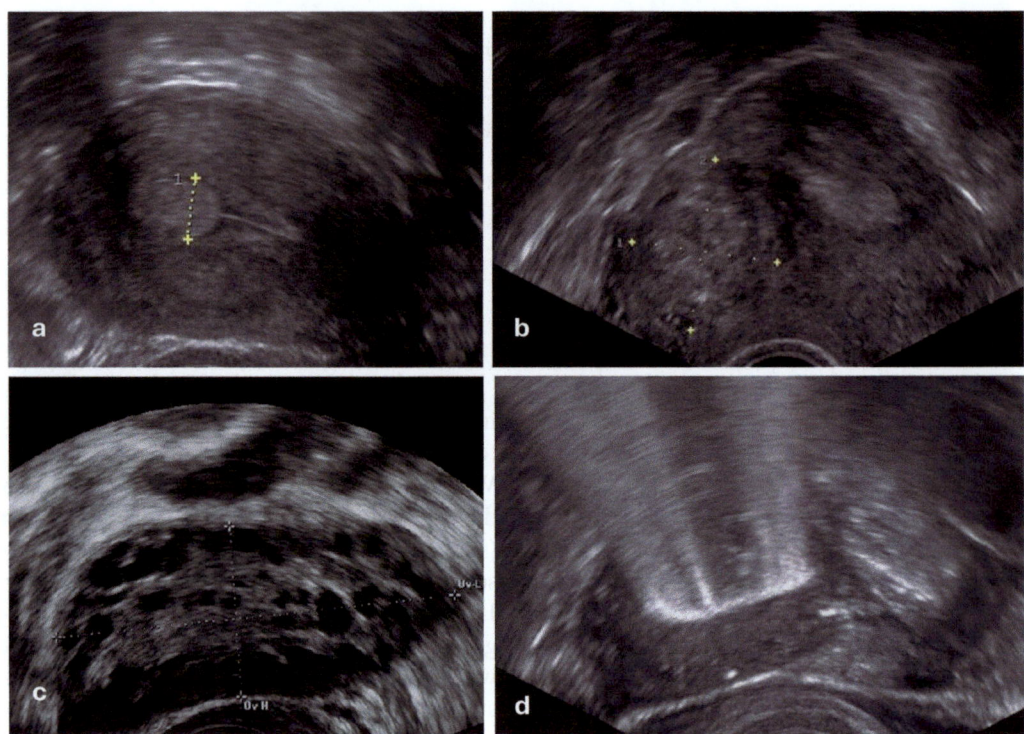

■ **Abb. 4.8** Pathologische vaginalsonografische Befunde und Hysterosalpingokontrastsonographie. **a:** ca. 1 cm großer Endometriumpolyp, **b:** ca. 3 cm großes intramurales Myom; **c:** Polyzystisches Ovar 5,5 × 2,2 cm; **d:** Hysterosalpingokontrastsonographie. Kontrastierung von Uterus und Tuben

Ovarien

Die Ultraschalldiagnostik der Eierstöcke ist nicht nur für das Zyklusmonitoring wesentlich, sondern auch zur Erkennung von Auffälligkeiten im Eierstock und zur Beurteilung der ovariellen Follikelreserve. Letztere wird ermittelt, indem möglichst zu Zyklusbeginn (ca. 3. Zyklustag) die antralen Follikel (< 10 mm) in beiden Ovarien gezählt und dann zusammengerechnet werden. Ein **antraler Follikelcount** (AFC) von 10 bis 15 bei 35- bis 40-jährigen Frauen ist ein Normalbefund. Dieser Wert gilt als ein Prädiktor für den **Schwangerschaftserfolg** bei der künstlichen Befruchtung. Jüngere Frauen haben höhere, ältere Frauen niedrigere AFC-Werte. Auch wenn über eine höhere Schwangerschaftsrate bei einem höheren AFC berichtet wird, ist die Eizellqualität bei einem geringeren AFC nicht zwangsläufig eingeschränkt (Vrontikis et al. 2010). Das bedeutet, dass Frauen mit einem geringen AFC und einer guten Eizellqualität eine vergleichbare Schwangerschaftsprognose wie Frauen mit einem normalen AFC haben können.

Für die Diagnose eines **PCOS** muss bei der Vaginalsonografie das Ultraschallkriterium geprüft und dafür die Anzahl antraler Follikel für jedes Ovar getrennt ermittelt werden (■ Abb. 4.7 und 4.8). Zysten im Eierstock sind bei Frauen mit erhaltener Zyklusfunktion überwiegend funktionell durch das Wachstum von Follikeln und den daraus entstehenden Gelbkörpern bedingt. Zu diesen **Funktionszysten** zählen präovulatorische Follikel, die teilweise sehr großen, teils auch eingebluteten Gelbkörper oder große Follikelzysten, wenn der Eisprung ausgeblieben ist. Dieser bleibt z. B. am Ende der reproduktiven Phase aus, wenn die Eizellqualität nicht mehr ausreichend für die Reifung zum funktionsfähigen präovulatorischen Follikel war. Funktionszysten bilden sich normalerweise nach der Regelblutung zurück. Daher sollten Zysten bei unklaren Befunden nach der Regelblutung sonografisch kontrolliert werden. In seltenen Fällen können sich in zystisch verändertem Ovargewebe auch bei jungen Frauen **Ovarialkarzinome** entwickeln. Auffällige Herdbefunde sind auch **Endometriose-** und **Dermoidzysten.** Letztere können verschiedene Gewebe wie Haut, Haare, Zähne oder Fett enthalten. Solche Herdbefunde sollten individualisiert operativ saniert oder zumindest engmaschig beobachtet werden, da im Ultraschall ein Malignom nicht auszuschließen ist.

Tuba uterina

Die Eileiter sind normalerweise bei der Vaginalsonografie nicht darzustellen. Bei Pathologien wie bei einer **Hydrosalpinx** sind die Eileiter als zystische Herdbefunde zu erkennen. Eine Hydrosalpinx ist ein mit Flüssigkeit gefüllter Eileiter mit einer charakteristischen **posthornartigen** Gestalt. Typischerweise ist eine Hydrosalpinx in der Lutealphase besonders groß. Zum Zeitpunkt der Regelblutung ist diese manchmal nicht mehr gut darzustellen und wird übersehen. Die großen, unregelmäßigen, meist länglich darstellbaren Hydrosalpingen werden häufig als Ovarialzysten fehlgedeutet. Mit der Feststellung einer Hydrosalpinx ist der Tubenfaktor diagnostiziert und eine künstliche Befruchtung indiziert.

Die **Durchgängigkeit** der Eileiter wird meist im Rahmen einer **Bauchspiegelung** (**Laparoskopie**) mit Blauprobe (Chromopertubation) in allgemeiner Narkose getestet.

Diese Untersuchung muss unter sterilen Bedingungen in einem Operationssaal durchgeführt werden. Bei dieser Operation wird durch die sogenannte Verres-Nadel zunächst **Gas** (meist Kohlendioxid) in den Bauchraum eingefüllt (◘ Abb. 4.9). Dann wird diese durch einen Trokar (Rohr) ersetzt, durch den die Optik, das sogenannte **Laparoskop**, vorgeschoben wird. So ist es möglich, die Gebärmutter mit den Eileitern und Eierstöcken zu untersuchen. Bei der **Chromopertubation** wird ein blauer Farbstoff durch die Gebärmutterhöhle in die Eileiter gespritzt, der sich bei durchgängigen Eileitern unter Sicht aus den Fimbrientrichtern entleert. Ein Operationssaal ist in einem Kinderwunschzentrum meist nicht vorhanden, denn für die Kinderwunschbehandlung mit der künstlichen Befruchtung und für andere kleinere Eingriffe über die Scheide ist ein Eingriffsraum ausreichend. Die Testung der Eileiterdurchgängigkeit kann bei unauffälliger Vorgeschichte im Eingriffsraum im Kinderwunschzentrum alternativ mit der sogenannten **Hysterosalpingokontrastsonographie** („hystero-salpingo contrast sonography" HyCoSy) und ohne Narkose durchgeführt werden (◘ Abb. 4.8). Dazu wird ein Katheter in die Gebärmutter eingeführt. Über den Katheter wird das Ultraschallkontrastmittel in die Gebärmutter gespritzt, das bei offenen Eileitern in die Bauchhöhle fließt. Durch das Kontrastmittel werden die Eileiter sichtbar. Der Durchfluss des Kontrastmittels durch die Eileiter kann zusätzlich mit der Dopplermethode im Ultraschall dokumentiert werden. Sollte ein **erhöhtes Risiko** für eine Erkrankung der Eileiter bestehen (z. B. nach einer Chlamydieninfektion oder Voroperationen im Unterbauch), wäre die Durchgängigkeitsprüfung der Eileiter im Rahmen einer Bauchspiegelung zu bevorzugen, um dabei ggf. einen Eileiterschaden operativ behandeln zu können.

4

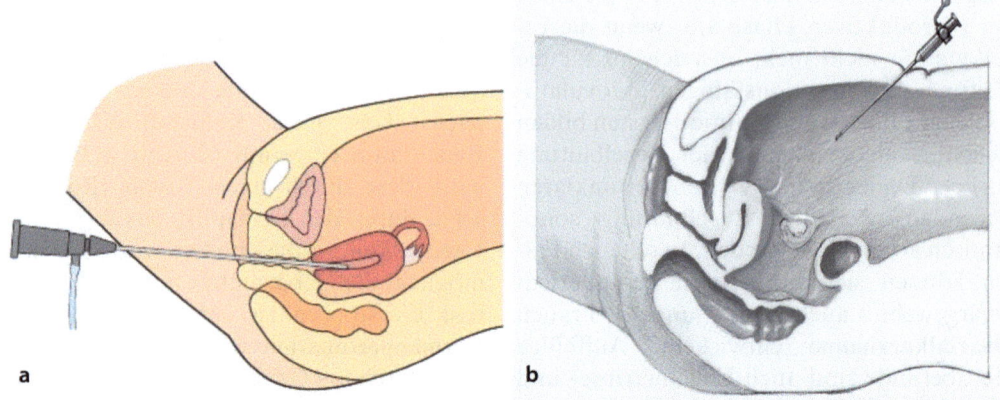

a

b

🔹 **Abb. 4.9** Diagnostische Hysteroskopie und Laparoskopie. **a**: Hysteroskopie, **b**: Laparoskopie. (Mit freundlicher Genehmigung aus: Wallwiener M (2018) und Wallwiener D (2009))

Sterilitätsdiagnostik

Etwa 90 % der Frauen mit Kinderwunsch werden innerhalb eines Jahres spontan schwanger (siehe ▶ Kap. 3). Dementsprechend erfolgt in den ersten 12 Kinderwunsch-Monaten die Vorbereitung für eine Schwangerschaft üblicherweise entsprechend der Sterilitätsdiagnostik Stufe I durch den Frauenarzt. Ist der Kinderwunsch nach 12 Monaten nicht erfüllt und erfolgt die Vorstellung im Kinderwunschzentrum, so kann die Sterilitätsdiagnostik nach Stufe II stattfinden. Wenn diese bei beiden Partnern abgeschlossen ist, kann die Indikation zur Kinderwunschtherapie gestellt werden. Bevor eine Kinderwunschbehandlung begonnen wird, sollten alle Vorbereitungen für eine Schwangerschaft systematisch abgeschlossen sein, notwendige Impfungen nachgeholt und medikamentöse bzw. operative Behandlungen eingeleitet oder durchgeführt worden sein.

Sterilitätsdiagnostik Stufe I

Bei Kinderwunsch gehören zur Basis-Sterilitätsdiagnostik entsprechend Stufe I die Vorsorgeuntersuchung durch den zu-weisenden Frauenarzt und die Überprüfung der **Röteln-** und **Varizellen-Immunität**. Bei fehlendem Impfschutz sind die Schutz-impfungen bei Kinderwunsch entsprechend den Empfehlungen der Ständigen Impfkommission (STIKO) am Robert Koch-Institut nachzuholen. Ebenso sollten eine klinisch-gynäkologische Untersuchung mit **Chlamydiendiagnostik**, die Überprüfung auf Symptome wie Akne, Hirsutismus oder Haarausfall **(Androgenisierung)** sowie Milchfluss **(Galaktorrhoe)** erfolgen. Bei **Risikofaktoren** für einen **Gestations-diabetes** wie eine Adipositas (Body-Mass-Index (BMI) > 30) oder der Geburt eines Kind mit einem Geburtsgewicht über 4000 g ist eine Testung auf Glukosestoffwechsel-störungen und Insulinresistenz angezeigt. Risikofaktoren für einen **Eileiterverschluss** sind z. B. eine abgelaufene Chlamydien-infektion, chronische Unterbauch-beschwerden, komplizierte Blinddarm-operationen, Operationen im Unterbauch mit Lösen von Verklebungen (Adhäsiolyse) oder eine Endometriose. **Vaginalsono-grafische Auffälligkeiten** mit V. a. Fehl-bildungen bzw. Veränderungen von Eier-stöcken, Eileitern oder Gebärmutter stellen eine Indikation zur operativen Abklärung und ggf. Therapie dar.

Sterilitätsdiagnostik Stufe II

Bei einer **auffälligen Anamnese** (wie abgelaufene Chlamydieninfektion, Endometriose) oder bei **klinischen Auffälligkeiten** wie Zyklusstörungen, aber auch einem schon **fortgeschrittenen Alter der Frau** ($\geq$ 35 Jahre) sollte die erweiterte Sterilitätsdiagnostik beider Partner entsprechend Stufe II unverzüglich erfolgen. Bleibt der **Kinderwunsch** auch nach **12 Monaten** unerfüllt, ist ebenfalls die erweiterte Kinderwunschdiagnostik (Bals-Pratsch und Eder 2023) angezeigt. Hierzu zählen die Basis-**Hormondiagnostik** mit Bestimmung der Werte für LH, FSH, Östradiol, Prolaktin, TSH und Progesteron. Bei einer Androgenisierung sollte die Hormondiagnostik um die Bestimmung der Androgene Testosteron und DHEAS erweitert werden. Meist handelt es sich um ein PCOS. Differenzialdiagnostisch kommt auch das seltene adrenogenitale Syndrom (AGS) in Betracht. Bei V. a. ein AGS sollte in der Regel an internistische Schwerpunktärzte für Endokrinologie und Diabetologie überwiesen werden. Die **Vaginalsonografie** der Gebärmutter und der Eierstöcke muss mit genauer Beurteilung der Funktionszeichen im Eierstock wie Follikel und Gelbkörper durchgeführt werden (s. o.). In Abhängigkeit von der Vorgeschichte (z. B. Chlamydieninfektion, Endometriose) und bei Auffälligkeiten bei der Vaginalsonografie (z. B. Myome, Hydrosalpinx) ist ggf. die **operative Abklärung** durch eine Hysteroskopie (◨ Abb. 4.9) und Laparoskopie mit Chromopertubation bzw. eine Hysterosalpingographie (HyCoSy) notwendig.

Zu den Auffälligkeiten bei der Frau zählen auch **Übergewicht** und **Adipositas** (BMI $\geq$ 25 und $\geq$ 30 kg/m^2). Meist liegt in diesen Fällen eine **Insulinresistenz** vor, und häufig besteht bereits ein **Prädiabetes** (Bals-Pratsch et al. 2023). Übergewichtige und adipöse Frauen können von einer Gewichtsreduktion profitieren. Die effektive Behandlung mit neuen Adipositas-Medikamenten wie Semaglutid führt nicht nur zur deutlichen Gewichtsreduktion, sondern auch zu spontanen Schwangerschaften. Durch die Abnahme des BMI kommt es zur Verbesserung des Glukosestoffwechsels. Damit wird wahrscheinlich das Mikromilieu im Eierstock normalisiert, sodass die empfindlichen Eizellen möglicherweise besser reifen können. Das wichtigste Diabetesmedikament weltweit ist weiterhin aber Metformin, das häufig auch beim Polyzystischen Ovar-Syndrom (PCOS) zur Verbesserung des Schwangerschaftserfolgs eingesetzt wird. Auch PCOS-Frauen haben häufig eine Insulinresistenz und eine Glukosestoffwechselstörung. Eine Metformin-Behandlung verbessert die Insulinresistenz und den Glukosestoffwechsel. Dadurch kann die spontane Schwangerschaftsrate bis auf 22 % ansteigen (Fill Malfertheiner et al. 2017). Bei Unfruchtbarkeit sollte daher übergewichtigen und adipösen Patienten zur Gewichts- und Stoffwechseloptimierung mit professioneller Unterstützung geraten werden.

🎯 Lernziele

— Verständnis der Physiologie des weiblichen Zyklus, seiner Veränderung im Verlauf des Lebens sowie der Ursachen von Zyklusstörungen

— Vermittlung von Kenntnissen über unterschiedliche Erkrankungen mit einem Einfluss auf die Fertilität sowie ihre Diagnostik und Therapie

Die Eizellreifung verläuft zyklisch, während die Samenzellreifung eher ein konstanter Prozess ist. Die Zyklusfunktion wird durch unterschiedliche Regulationssysteme vom Gehirn bis zu den Eierstöcken gesteuert. Voraussetzung für den Eintritt einer Schwangerschaft ist, dass die Eizellreifung im Eierstock, der Ei-

4

transport durch den Eileiter und die Vorbereitung der Gebärmutterschleimhaut für die Einnistung eines Embryos aufeinander abgestimmt sind. Häufig beruhen Zyklusstörungen auf einer gestörten Regulation der Eizellreifung. In einigen Fällen können solche Funktionsstörungen durch Medikamente behandelt werden, wie bei einem Polyzystisches Ovar-Syndrom, einem Prolaktinom oder bei Schilddrüsenerkrankungen. Die altersabhängige Reserve an Eizellen im Eierstock ist für die Prognose einer Schwangerschaft entscheidend. Ist der Eizellvorrat erschöpft, ist eine Schwangerschaft mit eigenen Eizellen nicht mehr möglich. Funktionsstörungen der Eierstöcke können mit Hormonmessungen und der vaginalen Ultraschalluntersuchung erkannt werden. Darüber hinaus können Fruchtbarkeitsstörungen durch angeborene und erworbene Veränderungen der weiblichen Geschlechtsorgane bedingt sein. Hierzu zählen genetische Krankheitsbilder und Fehlbildungen sowie Schädigungen der Eierstöcke, der Eileiter und der Gebärmutter (z. B. eine Endometriose oder Myome). Individuell muss dann entschieden werden, ob eine Patientin ggf. von einer operativen Korrektur profitiert.

Literatur

Bals-Pratsch, M Bachmann, A Sharma AM (2023) Adipositas und Kinderwunsch. cme-kurs https://www.cme-kurs.de/kurse/adipositas-undkinderwunsch/ Zuletzt 5.3.2025

Bals-Pratsch M, De Geyter Ch, Müller T et al (1997) Episodic variations of prolactin, TSH, LH, melatonin and cortisol and relationship to sleep stages in infertile women with subclinical hypothyroidism. Hum Reprod 12:896–904

Bals-Pratsch, M Eder A (2023) Kinderwunsch. In: Seitz S (Hrsg) Gynäkologie und Geburtshilfe. Springer, Heidelberg, pp 143–154

Fill Malfertheiner S, Gutknecht D, Bals-Pratsch M (2017) Preconception Optimization of Glucose and Insulin Metabolism in Women Wanting to Conceive – High Rate of Spontaneous Conception Prior to Planned Assisted Reproduction. 77:1312–1319. https://doi.org/10.1055/s-0043-122279. Zuletzt 5.3.2025

Merk K (2019) Outcome der Assistierten Reproduktionstechnik bei Patientinnen mit polyzystischem Ovar-Syndrom mit versus ohne Insulinresistenz unter präkonzeptioneller Metformintherapie. Universität Regensburg. https://epub.uni-regensburg.de/40061/2/Dissertation%20PCOS%20Merk%202019%20online.pdf. Zuletzt 2.2.2025

Rebhan D, Bachmann A (2021) Update zur Einschätzung des Anti-Müller-Hormons (AMH) als Marker der ovariellen Reserve. Gynäkologische Endokrinologie 24,138–143

Sonntag B (2016) Zyklusstörungen. Gynäkologe 49:357–372. https://doi.org/10.1007/s00129-016-3878-1

Sonntag B, Segerer S, Keck C (2019) Kinderwunsch: Beratung und Therapie in der gynäkologischen Praxis. Gynäkologe 52:217–228. https://doi.org/10.1007/s00129-018-4376-4

The Rotterdam ESHRE/ASRM-sponsored PCOS consensus workshop group (2004) Revised 2003 consensus on diagnostic criteria and long-term health risks related to polycystic ovary syndrome (PCOS). Hum Reprod 19:41–47. https://doi.org/10.1093/humrep/deh098

Teede HJ, Tay CT, Laven JJE et al (2023) International PCOS Network. Recommendations from the 2023 international evidence-based guideline for the assessment and management of polycystic ovary syndrome. Eur J Endocrinol 189:G43–G64. https://doi.org/10.1093/ejendo/lvad096

Vrontikis A, Chang PL, Kovacs P et al (2010) Antral follice counts (AFC) predict ovarian response and pregnancy outcomes in oocyte donation cycles. J Assist Reprod Genet 27:383–389. https://doi.org/10.1007/s10815-010-9421-8

Wallwiener D (2009) Laparoskopie. In: Wallwiener D, Jonat W, Kreienberg R et al (eds) Atlas der gynäkologischen Operationen 7th edn. Thieme-Verlag, Stuttgart, p 49–51

Wallwiener M (2018) Diagnostische Hysteroskopie. In: Solomayer EF, Juhasz-Böss I (eds) Kursbuch Gynäkologische Endoskopie, Thieme Verlag, Stuttgart, p 70–72

Grundlagen und Diagnostik der männlichen Reproduktion

Inhaltsverzeichnis

5

Sexualmedizinische Aspekte

In der Kinderwunschsprechstunde steht die Fortpflanzungsmedizin und weniger die Sexualität im Vordergrund. Es gibt aber Kinderwunschpaare, bei denen sexual-medizinische Störungen eine wesentliche Rolle spielen (z. B. bei Vaginismus und Erektionsstörungen). Diese Paare sollten in Kooperation mit einem Arzt für Sexual-medizin (Zusatzweiterbildung) behandelt werden. Durch den „**Reproduktionsstress**" kommt es häufiger zu Sexualstörungen, z. B. Erektions- und Ejakulationsstörungen (◘ Tab. 5.1), denn bei Kinderwunsch wird häufig Geschlechtsverkehr „auf Kommando" praktiziert, um die Effizienz beim Schwangerwerden zu steigern. Dadurch kommt es nicht bei Lust zum Geschlechtsverkehr, sondern beim Eisprung. Neben der **Lustdimension** verliert auch die Befriedigung psychoemotionaler Grundbedürfnisse nach Sicherheit, Akzeptanz, Geborgenheit und Nähe an Bedeutung (**Beziehungsdimension**).

Beim Geschlechtsverkehr wird der **Orgasmus** bei der Frau mit der Stimulation der Klitoris durch die Eichel, Schaft und Peniswurzel ausgelöst. Die Nervenfasern dieses ca. 11 cm langen Organs, von dem nur die Klitorisspitze sichtbar ist, reichen bis in die Vagina und Oberschenkel hinein. Orgas-musstörungen können die Befruchtung stö-ren. So können bei fehlendem Orgasmus keine Sexualsekrete in der Vagina abgeson-dert werden. Diese verstärken normalerweise die Gleitwirkung und können die Motilität der Samenzellen verbessern. Beim Mann kommt es durch Stimulation von Penisschaft und Eichel beim Eindringen des Penis-schaftes in die Scheide zum Orgasmus und zur Auslösung der **Ejakulation**. Eine Ejaku-lation bereits vor der Penetration wird als Ejaculatio präcox bezeichnet, das Ausblei-ben einer Ejakulation als Aspermie und das Ausbleiben eines Orgasmus als Anorgasmie (◘ Tab. 5.1). Eine retrograde Ejakulation zählt wie eine Ejaculatio retarda, einer An-ejakulation oder der Ejaculatio präcox zu

◘ **Tab. 5.1** Samendeposition im weiblichen Genitaltrakt, organische und sexuelle Störungen beim Mann

Störungen der Fortpflanzungs-funktion (Penisanomalien/se-xuelle Funktionsstörungen)	Bezeichnung	Erläuterung
Penis	Hypospadie	Harnröhre endet auf Unterseite
	Epispadie	Harnröhre endet auf Oberseite
	Phimose	Verengung der Vorhaut
	Penisdeviation	Abknickung des Penis
Erektion	Erektile Dysfunktion (ED)	Unfähigkeit Erektion zu bekommen
	Priapismus	Dauerhafte Erektion
Orgasmus	Anorgasmie	Ausbleiben des Orgasmus
	Aspermie	Fehlendes Sperma trotz Orgasmus
	Ejaculatio präcox	Vorzeitiger Orgasmus
	Ejakulatio retarda	Stark verzögerte Ejakulation
Ejakulation	Retrograde Ejakulation	Samenerguss in die Harnblase
	Anejakulation	Ejakulationsverlust (wie Aspermie)

den Ejakulationsstörungen. Die **Grenzen** zwischen **Orgasmus-** und **Ejakulationsstörungen** können **fließend** sein. Häufige Ursachen sind Prostataoperationen, Medikamente, chronische Erkrankungen oder Traumata wie Rückenmarksverletzungen.

Anatomie der männlichen Fortpflanzung

Die Samenzellen (Spermien) werden im **Hoden** gebildet und bis zur Ejakulation im Nebenhoden (Epididymus) gelagert (▶ Abb. 2.1), einem ca. 5 bis 6 cm langen, stark gewundenen Gang, der dem Hoden kappenartig aufliegt.

Spermatogenese und Spermiogenese und ihre Störungen

Mit der **Pubertät** entwickeln sich die Samenkanälchen (**Tubuli seminiferi**), und es kommt durch die beginnende **Spermatogenese** zum Wachstum der bis dahin kleinen Hoden. Das Hodenvolumen wird wesentlich durch die Anzahl der intakten Tubuli bestimmt, in denen die Samenzellen produziert werden (◘ Abb. 5.1). Die Tubuli haben eine Länge von 300 bis 700 m. Vor der Pubertät besteht das Keimepithel in den Tubuli nur aus den Stammzellen der Samenzellreifung (**Spermatogonien**) und den Stützzellen (**Sertolizellen**). Zwischen den Tubuli liegen die **Leydigzellen**, die für die Hormonproduktion im Hoden wichtig sind. Ab der Pubertät treten die Spermatogonien in die Meiose ein, und aus einer Spermatogonie entstehen vier Spermatiden (▶ Abb. 2.2). Es schließt sich die **Spermiogenese** an. Aus den zunächst frühen runden Spermatiden werden die späten elongierten Samenzellen (▶ Abb. 2.5). Die von der **Form** her reifen Samenzellen (Spermatozoen) bestehen aus **Kopf**, **Mittelstück** und **Schwanz**. Die Stammzellen der Samenzellreifung (Spermatogonien) liegen außen an der Wand der Tubuli. Die daraus bei der Spermatogenese gebildeten Samenzellen werden nach Abschluss der Spermiogenese in den Hohlraum (**Lumen**) in der Mitte der Samenkanälchen für den Weitertransport in den Nebenhoden abgegeben. Ein kleines Hodenvolumen weist auf eine Schädigung der Samenzellreifung hin. Eine **Spermatogenesestörung** kann unterschiedlich ausgeprägt sein (◘ Abb. 5.2). Das Spektrum umfasst Störungen mit **Arrest** auf Ebene der Spermatozyten oder Spermiogenesestörungen auf Ebene der Spermatiden (z. B. Rundspermatiden). Häufiger sind Tubuli mit einer gestörten Spermatogenese **herdförmig** neben Tubuli mit einer intakten Spermatogenese im Hodengewebe verteilt. Die Schädigung des Keimepithels kann so ausgeprägt sein, dass in den Samenkanälchen

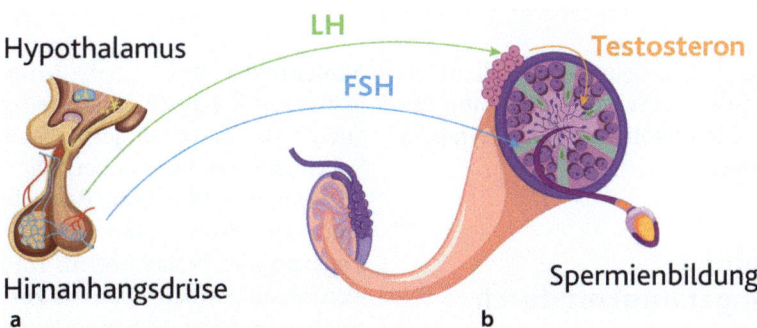

◘ **Abb. 5.1** Hypothalamus-Hypophysen-Hoden-Achse und Spermienbildung im Samenkanälchen (Tubulus). **a**: Ausschüttung von LH und FSH aus der Hirnanhangsdrüse, **b**: Samenkanälchen im Querschnitt mit Sertolizellen (grün) innen und Leydigzellen außen (schematisiert)

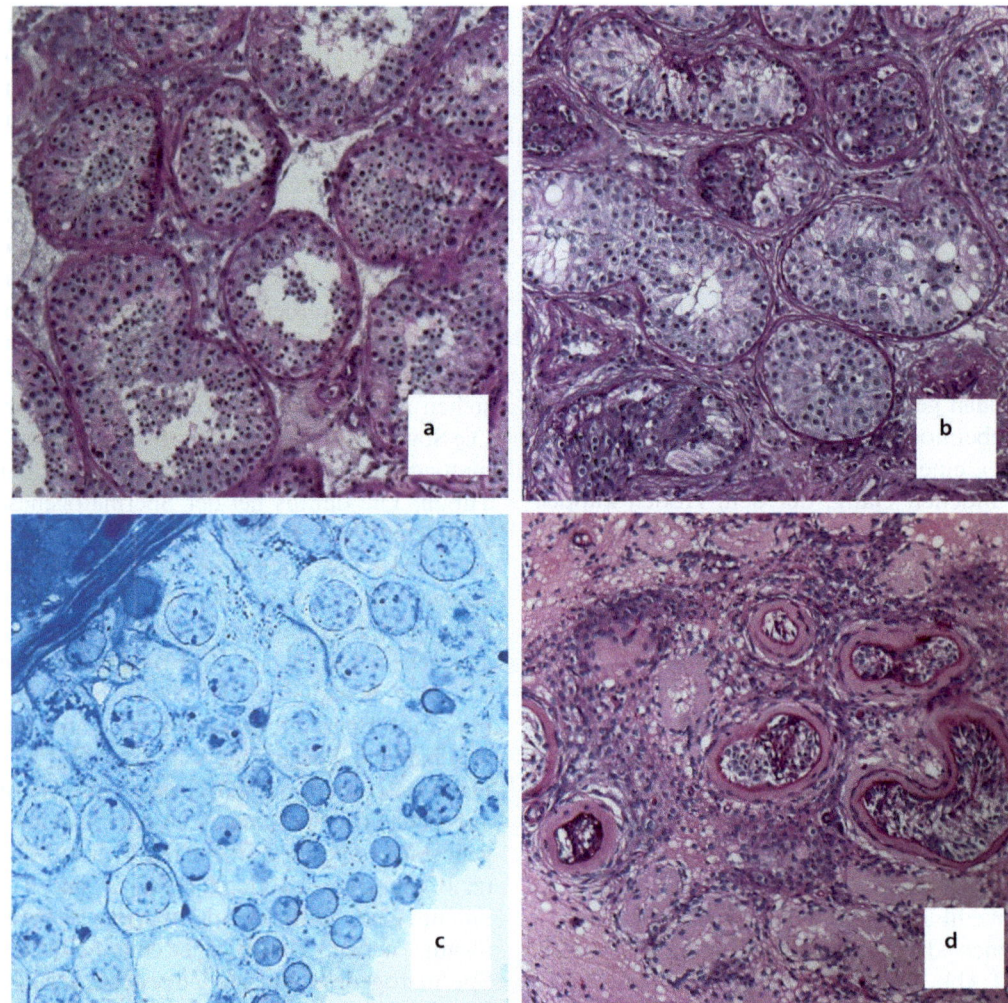

◨ Abb. 5.2 Spermatogenese- und Spermiogenese-störungen (Semidünnschnitthistologie). **a**: qualitativ intakte Spermatogenese, **b**: Spermatogenesearrest pri-märe Spermatozyten **c**: Spermiogenesearrest Rund-spermatiden, **d**: Sertoli-Cell-Only-Syndrom (SCO)

nur noch die Stützzellen (Sertolizellen) er-halten sind. Diese schwere Schädigung be-zeichnet man als **Sertoli-Cell-Only-Syndrom (SCO-Syndrom)**.

Motilität und Befruchtungsfähigkeit durch Nebenhodenpassage

Nach Abschluss der Spermatogenese und anschließender Spermiogenese bestehen die **Samenzellen** aus Kopf, Mittelstück und Schwanz (▶ Abb. 2.5). Samenzellen werden auch als Samenfäden, Spermien bzw. Spermatozoen bezeichnet. Die Samenzellen erlangen ihre **Motilität** (Beweglichkeit) wäh-rend der Passage und der anschließenden Lagerung im Nebenhoden. Im **Nebenhoden** werden die Samenzellen bis zur Ejakulation gelagert. Bei der Nebenhodenpassage erlan-gen die Spermien nicht nur ihre vollständige **Progressivmotilität,** sondern entwickeln auch ihre **Befruchtungsfähigkeit.** Die Reifung im Nebenhoden dauert ca. eine Woche. Operativ aus dem Hodengewebe gewonnene Samenzellen können bei der In-vitro-Fertilisation (IVF) die Eizelle nicht befruchten, da die Samenzellen noch nicht ausreichend beweglich und befruchtungsfähig sind. Auch Samenzellen aus dem Nebenhoden können in-vitro noch nicht befruchten, denn die Befruchtungsfähigkeit wird erst mit der Kapazitation im weiblichen Genitaltrakt vollständig erreicht. Aus diesem Grunde ist bei der Befruchtung mit Spermien aus dem Hodengewebe oder dem Nebenhoden zusätzlich zur IVF die Methode mit der intrazytoplasmatischen Spermieninjektion (ICSI) notwendig.

Abläufe bei der Befruchtung

Der Auftrag der Spermien ist die **Fertilisation** (Befruchtung) der Eizelle. Daher müssen Samenzellen zielgerichtet vorwärts (progressiv) motil sein, die Eizelle erkennen und an die Eizellmembran binden können, um dann mit dieser zu verschmelzen (▶ Abb. 2.6). Der Spermienkopf besteht aus dem Zellkern, der Akrosomkappe, die zwei Drittel des Spermienkopfes bedeckt, und dem Zentriol am hinteren Ende des Spermienkopfes. Das **Akrosom** enthält Enzyme, um die Zona pellucida aufzulösen und die Spermienbindung an die Eizellmembran (Oolemma) zu ermöglichen. Spermienkopf und Schwanz dringen in die Eizelle ein. Nach der Penetration der Samenzelle in die Eizelle nähert sich der Spermienkopf dem weiblichen Vorkern und schwillt zum **männlichen Vorkern** an. Es bildet sich das Vorkernstadium aus (▶ Abb. 1.2). Das **Zentriol**, am hinteren Ende des Spermienkopfes gelegen, ist für die Ausbildung der **Teilungsspindel** und die nachfolgende Embryoentwicklung notwendig. Fehlt ein funktionsfähiges Zentriol, kommt es zum Arrest im Vorkernstadium und zum Ausbleiben der Embryoentwicklung. Bei regulärer Befruchtung lösen sich die beiden Kerne auf. Damit ist die Befruchtung abgeschlossen und die Eizelle beginnt mit der Teilung zum Zweizeller.

Physiologie der männlichen Fortpflanzung

Samenzellen müssen nach dem Geschlechtsverkehr bis zum Ende des Eileiters schwimmen, um eine Eizelle zu befruchten. Die wichtigen physiologischen Voraussetzungen für eine erfolgreiche Befruchtung sind die Kapazitation und die Akrosom-Reaktion der Spermien während der Passage durch den weiblichen Genitaltrakt (siehe ▶ Kap. 2).

Hoden, Nebenhoden, Bläschendrüsen und Prostata tragen in unterschiedlich großem Umfang zur **Samenflüssigkeit** bei. Nur fünf Prozent des Ejakulatvolumens kommt aus den Hoden und Nebenhoden. Zur Beurteilung der Funktion von **Nebenhoden**, **Samenblasen** und **Prostata** können **Funktionsmarker** bestimmt werden (▢ Tab. 5.2). So muss bei erniedrigten Werten für die alpha-

▢ **Tab. 5.2** Funktionsmarker für Nebenhoden, Samenblasen und Prostata

Drüsen	Funktion	Anteil am Ejakulatvolumen	Marker
Hoden/Nebenhoden	Bereitstellung Samenzellen, Speicher	5 %	alpha-Glukosidase
Samenblasen	Einstellung pH-Wert	50–80 %	Fruktose
Prostata	Verflüssigung des Ejakulates	15–30 %	Citrat, Zink

Glukosidase als Marker für die Nebenhoden-funktion davon ausgegangen werden, dass ein krankhafter Verschluss auf Höhe der Nebenhoden oder der Samenleiter vorliegt. Männer nach einer Vasektomie haben ebenfalls erniedrigte Werte für die alpha-Glukosidase, da in diesem Fall die Samenleiter operativ durchtrennt wurden. Das Ejakulatvolumen ist nach einer Vasektomie normal. Das Sekret der Samenblasen ist alkalisch und wichtig für die Einstellung des pH-Wertes im Ejakulat, denn ein alkalischer pH-Wert über 7,2 ist optimal für die Beweglichkeit der Samenzellen und puffert nach dem Geschlechtsverkehr das saure Scheidenmilieu. Im Prostata-Sekret sind zahlreiche Stoffe, die der Verflüssigung des Ejakulates dienen.

Hypothalamus-Hypophysen-Hoden-Achse

Das männliche Hormon **Testosteron** wird in den Leydigzellen produziert, die zwischen den Tubuli liegen. Für die Spermatogenese ist Testosteron in ausreichenden Konzentrationen notwendig. Dieses Hormon ist ebenfalls für die Funktion von Penis, Nebenhoden, Samenblasen, Prostata und für andere Körperfunktionen wie Sexualität, Behaarung, Blutbildung, Muskelaufbau und Knochenstoffwechsel bedeutsam.

Die **hormonelle Steuerung** der Hodenfunktion durch das Zwischenhirn (Hypothalamus) und die Hirnanhangsdrüse (Hypophyse) ist im Prinzip die gleiche wie bei der Ovarfunktion (► Abb. 4.5). Die Hypophyse wird durch das pulsatil sezernierte Gonadotropin-Releasing-Hormon (GnRH) stimuliert (Hypothalamus-Hypophysen-Hoden-Achse). Allerdings haben die GnRH-Pulse beim Mann eine stabile Frequenz von ca. 120/min. Die Hypophyse reagiert auf dieses Signal mit der Ausschüttung des luteinisierenden Hormons (LH) und des Follikel-stimulierenden Hor-

mons (FSH). Das LH stimuliert die Leydigzellen zur Produktion von Testosteron und FSH stimuliert die Sertolizellen in den Samenkanälchen zur Anregung der Spermatogenese.

Allerdings gibt es wesentliche **Unterschiede zwischen Mann** und **Frau** in der Regulation der **Hypothalamus-Hypophysen-Keimdrüsen-Achs**en. Die Samenzellreifung läuft kontinuierlich und nicht zyklisch ab. Daher ändert das GnRH-Signal seine Pulsfrequenz und -amplitude nicht. Die Zielorgane für LH und FSH sind unterschiedlich: die **Hoden** mit den Leydig- und Sertolizellen und die **Ovarien** mit dem Follikelapparat (Granulosa- und Thekazellen). Dementsprechend funktioniert beim Mann die Rückkopplung auf den Ebenen von Hypophyse und Hypothalamus über das **Testosteron** (◘ Abb. 5.1). Daher kommt es bei einem Anabolika-Abusus oder auch einer Testosterontherapie zu einer Suppression der LH- und FSH-Ausschüttung und somit zur Unterdrückung der Spermatogenese. Die Samenzellreifung wird durch das körpereigene LH und FSH nicht mehr ausreichend stimuliert. Aus diesem Grund findet man bei Bodybuildern oder Kinderwunschpatienten unter einer Testosterontherapie eine verminderte Spermienkonzentration bis hin zum Fehlen von Spermien im Ejakulat (Azoospermie). Darum ist bei aktivem Kinderwunsch eine Testosterontherapie grundsätzlich kontraindiziert. Das Hormon **Inhibin** wird von den Leydigzellen produziert und spielt bei der Regulation der Samenzellreifung ebenfalls eine Rolle. Ist die Spermatogenese in den Samenkanälchen gestört, sezernieren die Leydigzellen weniger Inhibin, und es kommt zur Gegenregulation mit vermehrter Sekretion von LH und FSH. Erhöhte LH- und FSH-Werte weisen auf eine Störung der Spermatogenese hin. Allerdings ist die vermehrte LH- und FSH-Stimulation der Hoden bei einer schweren Schädigung des Keimepithels i. d. R. wirkungslos.

Fertilitätsstörungen auf verschiedenen anatomischen und funktionellen Ebenen

Eine Unfruchtbarkeit beim Mann kann ihre Ursache auf funktioneller und/oder organischer Ebene haben. Die Störungen können sowohl angeboren als auch erworben sein.

Gestörte Samendeposition

Die Unfruchtbarkeit eines Paares kann in seltenen Fällen beim Geschlechtsverkehr durch eine gestörte Samendeposition in die Scheide bedingt sein (◘ Tab. 5.1). Hierzu zählen Fehlbildungen oder erworbene **Anomalien des Penisschaftes**. Mündet die Harnröhre auf der Unter- oder Oberseite des Penisschaftes, liegt eine Hypo- oder Epispadie vor. Der Samen kann nicht in das hintere Scheidengewölbe ejakuliert werden. Somit ist der Eintritt von Samenzellen in die Zervix erschwert, die wie ein Zapfen in das hinteren Scheidengewölbe hineinragt. Auch eine Vorhautverengung kann so ausgeprägt sein, dass es zu einer Störung des Geschlechtsverkehrs kommt. Durch Narbenbildung am Penisschaft wie bei einer seltenen Bindegewebserkrankungen (Induratio penis plastica) kann es zur Penisverkrümmung mit Schmerzen bei der Erektion kommen. Eine **erektile Dysfunktion** (ED) hat häufiger eine psychische, hormonelle, aber auch eine organische Ursache, z. B. nach Prostataoperationen. Weiterhin kann diese durch Medikamente wie Antidepressiva oder aber durch Durchblutungsstörungen im Rahmen von chronischen Erkrankungen wie Diabetes mellitus, Hypertonus oder neurologischen Erkrankungen bedingt sein. Unter **Priapismus** versteht man eine dauerhafte Erektion über zwei Stunden. Diese Situation ist ein urologischer Notfall. Ursachen sind meist Medikamente wie Psychopharmaka, Alkohol und Drogen, neurologische Erkrankungen, aber auch

eine intrakavernöse Injektionstherapie (SKAT) bei erektiler Dysfunktion.

Hodenschäden

Bei einem Hodenschaden ist i. d. R. der **FSH-Wert** in Abhängigkeit vom Ausmaß der Spermatogenesestörung erhöht. Um die Schwere einer gestörten Spermatogenese noch besser abschätzen zu können, kann zusätzlich der **Inhibin-Wert** gemessen werden (s. o.). Ein Hodenschaden ist grundsätzlich nicht behandelbar.

Die Spermatogenese kann durch angeborene und erworbene **organische Veränderungen** der Hoden beeinträchtigt werden. Zu den erworbenen Veränderungen kann die **Varikozele** gezählt werden. Es handelt sich um eine Krampfaderbildung des Venengeflechts im Hodensack (Plexus pampiniformis). Unfruchtbare und fruchtbare Männer haben in ca. 30 % eine Varikozele. Diese kann als **Sterilitätsfaktor** zur Verringerung sowohl der Durchblutung als auch des Hodenvolumens, zur Temperaturerhöhung und zur Fragmentierung des Erbgutes (DNA) führen. Durch die DNA-Fragmentierung kann die Embryoentwicklung und damit die Einnistung beeinträchtigt sein. Eine Varikozele kann operativ oder durch radiologische Interventionen behandelt werden. Wenn eine Varikozele keine klinischen Beschwerden verursacht, besteht grundsätzlich keine Indikation für operative Interventionen. Besteht jedoch ein unerfüllter Kinderwunsch und liegt ein eingeschränktes Spermiogramm vor, kann trotz fehlender Beschwerden dem Patienten eine **Varikozelenbehandlung** angeboten werden. Eine verbesserte Schwangerschaftsrate nach einer Varikozelentherapie ist aber nicht bewiesen.

Auch Infektionen in den männlichen Genitalorganen können zur Infertilität führen. Bekannt ist die **Mumps**-Infektion vor und nach der Pubertät mit einer Hoden- und Nebenhodenbeteiligung. Nach der Pubertät erkranken 20 bis 30 % der Männer an einer

5

Mumpsorchitis (Masarani et al. 2006). Es kommt fünf bis zehn Tage nach der Ohrspeicheldrüsenentzündung (Parotitis) zur **Hodenschwellung**. In ca. 10 bis 30 % der Fälle verläuft diese beidseitig. In 30 bis 50 % der Fälle kommt es nach der Infektion zum Schrumpfen (Atrophie) der betroffenen Hoden und folglich zur Infertilität. Wenn die Mumpsorchitis beide Hoden befallen hat, sind bei 30 bis 87 % der betroffenen Männer Fertilitätsstörungen zu erwarten. Eine Mumpsimpfung ist sehr effektiv, um eine Mumpsorchitis zu verhindern. Die **sexuell übertragbaren Infektionen (STI)** wie Syphilis (Lues) und Gonorrhoe (Tripper), aber auch Chlamydien können ebenfalls häufig zur Unfruchtbarkeit führen. Diese Infektionen können sich im männlichen Genitale ausbreiten und führen häufig zum Verschluss der Samenwege, aber in manchen Fällen auch zur Hodenatrophie.

Der **Hodenhochstand** (Kryptorchismus) ist die häufigste Fehlbildung des Urogenitaltraktes. Bis zu drei Prozent der männlichen Neugeborenen sind betroffen. Häufig ist das Hodengewebe anlagebedingt schon geschädigt. Das Risiko für eine Azoospermie ist um 25 % erhöht. Außerdem besteht eine höhere Wahrscheinlichkeit, später an einem Hodenkrebs zu erkranken.

Auch **akute fieberhafte Erkrankungen** wie grippale Infekte können das Hodengewebe schädigen. Allerdings führen solche Infektionen in der Regel nur zu einer **vorübergehenden Störung** der Spermatogenese bzw. Schädigung der Samenzellen in den Samenkanälchen und im Nebenhoden. ◘ Tab. 5.3 zeigt den Verlauf von Spermien-

konzentration und -motilität vor und nach einem fieberhaften Infekt mit Temperaturen von 39 bis 40 Grad Celsius über zwei Tage bei Samenspendern. Fünf Wochen nach dem Infekt waren die **Spermienkonzentration** und die **Progressivmotilität** sowie der **DNA-Fragmentationsindex** (**DFI**) in den Bereich für Infertilität stark gefallen bzw. angestiegen (s. u.). Nach mehr als zwei Monaten hatten sich alle Parameter wieder normalisiert, denn in dieser Zeit konnte eine neue, nicht geschädigte Generation von Samenzellen heranreifen. Die Dauer der Spermatogenese umfasst 64 bis 74 Tage.

Die Spermatogenese kann auch durch **Abusus** von Alkohol, Tabak und Rauschgiften, Chemotherapie, Hormonbehandlung mit Androgenen oder Antiandrogenen oder durch andere Risikofaktoren wie Chemikalien und Strahlung geschädigt werden (◘ Tab. 5.4).

◘ **Tab. 5.4** Umwelteinflüsse und Spermaqualität

Einfluss-faktoren	Auswahl
Genussgifte	Alkohol, Tabak, Rauschgifte
Pharmaka	Zytostatika, Antiandrogene, Testosteron, Anabolika
Physikalische Faktoren	Hitze, ionisierende Strahlung
Chemikalien	Pestizide, Herbizide, Insektizide, Schwermetalle, Lösungsmittel, Weichmacher

◘ **Tab. 5.3** Verlauf Spermaqualität über 6 Monate nach fieberhaftem Infekt (nach Sergerie M, Mieusset R, Croute F et al. (2007))

Tag	0	15	37	58	79	> 180
Konzentration (Mill/ml)	47,0	20,2	2,4	21,4	70,0	48,5
Progressivmotilität (a+b) %	60	35	15	60	40	45
DNA-Fragmenta-tions-Index % (DFI)	9	24	31	15	8	9

Diagnostik männlicher Fertilitätsstörungen

Bei ungewollter Kinderlosigkeit sollte die Abklärung nach einer **Stufendiagnostik** erfolgen, die **beide Partner** einschließt. Diese wird innerhalb der ersten 12 Monate meist durch den Frauenarzt durchgeführt (siehe ▶ Kap. 4). Die Diagnostik nach **Stufe I** beginnt mit der Anamnese, die auch die Anwendung von Medikamenten und Anabolika beim Mann sowie die Sexualität umfassen sollte. Bei Auffälligkeiten bei der Frau wie Hinweisen auf einen Eileiterverschluss oder auf eine reduzierte Eizellreserve und bei fortgeschrittenem reproduktionsmedizinischem Alter (> 34 Jahre) sollte zügig die erweiterte Diagnostik nach **Stufe II** mit der Untersuchung des Mannes durch einen Urologen, bevorzugt durch einen Andrologen begonnen werden (siehe ▶ Kap. 4). Diese Diagnostik sollte ebenfalls unverzüglich durchgeführt werden, wenn die Anamnese beim Mann auffällig ist. Zu den Untersuchungen zählt neben der klinisch-andrologischen Untersuchung auch ein Basisspermiogramm. Die wichtigsten Risikofaktoren für eine Infertilität sind ein Hodenhochstand in der Kindheit, eine Mumps-Infektion oder eine Chemotherapie. Bei unauffälliger Anamnese beider Partner und einer jungen Frau (Alter < 35 Jahre) wird die erweiterte Sterilitätsdiagnostik erst bei Feststellung einer Unfruchtbarkeit nach einem Jahr durchgeführt. Die Diagnostik beim Mann im Kinderwunschzentrum ist i. d. R. auf die Ejakulat- und Hormondiagnostik beschränkt.

Klinisch-andrologische Untersuchung

Zur fachärztlichen **klinisch-andrologischen Untersuchung** gehört die Inspektion des Körpers mit Beurteilung der Körperbehaarung und des äußeren Genitales. Insbesondere wird auch geprüft, ob eine Varikozele oder auch ein Brustwachstum (Gynäkomasie) vorliegen. Es werden Penis und Hoden mit Nebenhoden inspiziert bzw. abgetastet und das Hodenvolumen z. B. mit dem **Orchidometer** bestimmt. Ein Orchidometer ist ein medizinisches Messinstrument mit 12 nummerierten Holzkugeln mit einem Volumen von 1 bis 25 ml, die auf einer Kette aufgereiht sind. Die tastbaren Nebenhoden liegen wie eine Mütze oben außen auf den Hoden. Zusätzlich müssen die Samenleiter tastbar sein, um keine Fehlbildung wie das Fehlen der Samenleiter zu übersehen. Fehlen eine oder beide Samenleiter, kann das ein Hinweis auf eine **genitale Form** der **Mukoviszidose** mit einem genetischen Risiko für das Wunschkind sein. Diese Fehlbildung wird als kongenitale unilaterale bzw. bilaterale Aplasie der Samenleiter bezeichnet (**CUAVD** bzw. **CBAVD**). Um einen Hodentumor nicht zu übersehen, wird die klinisch-andrologische Untersuchung meist durch eine **Skrotalsonografie** mit sonografischer Bestimmung des Hodenvolumens ergänzt. Ein eingeschränktes Spermiogramm kann immer auch ein Hinweis auf einen **Hodentumor** sein. Hodenkrebs ist die häufigste Tumordiagnose bei jungen Männern mit einem Altersgipfel zwischen 25 und 45 Jahren. Ein frühes Tumorstadium ist heutzutage gut heilbar. Daher wird grundsätzlich auch die monatliche Selbstuntersuchung empfohlen.

Hormondiagnostik

Die klinisch-andrologische Untersuchung wird durch die **Hormondiagnostik** ergänzt. Bei der Basisdiagnostik werden die Hormone **FSH** und das **Gesamt-Testosteron**, bei Auffälligkeiten zusätzlich **Prolaktin** und **Inhibin** gemessen. Nur das freie, nicht an das Sexualhormonbindende Globulin (**SHBG**) gebundene Testosteron ist klinisch wirksam. Entweder wird das freie, **bioverfügbare Testosteron** aus dem Gesamt-Testosteron und

5

dem SHBG-Wert berechnet oder durch einen speziellen Test direkt gemessen. Außerdem unterliegen die Testosteronwerte **tageszeitlichen Schwankungen** mit hohen Werten am frühen Morgen und niedrigen Werten am frühen Abend. Daher sollte die Testosteronbestimmung immer am frühen Morgen erfolgen, damit die Fehldiagnose eines Testosteronmangels vermieden wird. Diese führt fälschlicherweise immer wieder zur Einleitung einer Testosterontherapie. Die Folge ist die Unterdrückung der FSH-Ausschüttung und eine Verschlechterung des Ejakulatbefundes bis zur Azoospermie. Wird bei der Basisdiagnostik ein erhöhter FSH-Wert gemessen, besteht der Verdacht auf einen Hodenschaden.

Ejakulatdiagostik

Zum Abschluss der klinisch-andrologischen Diagnostik erfolgt die **Ejakulatunter-suchung**, die **standardisiert** und qualitäts-kontrolliert entsprechend der aktuellen sechsten Auflage des **WHO-Laborhandbuchs** zur Untersuchung und Aufarbeitung des menschlichen Ejakulates von 2021 durchge-führt wird (Köhn und Schuppe 2022). Zu-letzt wurde die fünfte Auflage des Hand-buches 2012 in deutscher Sprache publiziert. Die WHO hatte 1980 erstmals das Hand-buch zur standardisierten Ejakulatunter-suchung publiziert, um Ejakulatbefunde weltweit vergleichen zu können. Seitdem ist es möglich, Studien zur männlichen Fertili-tät weltweit durchzuführen und auswerten zu können. Die Deutsche Gesellschaft für Andrologie (DGA) bietet die externe Quali-tätskontrolle an (**QuaDeGA**). Diese wird zur Qualitätssicherung bei der Ejakulat-diagnostik entsprechend der Richtlinie der Bundesärztekammer zusätzlich zur internen Qualitätskontrolle gefordert. Die Ejakulat-untersuchung allein ohne die Bewertung der klinisch-andrologischen Befunde und der Vorgeschichte erlaubt keine sichere Dia-gnose, ob ein Mann fruchtbar oder un-fruchtbar ist. Grundsätzlich ist eine Samen-analyse eine **Momentaufnahme**. Insbeson-dere die Werte für die Spermienkonzentration zeigen deutliche Schwankungen. Daher soll-ten grundsätzlich **zwei Untersuchungen** im Abstand von mindestens zwei Wochen durchgeführt werden.

Durchführung der Ejakulatdiagnostik

Entsprechend dem WHO-Laborhandbuch sollte die **Abstinenz** vor einer Ejakulat-diagnostik mindestens zwei Tage (**48 h**) und **höchstens sieben Tage** betragen. Das **Ejakulatgefäß** muss Zellkultur-getestet sein und sollte vom Andrologielabor mitgegeben werden. Andernfalls können Schadstoffe aus dem Gefäß die Samenzellen schädigen, sodass vor allem die Beweglichkeit beein-trächtigt werden kann. Das Ejakulat wird durch Masturbation gewonnen. In Aus-nahmefällen können Zellkultur-getestete Spezialkondome verwendet werden. Patien-ten müssen vor der Abgabe **Hände** und **Penis** **waschen** und die schädlichen Seifenreste gut abspülen. So können Ejakulatproben ohne relevante Kontamination durch Bakterien von der Penishaut für eine **mikrobiologische Untersuchung** verwendet werden. Die Ge-winnung einer Samenprobe unter häus-lichen Bedingungen ist möglich, wenn die gleichen Maßnahmen bei der Spermaabgabe wie im Kinderwunschzentrum beachtet wer-den, die Probe innerhalb von 60 min körper-warm im Labor ankommt und die Zuord-nung zum Patienten gewährleistet ist. Das Ejakulat sollte zur Verflüssigung innerhalb von 5 min nach der Gewinnung im Brut-schrank bei 37 Grad inkubiert werden. Der Analysebeginn ist 30 bis 60 min später. Es erfolgt zunächst die **makroskopische Unter-suchung** mit Feststellung der Farbe, des Vo-lumens, der Viskosität und des pH-Wertes. Danach beginnt die Vorbereitung für die **mikroskopische Untersuchung** mit Bestim-mung der Beweglichkeit (Motilität), Kon-zentration und Form (Morphologie) der Samenzellen. Die Form der Spermien wird

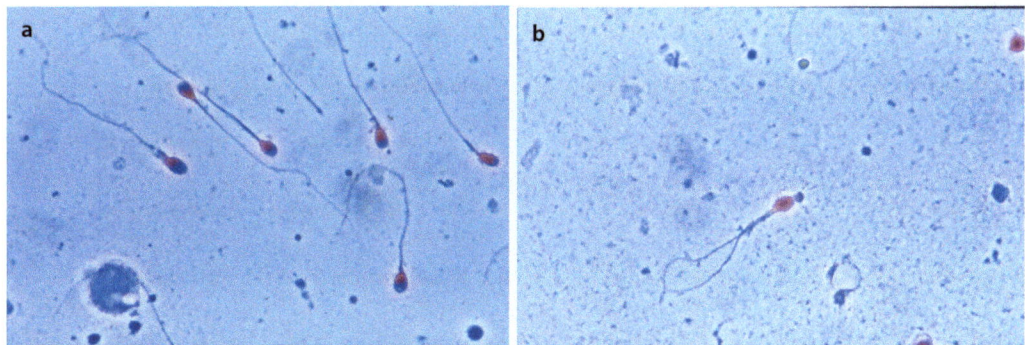

Abb. 5.3 Normale und abnormale Spermien (Färbung nach Papaniculaou). **a**: Spermien mit normaler Morphologie, **b**: Spermium mit Doppelschwanz

nach der Färbung z. B. nach Papaniculaou untersucht (■ Abb. 5.3).

Ejakulatparameter

Die wichtigsten Ejakulatparameter mit **Referenzwerten**, die klinische Bewertung und Labormethoden sind in ■ Tab. 5.5 zusammengestellt. Für die Bewertung der Ejakulatbefunde gibt es eine **Nomenklatur**. ■ Tab. 5.6 enthält das vollständige Verzeichnis. Wenn Spermienkonzentration, -motilität und -morphologie jeweils im Normbereich gemessen werden, liegt eine **Normozoospermie** vor. Sind diese drei Ejakulatparameter jeweils vermindert, besteht eine **Oligoasthenoteratozoospermie**. Bei der Bewertung der Spermiendichte wird entsprechend der Nomenklatur eine Oligozoospermie festgestellt, wenn die Spermienkonzentration (Mill./ml) oder besser die Gesamt-Spermienzahl (Mill./Ejakulat) die aktuellen Referenzwerte unterschreiten. Die im Laborhandbuch publizierten Referenzbereiche (World Health Organization 2021) wurden aus den Spermiogramm-Befunden von Männern aus allen fünf Kontinenten berechnet, deren Frauen in weniger als 12 Monaten auf natürlichem Wege schwanger wurden (5er Perzentile mit 95 % Konfidenzintervall). Die Referenzwerte für die Ejakulatparameter sind nicht mehr als Grenzwerte zu bewerten, die eine Differenzierung zwischen fruchtbar und unfruchtbar

erlauben. Sie geben jedoch die Grundlage für Handlungsempfehlungen in Bezug auf eine weitere Diagnostik und Therapie sowie Hinweise für eine Prognose.

Fakultative Tests

Häufig werden fakultative Tests durchgeführt, um zusätzlich die Funktion der Spermien zu testen. Hierzu zählt die Testung auf **Spermienantikörper** mit Hilfe des **MAR-Testes** im Ejakulat. Diese Untersuchung ist wichtig, da die Antikörper zytotoxisch und immobilisierend sind. Sie werden häufig bei Männern nach Vasektomie, nach Hoden-Verletzungen und nach Infektionen gefunden. Bei einem positiven MAR-Test können die Samenzellen die Eizelle im Eileiter und auch In-vitro nicht mehr regulär befruchten, sodass die intrazytoplasmatische Spermieninjektion (ICSI) notwendig ist. Die Untersuchung der **DNA-Integrität** gewinnt bei der erweiterten Ejakulatdiagnostik zunehmend an Bedeutung. Sie ist Voraussetzung für eine reguläre Embryoentwicklung, erfolgreiche Implantation und Schwangerschaft. Bei schadhaftem genetischem Material wie bei Strangbrüchen kann es zu einer schlechten Embryoqualität, erfolglosen IVF-Behandlungen oder wiederholten Fehlgeburten kommen. Mit einer erhöhten Rate an DNA-Fragmentierung muss bei Exposition gegenüber **Schadstoffen**, aber auch bei **Diabetes mellitus**, **Adipositas** und **Rauchen**

◻ Tab. 5.5   Ejakulatparameter, klinische Bedeutung, Referenzwerte und Labormethode (*WHO)

Parameter	Normbefund	pathologisch	Methode
Farbe	grau-opaleszent	braun, rot, V. a. Entzündung	makroskopisch
Konsistenz	flüssig	viskös, z. B. Prostatadysfunktion	makroskopisch
pH-Wert	> 7,2	z. B. Samenblasendysfunktion	pH-Papier 6–10
*Volumen (ml)	1,4 (1,3–1,5)	z. B. Ejakulationsstörung	z. B. Gewicht (1 g/ml)
*Konzentration (Mill/ml)	16 (15–18)	Hodenschaden anzunehmen	Pipette/Zählkammer
*Gesamt-Spermienzahl (Mill/Ejakulat)	39 (35–40)	Hodenschaden anzunehmen	Berechnung
*Progressivmotilität (%)	30 (29–31)	z. B. Spermatogenesestörung	manueller Zellzähler
*Normalformen (%)	4 (3,9–4)	Spermiogenesestörung	z. B. Papaniculaou-Färbung
MAR-Test (%)	< 50 % (laborabhängig)	immunologische Sterilität	IgG- und IgA-Latexpartikel

◻ Tab. 5.6   Spermiogrammbefunde, Bezeichnung nach WHO 2010

Bezeichnung	Spermiogrammbefund
Normozoospermie	Spermienzahl, Motilität und Morphologie im Referenzbereich
Oligozoospermie	Spermienzahl unter dem Referenzbereich
Asthenozoospermie	Progressivmotilität unter dem Referenzbereich
Teratozoospermie	Anteil der Normalformen unter dem Referenzbereich
Oligoasthenoteratozoospermie (OAT)	Kombination s. o.
Azoospermie	Kein Nachweis von Spermien im Ejakulat
Aspermie	Kein Ejakulat
Kryptozoospermie	Spermien nur nach Zentrifugation nachweisbar
Hämospermie/Hämatospermie	Erythrozyten im Ejakulat
Nekrozoospermie	Erhöhter Anteil avitaler Spermien im Ejakulat

gerechnet werden. Der Sperm Chromatin Structure Assay (**SCSA-Test**) ist einer der Assays im aktuellen WHO-Laborhandbuch zur Beurteilung der Integrität der Spermien-DNA. Das Testergebnis wird als DNA-Fragmentations-Index (DFI) angegeben. Ein niedriger Wert unter 15 % ist normal, Werte über 25 % weisen auf eine klinisch bedeutsame DNA-Fragmentierung hin.

Humangenetische Diagnostik

Werden bei der Ejakulatuntersuchung keine oder nur weniger als 5 bis 10 Mill/ml Samenzellen gefunden, so besteht unter der Berücksichtigung der Anamnese, der klinisch-andrologischen Untersuchung und der Labordiagnostik eine Indikation für eine **humangenetische Abklärung**. Nach der ärztlichen Beratung erfolgt die Blutabnahme für eine Chromosomenanalyse und/oder molekulargenetische Diagnostik, denn bei betroffenen Patienten besteht ein hohes Risiko für ein Klinefelter-Syndrom, für einen Genverlust auf dem Y-Chromosom oder für Mutationen im Mukoviszidose-Gen. Bei Nachweis eines **Klinefelter-Syndroms** (**Karyotyp 47,XXY**) besteht in der Regel eine Azoospermie und bei der feingeweblichen (histologischen) Untersuchung des Hodengewebes meist ein Sertoli-Cell-Only-Syndrom (SCO-Syndrom). Somit sind die Aussichten sehr gering, bei einer Hodenbiopsie Spermien für eine künstliche Befruchtung mit der ICSI-Behandlung zu finden. Eine ähnlich ungünstige Prognose für ein eigenes Kind besteht für die meisten Männer, bei denen auf dem Y-Chromosom wesentliche Genabschnitte für die Spermatogenese fehlen (**Azoospermiefaktor**, abgekürzt **AZF**). Wenn die Genverluste (Deletionen) weniger schwerwiegend sind, kann eine ICSI-Behandlung mit Samenzellen aus dem Ejakulat oder aus dem Hodengewebe noch möglich sein. Wird ein Sohn geboren, wird dieser später ebenfalls eine Fertilitätsstörung haben, denn er trägt den Genverlust (Deletion) des Vaters weiter. Werden bei einem gesunden Mann mit einer Azoospermie Mutationen im Mukoviszidose-Gen nachgewiesen, ist von einer **Verschlussazoospermie** auf Grund einer **Aplasie** der Samenleiter (**CBAVD**) auszugehen. In diesem Fall sollte auch die gesunde Partnerin hinsichtlich einer Mutation im sogenannten Cystic Fibrosis Transmembrane Conductance Regulator (CFTR) beraten und nach Einwilligung auf die Anlageträgerschaft für Mukoviszidose untersucht werden. Das Risiko für eine CFTR-Anlageträgerschaft liegt bei 1:35. Ist auch die Partnerin Anlageträgerin, besteht mit 25 % ein **hohes Risiko** für ein **Kind** mit **Mukoviszidose**. Diese Krankheit ist ein schwerwiegendes Erbleiden. Betroffene Paare müssen humangenetisch über die Möglichkeit einer **Präimplantationsdiagnostik** beraten werden. Eine ICSI-Behandlung ist meist möglich, da bei einer Hodenbiopsie meist geeignete Samenzellen für die Befruchtung gefunden werden können, denn bei der genitalen Form der Mukoviszidose ist die Azoospermie i. d. R. durch Fehlen der Samenleiter und/oder der Nebenhoden und nicht durch eine Spermatogenesestörung bedingt.

Lernziele
- Vermittlung von Kenntnissen über sexualmedizinischen Aspekten der Fortpflanzung
- Verständnis der Physiologie der männlichen Fortpflanzungsfunktion und ihrer Störungen
- Kenntnisse über die Bedeutung und Durchführung der Ejakulatdiagnostik nach WHO

Ein Spermiogramm allein ist für die Kinderwunschdiagnostik beim Mann nicht ausreichend, auch wenn der Ejakulatbefund häufig für eine Kinderwunschbehandlung therapieentscheidend ist. Jeder Patient mit Kinderwunsch sollte

5

andrologisch behandelt werden. Die fachärztliche Untersuchung umfasst auch die körperliche Untersuchung. Hodentumore als eine mögliche Ursache für eine eingeschränkte Samenqualität können durch eine Skrotalsonografie diagnostiziert werden. Sowohl anatomische Veränderungen als auch genetische Faktoren können die Fruchtbarkeit beeinflussen. Risikofaktoren für eine männliche Unfruchtbarkeit sind ein Hodenhochstand in der Kindheit, Mumps oder eine Chemotherapie. Aber auch akute Einflüsse wie fieberhafte Infekte können vorübergehend die Samenqualität beeinträchtigen. Reife Samenzellen werden im Nebenhoden gelagert und erlangen dort ihre Bewegungsfähigkeit. Während der Passage durch den weiblichen Genitaltrakt werden die Samenzellen durch die sogenannte „Kapazitation" befruchtungsfähig. Ebenso wie die Eizellreifung ist auch die Reifung der Samenzellen hormonell gesteuert. Allerdings treten Hormonstörungen selten auf, sodass hormonelle Behandlungsoptionen beim Mann i. d. R. fehlen. Die Samenuntersuchung mit Bestimmung von Konzentration, Beweglich-keit und Form wird nach den Standards der WHO durchgeführt und kann durch Zusatztests wie mikrobiologische Untersuchungen ergänzt werden. Ein unerfüllter Kinderwunsch beeinflusst häufig auch die Sexualität. Durch den „Reproduktionsstress" kann es zu Erektions- und Ejakulationsstörungen kommen.

Literatur

Köhn F-M, Schuppe H-C (2022) Das WHO-Laborhandbuch zur Untersuchung und Aufarbeitung des menschlichen Ejakulates -Darstellung und Kommentierung der Unterschiede zwischen der 5. und 6. Auflage. J Reproduktionsmed Endokrinol 19:177–82

Masarani M, Wazait H, Dinneen M (2006) Mumps orchitis. J R Soc Med 11:573–575. https://doi.org/10.1177/014107680609901116. Zuletzt 3.03.2025

Sergerie M, Mieusset R, Croute F et al (2007) High risk of temporary alteration of semen parameters after recent acute febrile illness. Fertil Steril. https://doi.org/10.1016/j.fertnstert.2006.12.045. Epub 2007 Apr 16. PMID: 17434502

World Health Organization (2021) WHO laboratory manual for the examination and processing of human semen. Sixth edition Geneva, Licence: CC BY-NC-SA 3.0 IGO. https://www.who.int/publications/i/item/9789240030787. Zuletzt 5.07.2025

Grundlagen der Kinderwunschtherapie

Inhaltsverzeichnis

Chirurgische Therapie bei der Frau

Eine **Hysteroskopie (HSK)** und eine **Laparoskopie (LSK)** mit Chromopertubation zur Untersuchung des Kavums und zur Überprüfung der Eileiterdurchgängigkeit sind Standarduntersuchungen bei der operativen Fertilitätsabklärung (siehe ▶ Kap. 4, ▶ Abb. 4.9). Diese minimal-invasiven Untersuchungsmethoden eignen sich auch für operative Therapien z. B. bei submukösen Myomen oder bei Endometriosezysten. Hierfür können kleine Operationsinstrumente zusätzlich durch das Hysteroskop bzw. bei einer LSK durch die Bauchdecken eingeführt werden. Bei einer geplanten operativen Sanierung wie bei einer ausgedehnten Endometriose kann in seltenen Fällen auch eine Laparotomie (Bauchschnitt) erforderlich sein.

Eileiterchirurgie

Eine Mikrochirurgie kann angezeigt sein, wenn beispielsweise die **Refertilisierung** nach einer Sterilisation gewünscht wird. Liegt ein **postentzündlicher Tubenschaden** mit Verschluss oder Verwachsungen wie nach Chlamydieninfektionen vor, ist heutzutage die In-vitro-Fertilisation indiziert. Sie ist erfolgreicher im Vergleich zur Eileiterchirurgie. Bei einer ein- oder beidseitigen **Hydrosalpinx** wird vor einer IVF-Behandlung die laparoskopische Eileiterentfernung (Salpingektomie) oder auch der uterusnahe Eileiterverschluss empfohlen, denn der Abgang von Flüssigkeit aus einer Hydrosalpinx über den Uterus könnte die Einnistung eines Embryos stören.

Fehlbildungen der Gebärmutter

Die **Indikation zur operativen Korrektur** von Fehlbildungen der Gebärmutter orientiert sich an den **Symptomen**, den vorhandenen operativen **Möglichkeiten**, der **Komplikations-** und der **Erfolgsrate**. Bei der Sterilitätsdiagnostik ist es wichtig, Fehlbildungen der Gebärmutter zu erkennen und die Auswirkung auf die Fruchtbarkeit zu prüfen. Allerdings fehlen eindeutige Definitionen für die differenzierte Diagnose von Uterusfehlbildungen, sodass die Übergänge fließend sind. Anstelle von objektiven Kriterien beruht die Diagnose teilweise auf der subjektiven Einschätzung des Untersuchers (AWMF-Leitlinie 2020). Zur Uterusdiagnostik sind eine Vaginalsonografie und eine Hysteroskopie meistens ausreichend. Individuell kann die Diagnostik mit einem dreidimensionalen Ultraschall bzw. einer Magnetresonanztomografie (MRT) und einer Laparoskopie ergänzt werden. Allerdings erfolgt bei einer hysteroskopischen Diagnostik in Abhängigkeit vom Operateur und der OP-Ausstattung häufiger bereits die Therapie, z. B. eine hysteroskopische Septumresektion.

Entsprechend dem Zeitpunkt der Entwicklungsstörung gibt es unterschiedliche Ausprägungen der Uterusfehlbildungen. Die Ausprägung ist umso schwerwiegender, je früher die Entwicklungsstörungen eingetreten sind. Diese betreffen entweder die **Gebärmutterhöhle** oder auch die **Form** der Gebärmutter und die **Zervix**. Es wird vor allem die äußere und innere Form der Gebärmutter mit dem Vorhandensein einer äußeren Einziehung mittig im Dach der Gebärmutter (Fundus uteri) und einer inneren Vorwölbung mittig am Dach der Gebärmutterhöhle beurteilt.

Symptome bei Uterusfehlbildungen und Organentwicklung des Uterus

Zu klinischen Symptomen von Fehlbildungen zählen die Neigung zu **Fehlgeburten** im ersten und zweiten Schwangerschaftsdrittel sowie die Risiken für vorzeitige Wehen und für eine **Frühgeburt**. Es

6

sind auch **Lageanomalien** bei den Feten, **Wachstumsretardierung** und **Geburtskomplikationen** bekannt. Bei den Fehlbildungen der Gebärmutter handelt es sich um eine gestörte Verschmelzung der beiden Müller-Gänge im unteren Bereich (siehe ► Kap. 2). Aus dem oberen Bereich entwickeln sich in der Embryonalperiode die Eileiter und aus dem unteren Bereich die Gebärmutter und die oberen 2/3 der Scheide. Zuerst legen sich die beiden Müller-Gänge im unteren Bereich aneinander und verschmelzen dann zu dem uterovaginalem Kanal. Dieser ist zunächst durch die miteinander verschmolzenen Wände der Müller-Gänge im Sinne einer Trennwand geteilt. Diese Trennwand wird als **Septum** bezeichnet und bildet sich von unten nach oben zurück.

Uterusfehlbildung mit Trennung des Kavums durch ein Septum

Ein **Uterus arcuatus** stellt die kleinste Anomalie der Gebärmutter dar (◘ Tab. 6.1). Die äußere Form ist unauffällig und bei der inneren Form wölbt sich das Dach (Fundus uteri) im Sinne einer gering ausgeprägten Trennwand (Septum) leicht nach innen vor (AWMF S2k-Leitlinie Weibliche genitale Fehlbildungen (2020)). Die Bedeutung für die Reproduktionsmedizin wird kontrovers diskutiert. Einerseits wird ein Uterus arcuatus als Normvariante, andererseits als minimale Form einer Uterusfehlbildung bewertet. Richtungsweisend für die klinische Bewertung erscheint die Klassifikation der europäischen Fertilitätsgesellschaft und Gesellschaft für gynäkologische Endoskopie (Grimbizis et al. 2013), denn ein Uterus arcuatus wird nicht mehr als eigenständige Subgruppe aufgeführt. Anders ist es bei einem **Uterus subseptus**, bei dem die Gebärmutterhöhle teilweise durch ein Septum getrennt ist (◘ Abb. 6.1). Bei einem Uterus subseptus erscheint die Gebärmutter äußerlich etwas verbreitert. Bei einem **Uterus septus** reicht die Trennwand bis zur Zervix, sodass die Gebärmutterhöhle vollständig in zwei Hörner geteilt ist. Diese Fehlbildung tritt häufiger auch zusammen mit einer

◘ **Tab. 6.1** Uterusfehlbildungen			
Fehlbildung des Uterus	**Diagnose**	**OP-Empfehlung**	**OP-Art**
Uterusseptum, Trennung des Kavums teilweise oder vollständig	Uterus arcuatus (klinische Relevanz kontrovers)	keine	Septumresektion, hysteroskopisch bei flachem Endometrium
	Uterus subseptus	Sterilität, habituelle Aborte	
	Uterus septus	Sterilität, habituelle Aborte	
Doppelung des Uterus (Bikorporaler Uterus), rudimentäres Horn (Hemi-Uterus)	Uterus bicornis unicollis	Habituelle Aborte, Frühgeburten	Metroplastik abdominal, ggf. kombiniert vaginal und laparoskopisch
	Uterus unicornis	Nachweis rudimentäres Horn	Ggf. Resektion rudimentäres Horn
	Uterus bicornis bicollis	Habituelle Aborte, Frühgeburten	Metroplastik abdominal, ggf. kombiniert vaginal und laparoskopisch

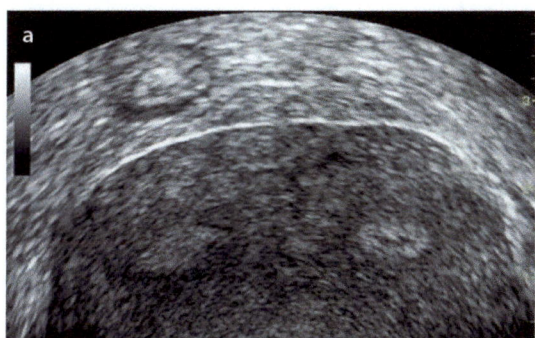
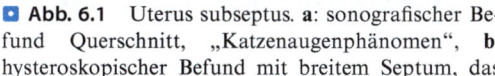
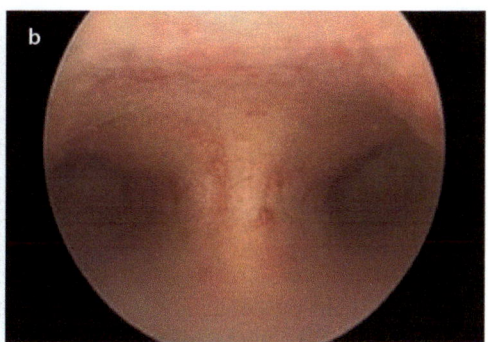

▣ Abb. 6.1   Uterus subseptus. **a**: sonografischer Befund Querschnitt, „Katzenaugenphänomen", **b**: hysteroskopischer Befund mit breitem Septum, das die Gebärmutterhöhle in zwei Hälften teilt. (Nach Schill T (Spezialisierungsqualifikation Reproduktionsmedizin))

Trennwand in der Scheide (**Vaginalseptum**) auf.

Fehlbildung mit Doppelung des Uterus

Bei einem **Uterus bicornis** besteht die Gebärmutter aus zwei Uterushörnern. Durch die äußere Einziehung am Fundus erscheint sie herzförmig. Sonografisch können zwei Hörner mit jeweils einer Höhle dargestellt werden („Katzenaugenphänomen"). Diese Fehlbildung ist häufiger nicht nur mit einem Vaginalseptum, sondern auch mit einer einseitigen **Nierenfehlbildung** verbunden. Meist liegt ein Uterus bicornis unicollis vor, d. h. dass der gedoppelte Gebärmutterkörper nur eine Zervix hat. Eine Variante ist ein **Uterus unicornis**. Ein zweites Horn ist oft nur unvollständig angelegt. Dieses kann zu geburtshilflichen Komplikationen wie einer Uterusruptur führen. Eine komplette Doppelanlage des Uterus besteht, wenn jedes Uterushorn auch jeweils eine Zervix hat. Die beiden Hörner sind auch äußerlich komplett getrennt. Diese Fehlbildung wird als Uterus **bicornis bicollis**, aber auch als Uterus didelphys bzw. Uterus duplex bezeichnet. Zusätzlich gibt es noch zahlreiche Varianten wie das Fehlen eines Uterushorns oder unvollständig (rudimentär) angelegte Uterushörner.

Operative Therapie bei Uterusfehlbildungen

Bei unerfülltem Kinderwunsch kann bei einem Uterus septus oder subseptus die Septumresektion nach individueller Abwägung und bei Symptomen und in Abhängigkeit von der Ausdehnung des Septums hysteroskopisch durchgeführt werden (▣ Abb. 6.1). Zu den Symptomen zählen ein Implantationsversagen, wiederholte Fehlgeburten oder Frühgeburten. Es wird diskutiert, dass die Blutversorgung und die Plazentaentwicklung für eine erfolgreiche Implantation eines Embryos über einem Septum nicht ausreichend ist (Müller und Hohl 2020). Als Risikofaktor für eine Schwangerschaft wird auch eine verminderte Uteruskapazität debattiert, d. h. dass die Gebärmutterhöhle zu klein für eine Schwangerschaft ist. Bei Doppelfehlbildungen der Gebärmutter wie einem Uterus bicornis bicollis kann nach sorgfältiger Abwägung bei wiederholten Fehlgeburten und Frühgeburten eine sogenannte Metroplastik (Rekonstruktion des Uterus) durchgeführt werden (AWMF-Leitlinie 2020). Es gibt Hinweise, dass die Geburtenrate nach einer Metroplastik ansteigt und weniger Fehl- und Frühgeburten auftreten. Zusammengefasst gibt es keine eindeutigen Indikationen für die operative Korrektur von Uterusfehlbildungen.

6

Myome

Myome werden bei Unfruchtbarkeit nur in besonderen Fällen operiert (siehe ▶ Kap. 4). Ein Viertel der Frauen über 30 Jahre hat Myome, aber nur 25 % der betroffenen Frauen geben Beschwerden an. Die Entscheidung für eine Myomenukleation sollte individualisiert gemeinsam mit der Patientin in Abhängigkeit vom Beschwerdebild und von der Größe der Myome getroffen werden. Myome über 3 bis 5 cm sind meist symptomatisch (Druckgefühl, Blutungsstörungen mit Anämie). Die operative Therapie kann in der Regel hysteroskopisch oder laparoskopisch durchgeführt werden. Submuköse Myome werden hysteroskopisch reseziert. Intramurale oder subseröse Myome können meist laparoskopisch ausgeschält werden. Die Gebärmutterhöhle sollte nach Möglichkeit nicht eröffnet werden, damit es in einer späteren Schwangerschaft nicht zu einer Ruptur kommt. Operationen an der Gebärmutter sollten grundsätzlich schonend durchgeführt werden, um Risiken wie z. B. ein Asherman-Syndrom zu minimieren (siehe ▶ Kap. 4).

Eine alternative Behandlungsmethode zur Myomoperation ist der Magnetresonanztomografie-gesteuerte fokussierte Ultraschall (MRgFUS). Diese Behandlung wird in spezialisierten Zentren durchgeführt. Einige Systeme sind inzwischen europaweit auch bei Frauen mit Kinderwunsch zugelassen, z. B. System ExAblate ONE (Fa. Insightec/GE). Allerdings ist diese Methode nicht für jede Myom-Patientin geeignet. Auswahlkriterien, ob ein MRgFUS bei Myomen möglich ist, sind die Durchblutungsstärke, die Lage, die Größe und die Anzahl der Myome. Konservative Optionen sind medikamentöse Therapien mit den GnRH-Agonisten, -Antagonisten, einem selektiven Progesteron-Rezeptor-Modulator (SPRM) oder mit Gestagenen.

Asherman-Syndrom

Ein Asherman-Syndrom entsteht durch Verletzungen und Zerstörungen der unteren Schicht des Endometriums, der Basalis. Diese entstehen in ca. 90 % durch Kürettagen bei Schwangerschaften, aber auch in ca. 10 % durch eine intrauterine Chirurgie wie eine Myomchirurgie oder Septumresektion. Die operative Therapie erfolgt hysteroskopisch mit Spezialinstrumenten (z. B. Mikroschere), durch die meistens ein funktionsfähiges Kavum rekonstruiert werden kann. Die wenigen entsprechend ausgestatteten OP-Zentren operieren jährlich bis zu 700 Fälle mit Asherman-Syndrom. Zur Vermeidung von postoperativen Verklebungen werden prophylaktisch häufig Katheter oder Spiralen ins Kavum eingelegt und postoperativ mehrwöchige Antibiotikabehandlungen zur Therapie einer möglichen Entzündung (Endometritis) durchgeführt. Zusätzlich werden oft auch hoch dosiert Östrogene verabreicht, um den Heilungsprozess zu unterstützen und bereits das Endometrium zu stimulieren. Entsprechend der Ausdehnung der Adhäsionen erfolgt eine klinische Klassifizierung in leicht, mittel und schwer. Die klinischen Schwangerschaftsraten liegen in Abhängigkeit vom Schweregrad zwischen 70 bis 40 %.

Endometriose

Eine Endometriose ist eine chronische Erkrankung. Ziel der operativen Therapie ist es, das Endometriosegewebe möglichst vollständig zu entfernen, um die **Beschwerdefreiheit** zu erzielen. In Abhängigkeit von der Ausdehnung und der Lokalisation der Befunde ist eine **operative Sanierung** per Bauchspiegelung, Bauchschnitt oder vaginal notwendig (siehe ▶ Kap. 4). Häufig erfolgt eine hormonelle Nachbehandlung mit GnRH-Agonisten oder Gestagenen. Endometriose-Operationen werden oft in **Endometriose-zentren** durchgeführt, die mit Kinder-wunschzentren zusammenarbeiten, denn meist ist auch nach einer operativen Endo-metriose-OP bei Kinderwunsch eine **IVF-Behandlung** notwendig.

Prinzipien der ovariellen Stimulationstherapie

Bei einer ovariellen Stimulationstherapie werden Follikel zum Wachstum angeregt, damit sich ein oder mehrere reife Eizellen entwickeln. Diese Behandlung wird auch als **Ovulationsinduktion** (OI) bezeichnet. Die Stimulationstherapie wird sowohl bei Pa-tientinnen ohne Eisprung als auch bei Pa-tientinnen mit Eisprung eingesetzt. Die natürlichen Hormone LH und FSH werden als Gonadotropine bezeichnet, da diese die Gonaden stimulieren. Die ovarielle Stimulationsbehandlung mit Gonadotrop-inen wurde zu Beginn der 1960er-Jahre erst-mals bei Frauen ohne Eisprung erfolgreich durchgeführt. Die Ovulation wurde mit dem Gonadotropin hCG ausgelöst. Anovulatori-schen Frauen haben meist eine primäre oder sekundäre Amenorrhoe. Die Ursachen hier-für sind unterschiedlich (siehe ▶ Kap. 4).

Das Ziel einer Stimulationsbehandlung ist eine **Einlingsschwangerschaft** mit der Ge-burt eines gesunden Kindes. Eine „Punkt-landung" mit der Entwicklung von nur einem Follikel ist nicht immer möglich, da das individuelle Ansprechen der Eierstöcke auf eine Hormontherapie nicht sicher vor-hersehbar ist. Reift mehr als ein Follikel heran, besteht das Risiko für eine **Mehr-lingsschwangerschaft**. Die Hormonbehand-lung wird daher mit Ultraschall und meist auch mit Hormonbestimmungen überwacht. Falls mehr als zwei bis drei Folli-kel heranreifen, sollte der Zyklus abgebro-chen werden. Alternativ können individuell auch überzählige Follikel durch eine **selek-tive Follikelreduktion** vor dem Eisprung ab-gesaugt werden.

Eine ovarielle Stimulationstherapie wird grundsätzlich auch bei unfruchtbaren Frauen mit einem normalen Zyklus durch-geführt. Bei einer Stimulationsbehandlung steigen die Hormonwerte für Östradiol und Progesteron in den therapeutischen Bereich an. So sollen die Voraussetzungen für eine erfolgreiche Befruchtung und Einnistung verbessert werden. Ein Zyklus mit dem Heranreifen von nur einem Follikel ist **mono-follikulär**, ein Zyklus mit der Entwicklung von mehreren Follikeln ist **poly-** bzw. **multi-follikulär**.

Als **Stimulationsmedikamente** wer-den bei der Ovulationsinduktion Clomifen, Letrozol, die Gonadotropine LH und FSH und das GnRH eingesetzt. Deren Anwen-dung und die Behandlungsprotokolle mit Zusatzmedikamenten bei der assistierten Reproduktion sind in ◘ Abb. 6.2 dar-gestellt. Es gibt eine überschaubare Anzahl von Hormonpräparaten, die für die Hormonstimulation zugelassen sind (◘ Tab. 6.2). Eine ovarielle Stimulationsbehandlung mit dem Hormon GnRH wird nur in Aus-nahmefällen durchgeführt. Diese Behand-lung ist sehr effektiv, wenn die hypo-thalamische GnRH-Freisetzung wie bei einem isolierten hypothalamischen Hypogo-nadismus (IHH) bzw. einem Kallmann-Syndrom ausgefallen ist. Werden Stimulationsmedikamente ohne Zulassung für eine Kinderwunschbehandlung ein-gesetzt, müssen die Besonderheiten im **Off-Label-Use** beachtet werden. Es wird eine dokumentierte Aufklärung empfohlen (Muster-Einverständnis im ◘ Anhang 6.1).

6

| Clomifen 50-150 mg/die (Antiöstrogen) |
| Letrozol 2,5-5mg/die (Aromatasehemmer) |
| FSH 75 IU /die (Ovarstimulation) |
| ← GnRH-Agonist Start 10-14 Tage vor geplantem Stimulationsbeginn |
| FSH 150 IU /die (langes Protokoll) |
| GnRH-Agonist Start 1.-2. Zyklustag |
| FSH 150 IU /die (kurzes Protokoll) |
| Antagonist Start ca. 6. Stimulationstag |
| FSH 150 IU /die (Antagonisten-Protokoll) |

1   2   3   4   5   6   7   8   9   10   11

Zyklustag / Stimulationstag

▫ **Abb. 6.2** Stimulationsprotokolle bei der Ovulationsinduktion (OI) und bei der kontrollierten ovariellen Stimulation (COS) im Rahmen der assistierten Reproduktion, „I.U." = „International Unit" (bzw. I.E. = "Internationale Einheiten"), „die" = „Tag"

▫ **Tab. 6.2**   Medikamente für die ovarielle Stimulation (OI) und kontrollierte ovarielle Stimulation (COS)

Medika-mente	Wirkstoff	Medikament[R]	Herstellung	Stimula-tion
hMG	Menotropin (LH und FSH)	Menogon HP, Meriofert	urinär	OI, COS
U- FSH	FSH	(nicht verfügbar)	urinär	OI, COS
R-FSH	Follitropin α, β und δ, Corifollitropin α	Gonal-f, Bemfola*, Ova-leap*, Puregon, Rekovelle, Elonva	rekombinant	OI, COS
R-FSH/LH	Follitropin α/Lutropin α	Pergoveris	rekombinant	OI, COS
U-hCG	Choriongonadotropin	Brevactid 5000 I. E.	urinär	OI, COS
R-hCG	Choriongonadotrophin α	Ovitrelle 250 µg/0,5 ml	rekombinant	OI, COS
R-LH	Lutropin α	Luveris	rekombinant	OI, COS
GnRH-Agonist	Triptorelin, Nafarelin	z. B. Decapeptyl Gyn 3,75 mg, Decapeptyl IVF 0,1 mg/1 ml, Synarela Nasen-spray	chemisch	COS
GnRH-Antagonist	Ganirelix, Cetrorelix	z. B. Orgalutran, Cetrotide	chemisch	COS

hMG: humanes Menopausengonadotropin; *: Biosimilar

Pulsatile GnRH-Stimulation

Bei Frauen mit einer **hypothalamischen Amenorrhoe** kann die Ovulationsinduktion mit **GnRH pulsatil** durchgeführt werden (▶ Abb. 4.5). Die Hypophyse muss funktionsfähig sein. Die Hormonbehandlung erfolgt subkutan mit Hilfe einer Miniinfusionspumpe, die alle 90 min ca. 20 µg GnRH subkutan abgibt (LutrePulse®). Auf diese Weise wird die natürliche hypothalamische GnRH-Stimulation der Hypophyse nachgeahmt. Ist ein präovulatorischer Follikel herangereift, kommt es unter der GnRH-Therapie zu einem natürlichen LH-Anstieg und zur Ovulation. Die pulsatile GnRH-Stimulation ist bei Ausfall der physiologischen hypothalamischen GnRH-Sekretion sehr effektiv, und die Ovulationsrate liegt bei 80 bis 100 %. Trainiertes Assistenzpersonal sollte für die Programmierung des Handcomputers (LutrePulse® Manager) und Einweisung der Patienten in die Handhabung der Miniinfusionspumpe (LutrePulse® Pod) vorhanden sein.

Clomifen

Die einfachste Möglichkeit der ovariellen Stimulationsbehandlung ist die Behandlung mit Clomifen. Dieses Medikament ist nur bei Frauen mit einer intakten Hypothalamus-Hypophysen-Ovar-Achse wirksam. Patientinnen mit sehr niedrigen Gonadotropin- und Östrogenausgangswerten sprechen eher nicht auf eine Clomifenbehandlung an. Clomifen ist ein **Antiöstrogen** (Östrogenrezeptormodulator) und in seiner Struktur dem Medikament Tamoxifen sehr ähnlich. Die Clomifenstimulation wird seit den 1960er-Jahren praktiziert. Das Medikament ist zur Ovulationsinduktion bei Kinderwunschpatientinnen zugelassen, die keinen Eisprung haben. Hierzu zählen vor allem Frauen mit einem Polyzystischen Ovar-Syndrom (PCOS). Bei vier von fünf PCOS-Frauen kann so der Eisprung ausgelöst werden. Am Zyklusanfang werden ein bis maximal drei Tabletten Clomifen (50–150 mg) an fünf aufeinanderfolgenden Tagen eingenommen (◘ Abb. 6.2). Der Körper reagiert mit einer vermehrten Ausschüttung von LH und FSH, da die Tabletten einen Östrogenmangel vortäuschen. Der Zyklus wird beobachtet und der Eisprung durch den natürlichen LH-Anstieg ausgelöst. Die Gelbkörperphase muss nicht unterstützt werden. Der Stimulationsverlauf kann nicht beeinflusst, sondern nur überwacht werden. Es gibt polyfollikuläre Verläufe mit dem Wachstum von mehr als zwei bis drei Follikeln. Um das Risiko für Mehrlingsschwangerschaften zu vermeiden, ist daher ein Zyklusmonitoring notwendig und ggf. ein Zyklus abzubrechen. Die Clomifenbehandlung ist bei Frauen ohne erkennbaren Grund für die Unfruchtbarkeit ineffektiv, da diese Behandlung zu keiner höheren Schwangerschaftsrate als das Abwarten führt (Bhattacharya et al. 2008).

Letrozol

Die Hormonstimulation mit dem Medikament Letrozol wird zunehmend praktiziert. Letrozol ist ein Hemmer der **Aromatasehemmer**. Die Aromatase ist für die Östrogenbiosynthese im Gewebe erforderlich, da sie Androgene in Östron und Östradiol umwandelt. Bei prämenopausalen Frauen sinkt der Östrogenspiegel und es kommt zu einer vermehrten Ausschüttung von LH und FSH mit Stimulation der Ovarien. Die Anwendung erfolgt wie bei Clomifen, indem ab dem 3. bis 5. Zyklustag an fünf aufeinanderfolgenden Tagen z. B. jeweils 2,5 mg Letrozol eingenommen werden (◘ Abb. 6.2). Die Schwangerschaftsraten nach Letrozol sind scheinbar höher als nach Clomifen (Franik et al. 2022). Letrozol hat keine Zulassung für die Kinderwunschbehandlung, sondern nur bei Brustkrebs in der Menopause. Die

6

Anwendung bei Kinderwunsch erfolgt daher im Off-Label-Use.

Gonadotropinstimulation

Das humane **Menopausengonadotropin (hMG)** enthält die Gonadotropine **LH** und **FSH**. Es wird aus dem Urin von postmeno-pausalen Frauen isoliert. Ein weiteres Gonadotropin ist das humane **Choriongonadotropin (hCG)** aus der Plazenta. HCG hat eine sehr ähnliche Struktur wie LH. Es bindet wie LH an die Thekazellen im Follikel, sodass es zur ovariellen Stimulations-behandlung für die Ovulationsauslösung eingesetzt werden kann. Lunenfeld führte erstmals 1962 die Ovulationsinduktion mit hMG beim Menschen erfolgreich durch (Lunenfeld 1963). Er gilt als Pionier in der gynäkologischen Endokrinologie. Er behandelte eine hypogonadotrope Patientin mit einer primären Amenorrhoe. Diese Therapie führte zur Geburt eines gesunden Kindes. Diese erste erfolgreiche hMG-Stimulation erregte großes Aufsehen.

Das Ziel bei einer Gonadotropinstimula-tion ist die **monofollikuläre Eizellreifung**. Bei einer Gonadotropinstimulation muss grundsätzlich eine **Ovulationsauslösung** durchgeführt werden. Als Standard wird das Auslösemedikament hCG eingesetzt, da LH in der notwendigen Auslösedosis nicht zur Verfügung steht (s. u.). Ab dem 2. oder 3. Zyklustag werden die Gonadotropine täglich durch Selbstinjektion bis zum Aus-lösen des Eisprungs subkutan verabreicht (◘ Abb. 6.2). Zur Vermeidung von Kompli-kationen ist ein Zyklusmonitoring durch Vaginalsonografie und Hormon-bestimmungen wichtig. Ist das Follikel-wachstum nicht ausreichend, kann die Go-nadotropindosis gesteigert werden. Sind Ri-siken für ein schweres ovarielles Überstimulationssyndrom (OHSS) erkenn-bar, sollte zunächst die Gonadotropindosis reduziert und bei Versagen der Stimulations-zyklus abgebrochen werden.

Ist mindestens ein Follikel 15 mm und größer, kann der Eisprung mit 5.000–10.000 I.E. hCG oder 250 µg re-kombinantem hCG ausgelöst werden, denn dieses Gonadotropin wirkt wie das LH am reifenden Follikel (s. o.). LH selbst wird für die Ovulationsauslösung auf Grund der er-forderlichen sehr hohen Dosis von ca. 25.000 I.E. nicht verwendet (Beckers et al. 2003). Sind mehr als zwei bis drei Follikel gereift, die $\geq$ 15 mm im Durchmesser groß sind, sollten zur Vermeidung von höher-gradigen Mehrlingsschwangerschaften ein Zyklusabbruch und geschützter Ge-schlechtsverkehr besprochen werden. Alter-nativ kann im Kinderwunschzentrum eine selektive Follikelreduktion angeboten wer-den, da Follikelpunktionen i. d. R. Routine-eingriffe sind. Die Gelbkörperphase muss nach einer Gonadotropinstimulation grund-sätzlich hormonell unterstützt werden. Die Lutealphasenunterstützung ist mit hCG und/oder Gestagenen möglich. Diese kön-nen ggf. mit Östrogenen kombiniert werden. Ohne eine Lutealphasenunterstützung kommt es häufig schon wenige Tage nach der Ovulation zur Durchbruchsblutung (Beckers et al. 2003). Die Chancen auf eine erfolgreiche Implantation und fortlaufende Schwangerschaft sind dann eher nicht mehr gegeben.

Die **Risiken** einer Gonadotropintherapie sind ein schweres **Überstimulationssyndrom (OHSS)** und **Mehrlingsschwangerschaften**. Ein Überstimulationssyndrom entwickelt sich erst, nachdem der Eisprung durch das Auslösemedikament hCG ausgelöst worden ist. Sind Risiken für ein OHSS erkennbar, so sollte zunächst die Gonadotropindosis re-duziert und bei Versagen der Stimulations-zyklus abgebrochen und mit einer an-gepassten Dosis wiederholt werden. Die in-dividuelle **Dosisfindung** kann kompliziert sein und die „therapeutische Breite" der Go-nadotropine ist schmal. Daher sollten Ärzte, wie bei der assistierten Reproduktion erfor-derlich, auch bei einer alleinigen Gonado-tropinstimulation die Qualifizierung im

Schwerpunkt Gynäkologische Endokrinologie und Reproduktionsmedizin erworben haben.

Spontanzyklus

Bei Frauen mit einem regelmäßigen Eisprung kann eine Kinderwunschbehandlung auch in einem natürlichen Zyklus (Spontanzyklus) durchgeführt werden. Dafür ist es notwendig, den richtigen Zeitpunkt für die Befruchtung mit Ultraschall und Hormonmessungen zu ermitteln. Eine Eizelle ist ca. 10 bis 12 Stunden befruchtungsfähig, Samenzellen hingegen überleben mehrere Tage in der Gebärmutter und im Eileiter. Die Chancen für eine Spontankonzeption (natürliche Befruchtung) sind daher am besten, wenn der Geschlechtsverkehr 1 bis 2 Tage vor bzw. um den Zeitpunkt des Eisprungs erfolgt. Das Deutsche IVF-Register verwendet hierfür den Begriff „**Verkehr zum optimalen Zeitpunkt**", abgekürzt **VZO**.

Intrauterine Insemination (IUI)

Unter einer Insemination versteht man in der Reproduktionsmedizin die Übertragung von Samen in den weiblichen Genitaltrakt, damit eine Eizelle befruchtet wird. Dies ist die einfachste Methode der künstlichen Befruchtung. In der Praxis wird die Insemination in die Gebärmutterhöhle durchgeführt. Diese Methode wird als **intrauterine Insemination (IUI)** bezeichnet. Samenzellen in hoher Konzentration und die Eizelle werden möglichst nah im Körper der Frau zusammengeführt, um die Befruchtung zu erleichtern. Die Passage durch den Gebärmutterhals wird mit einem Katheter überbrückt. Die Samenübertragung wird zum Zeitpunkt des Eisprungs durchgeführt. Dafür muss der Ovulationszeitpunkt durch ein Zyklusmonitoring bestimmt werden. Durch diese Behandlungsmethode können **Fertilitäts-** **hindernisse** überwunden werden. Dazu zählen organische männliche oder weibliche Störungen wie eine Hypospadie (▶ Tab. 5.2) oder ein Vaginismus. Ein eingeschränktes Spermiogramm ist ebenfalls ein Sterilitätsfaktor, der mit einer IUI behandelt werden kann. Allerdings müssen Spermienkonzentration und Spermienmotilität noch ausreichend für eine erfolgreiche Befruchtung sein. Die Behandlung mit dem Samen des Partners wird als **homologe IUI** bezeichnet. Eine weitere Indikation für eine IUI liegt bei einem gleichgeschlechtlichen Paar vor, wenn es eine Behandlung mit Spendersamen wünscht (**donogene** bzw. **heterologe Insemination**). Die Erfolgsraten sind enttäuschend, wenn keine erkennbaren Fertilitätshindernisse vorliegen, die mit einer IUI überwunden werden können. Das ist bei Paaren mit einer idiopathischen Sterilität der Fall.

Ziel der Kinderwunschbehandlung mit einer IUI ist es, möglichst schnell zu einer fortlaufenden Schwangerschaft und Geburt eines Kindes zu kommen. Daher wird eine IUI häufig mit **Medikamenten** für eine ovarielle Stimulation kombiniert. Die Schwangerschaftsrate einer kombinierten Clomifenstimulation mit einer IUI ist altersabhängig und liegt bei Frauen unter 35 Jahren bei maximal 10 % pro Zyklus. Somit ist diese kombinierte Behandlung einer IUI mit einer Clomifenstimulation wie die alleinige Spermaübertragung oder das Zuwarten ineffektiv (Bhattacharya et al. 2008). Erst der Wechsel auf die Hormonstimulation mit Gonadotropinen führt zu einer verbesserten Lebendgeburtenrate (Wessel et al. 2022). Das **Deutsche Register für Insemination (DERI)** hat das zweite Jahr in Folge die IUI-Zyklen ausgewertet (Hammel et al. 2024). Dieses Register ist eine Initiative des Arbeitskreises Donogene Insemination (ADI). Etwa jedes vierte IVF-Zentrum ist bereits ein DERI-Zentrum. Die Schwangerschafts- und Geburtenraten werden getrennt für homologe Inseminationen bei Paaren (**IUI-**

6

H), für donogene (heterologe) Insemination bei Paaren (**IUI-D**) und für donogene Insemination bei gleichgeschlechtlichen Partnerschaften und Single-Frauen berechnet. Die Behandlung mit Spendersamen wird auch als „**artificial insemination with donor sperm**" (**AID**) bezeichnet. In den letzten Jahren ist die AID bei lesbischen Paaren und Single Frauen deutlich auf zwei Drittel aller AID-Zyklen angewachsen.

Die Schwangerschafts- und Geburtenraten sind bei heterosexuellen Paaren (**IUI-H**) enttäuschend niedrig. So lagen die Schwangerschaftsrate pro Insemination bei 10 % und die Geburtenrate bei 6 %. Etwas günstiger waren die Behandlungsergebnisse für die Spendersamenbehandlung (**IUI-D**) mit maximal 16,1 % für die Schwangerschaftsrate und 12,4 % für die Geburtenrate. Diese ernüchternden Zahlen sind eine wichtige **Beratungsgrundlage** für betroffene Frauen, die häufig bei einer AID im natürlichen Zyklus schwanger werden möchten und bei einem regelmäßigen Zyklus keine Hormonstimulation wünschen. Eine getrennte Register-Auswertung der IUI-Zyklen nach Stimulationsmedikamenten ist bisher nicht publiziert. Es ist davon auszugehen, dass viele IUIs im Spontanzyklus oder nach Stimulation mit Clomifen erfolgen. Wahrscheinlich würden die Ergebnisse einer IUI-Behandlung in einem akzeptablen Bereich liegen, wenn eine IUI kombiniert mit einer niedrigdosierten Gonadotropinstimulation (Tagesdosis 37,5 bis 75 I. E.) durchgeführt würde.

Durchführung einer IUI

Eine IUI fällt, wie eine IVF, unter das Gewebegesetz, sodass die notwendigen räumlichen, personellen und apparativen Voraussetzungen erfüllt sein müssen (siehe ► Kap. 1). Ist die Indikation für eine IUI gestellt und sind die diagnostischen Vorbereitungen mit der Infektionsdiagnostik beim Mann abgeschlossen, kann zügig mit dem Be-

handlungszyklus gestartet werden. Ist eine AID-Behandlung geplant, müssen die organisatorischen Vorbereitungen wie die Bestellung und Lieferung der Proben ins Kinderwunschzentrum vor dem Behandlungsbeginn abgeschlossen sein. Das **Monitoring** erfolgt im Spontanzyklus oder in einem stimulierten Zyklus. Ist die Gebärmutterschleimhaut mit mindestens 6–8 mm ausreichend aufgebaut und hat sich ein präovulatorischer Follikel von mindestens 15–17 mm entwickelt, kann die Ovulation durch eine hCG-Injektion ausgelöst werden. Alternativ kann der LH-Anstieg abgewartet werden. Dieser wird durch eine LH-Messung in einer Blutprobe oder durch eine semiquantitative Messung mit Ovulationsselbsttests festgestellt. Die Insemination erfolgt entweder einen Tag nach dem LH-Anstieg oder ca. 36 bis 40 Stunden nach der medikamentösen **Ovulationsauslösung**. Üblicherweise wird aus organisatorischen Gründen die Ovulationsinduktion mit hCG für die Festlegung des Inseminationstermins bevorzugt, da IUIs für die Wochenarbeitstage in einem Kinderwunschzentren besser eingeplant werden können.

Die **Identitätskontrolle** beider Partner ist bei den einzelnen Behandlungsschritten im Spermaabgaberaum, im Labor und im Eingriffsraum streng zu beachten und auf den Probenbegleitscheinen mit den Unterschriften der Mitarbeiter und der Patienten zu dokumentieren. Am Behandlungstag muss der Partner eine Spermaprobe nach den Vorgaben der WHO abgeben (siehe ► Kap. 5). Diese muss für die intrauterine Insemination aufbereitet werden, damit die besten Spermien für die Behandlung selektiert und konzentriert werden können. Die selektierten Spermien werden in Kulturflüssigkeit aufgenommen und im Inkubator bis zur IUI gewärmt. In Abhängigkeit von der **Aufbereitungsmethode** dauert die Probenaufbereitung ca. 1–2 Stunden. Nach der Identitätskontrolle erfolgt die **intrauterine Übertragung** der aufbereiteten Samenzellen in einem kleinen Volumen (etwa 0,2–0,5 ml) mit einem Katheter. Der

Eingriff muss unter sterilen Bedingungen durchgeführt werden. Unter Ultraschallsicht kann die Lage des Inseminationskatheters in der Gebärmutterhöhle und die Übertragung der Flüssigkeit durch Verwirbelungen am Katheterende sichtbar kontrolliert werden.

Nach einer Gonadotropinstimulation muss die Gelbkörperphase medikamentös mit hCG oder Progesteron (ggf. in Kombination mit Östrogen) unterstützt werden. Eine **Gelbkörperphasenunterstützung** ist auch im Spontanzyklus oder nach Clomifenstimulation möglich, aber grundsätzlich nicht nötig, denn weder die Schwangerschaftsraten noch die Abortraten lassen sich nachweislich verbessern (Casarramona et al. 2022). Der **Schwangerschaftstest** sollte frühestens 14 Tage nach der IUI in einer Blutprobe durchgeführt werden. Wenn hCG zur Lutealphasenunterstützung angewendet wurde, müssen mindestens sieben Tage zwischen der letzten hCG-Gabe und dem Schwangerschaftstest vergangen sein. Ansonsten könnte der Schwangerschaftstest fälschlicherweise positiv sein, da noch ein Rest des injizierten hCG im Blut vorhanden ist und mitgemessen würde.

In-vitro-Fertilisation (IVF) und intrazytoplasmatische Spermieninjektion (ICSI)

Das erste Kind nach einer In-vitro-Fertilisation wurde 1978 geboren. Die IVF-Behandlung ist die effektivste, aber auch aufwendigste Methode der künstlichen Befruchtung. Ein Schwangerschaftserfolg ist nicht garantiert, da der Faktor Natur nicht sicher kalkulierbar ist. Viele Paare sind zunächst über die Schwangerschaftsprognose von 30 bis 40 % pro Zyklus enttäuscht, die bei mehrjährigem unerfülltem Kinderwunsch ohne eine Behandlung geringer als fünf Prozent sein würde. Mit der IVF-Behandlung ist es möglich, **Eizellen** und

deren Befruchtungsfähigkeit direkt unter dem Mikroskop zu untersuchen. Auch der Befruchtungsvorgang mit der **Spermien-Eizell-Interaktion** und die Entwicklung der befruchteten Eizelle zu einem **Embryo** kann sichtbar verfolgt werden. Die IVF-Behandlung ist die Methode der Wahl für Frauen, die keine oder keine funktionsfähigen Eileiter mehr haben. Hierzu zählen auch Frauen mit Endometriose. Heutzutage wird die Behandlung bei Paaren auch ohne Tubenfaktor durchgeführt, die z. B. mit einer Hormonstimulation und einer Inseminationsbehandlung nicht schwanger geworden sind. Frauen im **fortgeschrittenen reproduktionsmedizinischen Alter** entscheiden sich häufig primär für die IVF-Behandlung, um ihre verbliebene Chance auf eine Schwangerschaft zu steigern, denn durch eine ovarielle Stimulationsbehandlung kann in einem IVF-Zyklus die Anzahl der Eizellen für eine Befruchtung deutlich erhöht werden. In einem Jahr können nicht nur 12 Eizellen, sondern bei wiederholten IVF-Zyklen ein Mehrfaches an Eizellen befruchtet werden. Somit können mehr entwicklungsfähige Embryonen entstehen, was die Chancen auf eine fortlaufende Schwangerschaft am Ende der reproduktiven Phase erhöht.

Bei vielen Paaren wird erst in einem IVF-Zyklus tatsächlich die **Ursache für die Unfruchtbarkeit** offensichtlich. Das trifft vor allem auf Paare mit einer sogenannten „idiopathischen Sterilität" zu. So haben manche Frauen überraschenderweise viele leere Follikel („empty follicle syndrome") oder einen hohen Anteil an unreifen Eizellen. Bei manchen Paaren bleibt die Befruchtung aus oder die befruchteten Eizellen bleiben auf unterschiedlichen Stufen der Weiterentwicklung bis zur Blastozyste stehen (Embryoarrest). In solchen Fällen sollte vor einer Weiterbehandlung die Vordiagnostik überprüft und ggf. eine Chromosomenanalyse nachgeholt werden. Eine schlechte Eizellqualität als Ursache ist durchaus behandelbar, wenn eine Frau nicht ausreichend **gesund für eine Schwanger-**

6

schaft ist. Das trifft beispielsweise auf Frauen mit gestörter Glukosetoleranz (**Prädiabetes**) zu. Eine präkonzeptionell gestörte Glukosetoleranz und die Überschreitung der Grenzen für einen Gestationsdiabetes im Glukosetoleranztest sind vor einer Schwangerschaft bisher in der Diabetologie keine Behandlungsindikation (Bals-Pratsch und Fill Malfertheiner 2017). Die erforderlichen Medikamente und die Teststreifen für die Blutzuckerselbstmessung müssen bei Kinderwunsch und gesetzlicher Krankenversicherung selbst bezahlt werden. Es sollte beachtet werden, dass sich entsprechend der langen Eizellreifungsdauer von einem Jahr (siehe ▶ Kap. 2) die Eizellqualität häufig erst 6 bis 12 Monate nach Beginn der Stoffwechseloptimierung verbessern kann. So lange sollten die Glukosewerte vor einer Weiterbehandlung bereits im Zielbereich für eine Schwangerschaft liegen. Bei einer ausgebliebenen Befruchtung oder einer geringen Befruchtungsrate sollte in einem weiteren Zyklus die intrazytoplasmatische Spermieninjektion (ICSI) als Erweiterung der IVF-Behandlung durchgeführt werden.

Die **ICSI-Methode** stellt einen weiteren Meilenstein in der raschen Entwicklung der künstlichen Befruchtung dar (◙ Abb. 6.3). Zuvor war die IVF-Behandlung bei eingeschränkter Samenqualität meist nicht erfolgreich. Daher versuchten Forscher, mit dem Mikromanipulator einzelne Samenzellen in den Zwischenraum zwischen der Zona pellucida und der Eizellwand einzubringen. Versehentlich wurden Samenzellen direkt in die Eizelle eingestochen. Überraschenderweise waren solche Eizellen am nächsten Tag befruchtet. Diese bahnbrechende Entdeckung im Jahr 1992 eröffnete die Möglichkeit, dass auch Männer mit einer hochgradig eingeschränkten Samenqualität mit der ICSI noch eigene Kinder zeugen konnten. Auch die Injektion von operativ gewonnen Samenzellen aus dem Nebenhoden oder dem Hoden führte zur Befruchtung der Eizellen.

Zur modernen IVF-Behandlung gehört heutzutage auch die **Kryokonservierung**. Die Kryokonservierung von Samenzellen ist schon seit Jahrzehnten etabliert. Heutzutage können mit der neuen Methode der Vitrifikation auch unbefruchtete und befruchtete Eizellen in allen Entwicklungsstadien sicher eingefroren werden.

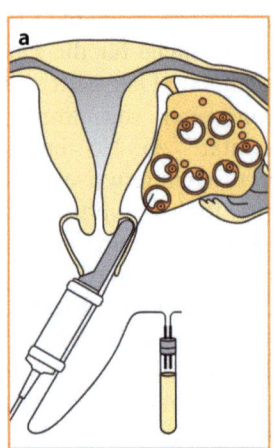
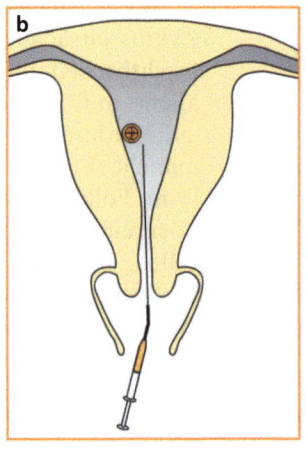
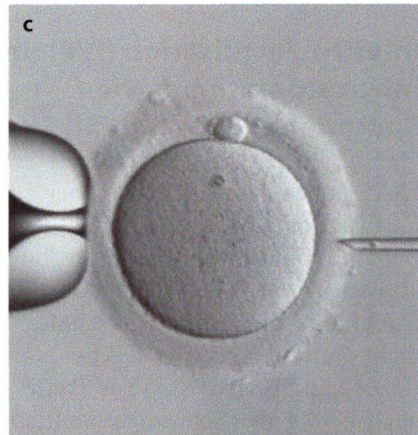

◙ **Abb. 6.3** Follikelpunktion, Embryotransfer und ICSI-Technik. **a**: Ultraschallkontrollierte Follikelpunktion **b**: Embryotransfer **c**: ICSI-Methode MII-Eizelle (Polkörper oben). Rechts Injektionskapillare mit einer Samenzelle in der Nadelspitze, links Haltepipette

Kontrollierte ovarielle Stimulation (COS)

In der Regel wird eine IVF-Behandlung in Kombination mit einer ovariellen Stimulationsbehandlung durchgeführt. Es sollen möglichst mehrere (etwa sechs bis acht) Follikel reifen. Dazu muss eine höhere Hormondosis als für eine monofollikuläre Eizellreifung wie bei einer IUI gewählt werden. Für eine sichere und wirksame Therapie sollten das optimale Behandlungsprotokoll und die passenden Stimulationsmedikamente ausgewählt werden. PCOS-Patientinnen sollten wg. des erhöhten OHSS-Risikos bevorzugt mit FSH anstelle von hMG stimuliert werden. Heutzutage sind verschiedene urinäre und rekombinante FSH-Medikamente verfügbar. Follitropin α, β und Corifollitropin α werden gentechnisch auf Ovar-Zelllinien des chinesischen Hamsters hergestellt ($\square$ Tab. 6.2). Darüber hinaus gibt es ein weiteres Gonadotropin (Follitropin δ), das auf einer humanen fetalen Retina-Zelllinie produziert wird. Das Corifollitropin α ist das einzige Depot-Präparat und wird als Einzeldosis appliziert. Alle anderen Gonadotropine müssen täglich als Selbstinjektion verabreicht werden. Die Ovulationsinduktion erfolgt mit 5.000 bis maximal 10.000 I. E. hCG oder 250 μg Choriogonadotropin α (entspricht etwa 6.500 I. E. hCG).

Wenn in besonderen Fällen wie bei einem OHSS-Risiko der Eisprung sicherheitshalber mit dem GnRH-Agonisten Triptorelin ausgelöst werden soll, können meist 2 Fertigspritzen Decapeptyl IVF 0,1 mg® bzw. Triptofem 0,1 mg® gespritzt werden (Off-Label-Use). Allerdings ist i. d. R. wegen der nachfolgenden, nicht ausreichend behandelbaren Corpus luteum-Insuffizienz die Kryokonservierung der Zellen notwendig, sodass der Embryotransfer auf einen nachfolgenden Zyklus aufgeschoben werden sollte.

Die hormonelle Vorbereitung für eine IVF wird als kontrollierte ovarielle Stimulation bezeichnet, abgekürzt COS. Manchmal wird auch der Begriff kontrollierte ovarielle Hyperstimulation (COH) verwendet. Nach dem allgemeinen Verständnis müssen bei einer **COS-Behandlung** drei Punkte erfüllt sein:

1. **Gonadotropinstimulation für ein multifolliküläres Wachstum**
2. **Zusatzbehandlung mit GnRH-Agonisten oder GnRH-Antagonisten (Blockade der Hypophysenfunktion zur Verhinderung eines vorzeitigen LH-Anstieges)**
3. **Ovulationsinduktion 32 bis 40 h vor der Eizellentnahme**

Eine Gonadotropinstimulation ist über die Dosierung gut steuerbar. Eine höhere Hormondosis führt zu einer multifollikülären Eizellreifung. Die Stimulation muss mit Zusatzmedikamenten zur Verhinderung eines vorzeitigen Eisprungs (sogenannte GnRH-Agonisten und Antagonisten) in einem der bekannten Standardprotokolle durchgeführt werden. Andernfalls kommt es in ca. 30 % der IVF-Zyklen zu einem vorzeitigen Eisprung. Zusätzlich muss der Eisprung medikamentös ausgelöst werden. Dieses ist notwendig, da die Zusatzmedikamente den natürlichen LH-Anstieg unterdrücken. Die Eizellentnahme sollte ca. 36 +/− 2 h nach der Auslösung des Eisprungs durchgeführt werden, damit die Follikel noch nicht gesprungen und die Eizellen befruchtungsfähig sind. Durch die hCG-Gabe wird die Eizellreifung aktiviert, sodass die Eizellen in die Meiose I eintreten und der erste Polkörper ausgestoßen wird. Zum Zeitpunkt der Follikelpunktion befinden sich die Eizellen in der Metaphase II (MII-Eizellen), d. h. die Meiose II hat begonnen.

Durch die Zusatzbehandlung mit GnRH-Agonisten oder -Antagonisten wird ein vorzeitiger natürlicher LH-Anstieg effektiv unterdrückt, sodass die Follikel bis zu einem Durchmesser von 15 bis 20 mm reifen können. **GnRH-Agonisten** stimulieren in der

6

Hypophyse die Gonadotropin-Synthese und steigern die Ausschüttung von LH und FSH, bei längerer Anwendung senken diese die LH- und FSH-Ausschüttung. Die massive Freisetzung von LH und FSH zu Beginn der Agonisten-Behandlung wird als „Flare Up", die spätere minimale Freisetzung von LH und FSH als „Downregulation" bezeichnet. Der Flare-up-Effekt ist durch einen vorübergehenden starken Anstieg von LH und FSH gekennzeichnet und beginnt typischerweise ungefähr zwei Tage nach Beginn der Agonisten-Behandlung. Als Zeichen der beginnenden Downregulation fallen nach etwa 10 bis 14 Tagen die LH- und FSH-Werte auf ein subnormales Niveau ab. Im Gegensatz zu den GnRH-Agonisten tritt die Wirkung der **GnRH-Antagonisten** sofort ein. Sie blockieren die Gonadotropinausschüttung aus der Hirnanhangsdrüse. Nach Ende der Antagonisten-Behandlung kommt es sofort wieder zur natürlichen Stimulation der Hypophyse durch das hypothalamische GnRH und zur Freisetzung von LH und FSH.

Stimulationsprotokolle

GnRH-Agonisten und Antagonisten werden in **drei verschiedenen Protokollen** bei der COS im Rahmen einer IVF-Behandlung eingesetzt. Für die Ovarstimulation stehen neben dem hMG vor allem die neueren rekombinanten Gonadotropine als Originalpräparate oder als Biosimilar zur Verfügung (◘ Tab. 6.2). Der Behandlungszyklus kann mit einem vorausgehenden Pillenzyklus in dem gewünschten Zeitraum geplant werden.

Ein Protokoll für eine COS ist das sogenannte **lange Protokoll** (◘ Abb. 6.2). Die Zusatzbehandlung wird mit einem **GnRH-Agonisten** durchgeführt. Dieser ist als Injektion oder Nasenspray für die tägliche Gabe und als Depot für die einmalige Gabe verfügbar. Mit dem GnRH-Agonisten wird bereits 10 bis 14 Tage vor Stimulationsbeginn begonnen, also im Vorzyklus. Die tägliche Agonisten-Gabe wird erst zum Zeitpunkt der Ovulationsauslösung beendet, etwa drei bis vier Wochen später. Zur Vermeidung von

Ovarialzysten, ausgelöst durch den „Flare up-Effekt", sollte der Behandlungsbeginn mit einem GnRH-Agonisten in der Lutealphase oder unter Pilleneinnahme stattfinden. Nach Beginn der Abbruchblutung, die ca. zehn Tage nach Behandlungsstart mit dem Agonisten eintritt, sollte erst nach einer Hormon- und Ultraschallkontrolle zur Überprüfung der Downregulation und zum Zystenausschluss mit der Gonadotropinstimulation begonnen werden. Eine Schwangerschaft ist vor Stimulationsbeginn auszuschließen, da immer wieder spontane Schwangerschaften nach Beginn der GnRH-Agonisten vor Stimulationsbeginn festgestellt werden. Das lange Protokoll kann nur bei Frauen mit einer guten ovariellen Reserve durchgeführt werden. Die Ovulationsauslösung kann wegen der Downregulation der Hypophyse ausschließlich mit hCG-Präparaten durchgeführt werden. Bei einem drohenden Überstimulationssyndrom ist ein Abbruch der Behandlung vor der hCG-Gabe zu überlegen, denn bei einem überschießenden Follikelwachstum besteht durch die hCG-Gabe ein hohes Risiko für ein Überstimulationssyndrom.

Beim sogenannten **kurzen Protokoll** (◘ Abb. 6.2) wird der **GnRH-Agonist** als tägliche Gabe mit Blutungsbeginn um den 1. bis 3. Zyklustag begonnen. Meist werden Hormon- und Ultraschallkontrollen zum Zystenausschluss durchgeführt. Danach startet die Gonadotropinstimulation um den 2. bis 4. Zyklustag. Durch den „Flare Up-Effekt" am Zyklusanfang mit starker Freisetzung von LH und FSH wird die Gonadotropinstimulation kräftig unterstützt. Die Behandlung mit dem GnRH-Agonisten wird bis zum Auslösen des Eisprungs fortgesetzt. Die Stimulation im kurzen Protokoll ist eine Option bei Frauen mit einer geringen Eizellreserve. Wegen der Downregulation kann die Ovulationsauslösung wie im langen Protokoll ausschließlich mit hCG-Präparaten durchgeführt werden.

Im **Antagonisten-Protokoll** wird am zweiten oder dritten Zyklustag, meist nach

Zystenausschluss und Hormonkontrolle, zunächst mit der Gonadotropinstimulation angefangen (□ Abb. 6.2). Entsprechend dem Stimulationsfortschritt wird etwa ab dem sechsten Stimulationstag mit der täglichen Gabe der **GnRH-Antagonisten** begonnen, die bis zum Tag der Ovulationsauslösung fortgeführt wird. Eine Downregulation mit dem Risiko für Hormonmangelsymptome wie beim langen Protokoll entfällt, und der Zeitraum der Hormontherapie wird auf die Dauer der Gonadotropinstimulation verkürzt. Das Antagonisten-Protokoll ist bei jeder Frau anwendbar. Heutzutage wird dieses Protokoll in den Kinderwunschzentren am häufigsten eingesetzt. Bei Frauen mit einem hohen **Überstimulationsrisiko** wird dieses Protokoll eingesetzt, da die Ovulation statt mit hCG auch mit einer Einzeldosis eines GnRH-Agonisten ausgelöst werden kann. Es wird ein hohes OHSS-Risiko vermieden, da die Agonisten-Gabe durch den „Flare Up-Effekt" zur natürlichen Ovulationsauslösung mit dem körpereigenen LH führt.

Individualisierte Therapieoptionen

Bei der Planung eines IVF-Zyklus sind individuelle Prognosefaktoren, Ängste und Wünsche der Patientin und der Verlauf vorausgegangener Behandlungszyklen zu berücksichtigen. Häufiger haben Frauen auch Ängste vor einer Hormonbehandlung und wünschen trotz eingeschränkter Erfolgschancen eine IVF-Behandlung im natürlichen Zyklus. Im Spontanzyklus kann bei einer IVF-Behandlung auf eine Ovulationsauslösung mit hCG aber nicht verzichtet werden, da die Punktion etwa 36 +/− 2 h nach der Auslösung des Eisprungs durchgeführt werden sollte. Andernfalls besteht ein hohes Risiko, dass keine befruchtungsfähigen MII-Eizellen bei der Punktion gewonnen werden können (s. o.). Ist es in der Vorgeschichte einer IVF-Behandlung zu einem schweren Überstimulationssyndrom gekommen, kann eine Wiederholung dieser schweren Komplikation im Spontanzyklus

ausgeschlossen werden. Alternativ kann eine kontrollierte ovarielle Stimulationsbehandlung auch im GnRH-Antagonisten-Protokoll vorgeschlagen werden. Das OHSS-Risiko ist in diesem Protokoll minimal, wenn der Eisprung durch die einmalige Gabe eines GnRH-Agonisten ausgelöst wird, denn im Unterschied zur Ovulationsauslösung mit hCG wird mit einem Bolus eines GnRH-Agonisten die Ovulation durch den natürlichen LH-Anstieg ausgelöst (Itskovitz-Eldor et al. 2000). Auch viele Frauen mit einem PCOS profitieren von der Stimulationsbehandlung im GnRH-Antagonisten-Protokoll, da sie zu einem Überstimulationssyndrom neigen. Allerdings sollte ein Embryotransfer nach der Ovulationsauslösung mit einem GnRH-Agonisten i. d. R. auf einen späteren Auftauzyklus verschoben werden.

Durchführung einer IVF und ICSI

Ein IVF-Zyklus ist aufwändig und kostspielig. Daher sollte eine solche Behandlung auch zeitlich gut geplant werden, damit die Behandlung für die Paare und auch das Kinderwunschzentrum umsetzbar ist (□ Abb. 6.4). Außerdem sollte bereits in der Planung aktiv über die Anzahl der Embryonen für einen Transfer beraten werden. Um das Ziel einer Einlingsschwangerschaft zu erreichen, ist in Abhängigkeit von den Prognosefaktoren wie dem Alter meist der Transfer von einem Embryo zu empfehlen. Ein IVF-Zyklus lässt sich in fünf Abschnitte gliedern: Vorzyklus (1), Stimulation (2), Follikelpunktion (3), Embryotransfer (4) und Schwangerschaftstest (5).

Im **Vorzyklus** wird das Stimulationsprotokoll und der Beginn der Stimulation festgelegt. Im kurzen Protokoll und im Antagonistenprotokoll ist der Stimulationsbeginn von der zu erwartenden Regelblutung abhängig. Allerdings kann der Zyklusbeginn auch durch eine Antibabypille modifiziert werden (z. B. Zyklusverlängerung mit

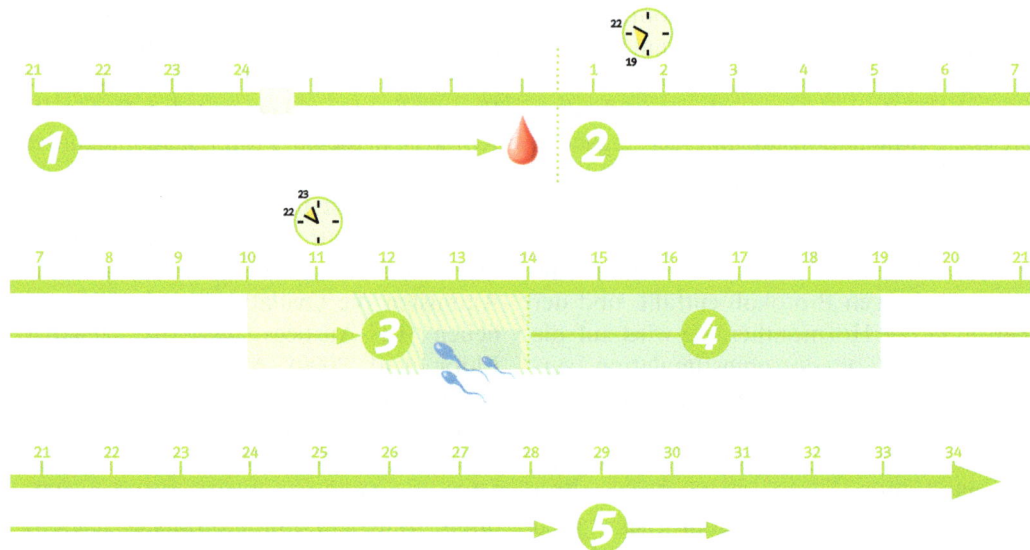

□ **Abb. 6.4**   Zeitschiene IVF-Zyklus. 1: Vorzyklus, 2: Stimulationsbehandlung, 3: Follikelpunktion, 4: Embryotransfer, 5: Schwangerschaftstest

Pille). Beim langen Protokoll kann sich der Blutungsbeginn um ca. eine Woche nach hinten verschieben, wenn der GnRH-Agonist in der Lutealphase und nicht unter einer Pille gestartet wurde, denn durch den „Flare up-Effekt" wird das Corpus luteum (Gelbkörper) vorübergehend stimuliert und die Lutealphase kann sich verlängern.

Die ovarielle **Stimulation** wird meist nach Zystenausschluss und Hormonkontrolle über ca. 10 bis 12 Tage durchgeführt. Die subkutanen Selbstinjektionen werden üblicherweise abends durchgeführt (□ Abb. 6.4). Es sollen möglichst mehrere (etwa sechs bis acht) Follikel reif werden. Zur Überwachung der Follikelreifung sind zwei bis drei **Monitoring-Termine** einzuplanen. Diese sind zur Überprüfung der Hormondosis sinnvoll, da eine nicht ausreichende Hormondosis möglicherweise zum Wachstum von nur wenigen Follikeln führt. Wenn nur zwei bis drei Follikel reifen, wird wegen der geringeren Erfolgsaussichten häufig der IVF-Zyklus abgebrochen. Eine zu hoch gewählte Hormondosis kann ebenfalls zu

einem Zyklusabbruch führen, da dann das Risiko für ein OHSS besteht. Die Ovulationsauslösung wird normalerweise mit hCG durchgeführt. Bei einem drohenden Überstimulationssyndrom kann nur im Antagonistenprotokoll alternativ der Eisprung mit einem Agonisten ausgelöst werden (s. o.). Nach ca. 10 bis 12 Stimulationstagen wird beim sogenannten „**Auslöseultraschall**" geprüft, ob ausreichend viele Follikel mit einem Durchmesser von mindestens 15 mm gewachsen sind. Wenn dieses Ziel erreicht ist, kann die Follikelpunktion und die Spermaabgabe für die IVF-Behandlung zusammen mit dem ART-Labor geplant werden.

Der genaue Zeitpunkt der **Follikelpunktion** wird mit der „**Auslösespritze**" festgelegt. Das Auslösemedikament muss abends exakt 36 Stunden vor der geplanten Eizellentnahme injiziert werden. Soll beispielsweise die Follikelpunktion zwei Tage später vormittags um 10 Uhr durchgeführt werden, muss das Auslösemedikament abends um 22 Uhr verabreicht werden

(■ Abb. 6.4). Wird das Medikament einige Stunden früher gespritzt, so könnten die Follikel schon vor der Punktion gesprungen sein. Wenn das Medikament verspätet gespritzt wird, so sind möglicherweise die Eizellen noch nicht in der Metaphase II und somit nicht befruchtungsfähig. Auch können die Eizellen bei der Follikelpunktion eventuell noch nicht gewonnen werden, da sie sich noch nicht von der Follikelwand ablösen lassen. Die Follikelpunktion dauert ca. fünf bis 10 min und wird ambulant und i. d. R. in einer kurzen Narkose durchgeführt (■ Abb. 6.3). Zunächst erfolgt die Spermaabgabe im Zentrum, danach wird die Eizellentnahme durchgeführt. Die Punktion erfolgt ultraschallkontrolliert durch die Scheide. Die Eizellen sind als größte Zellen des Menschen sehr empfindlich. Daher müssen diese sofort nach der Gewinnung im Labor in vorbereitete Kulturschälchen übertragen, im Inkubator gewärmt und dann für die nachfolgende Eizellbehandlung mit IVF bzw. ICSI vorbereitet werden. Die Entlassung der Patientin erfolgt ungefähr zwei Stunden nach der Punktion. Bei der **Nachbesprechung** werden die Hormone für die Unterstützung der Gelbkörperphase abschließend festgelegt. Aus organisatorischen Gründen wird häufig schon der Termin für den Schwangerschaftstest ca. 15 Tage nach der Punktion vereinbart. Der Termin für den Embryotransfer wird festgelegt, wenn es zur regulären Befruchtung gekommen ist.

Die **Befruchtungskontrolle der Eizellen** erfolgt einen Tag nach der Punktion und der Eizellbehandlung mit der IVF bzw. ICSI (▶ Abb. 1.2). Bei diesem sogenannten „**PN-Check**" wird überprüft, ob die Eizellen befruchtet sind. Als Zeichen der Befruchtung müssen die beiden Vorkerne ausgeprägt und der 2. Polkörper ausgestoßen sein. Die Information der Patienten über den PN-Check erfolgt meist telefonisch. Zu diesem Zeitpunkt wird die Entscheidung des Paares kontrolliert, ob ein Embryo und ausnahmsweise auch zwei (maximal drei) Embryonen übertragen werden sollen. Außerdem wird der Zeitpunkt des **Embryotransfers** entsprechend der gewünschten Kulturdauer festgelegt. Entsprechend der Entscheidung und den Prognosekriterien des Paares werden so viele PN-Zellen kultiviert, dass beim Transfer ein Embryo oder zwei (maximal drei) Embryonen vorhanden sind (siehe ▶ Kap. 1). Der Embryotransfer erfolgt unter sterilen Bedingungen, z. B. im Eingriffsraum. Zunächst wird unter Ultraschallkontrolle die Transferhülse durch den Gebärmutterhalskanal vorgeschoben (■ Abb. 6.3). Danach wird ein Embryo bzw. werden die Embryonen in den Katheter aufgezogen. Dieser wird unverzüglich durch die Transferhülse bis in das obere Drittel der Gebärmutterhöhle vorgeschoben. Embryonen werden in einem kleinen Tropfen Kulturflüssigkeit übertragen. Die Lage der übertragenen Embryonen lässt sich im Ultraschall indirekt darstellen, da beim Transfer zusätzlich Luftbläschen übertragen werden. Diese sollten sonografisch unmittelbar nach dem Transfer als helle Echos im oberen Drittel der Uterushöhle erkennbar sein. Sicherheitshalber spült das ART-Labor den Embryotransferkatheter nach dem Transfer, um auszuschließen, dass ein Embryo im Katheter zurückgeblieben ist. In diesem Fall wird der Embryotransfer wiederholt.

Der **Schwangerschaftstest** erfolgt üblicherweise 15 bis 17 Tage nach der Follikelpunktion in einer Blutprobe. HCG-Werte > 5 U/L gelten als Nachweis einer **biochemischen Schwangerschaft**. Liegt der gemessene hCG-Wert im niedrigen Bereich unter 25 bis 50 U/L, empfiehlt sich eine kurzfristige Kontrolle nach 2 bis 10 Tagen. Bei einem hCG-Abfall wird die Lutealphasenunterstützung abgesetzt. Durch den Hormonabfall kommt es zur Abbruchblutung. Der sonografische Nachweis einer **klinischen Schwangerschaft** mit Darstellung einer **Chorionhöhle** (Fruchtsack) ist meist zwei bis drei Wochen nach dem Schwangerschaftstest möglich.

Auftauzyklen

Bei einem Auftauzyklus werden Embryonen transferiert, die sich nach einer Auftaubehandlung aus befruchteten Eizellen entwickelt haben. Diese wurden in einem vorausgegangenen IVF-Zyklus gewonnen und kryokonserviert.

Kryokonservierung und Einfriermethoden

Die **Kryokonservierung** ist heutzutage ein wesentlicher Bestandteil der **Kinderwunschtherapie** bei Frau und Mann. Diese Labormethode ist Voraussetzung für die Anlage eines Depots von Eizellen und Samenzellen bei der **Fertilitätsprotektion** und beim **Social Freezing**. Eizellen und entwickelte befruchtete Eizellen vom Vorkernstadium bis zur Blastozyste werden heutzutage überwiegend mit der sogenannten **Vitrifikation (Verglasung)** kryokonserviert. Mit dieser Methode werden die Zellen in Bruchteilen von Sekunden eingefroren, sodass sich keine zellschädigenden Eiskristalle bilden können. Eizellen sind als größte Zellen im Körper empfindlicher als Samenzellen, die weiterhin überwiegend mit dem sogenannten „**slow freezing**" mit guten „Wiederbelebungsraten" kryokonserviert werden. Bei dieser Technik werden die Zellen stufenweise über ca. zwei Stunden bis auf minus 196 Grad heruntergekühlt. Kryokonservierte Eizellen und Samenzellen werden in Flüssigstickstofftanks bei minus 196 Grad gelagert. Teilweise erfolgt die **Lagerung** auch in der Dampfphase von flüssigem Stickstoff bei minus 150 Grad.

Indikationen für eine Kryokonservierung

Die Kryokonservierung von unbefruchteten und befruchteten Eizellen ist für den **Gesundheitsschutz** von **Frauen** in einer Kinderwunschbehandlung wichtig. Mit die-

ser Methode kann die **Befruchtung** der Eizellen **aufgeschoben** werden oder es können Zellen für einen **zusätzlichen Embryotransfer** kryokonserviert werden. Dadurch können erneute Stimulationen mit einem OHSS-Risiko und Follikelpunktionen mit dem allgemeinen OP- und Narkose-Risiko vermieden werden. Auch Eizellen können für eine spätere Befruchtung in Stimulations- und Punktionszyklen konserviert werden, wenn sie gewonnen und unerwartet nicht befruchtet werden konnten (◘ Tab. 6.3). Sind in einem Punktionszyklus mehr

◘ **Tab. 6.3**   Kryokonservierung von Eizellen und Embryonen als (Zusatz-)Behandlung bei der ART („FoPu" = Follikelpunktion, „d" = Tag bzw. Tage)

Zeitpunkt	reife Eizellen, befruchtete Eizellen, „planwidrige" Embryonen
FoPu	reife Eizellen, wenn keine Samenzellen für Eizellbehandlung
FoPu	reife Eizellen, wenn keine motilen Samenzellen für Eizellbehandlung
FoPu	reife Eizellen bei Fertilitätserhalt
FoPu	reife Eizellen bei social freezing
FoPu +1 d	2-PN-Zellen (befruchtete Eizellen) bei Fertilitätserhalt
FoPu +1 d	2-PN-Zellen (befruchtete Eizellen) wenn überzählig
FoPu +1 d	2-PN-Zellen (befruchtete Eizellen) nach dem Motto „one and done"
FoPu +1–5 d	2-PN-Zellen oder Embryonen bei Überstimulations(OHSS)-Risiko
FoPu +2–5 d	„planwidrige" Embryonen bei Blastozystenkultur (Vermeidung Mehrlinge)
+5 d	Präimplantationsdiagnostik (Trophektodermbiopsie TED)

befruchtete und entwicklungsfähige über- zählige Zellen vorhanden, können diese für einen späteren zusätzlichen Embryotransfer ebenfalls genutzt werden. Allerdings nehmen noch weniger als 50 % der Paare die Möglichkeit der Kryokonservierung in Anspruch, denn die Kryokonservierung ist **kostspielig** und nicht immer sind Zellen für die Kryokonservierung vorhanden.

Ein Embryotransfer sollte in einem Frischzyklus nicht ohne einen medizinischen Grund wie ein drohendes OHSS aufgeschoben werden. Mittlerweile werden in ca. 11 % der Punktionszyklen mit Eizellbehandlung anstelle eines Embryotransfers im Frischzyklus alle befruchteten Eizellen eingefroren (D·I·R-Jahrbuch 2024). Dieser inzwischen hohe Anteil an „Freeze All" lässt den Verdacht aufkommen, dass die Stimulationsbehandlung nicht mehr ausreichend individualisiert durchgeführt wird und durch das Aufschieben des Embryotransfers im Frischzyklus das OHSS-Risiko reduziert werden muss. Paare möchten aber möglichst schnell schwanger werden und unnötige Kosten für eine Kryokonservierung und einen Auftauzyklus einsparen.

Bedeutung von Auftaubehandlungen in der Kinderwunschbehandlung

Der Anteil an Auftaubehandlungen ist bei den Behandlungszyklen mit der künstlichen Befruchtung inzwischen hoch. Etwa **34 %** der im DIR dokumentierten **Behandlungszyklen** sind **Auftaubehandlungen** mit Vorkernstadien oder Embryonen (D·I·R-Jahrbuch 2023). Die Anzahl der Zyklen „Fertilisierung nach Eizell-Auftau" ist zwar noch niedrig, aber ansteigend. 25 % dieser ca. 500 Zyklen pro Jahr werden inzwischen nach vorausgegangener Eizell-Kryokonservierung wegen Social freezing

und wegen eines Fertilitätserhalts durchgeführt (D·I·R-Jahrbuch 2023). Unbefruchtete Eizellen werden aber nicht nur geplant für ein Eizell-Depot kryokonserviert, sondern auch ungeplant in Punktionszyklen, wenn für die Befruchtung unerwartet keine Samenzellen vorhanden sind (s. o.). Solche unerwarteten Situationen treten ein, wenn der Mann zum Punktionszeitpunkt kein Ejakulat abgeben kann oder keine bzw. keine geeigneten Samenzellen im Sperma oder im operativ gewonnenen Hodengewebe gefunden werden können (◘ Tab. 6.3). Durch die Weiterentwicklung der Einfrier- und Auftaumethoden konnte auch die **Erfolgsrate** im **Auftauzyklus** verbessert werden. Die Schwangerschaftsraten sind sogar mit ca. 30 % pro Embryotransfer in der Auftaubehandlung und im sogenannten Frischzyklus inzwischen vergleichbar. Berechnet man die kumulative Schwangerschaftsrate aus mehreren Embryotransfers aus nur einer Punktion, können 50 % der Paare nach einem Frischtransfer und mindestens zwei nachfolgenden Embryotransfers mit der Geburt eines Kindes rechnen (D·I·R-Jahrbuch 2023).

Grundprinzip Auftauzyklus

Beim Auftauzyklus müssen das Alter der aufgetauten befruchteten **Eizellen** mit dem Entwicklungsalter der **Gebärmutterschleimhaut synchronisiert** werden, berechnet nach dem Zeitpunkt der Ovulation. Kryokonservierte Vorkernstadien werden einen Tag nach dem Eisprung aufgetaut und ein bis vier Tage bis zum Vierzeller oder bis zur Blastozyste kultiviert. Ein Vierzeller wird zwei Tage nach dem Eisprung und eine Blastozyste fünf Tage nach dem Eisprung in die Gebärmutterhöhle übertragen (◘ Abb. 6.5). Die Gebärmutterschleimhaut ist zu diesen Zeitpunkten für eine Einnistung

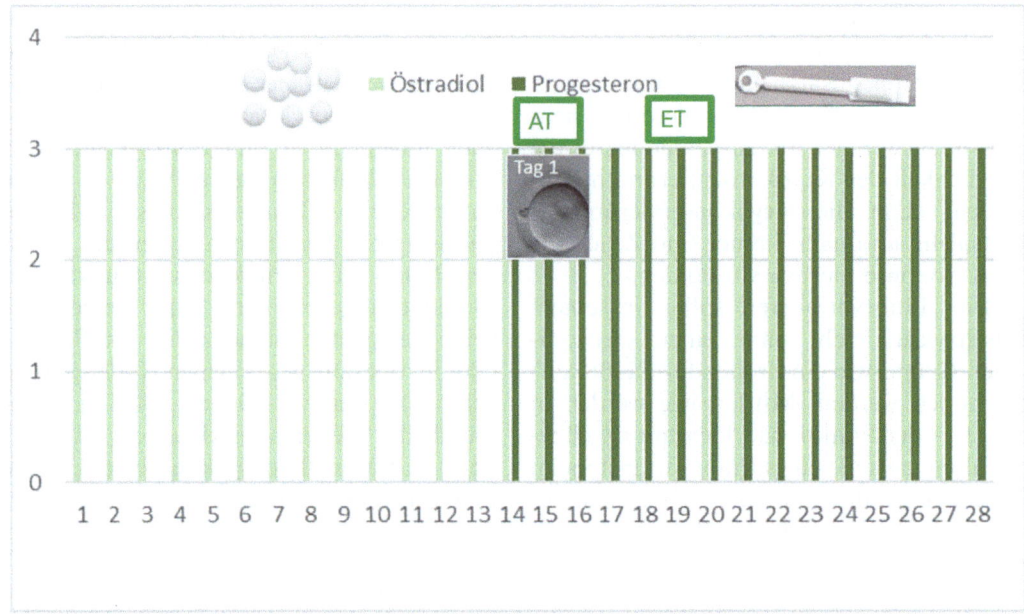

▣ **Abb. 6.5**   Standardprotokoll hormonelle Endometriumsvorbereitung Auftau von Vorkernstadien

empfangsbereit (rezeptiv), da diese nach dem Eisprung durch ansteigende Progesteronwerte zwei bis fünf Tage lang bereits reifen bzw. transformiert werden konnte. Um den richtigen Zeitpunkt für den Auftau festlegen zu können, muss ein Auftauzyklus mit Zyklusmonitoring geplant werden.

Der Transfer nach einer Auftaubehandlung kann außer im künstlichen Zyklus (**hormonelle Endometriumsvorbereitung**) auch in einem **stimulierten Zyklus** oder in einem natürlichen Zyklus (**Spontanzyklus**) durchgeführt werden. Beim modifizierten Spontanzyklus wird der natürliche LH-Anstieg nicht abgewartet, sondern die Ovulation mit hCG ausgelöst. Grundsätzlich sind die **Schwangerschaftsraten** bei den drei Möglichkeiten der Vorbereitung einer Auftaubehandlung nicht unterschiedlich. Allerdings sind bei der **hormonellen Endometriumsvorbereitung** die **Abortrate** und die **Sectiorate** um acht bis neun Prozent höher als im natürlichen bzw. im stimulierten Zyklus (D·I·R-Jahrbuch 2022). Es gibt aber In-

dikationen für die hormonelle Endometriumsvorbereitung, bei denen keine alternative Vorbereitung für den Embryotransfer nach Auftau möglich ist (▣ Tab. 6.4). Es handelt sich bei dieser Indikation um Frauen mit einem angeborenen oder erworbenen Funktionsverlust der Ovarfunktion wie nach Chemotherapie oder um Frauen nach Ovarektomie.

Möglicherweise stellt der fehlende Gelbkörper nach einer hormonellen Endometriumsvorbereitung ein **Gesundheitsrisiko** für die **Mütter** und **Kinder** dar. Es wird über eine erhöhte Rate von Präeklampsien (Gestosen) berichtet. Auch aus diesem Grunde wird derzeit die **Auftaubehandlung** möglichst **im Spontanzyklus** oder im **stimulierten Zyklus empfohlen** (Epelboin et al. 2023). Wie die Sonderauswertung des D·I·R zeigt, hat sich der Anteil der natürlichen Zyklen in dem kurzen Zeitintervall von 2020 bis 2022 fast verdoppelt (D·I·R-Jahrbuch 2023). Gleichzeitig hat der Anteil der Zyklen mit der hormonellen Endometriumsvorbereitung leicht abgenommen. In den D·I·R-Auswertungen

□ Tab. 6.4 Indikationen für hormonelle En- dometriumsvorbereitung für Auftau	
Indikation	**Gründe**
Eierstöcke fehlen	nach operativer Therapie wg. bösartigen und gut- artigen Tumor- erkrankungen der Eier- stöcke
natürlich er- loschene Eier- stockfunktion	wegen Alter, Chromo- somenstörungen wie Ull- rich-Turner-Syndrom, An- lagestörung, usw.
erloschene Eier- stockfunktion nach med. Be- handlungen	Tumortherapie (Strahlen- therapie, Chemotherapie), Therapien mit zell- schädigenden Medika- menten u. a. bei Rheuma
fehlender Ei- sprung	als kostengünstige Alter- native zur hormonellen Sti- mulation

wird üblicherweise bei Auftaubehandlungen nicht zwischen den Methoden der Endometriumsvorbereitung differenziert.

Hormonelle Endometriumsvorbereitung

Bei der hormonellen Endometriumsvorbereitung, auch künstlicher (artifizieller) Zyklus genannt, wird der **Hormonverlauf** für das **Östrogen** und das **Progesteron** im natürlichen Zyklus durch eine sequenzielle Hormonbehandlung **nachgeahmt**. Das bedeutet, dass ab Zyklusbeginn ein Östrogenpräparat für 28 Tage zum Schleimhautaufbau gegeben wird und ab Tag 15 zusätzlich ein **Progesteronpräparat** verabreicht wird. Dadurch wird die **Schleimhaut** sekretorisch transformiert und für die Einnistung von Embryonen **rezeptiv**. Das bedeutet, dass Vorkernstadien am zweiten Tag der zusätzlichen Progesteronbehandlung aufgetaut und nach ein- bis viertägiger Embryokultur als Vierzeller oder bereits als Blastozyste übertragen werden (□ Abb. 6.5). Der

Schwangerschaftstest erfolgt an Tag 28. Voraussetzung für den Auftau ist, dass die Gebärmutterschleimhaut ausreichend aufgebaut ist. Ist das Endometrium in der Ultraschallkontrolle schmaler als 6 mm, kann die alleinige Östrogenbehandlung um ca. sieben Tage verlängert werden. Sollte die Schleimhaut sich nicht weiter aufgebaut haben, muss der Zyklus abgebrochen werden. Dafür wird meist ein Pillenpräparat zur Blutungsinduktion für 10 bis 14 Tage gegeben. Ab Blutungsbeginn kann ein neuer Auftauzyklus begonnen werden. Die Östrogengabe kann als Tablette, Gel oder Hormonpflaster erfolgen. Progesteron wird üblicherweise vaginal als Kapsel, Tablette oder Gel appliziert, alternativ aber auch als Injektion.

Vorteile der hormonellen Endometriumsvorbereitung ist die gute **Planbarkeit** sowohl für die Patientin als auch für das Zentrum, denn Wochenenden und Feiertage als auch Urlaube können durch eine Verlängerung der Östrogenphase und somit einem verschobenen Start der zusätzlichen Progesterongabe eingeplant werden. Außerdem ist der Aufwand für die Patientin gering und **kostengünstig**, denn das Monitoring ist meist auf eine Ultraschalluntersuchung zur Bestimmung der Schleimhauthöhe reduziert. Allerdings gibt es auch **Nachteile**: Die **Östrogen-Progesteron-Behandlung** muss bis zur **12. Schwangerschaftswoche** fortgeführt werden, denn durch die hormonelle Therapie findet normalerweise kein Eisprung statt. Somit fehlt der Gelbkörper für die körpereigene Progesteron-Östrogen-Produktion im Eierstock. Wird die Substitutionstherapie mit Östrogen und Progesteron vorzeitig abgesetzt, kommt es zu Blutungen und somit meist zum Verlust der Schwangerschaft. Außerdem kann es trotz der Östrogentherapie ab Blutungsbeginn und der damit einhergehenden Unterdrückung der Follikelreifung zu einem **Eisprung** kommen. In diesem Fall kann im Ultraschall meist ein Gelbkörper dargestellt

6

und in der Blutprobe ein Progesteronanstieg gemessen werden. Bleibt dieser unbemerkt, passt die Synchronisierung der Reife des Endometriums nicht mehr zum Embryoalter. Eine Schwangerschaft bleibt dann aus.

Auftaubehandlung im Spontanzyklus oder stimulierten Zyklus

Bei einer Auftaubehandlung im Spontanzyklus oder im stimulierten Zyklus ist das Risiko **zusätzlicher** „**in-vivo-Schwangerschaften**" möglich. Daher wird bei dieser Vorbereitung allgemein der geschützte Verkehr empfohlen. Die Auftaubehandlung im Spontanzyklus bedeutet, dass der **Eisprungtag** exakt festgestellt werden muss, damit der Auftauzeitpunkt mit der Reife des Endometriums synchronisiert werden kann. Dafür ist ein **erweitertes Zyklusmonitoring** mit einem Mehraufwand für die Patientin notwendig. Meist sind wiederholte Ultraschalluntersuchungen und Bestimmungen der Werte für Östradiol und LH bis zum LH-Anstieg notwendig, damit zyklusphasengerecht aufgetaut werden kann. Kommt es zum LH-Anstieg, so ist der Eisprung am Folgetag. Dementsprechend müssen Vorkernstadien zwei Tage nach dem LH-Anstieg aufgetaut werden. In der Praxis wird meist der **modifizierte Spontanzyklus** durchgeführt, bei dem häufig nur ein Monitoring-Termin notwendig ist. Dieser erfolgt ca. ein bis zwei Tage vor dem erwarteten Eisprung. Wird ein präovulatorischer Follikel mit mindestens 15 mm Durchmesser und eine Endometriumhöhe von mindestens 6 mm gemessen, so kann die Ovulation abends mit hCG ausgelöst werden (■ Tab. 6.2). Die **Ovulationsauslösung** beispielsweise am Zyklustag 13 bedeutet, dass der Eisprung an Tag 15 erfolgt und Vorkernstadien an Tag 16 aufgetaut werden. Der Embryotransfer würde entsprechend der Kulturdauer am Tag 17 beim Vier-Zeller oder am Tag 20 bei einer Blastozyste erfolgen. Der **Schwangerschaftstest** kann frühestens 14 Tage nach dem Eisprung verlässlich durchgeführt werden.

Die Auftaubehandlung ist auch im **stimulierten Zyklus** möglich. Ziel ist ein monofollikuläres Wachstum. Entwickeln sich mehrere Follikel, sind bei fehlendem OHSS-Risiko keine Interventionen notwendig, denn zur Vermeidung von zusätzlichen „in-vivo-Schwangerschaften" wird ohnehin der geschützte Verkehr streng empfohlen. Beim Stimulationsstart sollte individualisiert eine niedrig dosierte Hormontherapie mit 37,5 bis 75 I.E. hMG bzw. FSH gewählt werden. Das Monitoring erfolgt wie bei einer ovariellen Stimulation. Die Stimulationsdauer kann auch verlängert sein, z. B. bei PCOS-Patientinnen, denn häufig sprechen die Ovarien erst nach Erreichen der individuellen Schwellendosis auf die Hormontherapie an und der Eisprung kann beispielsweise erst am 21. Zyklustag ausgelöst werden (■ Abb. 6.6). Möglicherweise baut sich in einem stimulierten Zyklus die Gebärmutterschleimhaut durch die höheren Östrogen- und Progesteronwerte besser auf. Dadurch könnten die Voraussetzungen für eine erfolgreiche Einnistung verbessert sein. Zukünftige Registerauswertungen werden zeigen, ob ein stimulierter Zyklus zu einer höheren Schwangerschafts- und Geburtenrate führt.

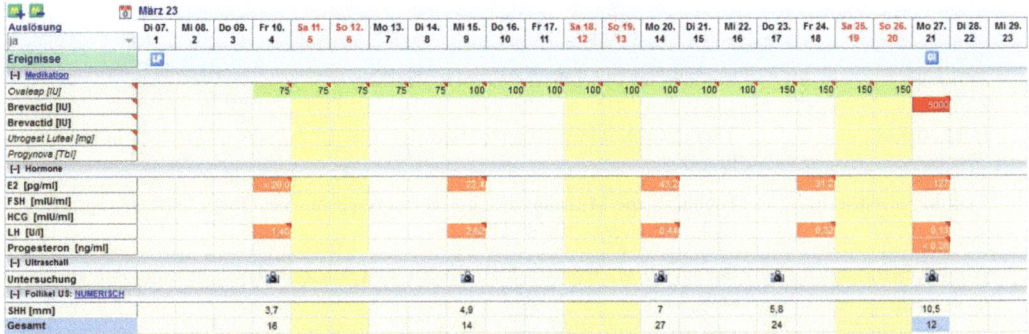

Abb. 6.6 Stimulierter Auftauzyklus bei PCOS-Patientin (hCG am 21. Zyklustag bei 19 mm-Follikel, Ovulation am 23. Zyklustag, Auftau PN-Zellen am 24. Zyklustag)

Andrologische Therapie vor Methoden der ART

Grundsätzlich gilt in der Reproduktionsmedizin: Wenn der Mann unfruchtbar ist, wird die Frau behandelt, denn bei einer ART erfolgen die hormonellen Behandlungen und operativen Eingriffe bei der Frau. Allerdings müssen für die Behandlungen **befruchtungsfähige Samenzellen** vorhanden sein. Es gibt nur wenige **Ausnahmen**, bei denen die männliche Fruchtbarkeitsstörung ursächlich **behandelt** werden kann (Tab. 6.5). Sofern der Mann nicht bereits von einem Arzt mit der Zusatzweiterbildung Andrologie überwiesen wird, ist es Aufgabe des Reproduktionsmediziners, diese Ausnahmesituationen durch die andrologische Basisdiagnostik (Hormonwerte und Spermiogramm mit Kultur) zu erkennen. Bei Auffälligkeiten sollte die weitere Diagnostik und Therapie durch einen Andrologen erfolgen.

Antibiotika bei sexuell übertragbaren Infektionen (STI)

Die **mikrobiologische Ejakulatdiagnostik** auf Chlamydien und Gardnerella vaginalis als sexuell übertragbare Keime ist zusätzlich parallel zur mikrobiologischen Diagnostik bei der Frau sinnvoll, denn Infektionen sind nicht nur ein Infektionsrisiko bei der vaginalen Follikelpunktion, sondern vor allem bei der In-vitro-Fertilisation auch ein Risiko für eine Verkeimung der **Eizellkultur**. Eine Infektion kann nach einem Embryotransfer auch die Implantation stören. Darüber hinaus sind Infektionen als Abortursache bekannt. Gardnerella vaginalis kann außerdem die **Spermienmotilität** und **Spermienmorphologie reduzieren** und die **Apoptose** (Zelltod) auslösen (Damke et al. 2018). Die Spermienkonzentration und -motilität kann sich nach einer Antibiotika-Behandlung signifikant verbessern (Goulart et al. 2020). Aus diesen Gründen sollte beim Nachweis von Chlamydien oder Gardnerella auch bei fehlenden Beschwerden eine **Antibiose** als **Paartherapie** empfohlen werden.

Behandlung von Ejakulationsstörungen

Ejakulationsstörungen können eine organische oder eine psychische Ursache haben. Bei einer **Aspermie** (siehe ▶ Tab. 5.1 und 5.6) kommt es zu keinem Samenerguss. Diese Störung ist bei einer Querschnittläsion, aber auch bei chronischen neurologischen Erkrankungen wie einer Multiplen Sklerose und einem Diabetes mellitus bekannt. Häufig können durch eine **penile**

□ Tab. 6.5   Männliche Fruchtbarkeitsstörungen mit Therapiemöglichkeiten

Störung	Einfluss auf Fruchtbarkeit, Therapieansätze
Infektionen	Therapie sexuell übertragbarer Keime (z. B. Chlamydien, Gardnerella vaginalis)
Ejakulationsstörungen	Fachärztliche Mitbehandlung z. B. bei Aspermie bei Querschnitt, retrograder Ejakulation, psychischer Ursache
Abusus, Medikamente	Beenden bzw. Absetzen z. B. Nikotin und Alkohol, Anabolika und Antiandrogene
Stoffwechselstörungen, Adipositas	z. B. Einstellung Diabetes mellitus, Gewichtsreduktion
Varikozele	Fachärztliche Mitbehandlung, Schädigung Fruchtbarkeit durch Temperaturerhöhung und Fragmentierung des Erbgutes (DNA)
Verschluss der Samenwege	Operative Therapie, z. B. nach Entzündungen, bei Fehlbildungen, nach Vasektomie
Hormonmangel	Stimulation mit FSH und hCG bei funktionsfähigem Hodengewebe

6

Vibrostimulation die Nervenfasern angeregt werden. Das Ejakulat, das aus der Harnröhre tröpfelt, kann aufgefangen und für eine Insemination verwendet werden. Wenn diese Methode versagt, empfiehlt sich bei einer Querschnittläsion die **transrektale Elektroejakulation**. Eine Narkose ist auf Grund des Querschnitts meist nicht notwendig. Einige wenige medizinische Einrichtungen wie Unfallkliniken haben Erfahrungen mit dieser Behandlungsmethode. Bei einer **retrograden Ejakulation** kommt es zu einem Samenerguss in die Blase. Diese Ejakulationsstörung ist eine typische Komplikation nach einer radikalen Prostataoperation, durch die es zur Beeinträchtigung der Blasenmuskulatur kommt. Zwei von drei Prostata-Patienten sind betroffen. Es kann medikamentös versucht werden, dass sich der Blasenhals für die Spermaabgabe ausreichend verschließt. Bei Erfolglosigkeit kann versuchsweise der Urin mit einem Medikament alkalisiert und die Spermien mit dem Urin nach Masturbation gewonnen werden. Die Qualität der gewonnenen Samenzellen ist nur selten ausreichend. In diesen Fällen können die Samenzellen nach der **Spermaaufbereitung aus dem Urin** für eine Insemination oder für eine IVF mit ICSI verwendet werden. Immer wieder sind die konservativen Behandlungsmöglichkeiten bei einer Aspermie oder retrograden Ejakulation aber nicht erfolgreich oder die transrektale Elektroejakulation nicht verfügbar. In diesen Fällen können die Samenzellen operativ aus dem Hoden gewonnen werden (s. u.).

Bei einer **psychogenen Ejakulationsstörung** empfiehlt sich die Mitbehandlung durch einen Sexualmediziner. Die Aufforderung zur Spermaabgabe zum Zeitpunkt des Eisprungs bzw. einer Follikelpunktion führt bei empfindsamen Patienten immer wieder beim Masturbationsversuch zum Ausbleiben des Samenergusses. Zur Reduktion des Stresses durch die Behandlungssituation bei einer IUI oder einer In-vitro-Fertilisation können **entspannende Maßnahmen** hilfreich sein. Kann bei einer IVF kein Sperma zum Behandlungszeitpunkt gewonnen werden, können die gewonnenen Eizellen für eine aufgeschobene Eizellbehandlung eingefroren werden. Spermien können auch vorsorglich schon im Vorfeld einer Behandlungsmaßnahme eingefroren werden. Dadurch können Patienten entlastet werden, da **Kryosperma**-Proben zum Zeitpunkt einer IUI oder IVF und ICSI auf alle Fälle für die Durchführung einer Eizellbehandlung aufgetaut und verwendet werden können.

Lebensstil-Interventionen und Stopp von Medikamentenabusus

Die Fruchtbarkeit kann auch durch einen ungesunden **Lebensstil** und **Lifestyle-Medikamente** beeinträchtigt werden. Rauchen reduziert die Fruchtbarkeit, auch wenn dadurch die Ejakulatparameter Konzentration, Motilität und Morphologie nicht direkt vermindert sein müssen und im Normbereich liegen können. Man geht davon aus, dass Nikotinabusus das Erbgut in den Samenzellen schädigt und die Embryoentwicklung sowie Entwicklungsfähigkeit der Embryonen stört. So wird verständlich, warum ein Nikotinabusus, insbesondere bei einer IVF-Behandlung, die Schwangerschaftsrate um mehr als 50 % halbiert (Zitzmann und Nieschlag 2004). **Nikotinabstinenz** verbessert längerfristig die Fertilität. Medikamente können ebenfalls die Spermaqualität einschränken. Die Selbstmedikation mit **Anabolika** bei Bodybuildern führt sogar häufiger zu einer Azoospermie. Denn Anabolika führen zur Suppression der LH- und FSH-Ausschüttung und somit zur fehlenden Stimulation der Spermatogenese. Finasterid ist ein Medikament, das im Zusammenhang mit einer Abnahme der Spermaqualität und einer Zunahme einer Schädigung des Erbgutes im Sinne einer DNA-Fragmentierung steht. Es ist ein Hemmer des stark wirksamen Testosteronabkömmlings Dihydrotestosteron (DHT) und wirkt gegen Haarausfall. Nur durch eine genaue Anamnese mit gezielter Überprüfung der Medikamenteneinnahme kann eine medikamentös bedingte Ursache einer Fertilitätsstörung sicher erkannt und durch

Absetzen des **schädigenden Medikamentes** behoben werden. Eine ungesunde Ernährung und Bewegungsmangel sind die Hauptursachen von Übergewicht und einer Adipositas. Entsprechend regelmäßigen Studien des Robert-Koch-Institutes (RKI) und des statistischen Bundesamtes (Destatis) sind in Deutschland über 60 % der Männer übergewichtig. Über 20 % der jungen Männer bis 39 Jahren sind bereits adipös. Adipositas ist ein Risikofaktor für einen Prädiabetes und einen Diabetes mellitus Typ 2. Erhöhte Blutzuckerwerte (Hyperglykämien) sind toxisch für Zellen. Eizellen als größte Zellen im Körper des Menschen sind besonders empfindlich, aber auch Samenzellen bzw. das Keimepithel in den Samenkanälchen sind sensibel für zellschädigende Einflüsse. Übergewichtige und adipöse Männer sollten daher zur **Ernährungsumstellung** und zum **körperlichen Training**, ggf. mit **medikamentöser Unterstützung**, beraten werden. Betroffene Patienten sollten sich über die „Abnehmspritze" wie Wegovy® bzw. Ozempic® professionell informieren lassen. Ein Diabetes mellitus Typ 2 müsste im Rahmen einer Adipositas-Beratung von kooperierenden Ärzten bzw. Hausärzten erkannt und sollte bei Kinderwunsch für eine Erholung der Spermatogenese optimal eingestellt werden. Gleiches gilt für Patienten mit einem bereits diagnostizierten Typ-2-Diabetes. Die Blutzuckereinstellung lässt sich im Kinderwunschzentrum durch eine Bestimmung von HbA1c (Blutzuckergedächtnis) in einer Blutprobe einfach überprüfen.

Varikozelen-Behandlung

Wird bei der fachärztlich klinisch-andrologischen Untersuchung eine **Varikozele** diagnostiziert, so sollte diese bei Beschwerden (Schmerzen, Druckgefühl) operativ behandelt werden. Ist die Varikozele symptomlos, besteht ein unerfüllter Kinderwunsch und liegt ein eingeschränktes

Spermiogramm vor, sollten Andrologen, Urologen, Radiologen und Reproduktionsmediziner interdisziplinär entscheiden, ob dem Patienten eine Varikozelenbehandlung angeboten werden sollte. Relative Indikationen für einen solchen operativen Eingriff sind vor allem ein auffälliges Spermiogramm, vorausgegangene erfolglose künstliche Befruchtungen oder eine vermehrte DNA-Fragmentierung. Eine Zunahme des Schwangerschaftserfolgs ist nach einer Varikozelentherapie aber nicht bewiesen. Die operative Therapie einer Varikozele erfolgt durch einen kleinen Schnitt in der Leiste, durch Einspritzen einer Flüssigkeit in das erweiterte Gefäß (Veröderung bzw. Sklerosierung), durch Einbringen von kleinen Metallspiralen („Coils") oder von einem Gewebekleber (Embolisation).

Hormontherapie bei Ausfall von Hypothalamus und Hypophyse

Ein **Hormonmangel** bei **funktionsfähigem Hodengewebe** ist selten. Betroffene Patienten fallen durch eine Azoospermie mit einem geringen Ejakulatvolumen auf. Die Hormonanalyse zeigt niedrige Werte für die Steuerungshormone LH und FSH und einen erniedrigten Testosteronwert. Diese Patienten können meist durch die alleinige testikuläre Stimulationsbehandlung erfolgreich behandelt werden und können ein eigenes Kind bekommen. Die Indikationen für eine Gonadotropinstimulation sind bei einem zentralen Hypogonadismus die gleichen wie bei der Frau (◘ Tab. 6.6). Bei einem **isolierten hypogonadotropen Hypogonadismus (IHH)** und beim **Kallmann-Syndrom** ist der Hormonmangel durch den Ausfall der GnRH-Signale aus dem Hypothalamus bedingt. Daher wird die Hypophyse nicht mehr stimuliert, und die Freisetzung der Steuerungshormone LH und FSH aus der Hypophyse fällt aus. Die Testosteronbildung und die Samenzellreifung im Hodengewebe erlöschen und das Hoden-

◘ Tab. 6.6 Indikation für die Gonadotropinstimulation bei Frau und Mann

Diagnose	Ebene des Ausfalls der Hirnstruktur
isolierter hypogonadotroper Hypogonadismus (IHH)	Hypothalamus (idiopathisch)
Kallmann-Syndrom (zusätzlich Riechstörung)	Hypothalamus (genetisch)
Hypophysenadenom (hormonaktiv oder -inaktiv)	Hypophyse
Prolaktinom (Mikroprolaktinom < 1 cm)	Hypophyse (Sonderform Hypophysenadenom)
Hypopituitarismus	Hypophyse (z. B. postoperativ, Trauma, Radiatio)

volumen nimmt ab. Im Unterschied zum IHH ist das Kallmann-Syndrom eine genetische Erkrankung, die mit einer Riechstörung und mit dem Ausfall der hypothalamischen GnRH-Sekretion verbunden ist. Es sind meist Männer (1:10.000) und seltener Frauen betroffen (1:50.000). Ein Prolaktin-produzierender Hypophysentumor (**Prolaktinom**) kann ebenfalls zum Ausfall von LH und FSH und somit zur Unfruchtbarkeit führen. Der Tumor kommt bei Männern selten vor, ist grundsätzlich gutartig, wächst aber verdrängend. Dadurch kommt es in Abhängigkeit von der Tumorgröße zum Ausfall der hypophysären Gonadotropinausschüttung mit Funktionsruhe der Hoden. In Abhängigkeit von der klinischen Situation könnte bei Kinderwunsch eine Gonadotropinstimulation durchgeführt werden. Die medikamentöse Tumortherapie erfolgt jedoch wie bei der Frau mit einem Dopaminagonisten (siehe ▸ Kap. 4). Eine Hypophysenchirurgie kommt bei Kompression der Sehnervenkreuzung mit Gesichtsfeldeinschränkungen und bei Erfolglosigkeit oder Unverträglichkeit der medikamentösen Therapie in Betracht. Für die Hypophysenchirurgie gibt es operative Zentren. Die Operation erfolgt durch die Nase. Nach einer Hypophysenchirurgie, Strahlentherapie oder Traumata (z. B. Abriss des Hypophysenstiels) kann es zu einem kompletten Ausfall der Hypophysenfunktion kommen. Dieser vollständige Ausfall der Hypophysenfunktion wird auch als **Panhypopituitarismus** bezeichnet. Dann müssen nicht nur die männlichen Hormone, sondern auch die lebenswichtigen Hormone der Schilddrüse und der Nebenniere substituiert werden. Bei Ausfall von Hypothalamus und/oder Hypophyse ist die interdisziplinäre Behandlung und Therapie grundsätzlich zusammen mit internistisch-endokrinologischen Schwerpunktärzten durchzuführen.

Testikuläre Gonadotropinstimulation

Bei Kinderwunsch erfolgt die **Gonadotropinstimulation** mit den gleichen Medikamenten wie bei der Frau, allerdings gibt es Unterschiede (☐ Tab. 6.7). Beim Mann werden FSH-Präparate dreimal pro Woche in einer Dosierung von 150 I.E. verabreicht (z. B. montags, mittwochs und freitags) und hCG zweimal pro Woche in einer Dosierung von 1.500 bis 2.500 IE (z. B. montags und freitags). Für die Stimulation der Spermatogenese ist FSH notwendig, für die Testosteronproduktion das hCG als LH-Ersatz. Die Behandlung wird grundsätzlich als Langzeittherapie über mindestens 6 bis 12 Monate durchgeführt. Zur Therapiekontrolle sollten serielle **Ejakulatuntersuchungen** und **Hormonmessungen** in dreimonatigen Intervallen entsprechend der Dauer der Spermatogenese durchgeführt werden. In 90 % der Fälle kann die Spermatogenese erfolgreich angestoßen werden. Eine Spontankonzeption tritt bei der Hälfte der Paare ein. Zum Konzeptionszeitpunkt liegen die Ejakulatparameter meist noch

☐ **Tab. 6.7**　Unterschiede Gonadotropinstimulation bei Mann und Frau

Frau	Mann
Ovulationsinduktion (OI) und -auslösung, für IVF- bzw. ICSI-Behandlung kontrollierte ovarielle Stimulation (COS), Stimulationsziel ca. 6–8 reife Follikel	Samenzellreifung stimulieren
Stimulationsdauer ca. 10–12 Tage (Reifung der antralen Follikel)	Stimulationsdauer mindestens 6 Monate bis > 1 Jahr
FSH ausreichend für Stimulation, zusätzlich LH bei Gonadotropinmangel (selten)	FSH und hCG (ersatzweise für LH) notwendig
Verordnung entsprechend Richtlinie des Gemeinsamen Bundesausschusses	Verordnung durch Urologen, Andrologen
Wiederholtes Monitoring Ovarstimulation mit Ultraschall und Hormonmessung	Kontrollen alle 3 Monate klinisch, Hormonmessung, Spermiogramm

unterhalb des Normbereichs. Die testikuläre Stimulationsbehandlung sollte abgesetzt werden, wenn die Partnerin fortlaufend in der 12. Schwangerschaftswoche schwanger ist. Vor Umstellung der Stimulationsbehandlung auf eine **Testosteronsubstitution** kann dem Patienten die Kryokonservierung des Ejakulates angeboten werden. So könnte bei erneutem Kinderwunsch in Zukunft das **Kryosperma** für eine Kinderwunschbehandlung eingesetzt werden, ohne dass die monatelange teure und aufwendige Stimulation mit FSH und hCG wiederholt werden muss. Allerdings wäre bevorzugt die ICSI-Behandlung notwendig, da die Motilität nach dem Auftauen für eine Insemination i. d. R. nicht mehr ausreichend ist.

6

Pulsatile GnRH-Stimulation

Die Spermatogenese kann bei Patienten mit einem hypothalamischen Hypogonadismus auch mit GnRH (LutrePulse®) stimuliert werden. Die Behandlung erfolgt ähnlich wie bei der Frau mit einer Miniinfusionspumpe (Pod), der von einem Handcomputer (Manager) gesteuert wird (s. o.). Die Behandlungsdauer beträgt wie bei der Gonadotropinstimulation mindestens 6 bis 12 Monate. Es werden 5–20 µg **GnRH pulsatil** alle 120 min verabreicht. Die pulsatile GnRH-Stimulation ahmt die natürliche GnRH-Sekretion nach. Eine kontinuierliche Infusion von GnRH wäre erfolglos, weil dann die GnRH-Rezeptoren an der Hirnanhangsdrüse „downreguliert" würden und dann die Stimulationstherapie nicht mehr effektiv wäre.

Chirurgische Maßnahmen beim Mann

Die Inzidenz für eine Azoospermie liegt bei etwa einem Prozent. Wenn keine konservativen Behandlungsoptionen bestehen, kommt bei einer Azoospermie eine Hodenbiopsie zur operativen Gewinnung von Samenzellen in Betracht. 1993 wurde erstmals über die Geburt eines Kindes mit operativ gewonnenen Samenzellen aus dem Hodengewebe berichtet (Schoysman et al. 1993). Die Indikationen für die operative Samengewinnung sind in ◘ Tab. 6.8 zusammengestellt.

Angeborene und erworbene Ursachen einer Azoospermie

Wenn das Hodengewebe eingeschränkt bzw. nicht funktionsfähig ist, liegt eine sogenannte **non-obstruktive Azoospermie (NOA)** vor. Die Spermatogenese stoppt hauptsächlich auf einer Meiose-Stufe, beispielsweise auf der Ebene der Spermatozyten (► Abb. 2.2 und 2.5). In den meisten Fällen handelt es

◘ **Tab. 6.8** Indikationen operative Samengewinnung

Indikation	Ursachen für Störung
Non-obstruktive Azoospermie (NOA)	idiopathisch, keimzellschädigende Tumortherapie, genetisch (Azoospermiefaktor, Klinefelter-Syndrom), Lageanomalien der Hoden, erfolglose GnRH- bzw. Gonadotropin-Stimulation (>12 Monate) bei IHH oder bei Hypophysenläsion
Obstruktive Azoospermie (OA)	Vasektomie, postentzündlich (z. B. nach STI), Fehlbildungen von Samenleitern und Nebenhoden (z. B. bei Mukoviszidose), Fehlbildung Urogenitaltrakt (z. B. nach Korrektur Blasenekstrophie)
Aspermie	neurogen z. B. Querschnitt, Multiple Sklerose (MS), Diabetes mellitus
Retrograde Ejakulation	nach Ausschöpfung konservativer Therapieverfahren
Relative Indikation (u. a. Nekrozoospermie)	z. B. hoher DNA-Fragmentationsindex (DFI), Nekrozoospermie, psychisch bedingte Ejakulationsstörung (nach Diagnostik und Beratung)

sich um eine idiopathische NOA, d. h. dass die Ursache für die Spermatogenesestörung nicht bekannt ist. Häufiger sind ein Hodenhochstand oder Chromosomenstörungen bekannt. Fehlen Genabschnitte in der Azoospermiefaktor-Region auf dem Y-Chromosom (siehe ► Kap. 5), kann die Spermatogenese in Abhängigkeit von den betroffenen Genabschnitten unterschiedlich stark gestört sein. In manchen dieser Fälle fehlt das Keimepithel vollständig (Sertoli-Cell-Only-Syndrom, ► Abb. 5.2). Handelt es sich um eine Transportstörung bei intaktem Hodengewebe, liegt eine **obstruktive Azoospermie (OA)** vor. Die Ursachen können beispielsweise bei Fehlen der Samenleiter genetisch oder - beim Verschluss der Samenleiter z. B. nach einer Vasektomie - erworben sein.

Nach einer Vasektomie ist die operative Samengewinnung dann angezeigt, wenn ein Patient sich gegen eine Refertilisierung entscheidet oder diese erfolglos war. Grundsätzlich ist die Prognose für eine erfolgreiche operative Samengewinnung bei einer nonobstruktiven Azoospermie ungünstig, bei einer obstruktiven Azoospermie gut. Die Diagnostik vor einer operativen Samengewinnung ist aufwändig und sollte in Kooperation mit einem Andrologen erfolgen. Ergänzend zur klinisch-andrologischen Untersuchung mit Labordiagnostik wird in der Regel auch eine **humangenetische Diagnostik** (Chromosomenanalyse und ggf. Molekulargenetik) empfohlen (◘ Tab. 6.9). Bei Auffälligkeiten empfiehlt sich eine zusätzliche humangenetische Beratung. Ist beispielsweise beim Mann eine Mukoviszidose bekannt oder ist er Anlageträger, sollte das Paar humangenetisch beraten werden und bei der Frau die Testung auf Mukoviszidose durchgeführt werden. Es geht dabei um das Mukoviszidose-Risiko für ein Kind, das dem betroffenen Paar vor Beginn einer ICSI-TESE-Behandlung bekannt sein sollte. Ebenso sollten Paare bei Auffälligkeiten in der Azoospermiefaktor-Region beraten werden, denn diese genetisch bedingte Spermatogenesestörung würde an alle Söhne vererbt werden.

Testikuläre Spermienextraktion (TESE)

Das Heraussuchen der Samenzellen aus dem Hodengewebe wird als testikuläre Spermienextraktion (TESE) bezeichnet. Mit der nachfolgenden ICSI-Methode ist es heutzutage möglich, Eizellen mit den noch unbeweglichen Samenzellen aus dem Hodengewebe erfolgreich zu befruchten. Mit der kombinierten **TESE-ICSI-Behandlung** können die meisten betroffenen Paare noch ein eigenes Kind bekommen. Ungünstige Prognosefaktoren für TESE sind erhöhte LH- und FSH-Werte als Hinweis für eine schwere Spermatogenesestörung. Die Wahrscheinlichkeit für eine erfolgreiche Biopsie liegt dann nur bei ca. 50 % (Aljubran et al. 2022). Üblicherweise wird eine Hodenbiopsie bereits vor Beginn eines ICSI-Zyklus durchgeführt. Damit kann sichergestellt werden, dass zum Zeitpunkt der Follikelpunktion auch Samenzellen für die Befruchtung verfügbar sind. Die Untersuchung des Gewebes auf Samenzellen sollte bereits intraoperativ als **Probe-TESE** bzw. Frisch-TESE durchgeführt werden. Im Anschluss an die Hodenbiopsie werden die Gewebeproben (Biopsate) für die ICSI im Behandlungszyklus für eine spätere „**kryo-TESE**" konserviert. Die klinische Bedeutung der TESE-ICSI-Zyklen

◘ **Tab. 6.9** Vordiagnostik vor operativer Samengewinnung		
Diagnostik	**Obstruktive Azoospermie (OA)**	**Non-obstruktive Azoospermie (NOA)**
Anamnese	OPs, Infektionen	Hodenhochstand, Tumortherapie
Untersuchung	Samenleiter nicht tastbar	feste Konsistenz der Hoden
Sonografie	Nebenhoden gestaut	kleines Hodenvolumen
Ejakulat	Azoospermie, kleines Volumen	Azoospermie
Blut	LH, FSH, Testosteron normwertig	LH, FSH erhöht, Testosteronmangel
Chromosomen	unauffällig	auffällig, z. B. 47,XXY
Azoospermiefaktor	unauffällig	auffällig (AZF a-c)
CFTR-Gen	Mutation bei Mukoviszidose	unauffällig

ist aber gering. Der Anteil dieser Zyklen liegt deutlich unter fünf Prozent (D·I·R-Jahrbuch 2023). Befruchtungsrate, Transfer-, klinische Schwangerschafts- und Geburtenraten sind bei der Befruchtung mit testikulären Samenzellen im Vergleich zur Befruchtung mit Frischsperma geringer.

Durchführung einer Hodenbiopsie

Hodenbiopsien für eine spätere ICSI-TESE-Behandlung sollen durch ein eingespieltes Team von Andrologen bzw. Urologen und Embryologen bevorzugt in Kooperation mit einem Kinderwunschzentrums durchgeführt werden. Die Hodenbiopsie kann als „offene Biopsie" durchgeführt werden, sodass nach Eröffnung der Hodenhüllen und Freilegung eine Übersicht über Hoden und Nebenhoden möglich ist (◘ Abb. 6.7). Aus jedem Hoden werden i. d. R. am oberen und unteren Pol etwa erbsengroße Gewebeproben entnommen. Ein kleiner Teil des entnommenen Hodengewebes wird meist bereits intraoperativ auf Samenzellen untersucht (**Probe-TESE**). Der größere Anteil des Hodengewebes wird für eine spätere ICSI-Behandlung portioniert und kryokonserviert. Von jedem Hoden sollte auch eine kleine Gewebsprobe histologisch untersucht werden, bevorzugt in der speziellen Semidünnschnitt-Technik (s. u.).

Bei einer non-obstruktiven Azoospermie kann die Hodenbiopsie unter dem **Operationsmikroskop** zur Erhöhung der Chancen auf eine erfolgreiche Gewinnung von Samenzellen für eine ICSI-TESE durchgeführt werden. Dafür wird der Hoden freigelegt, zirkulär aufgeschnitten und das Hodengewebe auf erweiterte Samenkanälchen durchgemustert. Bei dieser sogenannten **Mikro-TESE** werden die Tubuli gezielt biopsiert, die unter dem Mikroskop erweitert sind, denn an diesen Stellen ist wahrscheinlich die Spermatogenese noch vorhanden. Schmale Tubuli sind möglicherweise ohne Keimepithel und sollten daher nicht biopsiert werden. Werden bei einer Hodenbiopsie geeignete Samenzellen gefunden, ist eine erfolgversprechende ICSI-TESE-Behandlung möglich. Die von der Form her reifen Samenzellen (Spermatozoen) bestehen aus Kopf, Mittelstück und Schwanz. Die sogenannten **runden** oder **elongierten Spermatiden** als Vorstufen der Samenzellen

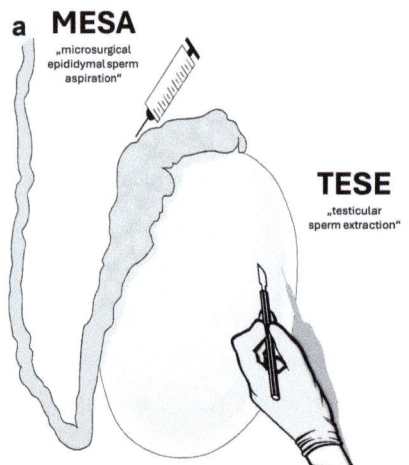
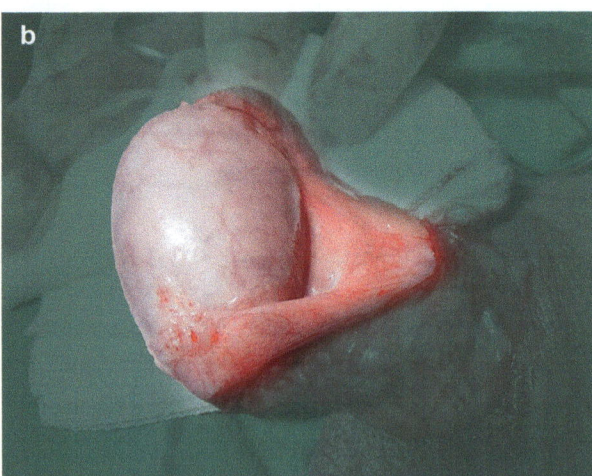

◘ **Abb. 6.7**   Hodenbiopsie für testikuläre Spermienextraktion (TESE) und Aspiration von Spermien aus dem Nebenhoden (MESA). **a** schematische Darstellung einer Hodenbiopsie für eine TESE und eine MESA; **b** offene Hodenbiopsie

sind noch nicht für die ICSI geeignet, denn diese sind nicht ausreichend ausgereift und können die Eizellen auch mit einer ICSI noch nicht regulär befruchten (▶ Abb. 2.5).

Besonderheiten bei der Hodenbiopsie und testikulären Spermienextraktion (TESE)

Die Samenzellreifung ist im Hodengewebe häufig nicht gleichmäßig gestört. Neben Inseln mit intakter Spermatogenese können Inseln ohne Spermatogenese gefunden werden. Diese Störungen können auch in benachbarten Hodenkanälchen auftreten, was als „**bunte Atrophie der Spermatogenese**" bezeichnet wird. Aus diesem Grunde sollte bei einer non-obstruktiven Azoospermie möglichst an zwei Stellen an jedem Hoden biopsiert werden. Bei einer Mikro-TESE werden die Chancen für eine erfolgreiche TESE bei einer bunten Atrophie bestmöglich genutzt.

Bei einer obstruktiven Azoospermie kann grundsätzlich eine mikrochirurgische epididymale Spermienaspiration (**MESA**) durchgeführt werden. Dabei werden unter dem Operationsmikroskop Samenzellen aus dem Nebenhoden aspiriert. Dieses Verfahren bietet sich z. B. nach einer Vasektomie an. Es hat sich aber als Standardverfahren nicht durchgesetzt, da eine MESA zusätzlich mit einer Hodenbiopsie mit Histologie durchgeführt werden sollte, denn **Hodentumore** haben einen Altersgipfel zwischen 25 und 45 Jahren und können sicher nur durch eine Gewebsuntersuchung erkannt werden. Diese sollte mit der Semidünnschnitthistologie als spezielle Methode für die Untersuchung von Hodengewebe durchgeführt werden. Mit dieser Technik können nicht nur Malignome (z. B. Seminome) und deren Vorstufen (**intratubuläre Neoplasie**, abgekürzt **TIN**) sicher diagnostiziert, sondern auch die genaue Störung der Spermatogenese festgestellt werden.

Spendersamen

Donogene (heterologe) Inseminationen werden mit Spendersamen, homologe Inseminationen mit dem Samen des Partners durchgeführt (s. o.). Bevor eine Behandlung mit ICSI oder TESE-ICSI möglich war, erfolgte häufig bei Paaren mit einer hochgradig eingeschränkten Samenqualität oder bei einer Azoospermie eine Spenderbehandlung. Vor der gesetzlichen Neuregelung der Präimplantationsdiagnostik (PID) haben Paare sich auch häufiger für heterologe Behandlungen mit Spendersamen entschieden, wenn der Partner Überträger für eine schwerwiegende Erbkrankheit war und ein hohes Risiko für ein Kind mit dem Erbleiden bestand. Seit dem Inkrafttreten des Samenspenderregistergesetzes (SaRegG) werden nicht mehr hauptsächlich heterosexuelle Paare behandelt, sondern vor allem **lesbische Paare** und zunehmend auch **Single-Frauen**. Frauen in lesbischen Partnerschaften oder Frauen ohne Partner können in medizinischen Einrichtungen nur mit einem Spender (Donor) schwanger werden.

Gesetzliche Regelung einer Spendersamenbehandlung

Neben dem gesellschaftlichen Wandel und der Akzeptanz heterologer Behandlungen bei lesbischen Paaren und Single-Frauen hat sicher auch die Rechtssicherheit zu einer Zunahme der Behandlungen geführt. Es ist nicht nur das Samenspenderregistergesetz (**SaRegG**) in Kraft gesetzt, sondern damit verbunden auch eine Änderung im Bürgerlichen Gesetzbuch (**BGB**) durchgeführt worden (§ 1600 Abs. 4). Somit ist die rechtliche Vaterschaft eines Spenders ausgeschlossen und die Diskussion z. B. um Unterhaltpflichten oder Erbansprüche eines Spenderkindes beendet. Zuvor war die Sorge um die Feststellung der rechtlichen Vaterschaft des Spenders bei allen Beteiligten groß gewesen.

6

Es ist nachvollziehbar, dass zuvor Ärzte die Identität ihrer Spender schützen wollten.

Der wesentliche Inhalt des Gesetzes für Spenderkinder ist die Regelung des **Persönlichkeitsrechts**, denn jeder Mensch hat das Recht zu erfahren, von wem er abstammt. Dieses Grundrecht ist im Grundgesetz in Art. 1 und 2 geregelt. Im Vorfeld der Gesetzgebung hatten wiederholt Spenderkinder gegen die behandelnden Ärzte ihrer Mütter geklagt und die Herausgabe der Spenderakten gefordert. Diese waren meist nicht mehr vorhanden Viele Spenderkinder haben daher in DNA-Datenbanken nach ihrem genetischen Vater oder Halbgeschwistern durchaus erfolgreich gesucht. Schätzungen gehen davon aus, dass in Deutschland etwa 100.000 Spenderkinder leben. Die meisten Spenderkinder haben über die DNA-Datenbanken Halbgeschwister gefunden, aber lediglich 5 bis 10 % haben ihren genetischen Vater ausfindig machen können.

Entsprechend dem SaRegG sind Samenbanken **Entnahmeeinrichtungen (EE)** und Samenzellen sind laut Gewebegesetz Gewebe. Spendersamen wird in den EEs gewonnen, kryokonserviert und gelagert sowie vor allem eindeutig mit dem **„Single European Code" (SEC)** beschriftet. Kinderwunschzentren sind **ärztliche Einrichtungen der medizinischen Versorgung (EMV)**, in denen die Patientenversorgung stattfindet. Diese müssen mit der kooperierenden Samenbank einen Verantwortungsabgrenzungsvertrag schließen. Die Dokumentation der Behandlung mit Spenden erfolgt im **Deutschen Institut für medizinische Dokumentation und Information (DIMDI)**. Das Institut ist eine Behörde des Gesundheitsministeriums mit Sitz in Köln.

Samenbanken dürfen entsprechend SaRegG § 3 Samenproben nur an reproduktionsmedizinische Zentren abgeben, die fachlich-medizinisch unter ständiger ärztlicher Leitung stehen und in denen ärztliche medizinische Leistungen erbracht wer-

den. Diese Regelung steht im Einklang mit dem Transplantationsgesetz § 1a Satz 9 und dem Embryonenschutzgesetz § 9 (Arztvorbehalt). Die Abgabe an Nichtärzte oder Privatpersonen ist nicht gestattet.

Aus dem SaRegG § 4 ergeben sich die **Aufklärungs- und Dokumentationspflichten** für das Kinderwunschzentrum (◘ Tab. 6.10). Das Gesetz ist auch anzuwenden, wenn die Samenproben von einer ausländischen Samenbank stammen. Durch vertragliche Vereinbarungen zwischen dem Kinderwunschzentrum als EMV und der ausländischen Samenbank als EE muss sichergestellt werden, dass diese die notwendigen Spenderdaten an das DIMDI liefert. Die Empfängerin muss informiert werden, dass sie innerhalb von drei Monaten nach der Geburt das Geburtsdatum und die Anzahl der geborenen Kinder an das Kinderwunschzentrum melden muss. Die Aufklärung einer Empfängerin vor einer Samenspende und das Einverständnis für die Meldungen an DIMDI sollten in Schriftform dokumentiert werden (Muster im ◘ Anhang 6.2).

Die Übermittlung der gespeicherten Daten nach dem SaRegG § 5 (◘ Tab. 6.11) an das DIMDI erfolgt, sobald die Empfängerin das Kinderwunschzentrum über die Geburt und die Anzahl der geborenen Kinder informiert hat. Die gespeicherten Daten müssen auch übermittelt werden, wenn das Kinderwunschzentrum trotz Nachfragen vier Monate nach dem errechneter Geburtstermin (EGT) keine Kenntnis über die Geburt erhalten hat. Das DIMDI speichert die Daten 110 Jahre. Bei erfolglosen AID-Behandlungen bzw. sechs Monate nach Datenübermittlung an das DIMDI muss das Kinderwunschzentrum die gespeicherten Daten löschen.

Einen **Auskunftsanspruch** nach SaRegG § 10 über den Spender hat nur die Person, die durch die Samenspende gezeugt wurde. Samenspender haben kein Auskunftsrecht.

◼ Tab. 6.10 Aufklärung der Empfängerin über die Samenspende nach SaRegG § 4 durch Einrichtung der medizinischen Versorgung (EMV)

Pflichten der EMV	Beratungsinhalte
Beratung	Auskunftsrecht des Kindes, nicht-medizinische Beratung über Folgen einer Samenspenderbehandlung
Dokumentationspflicht	Familienname, Geburtsname, Geburtsort und Anschrift der Patientin, Speicherung 10 Jahre
Übermittlungspflicht	Übermittlung der Daten an DIMDI, dort Speicherung 110 Jahre
Auskunftserteilung	Verpflichtung des DIMDI zur Auskunftserteilung berechtigter Personen
Spender	Ausschluss der rechtlichen Vaterschaft des Spenders (§1600 BGB)
Beratung Auskunft	Verfahren der Auskunftserteilung
Verpflichtung Patientin	Innerhalb von 3 Monaten nach der Geburt des/der Kinder mit Geburtsdatum
Einverständnis Patientin	Schriftliche Bestätigung der Patientin, dass alles verstanden

◼ Tab. 6.11 Datenerhebung, Speicherung für Übermittlung an DIMDI durch Einrichtung der medizinischen Versorgung (EMV) vor und nach einer Spendersamenbehandlung nach SaRegG § 5

Datenerhebung und Speicherung	Erläuterung
Daten der Empfängerin	Familienname, Geburtsname, Geburtsort und Anschrift
Dokumentation EE	Name und Anschrift der Entnahmeeinrichtung (EE) aus In- oder Ausland
Spenden	SEC-Code der Samenproben
Behandlungsdaten	Zeitpunkt Verwendung IUI/IVF/ICSI, Feststellung Schwangerschaft und errechneter Geburtstermin (EGT)
Geburt	Geburtsdatum, Anzahl Kinder, ggf. Fehlgeburt
Keine Meldung Empfängerin	Nachfragen bei Empfängerin, falls keine Kenntnis Meldung spätestens 4 Monaten nach EGT
Löschung Behandlungsdaten	6 Monate nach Übermittlung an DIMDI bzw. bei erfolglosen Behandlungen

Jedoch können Eltern und andere gesetzliche Vertreter vor dem 16. Lebensjahr einen Anspruch auf Auskunft geltend machen, wenn sie die Geburtsurkunde des Kindes und Kopien ihrer Personalausweise und zusätzlich ggf. eine gesetzliche Vertretungsbefugnis vorlegen. Ein Spenderkind kann ab dem 16. Lebensjahr unter Vorlage des Personalausweises und der Geburtsurkunde die Auskunft zu den personenbezogenen Angaben seines Spenders bekommen. Das DIMDI weist die Spenderkinder bzw. deren Eltern oder Vertreter bei der Auskunftserteilung zur Vorbereitung einer Kontaktaufnahme auf die Möglichkeit einer spezifischen Beratung und auf bestehende Beratungsangebote hin. Spender werden zur Vorbereitung vier Wochen vor einer Kontaktaufnahme durch das Spenderkind informiert. Liegt keine erreichbare Adresse des Spenders vor, entfällt die Benachrichtigung des Spenders. Das DIMDI speichert nur die Daten bei Samenspenden und nicht die Daten bei **Embryonenspenden**, die legal durchgeführt werden können. In Analogie zum DIMDI werden die Spenderdaten (Frau und Mann) über das Deutsche Netzwerk Embryonenspende Deutschland e.V. (► https://www.netzwerk-embryonenspende.de) in einem kooperierenden Notariat für 110 Jahre gespeichert. Das Netzwerk ist ein gemeinnütziger Verein und vermittelt Embryonenspenden.

Ergebnisse der donogenen Behandlungen

Inseminationsbehandlungen mit Spendersamen haben sich in den letzten fünf Jahren auf knapp 4.000 Zyklen verdoppelt. Die Behandlungsergebnisse der AID-Behandlungen sind bisher enttäuschend. AID-Behandlungen werden seit 2022 im **Deutschen Register für Inseminationen (DERI)** dokumentiert, wobei nur die Daten der DERI-Zentren ausgewertet werden können. Durch diese Behandlungen wurden knapp 400 Kinder geboren (Hammel et al. 2024). Die Geburtenrate liegt auch bei jüngeren Frauen bis 34 Jahre nur bei maximal 16 % (Hammel et al. 2024). Wenn wiederholte AID-Behandlung nicht zum Erfolg führen, erfolgt häufig ein Methodenwechsel auf eine IVF- oder ICSI-Behandlung. Diese haben sich von 1.129 Zyklen im Jahr 2018 auf 2.610 Zyklen im Jahr 2022 sogar mehr als verdoppelt (D·I·R-Jahrbuch 2024, ◘ Abb. 6.8). Außerdem gibt es Patientinnen z. B. mit einem Tubenfaktor, die sich primär für eine IVF-Behandlung entscheiden. Da kryokonservierte Samenzellen nach dem Auftau eine reduzierte Motilität aufweisen und möglicherweise ein erhöhtes Risiko für eine ausbleibende Befruchtung besteht, entscheiden sich einige Patienten primär für eine ICSI- und gegen eine IVF-Behandlung. Ein Fertilisationsversagen bei einer IVF-Behandlung mit Spendersamen ist wahrscheinlich eher auf einen zuvor nicht bekannten Eizellfaktor und weniger auf die Samenqualität nach Auftau zurückzuführen. Es gibt Samenbanken, die aus diesem Grund ihre Spenderproben nur für ICSI-Behandlungen freigeben. Im Jahr 2022 wurden 2.610 heterologe IVF- oder ICSI-Behandlungen mit einer Schwangerschaftsrate von 26,8 % durchgeführt. Diese führten zu 520 Geburten (D·I·R-Jahrbuch 2023). Damit sind die Schwangerschaftsraten bei donogenen Behandlungen auch für diese ART-Therapien im Vergleichszeitraum niedriger als bei homologen Behandlungen mit 31 %.

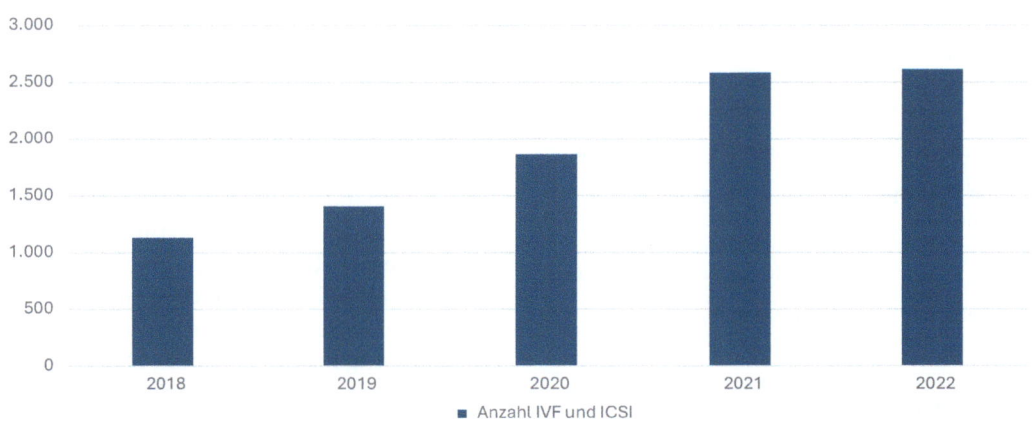

◘ **Abb. 6.8**   Anstieg Anzahl der IVF- und ICSI-Zyklen mit Donorspermien von 2018 bis 2022. (Nach D·I·R (2024) Jahrbuch 2023)

Sicherheit der Therapie

Das Ziel einer IVF-Behandlung mit Hormontherapie, Follikelpunktion und Embryotransfer im „Frischzyklus" ist eine fortlaufende Einlingsschwangerschaft mit der Geburt eines **gesunden Kindes** unter Beachtung der **Gesundheit der Frau**. Die beiden wichtigsten **Qualitätskriterien** für eine IVF-Behandlung sind die Lebendgeburten- und die **Überstimulationsraten**. Weitere Indikatoren sind die Anzahl der gewonnenen Eizellen, die Häufigkeit für einen Zyklusabbruch, klinische und fortlaufende Schwangerschaftsrate, die Fehlgeburtenrate und Häufigkeit von Eileiterschwangerschaften sowie **Mehrlingsschwangerschaften**.

Glukosestoffwechselstörung als mütterlicher und kindlicher Risikofaktor

Eine Spontanschwangerschaft führt zu massiven Veränderungen im Körper einer Frau. Damit eine Schwangerschaft überhaupt eintreten kann, müssen Frauen gesund genug für eine Schwangerschaft sein. Damit beispielsweise eine **Diabetikerin** gesund genug für eine Schwangerschaft ist, sollte sie schon **drei Monate vor einer Schwangerschaft** auf die **Zielwerte** für eine Schwangerschaft eingestellt werden (◘ Tab. 6.12). Die Glukosewerte müssen kapillär mit dem auf kapilläres Plasma kalibrierten Handmessgerät für die Schwangerschaft oder venös mit einer Citrat-präparierten Monovette gemessen werden (graue S-Monovette® Gluco-EXACT von Sarstedt). Bei einer optimalen Einstellung einer Frau mit einem Diabetes mellitus sind ein zügiger Eintritt und ein günstigerer Verlauf einer Schwangerschaft zu erwarten.

◘ **Tab. 6.12** Blutzucker-Zielwerte in der Schwangerschaft

Zeit	mg/dl	mmol/l
Nüchtern (präprandial)	65–95	3,3–5,0
1 Stunde postprandial	< 140	< 7,7
2 Stunden postprandial	< 120	< 6,6

Nach: Diabetes und Schwangerschaft S2e-Leitlinie 2021 (2022) ► https://register.awmf.org/assets/guidelines/057-023l_S2e_Diabetes_und_Schwangerschaft_2022-01.pdf Zuletzt 30.3.2025

Metabolische Störungen bei Kinderwunschpatientinnen

Viele Kinderwunschpatientinnen sind heutzutage **übergewichtig** oder **adipös** und somit meist nicht mehr gesund genug für eine problemlose Konzeption und Schwangerschaft, denn häufiger haben sie bereits eine **gestörte Glukosetoleranz** mit Blutzuckerwerten nüchtern zwischen 100 und 125 und nach einer 75 g-Glukosebelastung postprandiale Werte zwischen 140 und 199. Daher ist es nicht überraschend, dass immer wieder adipöse Frauen über unerwartete Schwangerschaften und ihre „**Ozempic**"-**Babies** in den sozialen Medien berichten, die zur Gewichtsreduktion das Diabetesmedikament Semaglutid (Ozempic® bzw. Wegovy®) gespritzt haben (Nadarajah 2025). Auch viele PCOS-Patientinnen sind übergewichtig oder adipös. Aber schlanke Frauen mit einem PCOS sind ebenfalls gefährdet, da ein **PCOS** die **häufigste metabolische Störung in der reproduktiven Phase** der Frau ist. Die gesundheitliche Vorbereitung von Frauen auf eine Schwangerschaft wird bei einem Diabetes mellitus umgesetzt, nicht aber bei Kinderwunschpatientinnen. Auch diese sollten diabetologisch behandelt werden und bereits vor einer Schwanger-

6

schaft die Einstellungsziele für eine Schwangerschaft erreichen. Andernfalls werden Kinderwunschpatientinnen bei der Vorbereitung einer Schwangerschaft gegenüber Diabetikerinnen benachteiligt (◘ Tab. 6.12). Denn wenn Frauen bereits vor einer Schwangerschaft eine gestörte Glukosetoleranz haben, würde in einer Schwangerschaft die Diagnose eines **Gestationsdiabetes** gestellt werden (Bals-Pratsch und Fill Malfertheiner 2017). Eine unbehandelte Glukosetoleranzstörung ist nicht nur ein Sterilitätsfaktor, sondern auch ein **Risikofaktor für Fehlgeburten**.

Stoffwechselstörungen im ART-Zyklus und in der Frühschwangerschaft

Jeder Diabetologe weiß, dass bei Diabetikerinnen mit Beginn einer Schwangerschaft die Glukosewerte steigen und die Diabetestherapie intensiviert werden muss. Eine Hormonstimulation für eine **IVF-Behandlung** ahmt hormonell durch die polyfollikuläre Eizellreifung mit **exzessiv erhöhten Östrogen-** und **Progesteronwerten** eine **frühe Schwangerschaft** nach. Bei Patientinnen mit bereits gestörter Glukosetoleranz kann im Rahmen der Hormontherapie durch einen weiteren Anstieg der Glukosewerte auch ein Diabetes mellitus ausgelöst werden. Die **Hyperglykämie** ist **toxisch** und kann die Eizellen schädigen, sodass die Fertilisation, Implantation und Entwicklung einer fortlaufenden Schwangerschaft gestört werden können. Kommt es bei einer Stoffwechselentgleisung doch noch zu einer Schwangerschaft, besteht ein erhöhtes Risiko für schwere **Fehlbildungen** von **Herz** und Gehirn, die auf schädigende Einflüsse in der rechnerisch fünften und sechsten Schwangerschaftswoche zurückzuführen sind (Bals-Pratsch et al. 2020). Solche schweren Fehlbildungen sind auch bei Diabetikerinnen bekannt, die in der Frühschwangerschaft nicht entsprechend

den Therapiezielen eingestellt waren. Weitere **mütterliche** und **kindliche Risiken** bei Stoffwechselstörungen sind Totgeburten, Frühgeburten, eine erhöhte Sectiorate sowie Kinder mit einer fetalen Mikrosomie (Mangelgeburt) oder Makrosomie (erhöhtes Geburtsgewicht).

Ovarielles Überstimulationssyndrom (OHSS)

Ein schweres OHSS ist eine schwerwiegende und lebensbedrohliche Komplikation bei einer kontrollierten ovariellen Stimulationsbehandlung (COS). Erfreulicherweise wurde das Risiko für ein schweres OHSS im Jahrbuch 2023 des Deutschen IVF-Registers mit nur 0,2 % pro begonnenem Stimulationszyklus berechnet (D·I·R-Jahrbuch 2023). Möglicherweise erfolgt die OHSS-Meldung aber nicht vollständig.

Risikofaktoren für ein OHSS

Junge Patientinnen mit vielen antralen Follikeln oder Patientinnen mit einem PCOS sind besonders gefährdet, nach einer COS ein OHSS zu entwickeln (◘ Abb. 6.9), denn diese reagieren auf eine FSH-Standarddosis von 150–225 I.E. meist mit einer übermäßigen Follikelreifung. Bei einer Follikelpunktion werden häufig mehr als 15 Eizellen gewonnen. Diese Patienten werden auch als „high responder" bezeichnet. Bei der Vorbereitung einer IVF-Behandlung sollten die Prognosekriterien für eine „high response" geprüft werden, um die Gesundheit von „high responder"-Patientinnen nicht zu gefährden (◘ Tab. 6.13). Hierzu gehören vor allem auch die Biomarker Anti-Müller-Hormon (AMH) und der antrale Follikelcount (AFC) (siehe ▶ Kap. 4). Bei gefährdeten Patientinnen ist eine individualisierte Stimulation im Antagonisten-Protokoll angezeigt. In diesem Protokoll kann zum Gesundheitsschutz der Patientin der Eisprung mit

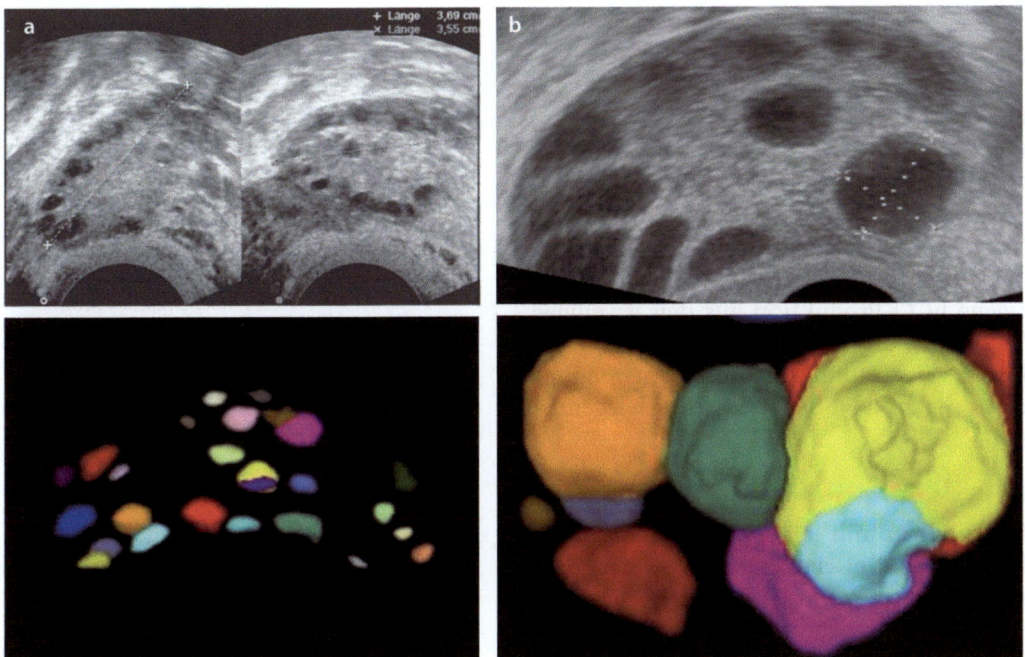

Abb. 6.9 PCOS-Ovarien als Risiko für ein OHSS vor und unter der Stimulation. **a**: polyzystisches Ovar vor Stimulation im 2D-Ultraschall (oben) und 3D-Ultraschall (unten); **b**: stimuliertes polyzystisches Ovar im 2D-Ultraschall (oben) und 3D-Ultraschall mit automatisierter Messung der Follikelgröße (unten)

Tab. 6.13 Prognosefaktoren für „high response" und „low response" bei einer COS

Prognosefaktoren	High response	Low response
Alter	< 30 Jahre	> 39 Jahre
Klinische Befunde	PCOS, polyfollikuläre Ovarien	Ovarchirurgie, Ovarendometriose
Anzahl Eizellen vorausgegangene Follikelpunktionen	> 15 Eizellen	≤ 3 Eizellen
Antraler Follikelcount (AFC)	> 15	< 5–7
Anti-Müller-Hormon (AMH)	> 3,5	< 1,1 ng/ml

einem GnRH-Agonisten ausgelöst werden, wenn die Eierstöcke trotz angepasster Stimulationsdosis unerwartet heftig ansprechen. Die gewonnenen Eizellen können nach der Befruchtung für einen aufgeschobenen Transfer in einem Folgezyklus kryokonserviert werden. Grundsätzlich besteht bei jeder COS-Behandlung ein Risiko für ein OHSS, da individuelle Faktoren entscheidender als die Prognosefaktoren sein können. So kann in Ausnahmefällen auch eine „low responder"-Patientin mit nur drei gewonnenen Eizellen ein schweres OHSS entwickeln (Tab. 6.13).

6

Es werden ein frühes („**early onset**") und ein spätes („**late onset**") **OHSS** unterschieden. Ein frühes OHSS wird durch hCG zur Ovulationsauslösung als **Trigger** für ein **OHSS** verursacht. Der Trigger für ein spätes OHSS ist nach erfolgreicher Einnistung das vom Synzytiotrophoblasten produzierte hCG. Kommt es zur Einnistung von zwei oder drei Embryonen, kann die körpereigene hCG-Produktion aus den jeweiligen Synzytiotrophoblasten um ein Mehrfaches höher sein. Dadurch kann die Ausprägung eines späten OHSS umso schwerwiegender sein.

OHSS-Symptome

Patientinnen mit einem schweren OHSS klagen über **typische Symptome** wie eine **rasche Gewichtszunahme** mit **massiver Wassereinlagerung** von mehr als vier bis fünf kg. Es kommt zu Wasseransammlungen vor allem in der Bauchhöhle (**Aszites**), in schwereren Fällen aber auch in der Brusthöhle (**Pleuraerguss**) und im Herzbeutel (**Perikarderguss**). Dann steigt die Herzfrequenz an (**Tachykardie**) und der Blutdruck sinkt (**Hypotonie**). Zusätzlich kann es zur Abnahme der Urinausscheidung (Oligourie) und **Nierenversagen**, zu Atembeschwerden (**ARDS**) und **Thrombosen** kommen. Die Behandlung von OHSS-Patientinnen sollte in erfahrenen stationären Einrichtungen mit der Möglichkeit der intensivmedizinischen Versorgung erfolgen. Dann ist es in der Regel möglich, durch eine adäquate Therapie den Verlauf zu stabilisieren und zu kontrollieren. Im Rahmen einer COS sollten alle Patientinnen vorsorglich die Kontaktdaten einer solchen Einrichtung erhalten. Ein ausgeprägtes OHSS wird entsprechend der Ausprägung der klinischen Veränderungen in die drei Schweregrade A bis C eingeteilt (◘ Tab. 6.14).

◘ **Tab. 6.14**   OHSS-Klassifikation nach Rizk und Aboulghar (1991)

Ausprägung		Befunde
moderat		Aszites und vergrößerte Ovarien
schwer	Grad A	vergrößerte Eierstöcke und deutlicher Aszites, normales biochemisches Profil
	Grad B	Zusätzlich Spannungsaszites, starke Dyspnoe, Hämatokrit, Kreatinin und Leberwerte erhöht
	Grad C	zusätzlich Komplikationen wie Luftnot (ARDS), Nierenversagen und Thrombosen

Verpflichtende Meldung an das Paul-Ehrlich-Institut (PEI)

Kommt es zu einem schweren OHSS mit **Hospitalisierung** der Patientin und/oder zu anderen **schwerwiegenden Ereignissen** bei der Gewinnung, Be- oder Verarbeitung und Konservierung von Geweben, muss entsprechend dem Arzneimittelgesetz eine Meldung auf den Formularen „Form G1b" (Verdacht einer schwerwiegenden **unerwünschten Reaktion**) oder „Form G1c" (Meldung eines schwerwiegenden **Zwischenfalls**) an das Paul-Ehrlich-Institut (PEI) erfolgen (◘ Anhänge 6.3 und 6.4). Das Formular für die Meldung eines OHSS (unerwünschte Reaktion) ist z. B. in der IVF-Software MediTex bereits hinterlegt, die von den meisten Kinderwunschzentren genutzt wird. Die Meldefrist beträgt 15 Tage, nachdem das Kinderwunschzentrum Kenntnis von einem schweren OHSS bekommen hat. Die **Meldung** ist **verpflichtend,** und ein Verstoß gegen die Meldepflicht führt zu einem **Bußgeldbescheid**.

Fallbeispiel

Eine 31-jährige **PCOS**-Patientin mit erneutem Kinderwunsch wünschte eine Weiterbehandlung mit einer IVF-Behandlung. Drei vorausgegangene stimulierte IUI-Zyklen waren erfolglos geblieben. Zwei Jahre zuvor hatte sie nach einer ovariellen Stimulationsbehandlung mit einer IUI ein Kind geboren. Sie war darüber informiert, dass sie auf Grund des PCOS bei einer IVF-Behandlung ein erhöhtes OHSS-Risiko habe. Aus diesem Grunde wurde die Eizellreifung im Antagonisten-Protokoll mit einer angepassten niedrigdosierten LH-FSH-Stimulation mit einer FSH-Dosis von 75–87,5 IE durchgeführt (Abb. 6.10). Die Ovulationsauslösung erfolgte mit hCG, da die Patientin einen Transfer im Frischzyklus wünschte. Es konnten 11 reife Eizellen für die IVF-Behandlung gewonnen werden, von denen nur 4 regulär befruchtet werden konnten. Ein Transfer konnte nicht durchgeführt werden, da die befruchteten Eizellen sich nicht zu einem Embryo entwickelten. Auf Grund der schlechten Befruchtungsrate wurde im Folgezyklus ein Methodenwechsel auf die ICSI-Behandlung durchgeführt. Zusätzlich wurde die Stimulationsbehandlung mit einer **geringfügig höheren Dosis** von 87,5–112,5 IE FSH wiederholt, da der diesen Zyklus behandelnde Arzt auch noch mehr Eizellen für die Befruchtung gewinnen wollte. Die Ovulationsinduktion erfolgte wieder mit hCG. Es wurden 22 reife Eizellen gewonnen, von denen sich 17 mit ICSI regelrecht befruchten ließen. Die Patientin wurde einen Tag nach der Punktion wegen eines früh einsetzenden schweren **OHSS stationär** in einer Klinik mit OHSS-Expertise aufgenommen. Daher wurden alle Eizellen im Vorkernstadium kryokonserviert. Erfreulicherweise konnte die Patientin nach vier Tagen bereits wieder entlassen werden. Der Transfer wurde auf einen späteren Zyklus verschoben. Die Meldung an das PEI erfolgte innerhalb der 15-Tage-Frist.

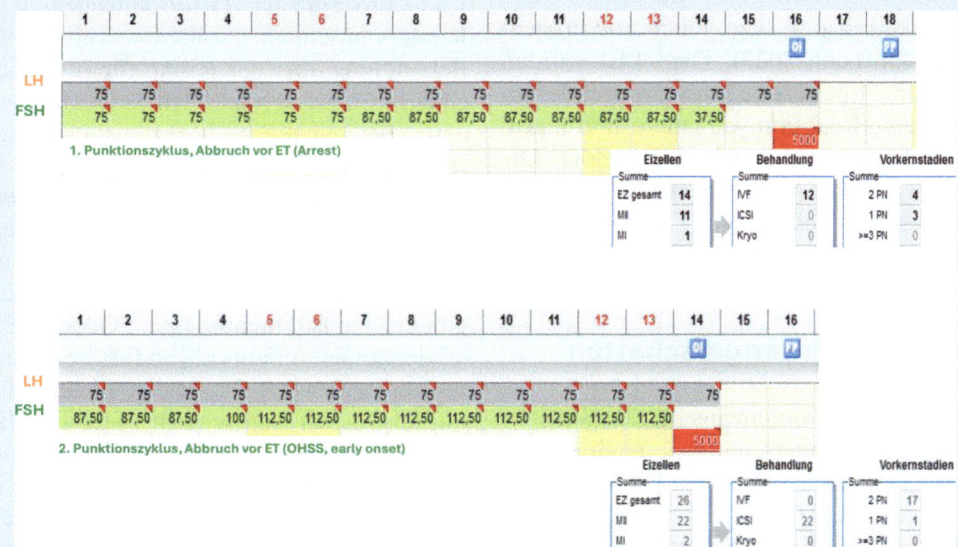

Abb. 6.10 Fallbeispiel ovarielle Stimulation im Antagonisten-Protokoll und OHSS „early-onset" nach geringer Dosissteigerung für FSH in zwei aufeinanderfolgenden Zyklen

6

Fallbeispiel OHSS (Kommentar)

Retrospektiv war im Fallbeispiel die Erhöhung der Stimulationsdosis für die Gewinnung einer höheren Anzahl von Eizellen unnötig, denn allein der Wechsel auf die ICSI-Methode hatte bereits zu einer hohen Befruchtungsrate und somit zu einer ausreichenden Anzahl an befruchteten Eizellen geführt. Wie das Fallbeispiel zeigt, ist eine ovarielle Stimulationsbehandlung für eine IVF-oder ICSI-Behandlung bei einer Patientin mit einem **PCOS** eine Gratwanderung, denn die Risiken sowohl für eine ineffektive Behandlung als auch für ein schweres OHSS sind groß.

Komplikationen bei der Eizellentnahme

Die vaginale Follikelpunktion zur Gewinnung der Eizellen für die IVF-Behandlung ist ein risikoarmer operativer Eingriff. Vaginale Blutungen können meist problemlos ambulant versorgt werden. Die Komplikationsrate liegt unter ein Prozent (D·I·R-Jahrbuch 2023). Dem PEI wurden 2022 nur 24 bestätigte schwerwiegende unerwünschte Reaktion wie **innere Blutungen**, **Entzündungen** und **Abszesse** gemeldet. Die Meldungen sind im „Newsroom" auf der PEI-Website aufrufbar (Gewebevigilanzbericht von 2022, ▶ www.pei.de).

Mehrlingsschwangerschaften

Die Häufigkeit von eineiigen und zweieigen Zwillingsschwangerschaften nach einer natürlichen Konzeption liegt bei 1,2 %, von Drillingen bei 0,01 %. Zu den Mehrlingsrisiken zählen die **Frühgeburtlichkeit**, **Blutungen**, ein **Gestationsdiabetes** und eine **Präeklampsie**. Außerdem ist bei Mehrlingen eine **erhöhte Fehlbildungsrate** bekannt, die möglicherweise mit dem erhöhten Risiko für

einen Gestationsdiabetes (GDM) in Verbindung steht, denn ein GDM kann sich schon mit Beginn der Schwangerschaft zunächst unerkannt manifestieren. Eine Hyperglykämie ist toxisch und kann zu großen Fehlbildungen in der frühen Embryonalperiode führen.

Der Transfer von einem Embryo ist in der Regel ausreichend, um das Ziel einer Einlingsschwangerschaft zu erreichen. Erfreulicherweise setzt sich der Transfer von nur einem Embryo insbesondere bei jüngeren Frauen mit guter Prognose weiter durch, ohne dass die Schwangerschaftsraten wesentlich niedriger sind. Zu den TOP DIR-Zentren für die Schwangerschaftsrate gehören auch solche, die durchschnittlich nur 1,1 Embryonen übertragen.

Eineiige Mehrlingsschwangerschaft

Auch nach dem Transfer von einem Embryo ist durch eine nachfolgende Teilung eine Mehrlingsschwangerschaft möglich. Die Häufigkeit einer solchen eineiigen Mehrlingsschwangerschaft ist gering und liegt bei 1,5 % pro Transfer (D·I·R-Jahrbuch 2023). Kinderwunschpaare sollten vor einer IVF-Behandlung über das Risiko für zusätzliche eineiige Schwangerschaften aufgeklärt werden. Bei eineiigen Mehrlingsschwangerschaften besteht zusätzlich das Risiko für das sogenannte **feto-fetale Transfusionssyndrom**, kurz **FFTS**. Durch abnorme Gefäßverbindungen (Anastomosen) auf dem gemeinsamen Mutterkuchen bedingt gibt ein Fetus (**Donator** bzw. „Geber") Blut an den anderen Fetus ab, sodass er schlechter versorgt wird. Er wächst nicht richtig und entwickelt sich schlecht. Der Empfänger (**Rezipient**) wird überversorgt und produziert oft zu viel Fruchtwasser. Es kann ein Polyhydramnion entstehen, das zu schmerzhaften Beschwerden für die Schwangere führt. Unbehandelt kommt es in schweren Fällen zu Kreislaufproblemen für beide Feten und einer schweren Schädigung oder zum intrauterinen Fruchttod.

Mehreiige Mehrlingsschwangerschaft

Wie das DIR-Jahrbuch 2023 dokumentiert, steigt die Wahrscheinlichkeit einer Geburt nach **Transfer** von **zwei Embryonen** nur um den Faktor 1,07. Gleichzeitig ist die Wahrscheinlichkeit einer Mehrlingsgeburt jedoch um den Faktor 17,5 gesteigert (D·I·R-Jahrbuch 2023). Diese dramatische Steigerung der Mehrlingsrate ist schwer zu verantworten. Sie führt zu einer Zunahme der **Frühgeburtlichkeit** von 18 auf 86,2 % bei Zwillingen und auf 100 % bei Drillingen (❏ Tab. 6.15). Bei Drillingen kommt es vor allem zu sehr frühen Frühgeburten mit einem geringen Geburtsgewicht und dementsprechend einem sehr hohen Risiko für die Kindergesundheit (D·I·R-Jahrbuch 2023). Die wichtigsten Frühgeburtsrisiken sind das **Atemnotsyndrom**, eine typische Darmerkrankung Frühgeborener (**nekrotisierende Enterokolitis**) und **Hirnschädigungen**.

🔖 Lernziele

- Uterusfehlbildungen und die Bedeutung für die ungewollte Kinderlosigkeit kennen
- Die Wirksamkeit einer ovariellen Stimulationsbehandlung, der Ovulationsauslösung und einer kontrollierten ovariellen Stimulation (COS) für die Verfahren der ART verstehen
- Zeitlichen Ablauf eines IVF-Zyklus von der Vorbereitung bis zum Schwangerschaftstest kennen
- Das Prinzip von Auftauzyklen (synchronisieren des „Alters" von entwickelter Eizelle und Endometrium) erklären können
- Maßnahmen für eine Verbesserung der Samenqualität kennen
- Über die operative Samengewinnung einschließlich der Durchführung der Hodenbiopsie und der TESE Bescheid wissen
- Die wesentlichen Regelungen im SaRegG für Spender, Spenderkinder, Empfängerin und das Kinderwunschzentrum kennen
- Kenntnisse über Maßnahmen zur Verbesserung der Sicherheit einer IVF-Behandlung für die Mütter- und Kindergesundheit

Bei der Kinderwunschtherapie stehen die Verfahren der assistierten Reproduktion (ART) sowohl bei weiblichen als auch männlichen Ursachen im Mittelpunkt. Die chirurgische Therapie wird bei einer ausgedehnten Endometriose, bei einer Refertilisierung und bei Veränderungen eines Uterus durchgeführt. Bei Funktionsstörungen der Eierstöcke kann der Eisprung durch eine ovarielle Stimulationsbehandlung (OI) ausgelöst werden. Stimulationen werden auch bei Frauen mit Eisprung durchgeführt, um die Fruchtbarkeit zu steigern. Das wichtigste Stimulationsmedikament ist das FSH. Für eine IVF- oder ICSI-Behand-

❏ **Tab. 6.15** Geborene Kinder (Ein- und Mehrlinge) in Abhängigkeit von der Schwangerschaftswoche nach IVF und ICSI (nach D·I·R-Jahrbuch 2023), „SSW" = Schwangerschaftswochen

Laufende SSW	20–26	27–31	32–37	38–41	42	% an Gesamtzahl
Einling (%)	0,5	1,3	16,3	81,2	0,8	78,8
Zwilling (%)	2,9	6,7	76,5	13,8	0,1	20,5
Drilling (%)	14,8	59,3	25,9	–	–	0,7

6

lung wird die kontrollierte ovarielle Stimulation (COS) durchgeführt. Die Zusatzmedikamente unterdrücken einen vorzeitigen Eisprung. Überzählige Eizellen im Vorkernstadien können kryokonserviert und in nachfolgenden Zyklen aufgetaut und übertragen werden (Auftaubehandlung). Das Prinzip einer Auftaubehandlung ist die Synchronisation der Entwicklung des Endometriums mit der des Embryos zum Transferzeitpunkt. Bei der Unfruchtbarkeit des Mannes wird meist die Frau im Rahmen einer ART behandelt, denn nur in Ausnahmefällen kann die Samenqualität beim Mann verbessert werden. Bei einer Azoospermie ist die operative Gewinnung von Samenzellen aus dem Hodengewebe meist erfolgreich möglich. Sollten bei der testikulären Spermienextraktion (TESE) keine Samenzellen für eine ICSI-Behandlung gefunden werden, ist eine Spendersamenbehandlung möglich. Das Grundrecht auf Kenntnis der eigenen Abstammung für Spenderkinder wurde im Samenspenderregistergesetz umgesetzt. Behandlungen mit Samenspenden werden zunehmend bei gleichgeschlechtlichen Paaren und Single Frauen durchgeführt. Der Erfolg einer Kinderwunschbehandlung ist die Einlingsschwangerschaft mit der Termingeburt eines gesunden Kindes.

Literatur

Aljubran A, Safar O, Elatreisy A (2022) Factors predicting successful sperm retrieval in men with nonobstructive Azoospermia: A single center perspective. Health Sci Rep 5:e727. https://doi.org/10.1002/hsr2.727

AWMF S2k-Leitlinie Weibliche genitale Fehlbildungen (2020) https://register.awmf.org/assets/guidelines/015-052l_S1_Weibliche_genitale_Fehlbildungen_2020-06.pdf. Zuletzt 21.5.2025

Bals-Pratsch M, Eder A, Gutknecht D (2020) Gestational Diabetes as a Maternal Risk Factor. Dtsch Arztebl Int. 117:421–422. https://doi.org/10.3238/arztebl.2020.0421b

Bals-Pratsch M, Fill Malfertheiner S (2017) Glukosestoffwechsel und assistierte Reproduktion. Gynäkologische Endokrinologie 15:108–115. https://doi.org/10.1007/s10304-017-0134-2

Beckers NG, Macklon NS, Eijkemans MJ et al (2003) Nonsupplemented luteal phase characteristics after the administration of recombinant human chorionic gonadotropin, recombinant luteinizing hormone, or gonadotropin-releasing hormone (GnRH) agonist to induce final oocyte maturation in in vitro fertilization patients after ovarian stimulation with recombinant follicle-stimulating hormone and GnRH antagonist cotreatment. J Clin Endocrinol Metab 88:4186–92. https://doi.org/10.1210/jc.2002-021953

Bhattacharya S, Harrild K, Mollison J et al (2008) Clomifene citrate or unstimulated intrauterine insemination compared with expectant management for unexplained infertility: pragmatic randomised controlled trial. BMJ 337:a716. https://doi.org/10.1136/bmj.a716

Casarramona G, Lalmahomed T, Lemmen C (2022) The efficacy and safety of luteal phase support with progesterone following ovarian stimulation and intrauterine insemination: A systematic review and meta-analysis. Front Endocrinol (Lausanne) 13:960393. https://doi.org/10.3389/fendo.2022.960393

Damke E, Kurscheidt FA, Irie MMT et al (2018) Male Partners of Infertile Couples With Seminal Positivity for Markers of Bacterial Vaginosis Have Impaired Fertility. Am J Mens Health 12:2104-2115. https://doi.org/10.1177/1557988318794522

D.I.R (2023). Jahrbuch 2022. J Reproduktionsmed Endokrinol 20 (Sonderheft 1), 1–60.

D.I.R (2024). Jahrbuch 2023. J Reproduktionsmed Endokrinol 21 (Sonderheft 4), 1–64

Epelboin S, Labrosse J, De Mouzon J et al (2023) Higher risk of pre-eclampsia and other vascular disorders with artificial cycle for frozen-thawed embryo transfer compared to ovulatory cycle or to fresh embryo transfer following in vitro fertilization. Front Endocrinol (Lausanne). 14:1182148. https://doi.org/10.3389/fendo.2023.1182148

Franik S, Le QK, Kremer JA et al (2022) Aromatase inhibitors (letrozole) for ovulation induction in infertile women with polycystic ovary syndrome. Cochrane Database Syst Rev. 9:CD010287. https://doi.org/10.1002/14651858.CD010287.pub4

Grimbizis GF, Gordts S, Di Spiezio Sardo A, et al (2013) The ESHRE/ESGE consensus on the classification of female genital tract congenital anomalies. Hum Reprod 28:2032–44. https://doi.org/10.1093/humrep/det098

Goulart ACX, Farnezi HCM, França JPBM et al (2020) HIV, HPV and Chlamydia trachomatis: impacts on male fertility. JBRA Assist Reprod. 24:492–497. https://doi.org/10.5935/1518-0557.20200020

Hammel A Bleichrodt C Thorn P Klym K (2024) Deutsches Register für Insemination (DERI). In: D·I·R (ed) Jahrbuch 2023. J Reproduktionsmed Endokrinol 21:49–51

Itskovitz-Eldor J, Kol S, Mannaerts B (2000) Use of a single bolus of GnRH agonist triptorelin to trigger ovulation after GnRH antagonist ganirelix treatment in women undergoing ovarian stimulation for assisted reproduction, with special reference to the prevention of ovarian hyperstimulation syndrome: preliminary report: short communication. Hum Reprod 15:1965–8. https://doi.org/10.1093/humrep/15.9.1965

Lunenfeld B (1963) Treatment of anovulation by human gonadotrophins. J Int Fedn Gynecol Obstet 1,153

Müller MD, Hohl MK (2020) Die praktische Bedeutung der Müllerschen Fehlbildungen. Fachheilkunde aktuell 2:1–10 https://frauenheilkunde-aktuell.ch/de/fachmagazin/ausgaben/2020-02/die-praktische-bedeutung-der-muellerschen-fehlbildungen/frauenheilkunde-aktuell-2020-02-die-praktische-bedeutung-der-muellerschen-fehlbildungen.pdf?highlight=m%C3%BCller-gang. Zuletzt 21.5.2025

Nadarajah S (2025) Ozempic babies: are weight loss drugs leading to unintended pregnancies? BMJ 388:q2440. https://doi.org/10.1136/bmj.q2440

Rizk B, Aboulghar M (1991) Modern management of ovarian hyperstimulation syndrome. Hum Reprod 6:1082–7. https://doi.org/10.1093/oxfordjournals.humrep.a137488

Schoysman R, Vanderzwalmen P, Nijs M (1993) Pregnancy after fertilisation with human testicular spermatozoa. Lancet 342:1237. https://doi.org/10.1016/0140-6736(93)92217-h

Wessel JA, Danhof NA, van Eekelen R et al (2022) Ovarian stimulation strategies for intrauterine insemination in couples with unexplained infertility: a systematic review and individual participant data meta-analysis. Hum Reprod Update 28:733–746. https://doi.org/10.1093/humupd/dmac021

Zitzmann M, Nieschlag E (2004) Rauchende Männer – ein Fertilitätsrisiko. Reproduktionsmed. Endokrinol 1, 9–12.

Frühe Schwangerschaft

Inhaltsverzeichnis

Schwangerschaftsalter und Embryonalperiode

Die Embryologie beschäftigt sich mit der Entwicklung der befruchteten Eizelle (Vorkernstadium) und des daraus entstehenden Embryos. Das Schwangerschaftsalter wird aus **embryologischer Sicht** als **Entwicklungswoche** nach der Befruchtung angegeben. Nach dieser Berechnung dauert eine Schwangerschaft **38 Wochen oder 266 Tage**. In der klinischen Praxis wird die Berechnung des Schwangerschaftsalters aber nicht nach dem Zeitpunkt der „Empfängnis" (**post conceptionem**, abgekürzt **p.c.**) durchgeführt, sondern nach dem **ersten Zyklustag der letzten Regelblutung (post menstruationem**, abgekürzt **p.m**), denn der Zeitpunkt der Befruchtung ist bei natürlicher Konzeption häufig nicht genau zu ermitteln. Bei dieser **Berechnung aus klinischer Sicht** dauert eine Schwangerschaft **40 Wochen oder 280 Tage** (⬛ Tab. 7.1). Die Zeugung findet meist 14 Tage nach Beginn der Regelblutung statt, sodass rechnerisch die Schwangerschaft zum Zeitpunkt der Befruchtung unzutreffend schon zwei Wochen alt ist und diese mit Ausbleiben der Regelblutung unzutreffend schon vier Wochen und nicht erst zwei Wochen alt ist. Entscheidend für die Berechnung der Schwangerschaftswochen (SSW), des Entbindungstermins und der Festlegung der Mutterschutzfristen ist die klinische Sicht mit dem Beginn der letzten Regelblutung.

Der **errechnete Geburtstermin** (**EGT**) ist der Tag der Vollendung der 38. SSW **p.c.** bzw. der 40. SSW **p.m**.

Eine Schwangerschaft wird klinisch in drei **Entwicklungsphasen** eingeteilt (Schwangerschaftswochen entsprechend p.m.):

I. Trimenon 1.–13. SSW, II. Trimenon 14.–26. SSW, III. Trimenon 27.–40. SSW. Das **I. Trimenon** umfasst den 8-wöchigen Zeitraum ab der Befruchtung (p.c.). Diese Entwicklungsphase ist die **Embryonalperiode**. Die ersten drei Wochen werden als Frühentwicklungsphase mit Bildung der Körpergrundgestalt bezeichnet. Ab der 3. SSW p.c. beginnt die Organogenese mit der Organentwicklung. Nach der Embryonalperiode schließt sich die **Fetalperiode** an. Das **II.** wie das **III. Trimenon** sind hauptsächlich durch das Wachstum des Fetus gekennzeichnet. Damit ein **reifes Kind** geboren wird, sollte die Geburt nicht vor der vollendeten 37. SSW p.m. erfolgen. Eine **Termingeburt** liegt vor, wenn ein Kind ab der **38. SSW p.m.** bis zur 42. SSW geboren wird, eine **Frühgeburt**, wenn ein Kind vor Vollendung der **37. SSW p.m.** geboren wird. Die Gesundheitsrisiken für Frühgeborene sind schwerwiegend. Ab dem Ende des II. Trimenons (26. SSW p.m.) haben sie bei einer neonatologisch-intensivmedizinischen Behandlung eine gute Überlebenschance.

> Frühgeburt: Geburt eines Kindes vor Vollendung der rechnerisch 37. SSW.

⬛ **Tab. 7.1**   Berechnung des Schwangerschaftsalters

Zeitpunkt Berechnung	Beginn Schwangerschaft	SSW*	SS-Dauer**	Embryonalperiode
post menstruationem (p.m.)	Befruchtung minus 14 Tage	40	280	1.–10. SSW* (Organogenese 5.–10. SSW)
post conceptionem (p.c.)	Zeitpunkt der Befruchtung	38	266	1.–8. SSW* (Organogenese 3.–8. SSW)

*SSW = Schwangerschaftswochen, **SS-Dauer = Schwangerschaftsdauer

Die **Organogenese** beginnt zum Zeitpunkt des Ausbleibens der Regelblutung. Zu diesem Zeitpunkt wissen Frauen oft noch nicht von ihrer Schwangerschaft. Während dieser Entwicklungsphase ist ein Embryo gegenüber schädigenden Faktoren besonders anfällig. Die meisten **Fehlbildungen** wie Herzfehler und Fehlbildungen des Hirns entstehen in dieser kritischen Phase. Zu den Noxen zählen Schadstoffe (u. a. auch Nikotin und Alkohol), aber auch toxische Hyperglykämien bei Überschreiten der Einstellungsziele bei einem Gestationsdiabetes oder einem Diabetes mellitus.

Implantation und Mehrlingsschwangerschaften

Eine entwicklungsfähige Blastozyste nistet sich um den sechsten Entwicklungstag in die Gebärmutterschleimhaut ein (siehe ▶ Kap. 2). Die äußeren Trophoblastzellen (**Synzytiotrophoblast**) dringen weiter in das Endometrium ein und beginnen, **hCG** zu produzieren (◘ Abb. 7.1). Aus dem inneren und äußeren Trophoblasten entwickelt sich später die Plazenta. Durch die hCG-Stimulation des Gelbkörpers bleibt die Regelblutung aus. Schon am 9. Entwicklungstag differenziert sich der Embryoblast (innere Zellmasse) in die zweischichtige Keimscheibe (Epi- und Hypoblast) mit der Amnionhöhle. Ausgehend von den beiden Keimschichten formt sich die Körpergrundgestalt des Embryos (siehe ▶ Kap. 2). Um den 12. Entwicklungstag p.c. bildet sich zwischen dem Trophoblasten und dem Embryo die **Chorionhöhle** aus. Diese ist meist ab der fünften SSW p.c. im Ultraschall sichtbar. Die **Amnionhöhle** ist erst später im Ultraschall darstellbar. Sie vergrößert sich zunehmend bis zum Ende des dritten Schwangerschaftsmonats. Die Chorionhöhle hingegen wird immer schmaler, bis sich Am-

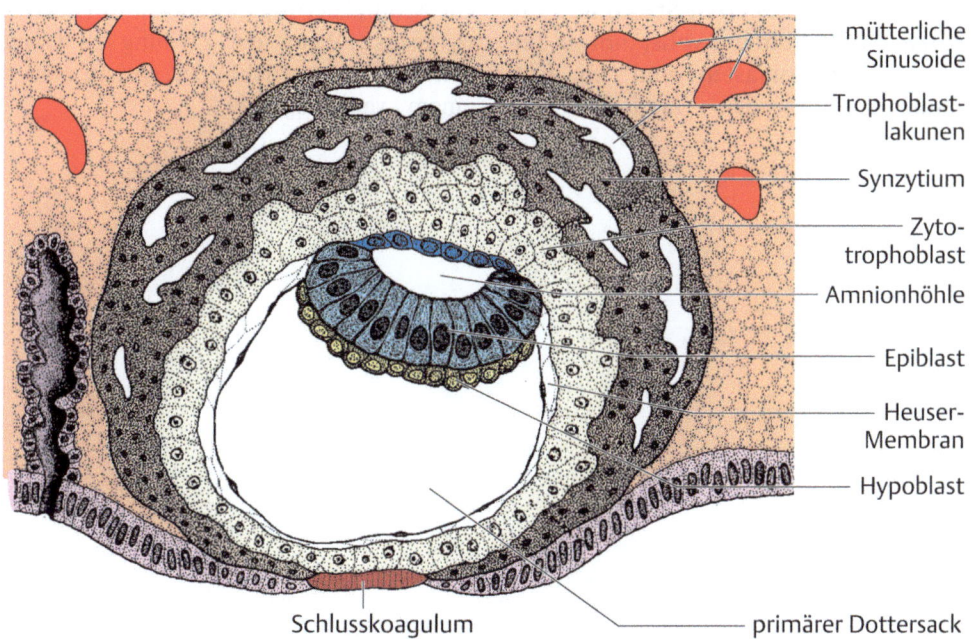

mütterliche Sinusoide
Trophoblastlakunen
Synzytium
Zytotrophoblast
Amnionhöhle
Epiblast
Heuser-Membran
Hypoblast
Schlusskoagulum
primärer Dottersack

◘ **Abb. 7.1** Zweischichtige Keimscheibe. 9 Tage alte Blastozyste nach erfolgreicher Implantation. Mit freundlicher Genehmigung aus: Sadler TW (2014a, b)

nion- und Chorionmembran aneinanderlegen und die Chorionhöhle verklebt.

Hat sich mehr als ein Embryo eingenistet, bildet jeder Embryo normalerweise seine eigene Chorion- und Amnionhöhle und seine eigene Plazenta aus. Etwa 90 % der Zwillingsschwangerschaften sind zweieiig. Liegen die Plazenten dicht beieinander, können diese miteinander verschmelzen. Auch die beiden Chorionhöhlen können zu einer gemeinsamen Chorionhöhle zusammenwachsen und eine eineiige Zwillingsschwangerschaft mit Trennung im Blastozystenstadium vortäuschen. In diesem Fall können Gefäßverbindungen zwischen beiden Plazenten entstehen. So ist in Ausnahmefällen auch bei zweieiigen Zwillingsschwangerschaften das gefürchtete feto-fetale Transfusionssyndrom (FFTS) möglich (s. ▶ Kap. 6).

Bei **eineiigen Zwillingen** sind die Entwicklung der Chorionhöhlen und Plazenten vom Entwicklungsstadium zum Zeitpunkt der Trennung abhängig (◘ Abb. 7.2). Es gibt **drei Möglichkeiten der Zwillingsbildung**: Trennung im Zweizell-Stadium, im Blastozysten-Stadium mit vollständiger Teilung des Embryoblasten und im Entwicklungsstadium der zweischichtigen Keimscheibe nach der Implantation (◘ Tab. 7.2). Die häufigste Entstehung eineiiger Zwilling ist die Durchschnürung im Blastozysten-Stadium. Eineiige Zwillinge haben mit 15 % ein deutlich erhöhtes Risiko für ein FFTS (siehe ▶ Kap. 6). Die ungleichmäßigen Blutflüsse werden durch Gefäßverbindungen in der gemeinsamen Plazenta verursacht. Diese schädlichen Gefäßverbindungen können pränatal meist durch eine Lasertherapie in der Gebärmutter verödet werden. Durch die intrauterine Lasertherapie können in ca. 70 % der Fälle die betroffenen Kinder gerettet werden. Ohne Behandlung liegt die Wahrscheinlichkeit, dass beide Kinder noch im Mutterleib sterben, bei etwa 90 %.

Es ist davon auszugehen, dass nur ca. 30 % der angelegten Zwillingsschwangerschaften tatsächlich auch zur Geburt von Zwillingen führen. Denn häufig verschwindet ein Zwilling im ersten und zu Beginn des zweiten Trimenons. Entweder bildet er sich zurück oder seltener kommt es zur Mumifizierung des Zwillings (Fetus papyraceus). Wenn ein Zwilling zu Grunde geht und sich zurückbildet, spricht man von einem „**vanishing twin**".

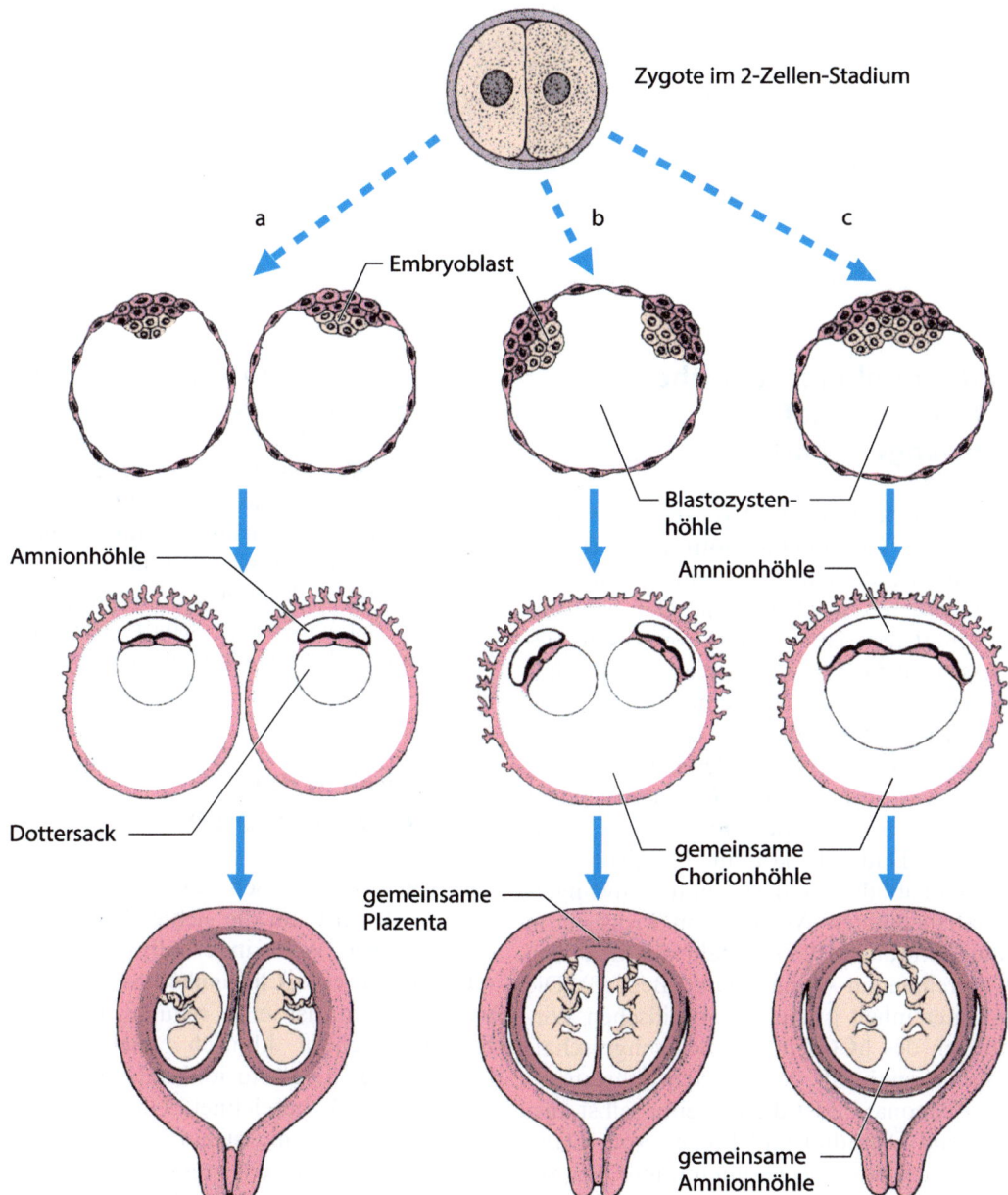

Zygote im 2-Zellen-Stadium

a   b   c

Embryoblast

Blastozysten-
höhle

Amnionhöhle

Amnionhöhle

Dottersack

gemeinsame
Chorionhöhle

gemeinsame
Plazenta

gemeinsame
Amnionhöhle

🔲 **Abb. 7.2** Eineiige Zwillinge, Eihäute (Chorion- und Amnionhöhlen) bei drei Möglichkeiten der Zwillingsbildung. **a** Aufspaltung im Zweizell-Stadium **b** Aufspaltung im Blastozystenstadium **c** Aufspaltung nach der Implantation zweischichtige Keimscheibe. Mit freundlicher Genehmigung aus: Sadler TW (2014a, b)

7

◘ **Tab. 7.2**	Zwei- und eineiige Zwillinge, Fruchthüllen und Plazentas			
Zwillinge	**Zeitpunkt Trennung**	**Chorionhöhle**	**Amnionhöhle**	**Plazenta**
zweieiig	–	2	2	2
eineiig	a: Zweizell-Stadium	2	2	2
	b: Blastozysten-Stadium	1	2	1
	c: zweischichtige Keimscheibe	1	1	1

Endokrinologie der frühen Schwangerschaft, Schwangerschaftstest

Am Ende der zweiten SSW p.c. wird so viel humanes Choriongonadotrophin (hCG) produziert, dass hCG in einer Blutprobe nachgewiesen werden kann. Der Schwangerschaftstest ist negativ, wenn der gemessene hCG-Wert <5 IU/L ist. Die Bestimmung ist nicht exakt. Denn auch bei den modernen Messmethoden liegt die Messungenauigkeit noch im Bereich von 5 %. HCG wird in der frühen Plazenta gebildet und dient zunächst dem Erhalt des Corpus luteum. Dadurch kommt es nicht zum Hormonabfall, sondern zum schwangerschaftsbedingten Anstieg von Progesteron und Östradiol. HCG besteht aus den zwei Untereinheiten Alpha (α) und Beta (β). Die ß-Untereinheit ist für die spezifischen Wirkungen des hCGs in der Schwangerschaft entscheidend. Ab dem vierten Schwangerschaftsmonat bildet die Plazenta selbst ausreichend Östradiol und Progesteron. Dann bildet sich das Corpus luteum im Ovar zurück.

Die **hCG**-Werte verdoppeln sich in der Frühschwangerschaft zunächst ungefähr alle zwei Tage bis auf einen Höchstwert, um dann mit dem dritten Schwangerschaftsmonat abzunehmen und sich auf einem hohen Niveau zu stabilisieren. Steigen die hCG-Werte nicht adäquat, besteht der Verdacht auf eine gestörte Frühschwangerschaft und einen beginnenden **Spontan-**abort. Auch bei **Extrauteringraviditäten (EUG)** steigen die Werte meist nicht adäquat. In diesen Fällen kommt es typischerweise zu Blutungen und einem weiteren Anstieg der hCG-Werte. Hohe hCG-Werte können auf eine **Mehrlingsschwangerschaft** hinweisen. Bei massiv erhöhten hCG-Werten sollte auch an eine schwerwiegende Störung der Schwangerschaft wie eine **Blasenmole** oder ein Chorionkarzinom gedacht werden.

Ultraschall in der Frühschwangerschaft

Der sonografische Schwangerschaftsnachweis wird meist um die siebte Woche p.m. durchgeführt. Wenn innerhalb der Gebärmutterhöhle eine **Chorionhöhle** dargestellt werden kann, ist eine regulär angelegte Schwangerschaft klinisch nachgewiesen (◘ Abb. 7.3). Die Chorionhöhle wird auch als Fruchtsack bezeichnet. Um die siebte bis achte SSW p.m. ist ein Embryo meist darstellbar. Die **Scheitelsteißlänge** kann bestimmt und die **Herzaktion** festgestellt werden. Üblicherweise erfolgt diese Untersuchung vaginalsonografisch. Eine Chorionhöhle stellt sich im Ultraschall als eine runde Struktur mit einem echoreichen Randsaum dar („bagel sign", s. u.). Diese ist bei hCG-Werten von 1.000–2.000 I.U./L meist gut sichtbar. Sie muss von einem Pseudogestationssack abgegrenzt werden. So eine Höhle lässt sich immer wieder bei

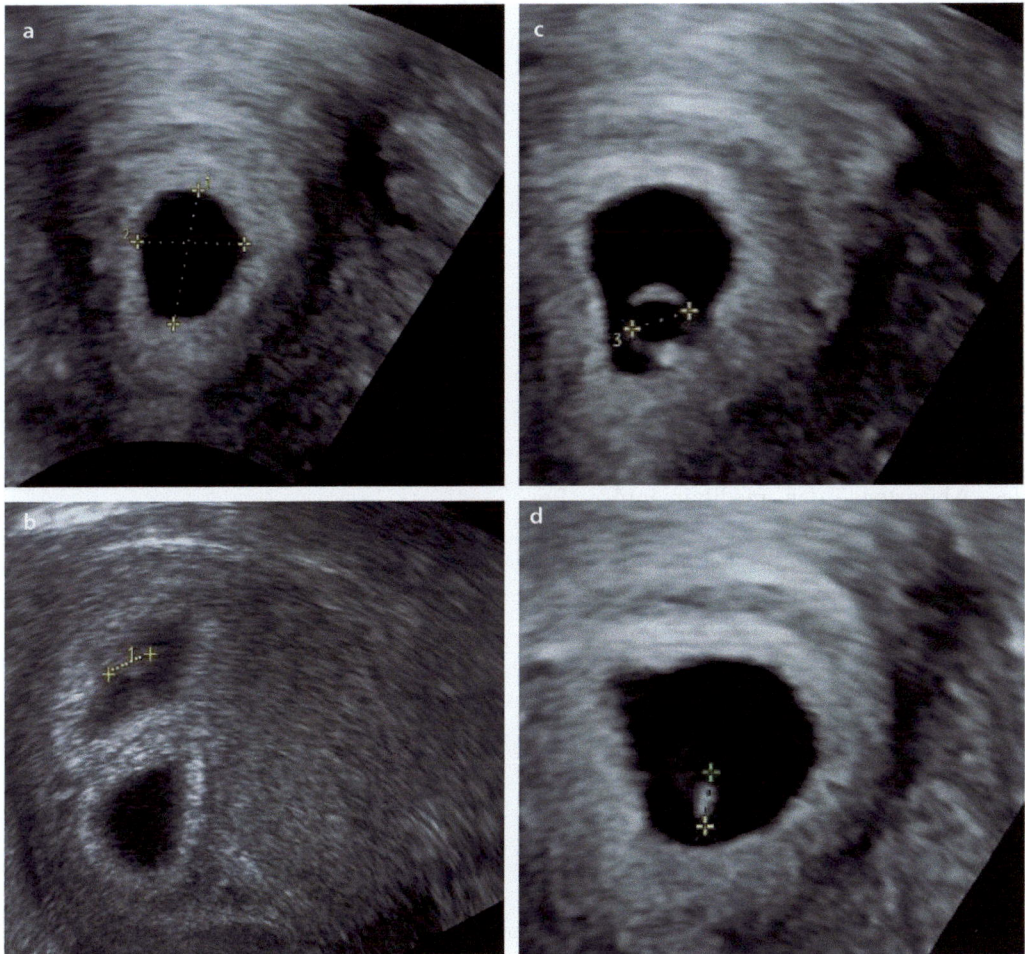

○ Abb. 7.3 Ultraschall Frühschwangerschaft. **a** Chorionhöhle **b** 2 Chorionhöhlen (zweieiige Zwillinge) **c** Chorionhöhle mit Dottersack **d** Chorionhöhle mit Embryonalstruktur

einer Extrauteringravidität darstellen. Die Abgrenzung von einem Pseudogestationssack ist aber nur dann sicher, wenn innerhalb der Chorionhöhle auch der **Dottersack** als embryonale Struktur dargestellt werden kann. Dieser entwickelt sich ungefähr nach zwei Entwicklungswochen unterhalb der Keimscheibe und hat normalerweise eine Größe von maximal 5 mm. Er ist wahrscheinlich für die Ernährung eines frühen Embryos von Bedeutung. Außerdem ist er auch für die Bereitstellung der primordialen Keimzellen vor der späteren Wanderung in die Gonadenanlagen erforderlich.

Darüber hinaus muss die Lage der Chorionhöhle in der Gebärmutter sonografisch festgestellt werden. Sind zwei und mehr Chorionhöhlen nachweisbar, so liegt eine mehreiige **Mehrlingsschwangerschaft** vor. Die Chorionhöhlen müssen sehr genau untersucht werden, ob möglicherweise in einer Chorionhöhle zwei Embryonen vorhanden sind, denn dann würde eine eineiige Zwillingsschwangerschaft vorliegen. Der Ausgang einer IVF-Behandlung wird im Deutschen IVF-Register (D·I·R) als klinische Schwangerschaft dokumentiert, wenn eine oder mehrere Chorionhöhlen nachgewiesen werden können.

Störungen der Frühschwangerschaft

Frühe Fehlgeburten kommen bei 10 bis 15 % aller klinisch festgestellten Schwangerschaften vor. Für die betroffenen Frauen ist der ungünstige Schwangerschaftsausgang häufig psychisch sehr belastend. Die psychische Ausnahmesituation sollte ausreichend beachtet werden. Wenn keine Notfallsituation vorliegt, sollte das gesamte Spektrum an Therapieoptionen für den Abort erläutert und angeboten werden. Das betrifft auch den Verdacht auf eine extrauterine (ektope) Gravidität mit der Option des Abwartens, der medikamentöse Behandlung und der operativen Therapie. Etwa bei der Hälfte aller Frühaborte ist die Schwangerschaftsanlage unklar. Eine Schwangerschaft mit unklarer Lokalisation wird als „pregnancy of unknown location" (PUL) bezeichnet.

Frühabort

Eine nicht lebensfähige Schwangerschaft in den ersten 12 Schwangerschaftswochen (SSW) p.c. mit einer leeren Chorionhöhle oder mit einer Chorionhöhle mit einem Embryo ohne Herzaktion mit Lokalisation innerhalb oder außerhalb des Uterus ist als Frühabort bzw. frühen Schwangerschaftsverlust definiert (Leitlinie gestörte Frühgravidität 2025).

Der Schwangerschaftsultraschall sollte möglichst nicht später als in der achten bis neunten SSW p.m. durchgeführt werden. Es werden acht Abortformen unterschieden (◘ Tab. 7.3). Allerdings handelt es sich bei einem **Abortus imminens** nicht bereits um

◘ **Tab. 7.3**   Abortformen bis 12. SSW

Abort	Symptome	Maßnahmen
Frühstabort (biochemische Schwangerschaft)	Pos. Schwangerschaftstest	keine
Abortus imminens	Meist schmerzfreie Blutung, häufig retrochoriales Hämatom	Konservativ
Abortus incipiens	Zervix geöffnet, Blutung, Chorionhöhle im Zervikalkanal	Abwarten vs. medikamentöses vs. operatives Vorgehen
Abortus incompletus	Zervix geöffnet, Blutung, Schmerzen	Abwarten vs. medikamentöses vs. operatives Vorgehen
Abortus completus	Cavum nach Ausstoßung der Chorionhöhle leer, klinische Schwangerschaft zuvor gesichert	keine
Missed abortion	Embryo ohne Herzaktion, keine Blutungen und Schmerzen	Abwarten vs. medikamentöses vs. operatives Vorgehen
Septischer Abort	Begonnener Abort mit Fieber >39 Grad, schmerzhafter Uterus	Notfall: antiinfektiöse Therapie, darunter Nachkürettage Schwangerschaftsrestgewebe
Windmole	Leerer und wachsender Fruchtsack ohne embryonale Anteile	Kürettage

eine verlorene Schwangerschaft, sondern um eine drohende Fehlgeburt. Viele Schwangerschaften mit einem drohenden Abort haben bei einem konservativen Management eine gute Prognose für eine fortlaufende Schwangerschaft und Geburt. Bei Blutungen in der Schwangerschaft ist bei Rhesusfaktor-negativen Schwangeren die **Rhesusprophylaxe** durchzuführen. Laut der aktuellen Leitlinie zur gestörten Frühgravidität im ersten Trimenon (2025) ist eine routinemäßige Verabreichung von Anti-D-Immunglobulin an Rhesus (RhD)-negative Frauen mit Abortus imminens-Symptomen nicht zu empfehlen, denn es gibt kaum Belege dafür, dass Frauen nach einer uterinen Blutung in den ersten 12 Schwangerschaftswochen und Weiterbestehen der Schwangerschaft sensibilisiert werden. Es kann jedoch ratsam sein, Anti-D-Immunglobulin zu verabreichen, wenn die Blutung stark ist, wiederholt auftritt oder wenn diese mit Unterbauchschmerzen verbunden ist, insbesondere dann, wenn sich die Schwangerschaft der 12. Woche nähert

> **Frühstaborte**, auch biochemische Schwangerschaft genannt, sind definiert als Schwangerschaftsverluste vor, während oder kurze Zeit nach der Einnistung.

Bei Frühstaborten kommt es zu einer verzögerten und verstärkten Blutung. Üblicherweise werden solche Schwangerschaften von den Frauen nicht als Fehlgeburt wahrgenommen. Frühstaborte werden nach einer Kinderwunschbehandlung häufig diagnostiziert, da der Schwangerschaftstest mit Bestimmung des hCGs üblicherweise schon ca. 15 Tage nach der Ovulation bzw. der Follikelpunktion und Befruchtung durchgeführt wird. Ein Frühstabort wird bei einer geplanten hCG-Kontrolle oder bei Blutungen festgestellt. Bei einem **Abortus incipiens**

oder **incompletus** oder einer verhaltenen Fehlgeburt (**Missed abortion**) können Abwarten vs. medikamentöses Vorgehen (Cytotec®) vs. operatives Vorgehen (Saugkürettage ggf. mit Zytogenetik) mit der Patientin besprochen werden. Voraussetzung ist jedoch, dass keine Notfallsituation wie eine starke oder lebensbedrohliche Blutung vorliegt. Ein **septischer Abort** ist definiert als eine nicht intakte intrauterine Schwangerschaft, die durch eine **Infektion** von Schwangerschaft, Endometrium und Myometrium sowie der Adnexe mit Peritonitis kompliziert ist. Dies kann zu einer lebensbedrohlichen Sepsis mit möglichem septischen Schock und Multiorganversagen führen. Nach begonnener hoch dosierter Antibiose erfolgt die Nachkürettage zur Entfernung von Schwangerschaftsrestgewebe. Bei einer **Windmole** ist in der Chorionhöhle keine Embryonalstruktur darstellbar. Es handelt sich um eine Plazentabildungsstörung, die meist genetisch bedingt ist. Nur die väterlichen Gene sind vorhanden, die mütterlichen Gene fehlen. Die Therapie besteht in der Saugkürettage mit Histologie und Zytogenetik zur Abgrenzung zu anderen meist gutartigen Molenschwangerschaften und für den Nachweis der Chromosomenstörung. Grundsätzlich muss bei einer Kürettage das Risiko für ein Asherman-Syndrom beachtet werden, das vor allem bei einer Nachkürettage von Schwangerschaftsresten (Residuen) besonders hoch ist.

Extrauterine (ektope) Schwangerschaft

Bei einer ektopen Schwangerschaft erfolgt die Implantation einer befruchteten Eizelle außerhalb der Gebärmutterhöhle. Die **Ruptur** einer Eileiterschwangerschaft ist gefürchtet. Ein solches Ereignis führt zu inneren Blutungen. Es kann zu einer lebensbedrohlichen **Notfallsituation** kommen, die

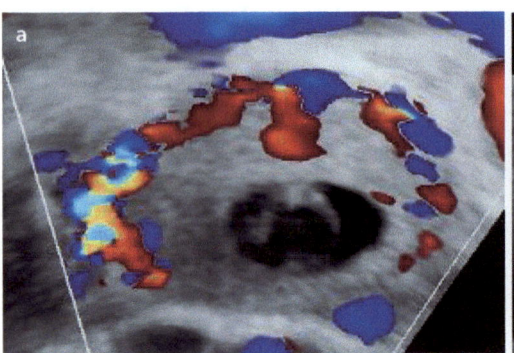
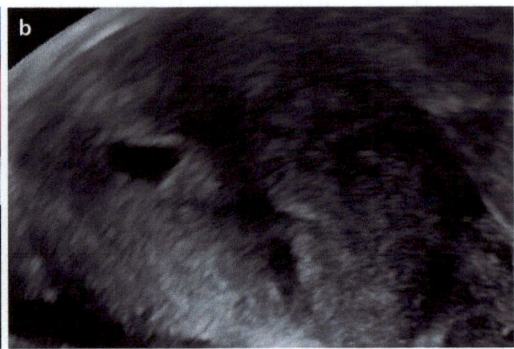

Abb. 7.4 Eileiterschwangerschaft. **a** Tubargravidität, Chorionhöhle mit Dottersack, „bagel sign", Farbdoppler **b** Pseudogestationssack intrauterin (nicht rund, ohne embryonale Strukturen)

7

eine unverzüglich operative Therapie erfordert. Die Inzidenz einer solchen extrauterinen Schwangerschaft (EUG) liegt bei ein bis zwei Prozent. Die Tubargravidität stellt die häufigste Form der ektopen Schwangerschaft dar. Die Implantation erfolgt meist am Ende des Eileiters im Bereich der Ampulla. Ektope Schwangerschaften kommen selten auch interstitiell/cornual (Gebärmutterwand/Tubenwinkel), zervikal (Gebärmutterhals), in einer Sectionarbe, abdominal (Bauchraum) und in Bauchorganen (z. B. Leber) vor. **Heterotope Graviditäten** sind sehr selten. Hierunter versteht man das gleichzeitige Auftreten einer intra- und einer extrauterinen Schwangerschaft. Die Inzidenz ist bei einer ART deutlich höher, wenn mindestens zwei Embryonen transferiert werden. Als Risikofaktoren für eine EUG gelten eine vorausgegangene ektope Gravidität, bekannte Pathologien der Tuben, eine Adnexitis, eine Eileiterchirurgie (z. B. Tubenrekonstruktion), ein Intrauterinpessar (IUP), Unfruchtbarkeit sowie Nikotinabusus und ein reproduktionsbiologisch fortgeschrittenes Alter > 35 Jahre.

Symptome einer ektopen Schwangerschaft sind die sekundäre Amenorrhoe, Blutungen und Unterbauchbeschwerden. Die Diagnostik einer ektopen Schwangerschaft erfolgt durch eine klinische Untersuchung, serielle hCG-Bestimmungen und die Vaginalsonografie. Bei den hCG-Kontrollen

steigt der Wert nicht zeitgerecht an. In ca. 90 % der Fälle kann eine ektope Schwangerschaft im Ultraschall lokalisiert werden. Ein typisches Zeichen ist das „**bagel sign**", ein echogener Ring von variabler Dicke, welcher eine unilokuläre, runde, zentrische oder exzentrische Zyste umfasst (■ Abb. 7.4). Häufig kann auch ein Dottersack dargestellt werden. In manchen Fällen ist sogar eine intakte Schwangerschaft mit einem Embryo mit Herzaktion erkennbar. Kann eine Tubargravidität im Ultraschall mit hoher Sicherheit lokalisiert werden, wird diese meist operativ behandelt.

Bei der **Therapie** einer Tubargravidität wird bei Kinderwunsch ein tubenerhaltendes Vorgehen favorisiert. Hierbei wird der Eileiter über der Eileiterschwangerschaft längs aufgeschlitzt und das Schwangerschaftsgewebe entfernt (**Salpingotomie**). Allerdings besteht ein erhöhtes Wiederholungsrisiko für eine erneute Eileiterschwangerschaft. Nach einer Salpingotomie müssen postoperativ regelmäßig hCG-Kontrollen bis zur Negativität durchgeführt werden, denn in 4 bis 15 % der Fälle muss eine weitere Behandlung des verbliebenen Schwangerschaftsrestgewebes im Eileiter erfolgen (Taran et al. 2015). Die **Salpingektomie** (Entfernung des Eileiters) wird primär bei einem Rezidiv, einem geschädigten Eileiter oder bei abgeschlossener Familienplanung favorisiert. In Absprache mit der Patientin erfolgt diese auch beidseitig. Die **medikamentöse EUG-Therapie** wird mit dem Zytostatikum Methotrexat durchgeführt. Diese Behandlung kann sich über mehrere Wochen erstrecken. Die hCG-Kontrollen in der Blutprobe müssen so lange durchgeführt werden, bis hCG nicht mehr nachweisbar ist. Bei Versagen ist meist die operative Therapie notwendig. Zusammengefasst ist die Entscheidung zwischen einer Entfernung des Eileiters (Salpingektomie) und einem tubenerhaltenden Vorgehen (Salpingotomie) von der klinischen Situation und dem Rezidivrisiko, von der Anamnese und den Wünschen der Patientin abhängig.

Habituelle Aborte

> Habituelle Aborte (WSA, RSA): mindestens zwei Fehlgeburten in Folge (uneinheitliche Definition).

Fehlgeburten können gehäuft auftreten. Kommt es zu mindestens zwei Fehlgeburten in Folge, wird entsprechend der amerikanischen Gesellschaft für Reproduktionsmedizin (ASRM) die Diagnose habituelle Aborte gestellt. Habituelle Aborte werden auch als **wiederholte Spontanaborte (WSA)** oder als **rezidivierende Spontanaborte** bezeichnet (recurrent spontaneous abortion, abgekürzt **RSA**). Die Definition wird nicht einheitlich verwendet. Entsprechend der AWMF-Leitlinie „Diagnostik und Therapie von Frauen mit wiederholten Spontanaborten" (2022) und der WHO-Definition wird die Diagnose erst mit drei oder mehr konsekutiven Fehlgeburten gestellt. Hierbei zählen allerdings nicht nur die Frühaborte bis zur 12. SSW p.c., sondern auch die selteneren Spätaborte bis zur 22. SSW p.c. mit einem Gewicht des Fetus < 500 g. Die Inzidenz habitueller Aborte liegt unter Berücksichtigung der Definition der ASRM bei bis zu fünf Prozent.

Die Behandlung von RSA-Patientinnen, die einen hohen Leidensdruck haben, ist eine diagnostische und therapeutische Herausforderung. Es sind nur wenige Ursachen bekannt und bei einem Großteil der Betroffenen ist kein Risikofaktor zu finden. Eine Übersicht über Risikofaktoren für habituelle Aborte zeigt ◘ Tab. 7.4. Die häufigste Ursache für Spontanaborte sind mit 50 bis 60 % **Chromosomenstörungen**. Häufig kommt es bei der Befruchtung zu Meiosestörungen in den Eizellen, die für die betroffenen Frauen meist keine weitere prognostische Bedeutung haben. Allerdings können bei RSA in vier bis fünf Prozent bei einem Partner balancierte Chromosomenaberrationen nachgewiesen werden. Diese sogenannten Translokationen führen bei der

◘ **Tab. 7.4** Risikofaktoren für habituelle Aborte

Risikofaktoren	Erläuterung
Chromosomenstörung	z. B. Translokationen
Uterine Ursachen	Fehlbildungen, auch submuköse Myome
Immunologische Ursachen	Antiphospholipid-Syndrom und Autoimmunopathien
Hormonelle Störungen	Schilddrüsenerkrankung
Metabolische Störungen	Adipositas, Polyzystisches Ovar-Syndrom (PCOS) und Insulinresistenz (IR)

7

Befruchtung häufig zu Imbalancen der Chromosomen und sind daher ursächlich für eine Fehlgeburt. **Fehlbildungen** der **Gebärmutter** wie ein Uterus septus oder ein Uterus bicornis und Veränderungen wie submuköse **Myome** oder **Endometriumdefekte** können die Einnistung und die weitere Entwicklung eines Embryos bzw. eines Fetus beeinträchtigen. **Thrombophilien** (Neigung zur Bildung von Blutgerinseln) wurden mit einer erhöhten Abortneigung assoziiert. Die häufigste angeborene Thromboseneigung ist die **Faktor-V-Leiden-Mutation**. Es wurde vermutet, dass es bei einer unbehandelten Thrombophilie zu Thrombosen im **uteroplazentaren Kreislauf** kommt, der schon um den 11. bis 12. Entwicklungstag p.c. beginnt. Dadurch würde das Wachstum des Embryos bzw. des Fetus und der Plazenta behindert. Aus diesem Grunde wurde eine Behandlung mit Heparin empfohlen. Allerdings konnte die Wirksamkeit der Heparin-Behandlung nicht nachgewiesen werden (Quenby et al. 2023). Möglicherweise steht die Abortneigung individuell auch im Zusammenhang mit der allgemeinen Gesundheit, denn Abortpatientinnen mit einer Thrombophilie haben häufiger auch gesundheitliche Risiken für eine **Thrombose** oder eine **Embolie**. Dann sollte leitliniengerecht eine **Heparinbehandlung** in der Schwangerschaft ab dem ersten Trimester durchgeführt werden. Zu den Risikofaktoren zählen unter anderem eine Adipositas, Nikotinabusus, Alter > 35 Jahre und auch eine ART-Behandlung (Bates et al. 2016).

Eine seltene Gerinnungsstörung ist das **Antiphospholipidsyndrom (APS)**. Es handelt sich um eine **Autoimmunerkrankung**, die eine interdisziplinäre Behandlung zusammen mit erfahrenen Rheumatologen erfordert. Zu **endokrinen Abortursachen** zählen **Schilddrüsenerkrankungen**. Ausgeprägte Schilddrüsenfunktionsstörungen sollten fachärztlich durch internistische Endokrinologen oder Radiologen behandelt wer-

den. Eine Gelbkörperschwäche zählt primär nicht zu den Risikofaktoren für einen Abort. Allerdings kann diese einen Abort indirekt begünstigen. Denn durch ein Defizit an Gelbkörperhormon kann es zu einem Abortus imminens mit Ausbildung von Hämatomen kommen, die sich auch unter einer Chorionhöhle ausbreiten können. Blutungen können grundsätzlich zu einem Schwangerschaftsverlust führen. Aus diesem Grunde empfiehlt die AWMF-Leitlinie zu wiederholten Spontanaborten (2022) die **Abortprophylaxe** mit **Progesteron**. Bei RSA-Patientinnen mit einem **PCOS** oder einer **Adipositas** können meist **metabolische Störungen** festgestellt werden. Hierzu zählen präkonzeptionell vor allem Glukosetoleranzstörungen und eine Insulinresistenz. Wenn eine Schwangerschaft eintritt, kann in über 50 % der Fälle ein Gestationsdiabetes diagnostiziert werden. Unbehandelt können toxische Hyperglykämien immer wieder zu einer Fehlgeburt führen (Sick 2018).

✉ Lernziele
- Kenntnisse über die frühe Schwangerschaft
- Darstellung möglicher Entwicklungsstörungen in dieser Phase
- Darstellung der Besonderheiten von Mehrlingsschwangerschaften
- Kenntnisse über habituelle Aborte

Die Embryonalperiode umfasst die ersten acht Wochen nach der Befruchtung, in denen die Organe angelegt werden. In dieser vulnerablen Phase sind die Organe empfindlich für schädigende Einflüsse, die zu Fehlbildungen führen können. Das Schwangerschaftsalter wird aus embryologischer Sicht ab dem Befruchtungsbeginn berechnet. Es wird in Entwicklungstagen bzw. -wochen angegeben. Eine Blastozyste nistet sich um den sechsten Entwicklungstag in das Endometrium ein. Es bilden sich die Amnionhöhle und die Chorionhöhle aus. Bei eineiigen Zwillingen kommt es in den ersten zwei Entwicklungswochen zur Trennung eines Embryos. Das hCG wird von der frühen Plazenta gebildet. Es stimuliert den Gelbkörper, sodass durch die ansteigenden Progesteron- und Östrogenwerte die Schwangerschaft erhalten bleibt. HCG ist ab dem Ende der zweiten Entwicklungswoche bereits messbar. Im Schwangerschaftsultraschall sollte ab der fünften Entwicklungswoche die Chorionhöhle mit dem Dottersack und das Embryo mit Herzaktion darstellbar sein. Klinisch wird das Schwangerschaftsalter nach dem ersten Tag der letzten Regelblutung errechnet, sodass rechnerisch die Schwangerschaft zwei Wochen älter im Vergleich zum embryologischen Alter ist. Wird ein Kind vor der rechnerisch 38. Schwangerschaftswoche (SSW) geboren, handelt es sich um eine Frühgeburt. In 10 bis 15 % enden Schwangerschaften in einer Fehlgeburt. Eine Einnistung außerhalb der Gebärmutterhöhle wird als Extrauteringravidität (EUG) bezeichnet. Meistens handelt es sich um eine Schwangerschaft im Eileiter (Tubargravidität), insbesondere wenn die Eileiter geschädigt sind. Kommt es zu zwei oder drei Fehlgeburten in Folge, spricht man von wiederholten Spontanaborten, auch habituelle Aborte genannt.

Literatur

Bates SM, Middeldorp S, Rodger M (2016) Guidance for the treatment and prevention of obstetric-associated venous thromboembolism. J Thromb Thrombolysis. 41:92–128. https://doi.org/10.1007/s11239-015-1309-0

Diagnostik und Therapie von Frauen mit wiederholten Spontanaborten (2022) S2k Leitlinie. https://register.awmf.org/assets/guidelines/015-050l_S2k_Diagnostik-Therapie-wiederholte-Spontanaborte_2022-08.pdf Zuletzt am 6.4.2025

Gestörte Frühgravidität im 1. Trimenon (2025) S. 128 https://register.awmf.org/assets/guidelines/015-076l_S2k_Frueher-Schwangerschaftsverlust-im-1-Trimenon_2025-01.pdf Zuletzt am 4.4.2025

Quenby S, Booth K, Hiller L et al. (2023) ALIFE2 Block Writing Committee; ALIFE2 Investigators. Heparin for women with recurrent miscarriage and inherited thrombophilia (ALIFE2): an international open-label, randomised controlled trial. Lancet 402(10395):54–61. https://doi.org/10.1016/S0140-6736(23)00693-1

Sick MMU (2018) Frauen mit habituellen Aborten: Analyse des präkonzeptionellen Glucose- und Insulinstoffwechsels, Gestationsdiabetes sowie Schwangerschaftsoutcome. https://epub.uni-regensburg.de/37405/1/E-Version%20%2813.06.2018%29.pdf Zuletzt am 6.4.2025

Taran F-A, Kagan K-O, Hübner M et al (2015) The Diagnosis and Treatment of Ectopic Pregnancy. Dtsch Arztebl Int 112: 693–704; https://doi.org/10.3238/arztebl.2015.0693 Zuletzt am 6.4.2025

Sadler TW (2014a) Zweischichtige Keimscheibe (2. Woche). In: Sadler TW (ed) Taschenlehrbuch Embryologie, 12th edn. Thieme-Verlag, Stuttgart, p 79–90

Sadler TW (2014b) Entwicklung der Eihäute und der Plazenta. In: Sadler TW (ed) Taschenlehrbuch Embryologie, 12th edn. Thieme-Verlag, Stuttgart, p 156–179

Fertilitätserhalt

Inhaltsverzeichnis

Strategien und Technologien beim Fertilitätserhalt

Eine ausgeprägte Schädigung des Keimepithels durch Chemotherapeutika oder Strahlen führt zu einer vorübergehenden oder dauerhaften **Unfruchtbarkeit**. Das klinische Symptom ist bei der Frau die **Amenorrhoe**, beim Mann die **Azoospermie**. Eine Chemotherapie führt beim Mann in der Regel zu einer dauerhaften Azoospermie. Dieses Risiko ist lediglich bei Chemotherapien mit den Medikamenten Adriamycin, Thiotepa, Cytarabin und Vinblastin geringer (Meistrich 2013). Die Erhaltung der Fruchtbarkeit durch die **Kryokonservierung** von Keimzellen und Keimzellgewebe wird als Fertilitätserhalt bezeichnet. Es können Eizellen und Samenzellen sowie Ovargewebe und Hodengewebe kryokonserviert werden. Durch die Fortschritte der Krebsbehandlung hat ein Langzeit-Überleben der Tumorpatienten deutlich zugenommen. In der Onkologie zählt der Fertilitätserhalt bei jungen Tumorpatienten zu den unterstützenden Begleittherapien. Die **Lebensqualität** der Patienten kann hierdurch verbessert werden. Denn nach Überstehen der Tumorerkrankung wünschen sich junge Menschen meist ein eigenes Kind. Entsprechend der Leitlinie zum **Fertilitätserhalt** bei onkologischen Erkrankungen (2017) besteht ein Konsens darüber, dass die Beratung über Konzepte zum Erhalt der Fertilität unter Berücksichtigung der Lebensumstände, der empfohlenen onkologischen Therapie und des individuellen Risikoprofils ein integraler Bestandteil onkologischer Behandlungen von Patientinnen und Patienten sein soll.

Inzwischen wird der Fertilitätserhalt nicht nur bei malignen, sondern in Ausnahmefällen auch bei **benignen Erkrankungen** durchgeführt. Voraussetzung sind notwendige keimzellschädigende Therapien wie ausgedehnte operative Eingriffe bei Endometriose oder eine medikamentöse Therapie mit Zytostatika wie Cyclophosphamid bei entzündlich-rheumatologischen Erkrankungen.

Die Maßnahmen für den Fertilitätserhalt bei Frauen haben in den letzten 20 Jahren deutlich an Bedeutung zugenommen. Immer mehr jüngere Frauen haben heutzutage zum Zeitpunkt der Tumordiagnose ihre Familienplanung noch nicht abgeschlossen. Das Alter der Erstgebärenden hat zugenommen (siehe ▶ Kap. 3). Die meisten Frauen bekommen ihr erstes Kind erst, wenn sie schon 30 Jahre und älter sind. Es sind aber vor allem auch die neuen Strategien und Technologien, die zu einer Zunahme der Maßnahmen des Fertilitätserhalts geführt haben. Zum einen werden bei jungen Tumorpatientinnen operative Eingriffe möglichst fertilitätsschonend unter Erhalt der Gebärmutter durchgeführt, sodass Patientinnen nach Überstehen der Tumorerkrankung eine Schwangerschaft austragen können. Zum anderen ist erst mit der Entwicklung der **Vitrifikation** („Verglasung") die Kryokonservierung von Eizellen mit guten „Wiederbelebungsraten" möglich geworden. Hingegen ist der Fertilitätserhalt durch die Kryokonservierung von Samenzellen mit dem bewährten Standardverfahren, dem sogenannten langsamen Einfrieren („**slow freezing**") schon seit vielen Jahrzehnten möglich, denn Samenzellen sind im Vergleich zu Eizellen gegenüber den zellschädigenden spitzen Eiskristallen widerstandsfähiger, die sich beim „slow freezing" bilden (siehe ▶ Kap. 6). Ovar- und Hodengewebe werden wie Samenzellen meist auch mit dem „slow freezing"-Protokoll eingefroren.

Keimzellschädigende Tumortherapien

Bei der Frau schädigt eine Tumortherapie das Keimepithel im Eierstock. Es gehen nicht nur die reifenden Eizellen, sondern auch ein Großteil der **Primordialfollikel**

◘ **Tab. 8.1**   Zeitfenster fertilitätserhaltende Maßnahmen Frau und Mann

Maßnahme Kryokonservierung	Frau	Mann
GnRH-Agonisten	max. 1 Woche	Nicht sinnvoll
Verlagerung der Gonaden	max. 1 Woche	Nicht sinnvoll
Ovargewebe* /Hodengewebe*	max. 1 Woche	max. 1 Woche
Eizellen** / Samenzellen*	ca. 2 Wochen	tagesgleich bis 3 Tage
Wiederholung Kryokonservierung Eizellen** / Samenzellen*	ca. 4 Wochen	ca. 2 bis 5 Tage
Kombination Ovargewebe* / Hodengewebe* und Eizellen** / Samenzellen*	ca. 3 Wochen	max. 1 Woche

*"slow freezing"; **"ultrarapid freezing" (Vitrifikation)

(siehe ▶ Kap. 2) als Eizellreserve zu Grunde. Bei rechtzeitiger Planung ist bei Tumorerkrankungen meistens genügend Zeit, Eizellen vor Beginn einer Tumorbehandlung einzufrieren. Für eine Stimulationsbehandlung mit Eizellentnahme ist ein **Zeitfenster** von zwei bis drei Wochen notwendig (◘ Tab. 8.1). Die Schädigung der Eizellen ist allerdings auch vom Alter der Patientin und von den verwendeten Medikamenten und der Dosis abhängig. Junge Frauen haben grundsätzlich eine so gute ovarielle Reserve, dass in Ausnahmefällen auch nach einer Hochdosischemotherapie das Keimepithel nicht vollständig und dauerhaft geschädigt ist. In seltenen Fällen können noch spontane Schwangerschaften eintreten. Die **Chemotherapie**-Medikamente werden entsprechend ihrer schädigenden Wirkung auf die Keimzellen als solche mit hohem Risiko (**„high risk"**), mit mittlerem Risiko (**„medium risk"**) und mit geringem Risiko (**„low risk"**) klassifiziert. Die schädigende Wirkung wird umso toxischer für das Gonadengewebe beurteilt, je häufiger es zu einer sekundären Amenorrhoe kommt, also zum dauerhaften Ausbleiben der Regelblutung

(Liedtke und Kiesel 2012). So haben Brustkrebsmedikamente wie Cyclophosphamid (Endoxan®) ein hohes, Docetaxel (Taxotere®) ein mittleres und Methotrexat ein geringes Risiko. Letzteres Medikament wird auch für die medikamentöse Therapie von Eileiterschwangerschaften eingesetzt.

Ärztliches Beratungsgespräch

Die Inhalte eines ärztlichen Beratungsgesprächs im Kinderwunschzentrum über den Fertilitätserhalt umfassen vor allem die Aufklärung über die Risiken, die praktische Durchführung und die technischen Aspekte (◘ Abb. 8.1). Es muss das **Zeitfenster** für die jeweilige fertilitätserhaltende Maßnahme besprochen werden. Vor Behandlungsbeginn ist die Bestimmung der Eierstockreserve wichtig. Bei Frauen mit einer sehr geringen Eierstockreserve („low responder") erscheinen Maßnahmen für den Fertilitätserhalt meist nicht sinnvoll und zielführend (s. u.). Auch beim Mann kann eine Kryokonservierung nicht sinnvoll oder möglich sein. Dieses ist der Fall, wenn nur

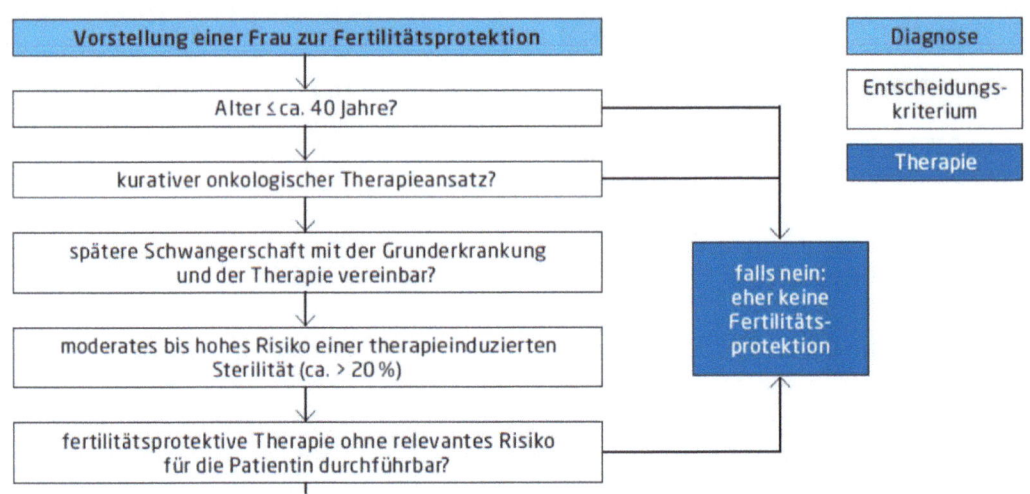

Abb. 8.1 Indikation und Durchführung von fertilitätsprotektiven Maßnahmen bei onkologischen und nicht-onkologischen Erkrankungen. (Mit freundlicher Genehmigung aus: Von Wolff M, Nawroth F (2020))

unbewegliche oder keine Samenzellen im Ejakulat gefunden werden.

Zusätzlich muss besprochen werden, mit welchen **Methoden** Ei- und Samenzellen gewonnen werden können. Für die Gewinnung von Eizellen ist eine Hormonstimulation und die **operative Entnahme der Eizellen** durch eine vaginale Follikelpunktion notwendig. Die **Gewinnung von Ovargewebe** erfolgt normalerweise im Rahmen einer **Bauchspiegelung** in Vollnarkose. Diese beiden Methoden können auch kombiniert erfolgen (s. u.). Beim Mann sind die Maßnahmen für den Fertilitätserhalt i. d. R. unkompliziert durchzuführen (▪ Tab. 8.1), denn meist sind genügend und geeignete **Samenzellen** für die **Kryokonservierung** vorhanden. Ist das Sperma für eine Kryokonservierung qualitativ nicht sicher ausreichend, können Ejakulate an mehreren aufeinanderfolgenden Tagen wiederholt gewonnen und kryokonserviert werden. Sollte die Kryokonservierung von Samenzellen nicht möglich sein, kann eine **operative Gewinnung von Samenzellen** durch eine Hodenbiopsie mit Kryokonservierung erfol-

gen. Präoperativ ist aber ungewiss, ob die Gewinnung von Samenzellen aus dem Hodengewebe erfolgreich ist und später eine IVF- und ICSI-Behandlung durchgeführt werden kann (siehe ▶ Kap. 6). Daher sollte in jedem Fall das Gewebe nach der Entnahme unverzüglich auf Samenzellen untersucht (Frisch-TESE) und eine Histologie zur Beurteilung der Spermatogenese veranlasst werden. Ein Kryo-Depot von Samenzellen kann auch durch die **Kombination** von wiederholten Spermaabgaben und einer Hodenbiopsie mit Kryokonservierung vergrößert werden, sodass bei diesem Vorgehen alle Chancen für eine spätere Kinderwunschbehandlung bei stark eingeschränkter Samenqualität ausgeschöpft werden (s. u.).

Abgesehen von der Kryokonservierung von Ovargewebe, sollte eine **spätere Kinderwunschbehandlung** nach Maßnahmen des Fertilitätserhalts grundsätzlich mit einer IVF- und ICSI-Behandlung durchgeführt werden. Einfachere Methoden wie die Insemination nach Auftau von kryokonservierten Spermaproben sind nicht ausreichend effektiv, denn die Anzahl der kryokonservierten Proben ist begrenzt („Unikate"), die nicht ersetzt werden können und einzigartig sind. Auch wenn es nach einer Tumortherapie nicht zu einer Amenorrhoe bzw. Azoospermie gekommen ist, ist eine weitere **Langzeitlagerung** der Proben zu empfehlen, denn es gibt bei einer Tumorerkrankung ein Rezidivrisiko. Dann kämen erneut Maßnahmen für einen Fertilitätserhalt in Betracht. Eine Tumortherapie kann auch das Erbgut schädigen, sodass es zu **DNA-Strangbrüchen** kommen kann. Dies hat Auswirkungen auf die Eizell- und Samenqualität. So können zum Beispiel die Befruchtung, die Embryoentwicklung und die Einnistung eingeschränkt und gestört sein. Dadurch können die Chancen für ein eigenen Kind reduziert sein.

Sollte das **Risiko** für eine **spätere Unfruchtbarkeit** durch eine geplante gonadotoxische Therapie gering sein (< 20 %), ist die Notwendigkeit einer fertilitätserhaltenden Maßnahme nach **Abwägung** der **Vor- und Nachteile** zu überprüfen. Vor allem der Fertilitätserhalt bei der Frau ist sowohl bei der Eizellgewinnung mit vorausgehender Stimulationsbehandlung als auch bei der Entnahme von Ovargewebe mit operativen Eingriffen und ihren bekannten Risiken verbunden. Im Anschluss an die ärztliche Beratung sollte die Patienten ggf. nach einer Bedenkzeit die Entscheidung für oder gegen Maßnahmen eines Fertilitätserhalt treffen.

Grenzen für den Fertilitätserhalt bei der Frau

In der ärztlichen Erstberatung durch den Onkologen sollten onkologische Aspekte im Hinblick auf eine spätere **Schwangerschaft** ausführlich besprochen werden (▶ Abb. 8.1). Außerdem muss geprüft werden, ob eine spätere Schwangerschaft mit der Grundkrankheit vereinbar ist, denn das Ziel eines Fertilitätserhalts ist eine spätere fortlaufende Schwangerschaft mit der Geburt eines gesunden Kindes. Untersuchungsbefunde sind zu bewerten, ob ein Fertilitätserhalt auf Grund der **klinischen Situation** verantwortbar ist. Wenn beispielsweise bei einer Leukämie die Chemotherapie unverzüglich begonnen werden muss, gibt es keine Zeit mehr für die Gewinnung von Eizellen. Wenn jüngere Tumorpatientinnen bereits eine **fortgeschrittene Tumorerkrankung** haben und eine Heilung unwahrscheinlich ist, erscheinen Maßnahmen für den Fertilitätserhalt nicht sinnvoll. So gibt es beispielsweise bei einem fortgeschrittenen und metastasierten Mammakarzinom keinen kurativen Ansatz.

Vor dem Fertilitätserhalt sind **Prognosefaktoren** zu prüfen, ob fertilitätserhaltende Maßnahmen effektiv durchgeführt werden können. Bei niedrigen Werten für AFC und AMH (▶ Tab. 6.13) ist es fraglich, ob die **Eierstockreserve** ausreicht, um genügend Eizellen für eine spätere Befruchtung und einen Embryotransfer gewinnen zu können oder ob ausreichend Primordialfollikel im Ovargewebe für die Ovarfunktion nach einer Transplantation vorhanden sein werden. Patientinnen müssen auch beraten werden, wie hoch die Wahrscheinlichkeit für eine spätere fortlaufende Schwangerschaft und Geburt eines Kindes auf Grund ihres Alters ist. **Frauen ab 40 Jahren** haben eine sehr geringe Chance, noch zu einem eigenen Kind zu kommen, denn bei der Eizellgewinnung können meist nur noch wenige Eizellen gewonnen werden. Bei einer späteren Befruchtung muss mit einer erhöhten Rate von nicht entwicklungsfähigen Eizellen gerechnet werden. Die Eizellen haben altersabhängig vermehrt Chromosomenstörungen, und bei der Befruchtung kommt es häufiger zu **Chromosomenfehlverteilungen**.

Verlagerung der Eierstöcke vor einer Bestrahlung

Die Schädigung der Ovarien durch eine Strahlentherapie ist schwerwiegend. Bereits eine geringe Dosis von 2 Gy reduziert die Follikeldichte um 50 %. Die Schädigung ist altersabhängig und bei jüngeren Frauen geringer. Ist eine Strahlentherapie geplant und liegen die Eierstöcke im oder in der Nähe des Bestrahlungsfeldes, können diese meist im Rahmen einer **Laparoskopie** operativ aus dem kleinen Becken nach oben verlagert werden. Diese Operation ist aber kein Routineverfahren, und die Erfahrungen sind begrenzt. Das Hervorholen der Eierstöcke muss spannungsfrei erfolgen können, damit eine Durchblutungsstörung und somit eine Schädigung der Follikel im Ovar vermieden wird. Die Eierstöcke sollten inklusive eines Sicherheitsabstands von 4 cm oberhalb des Beckenkammes liegen. Die Verlagerung der Eierstöcke aus dem Strahlenfeld heraus wird als **Ovartransposition** oder Ovariopexie bezeichnet. Beim Zervixkarzinom, beim Ewing-Sarkom (Knochenkrebs vor allem im Kinder- und Jugendalter), bei Hodgkin- und Non-Hodgkin-Lymphomen und beim Anal- und Rektumkarzinom kann das kleine Becken im Bestrahlungsfeld liegen. Somit sollte bei diesen Krebserkrankungen eine Ovartransposition überlegt werden. Die Behandlung ist effektiv, da die Ovarfunktion in ca. 70 % der Fälle erhalten bleibt (Mossa et al. 2015).

Auch eine **Schädigung der Gebärmutter** muss bedacht werden, wenn diese im oder nahe dem Bestrahlungsfeld liegt. Für die Gebärmutter ist kein Standardverfahren für den Fertilitätserhalt verfügbar. Diese kann nicht so einfach wie die Eierstöcke verlagert werden. Liegt beispielsweise die Gebärmutter im oder in unmittelbarer Nähe zum Bestrahlungsfeld wie bei einem Rektumkarzinom, so wird die Gebärmutterschleimhaut meist dauerhaft geschädigt. Auch in einer Distanz von 10 cm ist eine Strahlendosis noch zu 10 % wirksam. Als Folge der Strahlentherapie kann sich später bei der Vorbereitung eines Embryotransfers die Gebärmutterschleimhaut nicht mehr ausreichend aufbauen. Somit ist auch die Einnistung eines Embryos in der Regel nicht mehr möglich. Nach Überleben der Tumorerkrankung können Schwangerschaften daher wahrscheinlich von der Patientin nicht mehr selbst ausgetragen werden, und eine Uterustransplantation erscheint in diesen Fällen nicht erfolgversprechend.

„Ruhigstellung" der Eierstöcke durch Medikamente

Die Behandlung mit **GnRH-Agonisten** (siehe ► Kap. 6) wird vielfach durchgeführt, da sie einfach durch Gabe von Depot-Präparaten in monatlichen Intervallen während einer Chemotherapie umgesetzt werden kann. Die Gabe der GnRH-Agonisten soll wegen des initialen „Flare Up-Effektes" bereits eine Woche vor Beginn einer Chemotherapie erfolgen und noch ein bis zwei Wochen nach Ende des letzten Chemotherapiezyklus fortgeführt werden. Alternativ wäre die Behandlung mit GnRH-Antagonisten möglich, die keinen „Flare Up-Effekt" aufweisen (Off-Label-Use). Durch die **Downregulation** unter einer GnRH-Therapie kommt es als Nebenwirkung zu hormonellen Ausfallserscheinungen wie Hitzewellen und Schlafstörungen. Diese Beschwerden sind bereits durch die Chemotherapie zu erwarten, da durch die Zellschädigung der Follikel die Produktion von Östrogenen erlischt. Eine langfristige Anwendung von GnRH-Agonisten (> 6 Monate) kann auf Grund des Östrogenmangels auch zu einer Osteoporose mit Frakturneigung führen. Allerdings überschreitet die Behandlungsdauer einer Chemotherapie selten die kritische Zeitdauer von sechs Monaten.

Durch die Therapie mit GnRH-Agonisten, die zur **Funktionsruhe** und **reduzierter Durchblutung** des Ovargewebes führen, sollen die Primordialfollikel vor der Toxizität einer Chemotherapie geschützt werden. Primärfollikel, die den einjährigen Entwicklungsprozess bis zur reifen Eizelle begonnen haben, werden nicht geschützt (▶ Abb. 2.3). Auch Primordialfollikel können unter der Therapie mit GnRH-Agonisten in den Prozess der Eizellreifung eintreten, denn dieser beginnt unabhängig von LH und FSH. Naturgemäß sind GnRH-Agonisten bei Kindern nicht indiziert und die hormonelle Wirksamkeit bei Jugendlichen ist nur fraglich gegeben. Die **Wirksamkeit der Therapie** mit GnRH-Agonisten ist **nicht sicher nachgewiesen**. Um diese genauer erfassen zu können, sollten in Studien nicht nur die Amenorrhoe, sondern auch die FSH- und AMH-Werte dokumentiert und ausgewertet werden. Eine GnRH-Gabe sollte daher nicht als alleinige Intervention zum Fertilitätserhalt durchgeführt werden. Die hormonelle Therapie ist nur zusätzlich zu effektiven Maßnahmen des Fertilitätserhalts wie einer Kryokonservierung von Eizellen oder von Ovargewebe zu empfehlen.

Einfrieren von Eizellen

Das Einfrieren von unbefruchteten und befruchteten Eizellen (▶ Abb. 1.2) ist in den letzten 20 Jahren zu einer etablierten und standardisierten Technik geworden. Hierzu hat im Wesentlichen das Verfahren der **Vitrifikation** beigetragen. Mit dieser Technik bleibt die schädliche Eiskristallbildung innerhalb der Zellen aus, da die Zellen nach Zusatz von sogenannten Kryoprotektiva mit einer sehr hohen Abkühlrate eingefroren werden. Dieses Verfahren wird auch als „**ultrarapid freezing**" bezeichnet (Trounson et al. 1987). Dabei werden die Eizellen in einen amorphen glasähnlichen Zustand überführt. Die Vorbereitung und Durchführung der Eizellgewinnung für die Vitrifikation dauert ca. zwei bis drei Wochen. Wenn der Fertilitätserhalt schon ab dem Zeitpunkt

der Tumordiagnose in die Behandlungsplanung integriert wird, ist meist ausreichend Zeit für die Kryokonservierung von Eizellen vorhanden.

Für die Vitrifikation müssen die Eizellen komplett von den umgebenden Granulosazellen befreit werden. So ist es möglich, unter dem Mikroskop die Reife der Eizellen zu beurteilen. Die Eizellen müssen für die Kryokonservierung und für eine spätere Befruchtung reif sein (**MII-Eizellen**). Denn nur reife Eizellen lassen sich befruchten. Nach einer Auftaubehandlung sind altersabhängig zwischen 70 bis 95 % der **Eizellen vital** und von diesen können 70 bis 85 % **fertilisiert** werden (Walker et al. 2022). Somit kann nicht jede gewonnene Eizelle vitrifiziert und erfolgreich aufgetaut und befruchtet werden. Auch diese Informationen sind für Patientinnen bei der Entscheidung für oder gegen die Kryokonservierung von Eizellen wichtig.

Die Stimulation erfolgt als kontrollierte ovarielle Stimulation (**COS**) im **Antagonisten-Protokoll** (siehe ▶ Kap. 6). Die Stimulation kann in jeder Zyklusphase (frühe Follikelphase bis Lutealphase) begonnen werden. In der Praxis wird dieser Stimulationsbeginn als „**Random-Start-Stimulation**" bezeichnet. Nur bei einem großen Leitfollikel (≥ 13 mm) in der späten Follikelphase wird zunächst die Ovulationsauslösung mit hCG oder einem GnRH-Agonisten empfohlen. Der Stimulationsstart ist ca. zwei Tage später direkt nach der Ovulation. Nach Standard erfolgt eine Gonadotropinstimulation. Vor der Follikelpunktion wird der Eisprung mit einem **GnRH-Agonisten** und nicht mit einem hCG-Präparat durchgeführt (◘ Abb. 8.2). Dadurch kann das Risiko für ein ovarielles Überstimulationssyndrom (OHSS) drastisch gesenkt (< 0,2 %), aber nicht vollständig ausgeschlossen werden (Germeyer und von Wolff 2020). Bei einem hormonrezeptorpositiven Mammakarzinom sollte zur Ovarstimulation die zusätzliche Gabe von Letrozol (Aromatasehemmer) erfolgen.

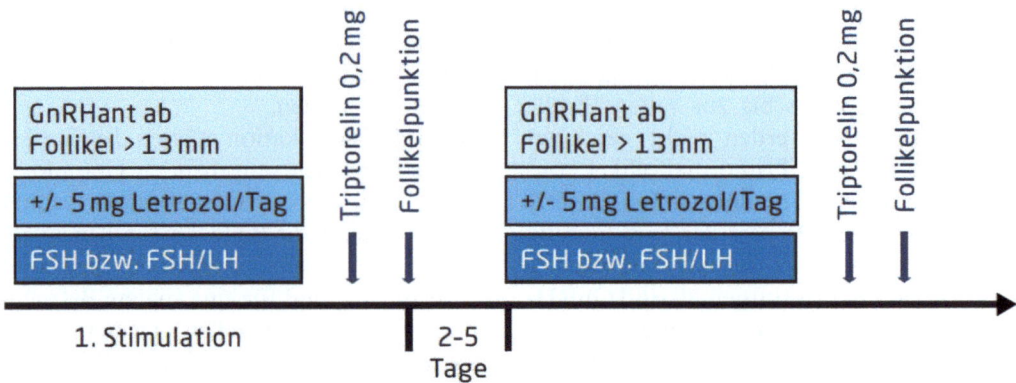

□ **Abb. 8.2** Modifizierte ovarielle Stimulation bei Fertilitätserhalt und Doppelstimulation. Doppelstimulation Antagonistenprotokoll: Auslösen mit dem GnRH-Agonisten (Triptorelin®) nach 1. Stimulation, nach Follikelpunktion Beginn 2. Stimulation. GnRHant: GnRH-Antagonist. (Mit freundlicher Genehmigung aus: Germeyer und von Wolff (2020))

Können bei einer späteren Auftaubehandlung ein oder mehrere Embryotransfers aufeinander folgend durchgeführt werden, kann es zu einer oder mehreren Schwangerschaften und Geburten kommen. Die Anzahl der lebend geborenen Kinder pro Frau wird als **kumulative Lebendgeburtenrate (CLBR)** angegeben. Bei Frauen **über 35 Jahren** kann maximal eine CLBR von ca. **35 %** erzielt werden (Cobo et al. 2016). Bei Frauen **bis 35 Jahren** hingegen kann mit 15 Eizellen eine CLBR von **85 %** erreicht werden. Bei diesen Frauen kann mit jeder zusätzlichen Eizelle die CLBR um 8,4 % gesteigert werden, bei Frauen ab 36 Jahren hingegen nur um 4,9 %. Allerdings kann die CLBR nicht weiter durch zusätzliche reife Eizellen erhöht werden, wenn bei Frauen bis 35 Jahren 15 Eizellen und bei Frauen ab 36 Jahren 11 Eizellen für die Behandlung vorhanden waren. Somit erhöhen hier **wiederholte Stimulationen** mit der Gewinnung zusätzlicher Eizellen nicht die Chancen auf die Geburt eines Kindes. Auch die **Auftauraten** sind für die beiden **Altersgruppen** unterschiedlich. Bei Frauen bis 35 Jahren liegt die Auftaurate bei ca. 95 %, bei Frauen ab 36 Jahren nur bei 82 %.

Einfrieren von Eierstockgewebe

Die Kryokonservierung von Ovargewebe für eine spätere Transplantation wurde im Gegensatz zur Kryokonservierung von Eizellen früher nicht als Standardverfahren bewertet. Die Kostenübernahme durch die gesetzlichen Krankenkassen (GKV) ist derzeit gegeben, wird aber noch regelmäßig vom gemeinsamen Bundesausschuss (G-BA) überprüft. Die **Kryokonservierung von Ovargewebe** wird empfohlen, wenn das **Zeitfenster** für die Kryokonservierung von Eizellen **kleiner als zwei Wochen** ist. Außerdem hat diese Methode ihren Stellenwert bei Mädchen vor Abschluss der Pubertät oder bei einer Virgo intacta. Die Entnahme erfolgt in Narkose per Laparoskopie. Diese kann mit der Durchgängigkeitsprüfung der Eileiter kombiniert durchgeführt werden. Damit die Chancen für eine Spontanschwangerschaft gut sind, sollte später das Ovargewebe auf die Seite mit einem offenen Eileiter transplantiert werden. In der Regel wird einseitig operiert und ein halbes Ovar entnommen. Das Gewebe muss sofort in ein vorgekühltes Transportmedium überführt werden. Ein Kühltransport über Nacht in ein hoch spezialisiertes Labor für die Weiterverarbeitung des Ovargewebes ist möglich. Diese Möglichkeit wird oft genutzt, wenn die Entnahmeeinrichtung kein eigenes zugelassenes und ausgestattetes Labor hat (Lotz et al. 2022). Im Labor erfolgt die weitere Verarbeitung, Portionierung und Kryokonservierung.

Erste Ergebnisse von Schwangerschaften und Geburten nach ca. 500 **Transplantation** von Ovargewebe in Europa liegen inzwischen vor. Bei der Registerauswertung vom *FertiPROTEKT* Netzwerk e.V. (Netzwerk für fertilitätsprotektive Maßnahmen) wurden 64 der 196 transplantierten Patientinnen schwanger (32,7 %). Es wurden 52 Kinder lebend geboren. Nur 9 Frauen **ab 35 Jahren**, aber 43 Frauen **unter 35 Jahren** haben ein Kind bekommen (**Geburtenrate 16,7 %** gegen **28,2 %**). Somit ist die Chance für ein eigenes Kind ab 35 Jahren um 11,5 % niedriger als unter 35 Jahren. Die Lebendgeburtenrate der *Ferti*PROTEKT-Registerdaten bestätigt sich in anderen Publikationen. In einer weiteren Datenauswertung von 285 transplantierten Frauen aus 5 europäischen Zentren wurden 75 geborene Kinder dokumentiert (Dolmans et al. 2021). Somit hat **jede vierte Frau** nach einer Transplantation ein **Kind** bekommen. Zwei Drittel dieser Frauen wurden **spontan schwanger**, ein Drittel mit einer **IVF-Behandlung**. Auch in dieser Auswertung war die Schwangerschaftsrate bei jüngeren Frauen nach einer Transplantation deutlich höher. Auch nach einer gonadotoxischen Therapie wegen Autoimmunerkrankungen und anderen nichtmalignen Erkrankungen bekommt nach einer Transplantation etwa jede vierte Frau ein Kind (Finkelstein et al. 2024).

Die **Geburtenrate** nach einer **IVF-Behandlung** lag bei 21 % (Dolmans et al. 2021). Allerdings konnte nur in 50 % der IVF-Zyklen ein Embryotransfer durchgeführt werden. Ursächlich hierfür ist möglicherweise eine reduzierte Eizellqualität nach einer Transplantation. Diese Daten zeigen auch, dass bei transplantierten Patientinnen **Spontanschwangerschaften** in einem hohen Maße möglich sind. Grundsätzlich sind Schwangerschaften nach einer Transplantation auch **aus** dem **verbliebenen Ovargewebe** möglich, wenn dieses Gewebe noch eine Restfunktion hat. Interessanterweise unterstützen Daten aus Australien diese Theorie, denn die Schwangerschaftsraten nach einer Transplantation des kryokonservierten Ovargewebes waren nachweislich nicht höher als ohne eine Transplantation (Finkelstein et al. 2024).

Modifizierte Anwendung der Methoden des Fertilitätserhalts

Die Kryokonservierung von Samen- und Eizellen kann wiederholt durchgeführt werden, wenn das einmalige Einfrieren nicht zu einem ausreichenden **Eizell-** bzw. **Samenzell-Depot** für eine spätere Kinderwunschbehandlung geführt hat (◻ Tab. 8.1). Die wiederholte Kryokonservierung von Ejakulaten kann kurzfristig erfolgen. Die **erneute Kryokonservierung** sollte empfohlen werden, wenn nur eine sehr geringe Ejakulatmenge mit eingeschränkter Qualität eingefroren werden konnte oder die Qualität grenzwertig ausreichend für eine spätere ICSI-Behandlung war (s. o.). Hilfreich für die Beratung und Entscheidungsfindung ist es, wenn gleich nach der Kryokonservierung eine Probe aufgetaut und die **Wiederbelebungsrate (WBR)** der Samenzellen bestimmt wird. Bei einer reduzierten WBR sollte eine erneute Kryokonservierung empfohlen werden.

Sollte das **Eizell-Depot** nach der Kryokonservierung nicht ausreichend sein, so kann bei ausreichend großem Zeitfenster vor Beginn der Tumortherapie eine erneute Stimulation durchgeführt werden. In der Praxis wird bei dieser sogenannten **Doppelstimulation** („double stimulation") zwei bis fünf Tage nach der Follikelpunktion erneut mit der Stimulation begonnen (◻ Abb. 8.2).

Beim Stimulationsstart sollten möglichst nicht zu viele zystische Gelbkörper bzw. Follikelzysten vorhanden sein. Aus diesem Grunde werden vor einer geplanten Doppelstimulation vielfach GnRH-Antagonisten ab der ersten Follikelpunktion bis zum erneuten Stimulationsstart verabreicht. GnRH-Antagonisten sollten erneut ab einer Follikelgröße von 13 mm begonnen werden. Die Ovulationsauslösung erfolgt wie bei der ersten Stimulation mit einem GnRH-Agonisten.

Wenn mit der wiederholten Kryokonservierung von Ei- und Samenzellen weiterhin **kein ausreichendes Depot** für die spätere Kinderwunschbehandlung aufgebaut werden kann, ist in Abhängigkeit vom Zeitfenster für den Fertilitätserhalt zusätzlich eine Hodenbiopsie beziehungsweise eine Ovargewebeentnahme zur Keimzellgewinnung möglich. Auch mit diesen zusätzlichen operativen Maßnahmen ist kein ausreichendes Depot garantiert. Die Maßnahmen der Keimzellgewinnung und der Keimzell-gewebeentnahme können auch in **Kombination** erfolgen (☐ Tab. 8.1). Die **Kryokonservierung** von **Samenzellen** und die Durchführung einer **Hodenbiopsie** sind zeitlich unabhängig voneinander möglich. Die Kombination von **Eizellgewinnung** und Entnahme von **Ovargewebe** muss hingegen geplant werden. In der Praxis hat sich die Entnahme von Ovargewebe mit der anschließenden Stimulationsbehandlung bewährt, denn die Qualität des Ovargewebes ist nach der Follikelpunktion nicht mehr so gut wie vor einer Stimulationsbehandlung (☐ Abb. 8.3).

Es handelt sich bei den Patienten ohne ausreichendes Depot für Eizellen und Samenzellen wahrscheinlich um solche Frauen und Männer, deren Unfruchtbarkeit wegen einer reduzierten ovariellen Reserve oder wegen einer eingeschränkten Spermaqualität bei Kinderwunsch aufgefallen wäre. Allerdings ist bei Männern mit Hodentumoren die Samenqualität meist krankheitsbedingt eingeschränkt.

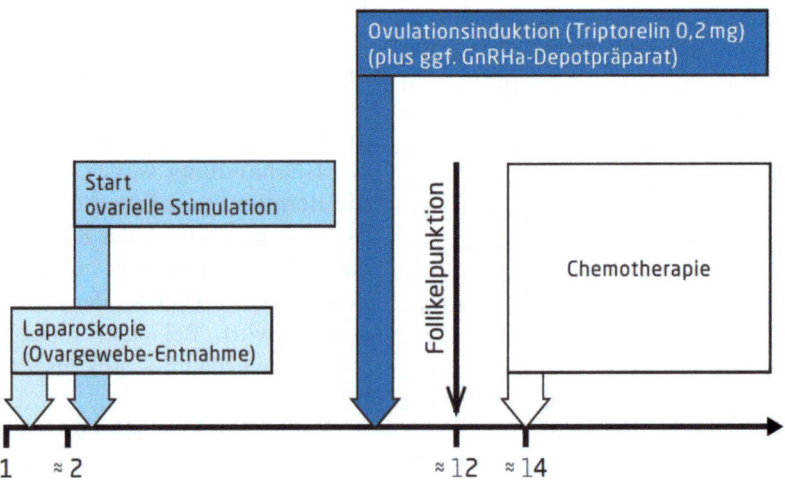

☐ **Abb. 8.3** Kombinierte Gewinnung von Eizellen und Ovargewebe. GnRHa: GnRH-Agonist. (Mit freundlicher Genehmigung aus: Germeyer und von Wolff (2020))

Kostenübernahme für Maßnahmen des Fertilitätserhalts

Seit 2021 sind die hoch technisierten reproduktionsmedizinischen Maßnahmen für den Fertilitätserhalt Leistungen der gesetzlichen Krankenkassen (GKV) geworden (Gemeinsamer Bundesausschuss (G-BA) 2021). Der Leistungsumfang ist in der „Richtlinie des Gemeinsamen Bundesausschusses zur Kryokonservierung von Ei- oder Samenzellen oder Keimzellgewebe sowie entsprechende medizinische Maßnahmen wegen keimzellschädigender Therapie (**Kryo-RL**)" geregelt (◘ Anhang 8.1). Zu den keimzellschädigenden Behandlungen zählen die operative Entfernung der Keimdrüsen, die Strahlentherapie und Chemotherapie. Für den **Leistungsanspruch** muss die Notwendigkeit der keimzellschädigenden Therapie auf einem **Formular** von einem **Facharzt** bescheinigt werden, der die Grundkrankheit diagnostiziert hat oder behandelt (◘ Anhang 8.2). Dieser muss außerdem bescheinigen, dass er die **Indikation** zu der **reproduktionsmedizinischen Behandlung** gestellt hat und hierüber eine **Erstberatung** durchgeführt hat. Anschließend muss der **Reproduktionsmediziner** mit Schwerpunktweiterbildung bzw. der **Androloge** mit der Zusatzbezeichnung seine **Beratung** über die Erfolgsaussichten und Risiken der möglichen Maßnahmen und eventuelle psychosoziale Belastungen auf dem Formular dokumentieren. **Anspruchsberechtigt** sind Patientinnen bis zur Vollendung des 40. Lebensjahres und Patienten bis zur Vollendung des 50. Lebensjahres.

Die erste Fassung der Kryo-RL beinhaltete die Kryokonservierung von unbefruchteten Eizellen, Samenzellen und Hodengewebe. Entsprechend wurden die Leistungen mit Abrechnungsziffern in den einheitlichen Bewertungsmaßstab (EBM) aufgenommen. Zuvor mussten die teuren medizinischen Leistungen zuzüglich der Kosten für die notwendigen hochpreisigen Medikamente und die Lagerkosten von den betroffenen Patienten privat bezahlt werden. Die Kryo-RL wurde 2023 um die **Kryokonservierung von Ovargewebe** einschließlich der operativen Leistungen (Laparoskopie, in Ausnahmefällen Laparotomie) mit den entsprechenden Abrechnungsziffern erweitert. Anspruchsberechtigt für die Gewinnung von Ovarialgewebe sind Kinder und Jugendliche frühestens nach Eintritt der Menarche und Frauen bis zur Vollendung des 40. Lebensjahres. Eine **Überprüfung** der Kostenübernahme für die Kryokonservierung von Ovargewebe ist durch den G-BA nach zwei Jahren geplant.

Die Umsetzung der Kryo-RL ist für die die **Lagerkosten** der Keimzellen und für das Keimzellgewebe noch **nicht ausreichend geregelt**. Denn die meisten Lagereinrichtungen, auch wenn sie in unmittelbarer Nähe zum Kinderwunschzentren gelegen sind, werden nicht durch Ärzte geleitet und können die Lagerkosten nur privat abrechnen. Die Lagerkosten können über die Kassenärztliche Vereinigung aber nur durch qualifizierte und zugelassene Ärzte abgerechnet werden. Auch die Verordnung der Medikamente für die ovarielle Stimulation ist in der Kryo-RL für **hormonrezeptorpositive Tumore** nicht geregelt. Denn diese **Medikamente** sind in diesen Fällen kontraindiziert (**Off-Label-Use**).

*Ferti*PROTEKT Netzwerk e.V.

Das Netzwerk wurde von **Universitätsfrauenkliniken** 2006 gegründet und ist seit 2015 ein eingetragener **gemeinnütziger Verein**. Er umfasst inzwischen mehr als 160 universitäre sowie nicht-universitäre Mitgliedszentren in Deutschland, Österreich und der Schweiz. Ziel des Vereins ist es, dass jede Patientin im reproduktiven Alter vor einer gonadotoxischen Therapie hinsichtlich ihrer Fertilität flächendeckend beraten werden kann. Die fertilitätserhaltenden Therapien sollen standardisiert angeboten werden und auf ihre Effektivität hin regelmäßig durch wissenschaftliche Auswertungen überprüft werden. Weiterhin sollen die Auswirkungen der angewandten Chemotherapien auf die Fertilität weiter untersucht werden, um langfristig ggf. weniger gonadotoxische Medikamente in der Tumorbehandlung einsetzen zu können. Die Durchführung des Fertilitätserhalts ist eine **interdisziplinäre Aufgabe**. Beteiligt sind die Schwerpunktärzte für Gynäkologische Endokrinologie und Reproduktionsmedizin, Onkologen aller Fachrichtungen einschließlich der pädiatrischen Onkologen, Humangenetiker sowie die Reproduktionsbiologen und Psychologen. Fertilitätserhaltende Maßnahmen bei Männern werden bisher vom Netzwerk nicht erfasst. Für den Erhalt der **männlichen Fruchtbarkeit** (Fertilität), insbesondere bei **Jungen** vor der Pubertät, setzt sich ergänzend das Netzwerk „**Andropro-tect**" ein. Dieses wissenschaftlich ausgerichtete Netzwerk wurde 2012 vom Centrum für Reproduktionsmedizin und Andrologie (CeRA) des Universitätsklinikums Münster gegründet. Es umfasst Ärzte verschiedener Fachrichtungen sowie Biologen.

Beratungen zum Fertilitätserhalt ggf. mit nachfolgenden Interventionen werden hauptsächlich beim Mammakarzinom (43 %), gefolgt von bösartigen Lymphomen (22,3 %), sonstigen Malignomen (25,5 %) und benignen Erkrankungen durchgeführt (*Ferti*PROTEKT 2024). Die Anzahl der Beratungen hat sich in den letzten 10 Jahren von ungefähr 1.000 auf ca. 2.000 verdoppelt. Die **Kryokonservierung** von Eizellen wird überwiegend an privaten Kinderwunschzentren durchgeführt, während die Kryokonservierung von Ovargewebe hauptsächlich an Universitätskliniken erfolgt. Bis 2019 wurde meist Ovargewebe entnommen und kryokonserviert. Seit 2020 werden für den Fertilitätserhalt **überwiegend Eizellen** mit weiter ansteigender Tendenz gewonnen und kryokonserviert (◘ Abb. 8.4). Die Anzahl dieser Maßnahme hat sich sogar verdoppelt. Diese Entwicklung steht sicher im Zusammenhang mit der Umsetzung der Kryo-RL 2021. Die kombinierte Kryokonservierung von Eizellen und Ovargewebe erfolgt kaum.

Lernziele
— Vermittlung von Kenntnissen über Auswirkungen gonadotoxischer Therapien auf die Fertilität
— Darstellung von Grenzen und Möglichkeiten fertilitätsprotektiver Maßnahmen

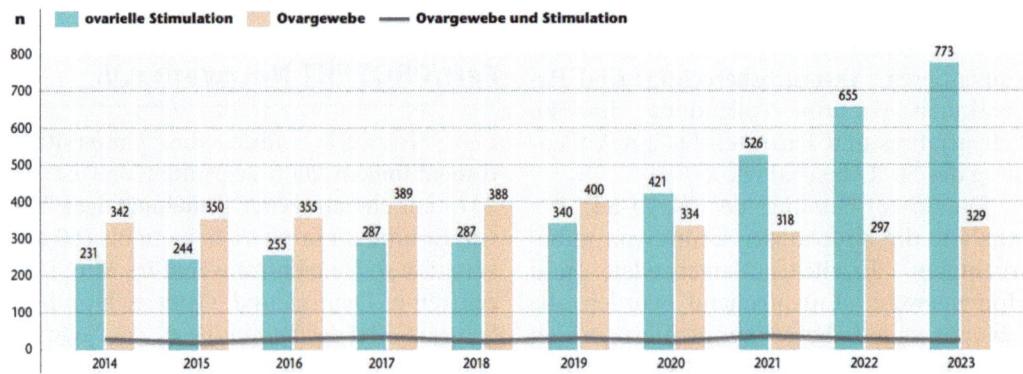

◘ **Abb. 8.4** Ovarielle Stimulationen und Kryokonservierungen von Ovargewebe 2014–2023. (Mit freundlicher Genehmigung aus: *Ferti*PROTEKT (2024))

Als Fertilitätserhalt wird die Kryokonservierung von Ei- und Samenzellen sowie von Ovar- und Hodengewebe vor keimzellschädigenden Therapien bezeichnet. Zu diesen Therapien zählen die Chemo- oder Strahlentherapie oder die vollständige oder ausgedehnte Entfernung von Eierstock- und Hodengewebe. Beim Mann ist der Fertilitätserhalt seit vielen Jahrzehnten gängige Praxis. Bei Frauen kann der Fertilitätserhalt mit Eizellen erst seit der Verfügbarkeit der Vitrifikation als schonendem Verfahren der Kryokonservierung durchgeführt werden. Allerdings gibt es Grenzen für eine erfolgreiche oder verantwortbare Kryokonservierung: wenn etwa die Eizellreserve gering ist oder wenn die Grundkrankheit eine ungünstige Prognose hat. GnRH-Agonisten führen zur Funktionsruhe der Eierstöcke und können zusätzlich zu den effektiven Verfahren der Kryokonservierung von Keimzellen und -geweben eingesetzt werden. Die Eizell- und Samengewinnung für die Kryokonservierung kann wiederholt werden, wenn das Kryo-Depot grenzwertig klein ist. Meist ist für fertilitätserhaltende Maßnahmen vor einer Tumortherapie ausreichend Zeit, wenn bei der Therapieplanung an den Fertilitätserhalt gedacht wird. Grundsätzlich sollte nach fertilitätserhaltenden Maßnahmen eine Kinderwunschbehandlung mit der ICSI-Methode durchgeführt werden, um mit der begrenzten Anzahl von kryokonservierten Proben bestmögliche Schwangerschaftsraten erzielen zu können. Allerdings wird eine ART nach einer Transplantation von Ovargewebe nicht regelmäßig empfohlen, da es häufig zu Spontanschwangerschaften kommt. Für eine optimale Versorgung der betroffenen Patienten haben sich die Netzwerke *Ferti*PROTEKT und AndroProtect gegründet.

Literatur

Gemeinsamer Bundesausschuss (G-BA) (2021) Richtlinie des Gemeinsamen Bundesausschusses zur Kryokonservierung von Ei- oder Samenzellen oder Keimzellgewebe sowie entsprechende medizinische Maßnahmen wegen keimzellschädigender Therapie (Kryo-RL). BAnz AT 19.02.2021 B7: 1–4. https://www.bundesanzeiger.de/pub/publication/6Lgl9NcpzhoCi0en3V0/content/6Lgl9NcpzhoCi0en3V0/BAnz%20AT%2019.02.2021%20B7.pdf?inline. Zuletzt 15.4.2024

Bundesministerium für Gesundheit (2022) Bekanntmachung eines Beschlusses des Gemeinsamen Bundesausschusses über eine Änderung der Richtlinie zur Kryokonservierung: Kryokonservierung von Keimzellgewebe. BAnz AT 14.11.2022 B2: 1–3. https://www.bundesanzeiger.de/pub/publication/uBGEHcNpHfzwT7revKw/content/uBGEHcNpHfzwT7revKw/BAnz%20AT%2014.11.2022%20B2.pdf?inline Zuletzt 15.4.2024

Cobo A, García-Velasco JA, Coello A et al (2016) Oocyte vitrification as an efficient option for elective fertility preservation. Fertil Steril105:755–764.e8. https://doi.org/10.1016/j.fertnstert.2015.11.027. Epub 2015 Dec 10. PMID: 26688429

Dolmans MM, von Wolff M, Poirot C et al (2021) Transplantation of cryopreserved ovarian tissue in a series of 285 women: a review of five leading European centers. Fertil Steril 115(5):1102–1115. https://doi.org/10.1016/j.fertnstert.2021.03.008

Fertilitätserhalt bei onkologischen Erkrankungen. S2k Leitlinie (2017) S. 41. https://register.awmf.org/assets/guidelines/015-082l_S2k_Fertilitaetserhaltung-bei-onkologischen-Therapien_2017-12-verlaengert.pdf Zuletzt 16.4.2024

*Ferti*PROTEKT (2024). In: D·I·R (2024) Jahrbuch 2023. J Reproduktionsmed Endokrinol 21 (Sonderheft 4): 45–48

Finkelstein T, Zhang Y, Vollenhoven B et al (2024) Successful pregnancy rates amongst patients undergoing ovarian tissue cryopreservation for non-malignant indications: A systematic review and meta-analysis. Eur J Obstet Gynecol Reprod Biol. 292:30–39. https://doi.org/10.1016/j.ejogrb.2023.11.004

Germeyer A, von Wolff M (2020) Ovarielle Stimulation. In: Von Wolff M, Nawroth F (ed) Indikationsstellung. Indikation und Durchführung fertilitätsprotektiver Maßnahmen bei onkologischen und nicht-onkologischen Erkrankungen, Schmidt & Klaunig, Druckerei und Verlag, Kiel, 215–227

Liedtke C, Kiesel L (2012) Chemotherapy-Induced Amenorrhea – An Update. Geburtshilfe Frauenheilkd. Sep;72(9):809–818. https://doi.org/10.1055/s-0032-1315361

Lotz L, J Bender-Liebenthron, R Dittrich, L et al. (2022) FertiPROTEKT (Transplantation group), Determinants of transplantation success with cryopreserved ovarian tissue: data from 196 women of the FertiPROTEKT network, Human Reproduction, 37(12):2787–2796. https://doi.org/10.1093/humrep/deac225

Meistrich ML (2013) Effects of chemotherapy and radiotherapy on spermatogenesis in humans. Fertil Steril 100(5):1180–6. https://doi.org/10.1016/j.fertnstert.2013.08.010

Mossa B, Schimberni M, Di Benedetto L et al (2015) Ovarian transposition in young women and fertility sparing. Eur Rev Med Pharmacol Sci 9:3418–25

Trounson A, Peura A, Kirby C (1987) Ultrarapid freezing: a new low-cost and effective method of embryo cryopreservation. Fertil Steril 48(5):843–50. https://doi.org/10.1016/s0015-0282(16)59542-9

Von Wolff M, Nawroth F (2020) Indikationsstellung. In: Von Wolff M, Nawroth F (ed) Indikation und Durchführung fertilitätsprotektiver Maßnahmen bei onkologischen und nicht-onkologischen Erkrankungen. Schmidt & Klaunig, Druckerei und Verlag, Kiel, 28–35

Walker Z Lanes A Ginsberg Elizabeth (2022) Oocyte cryopreservation review: outcomes of medical oocyte cryopreservation and planned oocyte cryopreservation. Reproductive Biology and Endocrinology volume 20,1–14. https://doi.org/10.1186/s12958-021-00884-0 Zuletzt 12.4.2024

8

Grundlagen des IVF-Labors

Inhaltsverzeichnis

Ergänzende Information Die elektronische Version dieses Kapitels enthält Zusatzmaterial, auf
das über folgenden Link zugegriffen werden kann [https://doi.org/10.1007/978-3-662-71659-5_9].

Spermienaufbereitung für IUI, IVF, ICSI

Die IVF-Behandlung wurde vor mehr als 40 Jahren als Therapieoption bei einer tubaren Sterilität eingeführt. Im Zusammenhang mit dieser bahnbrechenden neuen Therapie wurden neue in-vitro-Techniken entwickelt. Hierzu zählen auch die Methoden für die Aufbereitung von Spermien. Diese haben einen Wandel in der Durchführung der Inseminationsbehandlung ausgelöst.

Einführung in die Spermaaufbereitung

Im Rahmen einer assistierten Fertilisation (ART) muss das Ejakulat aufbereitet werden. Die Samenzellen werden von der Samenflüssigkeit getrennt und die befruchtungsfähigen Samenzellen ausgewählt. Bei einer natürlichen Befruchtung sorgt die Natur mit ihren Schutzmechanismen dafür, dass nur die kompetenten Samenzellen in den Eileiter gelangen und eine Eizelle befruchten können. Die Samenflüssigkeit enthält auch Prostaglandine, die bei einer **intrauterinen Insemination (IUI)** mit Ejakulat Krämpfe bei der Frau auslösen können. Viele Samenproben enthalten Keime, sodass zusätzlich ein Infektionsrisiko besteht. Daher wurden früher Inseminationen nur intravaginal oder in die Zervix durchgeführt. Sowohl bei der **intravaginalen (IVI)** als auch der **intrazervikalen Insemination (ICI)** wirkt die Zervix als natürlicher Filter für das Ejakulat. Die Samenzellen werden natürlicherweise vom Seminalplasma getrennt, sodass nur motile Samenzellen bei einer IVI oder ICI aktiv die Zervix passieren können. Mit den neuen Methoden der Spermaaufbereitung können Prostaglandine effektiv aus der Samenflüssigkeit entfernt werden, eine mikrobielle Besiedlung reduziert und die Konzentration an motilen Spermien um ein Vielfaches erhöht werden. Daher ist es möglich, die aufbereiteten Samenzellen mit einem Katheter direkt in die Gebärmutterhöhle zu übertragen. Nach Überbrückung der Zervix mit einem Inseminationskatheter können die Samenzellen ohne weitere Hindernisse für die Befruchtung in den Eileiter gelangen. Mit den Aufbereitungstechniken kann eine IUI risikoarm durchgeführt werden.

Voraussetzungen für die Befruchtungsfähigkeit eines Spermiums sind die Reife und Motilität sowie gute „äußere Werte" (normale Form) und gute „innere Werte" (DNA-Integrität). Mit einer Spermaaufbereitung ist es möglich, die normal geformten, reifen, motilen und funktionsfähigen Samenzellen aus der Samenflüssigkeit für die Befruchtung zu isolieren und zu konzentrieren (▶ Abb. 5.3). Bei der Aufbereitung wird durch die speziell zusammengesetzte Kulturflüssigkeit die **Kapazitation** eingeleitet, sodass die Spermien nach der Ejakulation befruchtungsfähig werden (siehe ▶ Kap. 2). Durch diesen Prozess kommt es zu einer gesteigerten Durchlässigkeit der Samenzellen für Calcium. Die Beweglichkeit der Samenzellen wird gesteigert und die wichtige Akrosomreaktion für die Befruchtung der Eizelle am Ende des Eileiters angestoßen. Es gibt unterschiedliche Methoden der Spermaaufbereitung (▣ Abb. 9.1). In Abhängigkeit von der Spermaqualität im diagnostischen **Vorspermiogramm** wird das individuell geeignete Aufbereitungsverfahren ausgewählt.

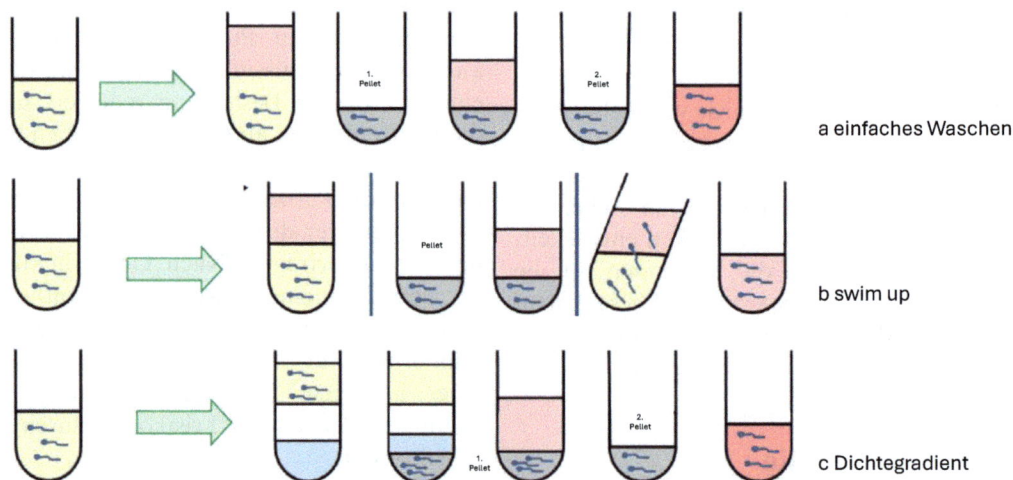

a einfaches Waschen

b swim up

c Dichtegradient

▣ Abb. 9.1   Standardverfahren Spermaaufbereitung: **a** einfaches Waschen **b** swim up **c** Dichtegradient (zwei-schichtig). (Nach Baston-Büst D (Spezialisierungsqualifikation Reproduktionsmedizin))

Standardverfahren für die Spermaaufbereitung

Einfaches Waschen

Das Ejakulat wird nach der Verflüssigung mit einer Standard-Kulturflüssigkeit (**Medium**) im Verhältnis 1:1 überschichtet, vermischt und zentrifugiert. Dadurch werden die Samenzellen auf den Boden des Röhrchens gedrückt und bilden dort ein **Pellet**. Der Überstand wird verworfen und die Zellen mit einem Waschmedium aufgenommen (1. Waschschritt). Nach dem erneuten **Zentrifugieren** werden die Samenzellen erneut auf den Boden des Röhrchens geschleudert (2. Pellet). Der Überstand wird wieder verworfen. Abschließend wird das Pellet in Kulturmedium aufgenommen (2. Waschschritt) und kann für eine ART-Behandlung verwendet werden. Dieses Verfahren kann auch noch bei stark eingeschränkter Samenqualität eingesetzt werden.

swim up

Das Ejakulat wird, wie beim einfachen Waschen, mit Medium überschichtet, vermischt und zentrifugiert. Anschließend wird das Pellet mit Kulturmedium überschichtet und in einem Winkel von **45 Grad** im **Inkubator** bei 37 Grad für **eine Stunde** gewärmt. Die gut beweglichen Samenzellen wandern aus dem Pellet in das überschichtete Kulturmedium. Abschließend wird der Überstand mit den motilen Samenzellen abpipettiert. Dieses Verfahren kann bei guter Samenqualität durchgeführt werden.

Dichtegradient

Zwei Medien mit unterschiedlichen Dichten werden in einem Röhrchen übereinandergeschichtet, wobei das Medium mit der höheren Dichte sich unten befindet. Dieser **Gradient** wird mit dem Ejakulat überschichtet. Das Röhrchen wird zentrifugiert. Die immotilen und avitalen Spermien sowie sonstige Zellen und Keime können im Gegensatz zu den reifen und funktionsfähigen Samenzellen den Gradienten nicht überwinden. Nach der Zentrifugation haben nur die reifen, beweglichen und funktionsfähigen Spermien den Boden des Röhrchens erreicht. Der Überstand aus dem oben verbliebenen Seminalplasma und dem zweischichtigen Gradienten wird verworfen. Das Pellet wird mit einem Waschmedium aufgenommen und nach einem Waschschritt für die Kinderwunschbehandlung verwendet. Diese Aufbereitungsmethode ist auch bei eingeschränkter Samenqualität geeignet.

Aufbereitungsmethoden zur Selektion von Spermien mit intakter DNA

Mit der Weiterentwicklung der ART-Techniken gibt es heutzutage weitere Aufbereitungsmethoden, von denen sich einige in der Zukunft möglicherweise als Standardverfahren durchsetzen werden. Die Methoden müssen sich als effektiv, zeit- und kostensparend erweisen. Insbesondere sollen mit den neuen Verfahren auch die besten Spermien mit intakter DNA für eine ART-Behandlung besser selektiert werden, denn die Integrität der Spermien-DNA ist neben der Beweglichkeit und der Form der Samenzellen ein wichtiges Qualitätsmerkmal. Spermien mit fragmentierter DNA stehen im Zusammenhang mit einer niedrigeren Befruchtungsrate, eingeschränkter Embryoentwicklung und einer höheren Fehlgeburtenrate. Patienten mit einer erhöhten Rate von Spermien mit einer DNA-Fragmentation können bereits durch ein erweitertes Vorspermiogramm identifiziert

werden. Der **Sperm Chromatin Structure Assay (SCSA)** gilt in der Diagnostik als der „goldene Standard" für die Untersuchung der DNA-Integrität und dem Erkennen von Strangbrüchen (siehe ▶ Kap. 5). Einige Verfahren zur „Spermiensortierung" sind für die IVF und ICSI-Behandlung geeignet, andere nur für die ICSI-Behandlung (◻ Tab. 9.1).

Zu den erweiterten Therapiespermiogrammen zur Untersuchung der Spermien-DNA und Aufbereitung zählt der **Magnetic-Activated Cell Sorting (MACS)**-Test (Pacheco et al. 2020). Die Samenzellen mit Strangbrüchen können mit magnetischen Mikropartikeln markiert und dann mit magnetischen Feldern von den Spermien mit intakter DNA erfolgreich getrennt werden. Die Samenzellen mit der intakten DNA werden dann für die IVF- oder ICSI-Behandlung eingesetzt. Mit diesem Verfahren kann die Fehlgeburtenrate reduziert und die Schwangerschafts- und Lebendgeburtenrate gesteigert werden. Samenzellen mit einer intakten DNA können auch mit einem **Microfluidic Sperm Sorting** (MSS)-System isoliert werden. Bei dieser microfluidischen Spermiensortierung müssen motile Spermien eine Barriere mit kleinen Öffnungen aktiv passieren. Spermien mit einer nicht ausreichenden Progressivmotilität werden

◻ **Tab. 9.1** Spermaaufbereitung zur Selektion von Spermien mit intakter DNA

Verfahren	Technische Voraussetzungen	Ergebnis
*MACS: Magnetic-activated cell sorting	z. B. MiniMACS™-Gerät	Fehlgeburtenrate ↓, SSR ↑, LBR ↑
*MSS: microfluidic sperm sorting	ZyMōt™-Kammer (Verbrauchsmaterial)	Fehlgeburtenrate ↓, SSR ↑
**IMSI: intracytoplasmic morphologically selected sperm injection	Anpassung der Mikroskop-Ausstattung	Fehlgeburtenrate →, LBR →
**PICSI: physiologische ICSI	PICSI®-Schale (Verbrauchsmaterial)	Fehlgeburtenrate ↓, Embryoqualität ↑, SSR ↑

SSR: Schwangerschaftsrate, LBR: Lebendgeburtenrate, *für IVF und ICSI geeignet, **für ICSI geeignet

bereits durch die Barriere zurückgehalten. Spermien mit guter Beweglichkeit müssen aktiv und aus eigener Kraft im Sinne einer natürlichen Auslese durch die Öffnungen in eine separate Kammer schwimmen, in der sie sich anreichern. Für eine IVF- oder ICSI-Behandlung werden die Spermien aus dieser separaten Kammer eingesetzt. Soweit bekannt, lässt sich mit diesem Verfahren die Schwangerschaftsrate verbessern (Parrella et al. 2019; Zaha et al. 2023). Bei Patienten mit einem auffällig hohen DNA-Fragmentationsindex (DFI) kann mit den selektierten Spermien durch ein MSS-System die Embryoentwicklung genauso gut verbessert werden wie mit testikulären Samenzellen nach einer Hodenbiopsie (Hunkler et al. 2024).

Mit der **IMSI (intracytoplasmic morphologically selected sperm injection)** ist es durch eine optische Erweiterung des ICSI-Mikroskops (≥ 6.000x) möglich, Spermien entsprechend ihrer detaillierten Morphologie gezielt für die ICSI herauszusuchen und in die Eizelle einzustechen. Spermien mit **Vakuolen** sind ein Hinweis auf eine beginnende Degeneration und somit für eine DNA-Fragmentation. Solche funktionsunfähigen Spermien können erkannt und für eine ICSI ausgeschlossen werden. Allerdings konnte bisher nicht nachgewiesen werden, dass eine IMSI zu einer geringeren Fehlgeburtenrate und einer höheren Geburtenrate führt (Duran-Retamal et al. 2020). Eine weitere Auswahlmöglichkeit für die besten Spermien besteht in der **physiologischen ICSI (PICSI)**-Methode. Dabei wird die Bindungsfähigkeit reifer Spermien an Hyaluronan genutzt, das natürlicherweise die Eizelle mit den Kumuluszellen umgibt. Nur reife Spermien mit einer guten Integrität der Erbanlagen binden an Hyaluronan. Im Gegensatz dazu binden bewegliche, aber unreife Spermien nicht. In verschiedenen Untersuchungen konnten mit der PICSI sowohl die Befruchtungsrate als auch die Rate an Embryonen mit guter Qualität erhöht werden (Novoselsky Persky et al. 2021). Gleichzeitig war bei älteren Patientinnen die Schwangerschaftsrate erhöht (West et al. 2022) und die Fehlgeburtenrate reduziert (Kirkman-Brown et al. 2019). Insgesamt wird der Erfolg der PICSI-Methode bisher kontrovers diskutiert.

Testikuläre Spermien sind nahezu unbeweglich, sodass vitale und avitale Samenzellen für eine ICSI-Behandlung zunächst nicht unterschieden werden können. Der Wirkstoff **Theophyllin** ist ein Zell-Aktivator, sodass vitale Spermien aktiviert und beweglich werden. Durch den Zusatz von Theophyllin zum Medium ist es möglich, durch Injektion aktivierter motiler Samenzellen die Befruchtung zu verbessern und eine Schwangerschaft zu erreichen.

Ablauf einer IVF- und ICSI-Behandlung

Zusatzausstattung des ART-Labors für ICSI

Der Begriff ART-Behandlung umfasst alle Arten der künstlichen Befruchtung einschließlich einer IUI, insbesondere aber die Eizellbehandlung mit einer IVF und ICSI. Eine ICSI-Behandlung ist ein spezielles Verfahren der IVF-Behandlung. Während die IVF-Behandlung ursprünglich für Patientinnen mit Eileiterschaden entwickelt wurde, ist die ICSI-Technik eine weiterentwickelte IVF-Methode für Patienten mit stark verminderter Samenqualität (siehe ▶ Kap. 5) oder für Paare nach Fertilisationsversagen. Die Eizellbehandlung mit ICSI ist auch für weitere ART-Verfahren wie eine Präimplantationsdiagnostik (PID) notwendig. Für diese spezielle Eizellbehandlung muss das ART-Labor mit einem Mikroskop mit höherer Vergrößerung (200–400x) sowie mit einem Mikromanipulator und einem beheizbaren Mikroskopiertisch ausgestattet werden. Der beheizbare Mikroskopiertisch ist notwendig, da die gegenüber Temperatur- und pH-Veränderungen empfindlichen Eizellen durch die zusätzliche Mikroinjektion länger außerhalb des Inkubators verbleiben müssen. Eine ICSI-Behandlung ist zeit- und arbeitsintensiv und kann nur durch fachlich hoch qualifiziertes und trainiertes Personal sicher durchgeführt werden (▶ Abb. 6.3). Eine Eizelle ist ca. 0,1 mm groß, ein Spermienkopf nur ca. 0,005 mm (▶ Tab. 2.1). Die Zeit für die Eizellbehandlung außerhalb des Inkubators sollte so kurz wie möglich sein, damit die Schwangerschaftsergebnisse nach einer ICSI gut sind.

Vorbereitung der Kulturschälchen und Kulturmedien am Vortag

Bereits einen Tag vor einer ART-Behandlung müssen die Kulturmedien für die Spermaaufbereitung und das ART-Verfahren vorbereitet werden. Die Zeit im Inkubator beträgt für das Vorwärmen der Medien und die Einstellung des pH-Werts mehrere Stunden. Die Kulturschälchen für die **IVF-** und **ICSI** werden unterschiedlich vorbereitet. Daher muss die Behandlungsmethode spätestens einen Tag vor der Punktion festgelegt sein, damit die Kulturschälchen auch für die gewählte Eizellbehandlung bereit sind. Das gilt auch für viele **Zusatzleistungen**, die für den Punktionstag passend vorbereitet werden müssen. Beispielsweise müssen die gerätespezifischen Kulturschalen („Slides") für Time-Lapse-Inkubatoren mit Medium bereitgestellt werden. Mit diesen speziellen Inkubatoren ist eine Zeitraffer-Untersuchung der Embryoentwicklung ab dem Zeitpunkt der Befruchtung möglich (s. u.). Zusätzliche Zeitpuffer für die Inkubation der Medien am Punktionstag gibt es nicht, denn mit der „Auslösespritze" (hCG) ist die naturgegebene zeitliche Abfolge der nachfolgenden Abläufe der Befruchtung festgelegt. Bei einer ICSI-Behandlung sollte ca.

40 Stunden nach der Ovulationsinduktion jeweils ein Spermium in eine Eizelle eingestochen werden. Wird vom **natürlichen zeitlichen Ablauf** der **Befruchtungsvorgänge** abgewichen, sind die Befruchtungsergebnisse unsicher.

Ablauf einer IVF- und ICSI-Behandlung am Punktionstag im ART-Labor

Am Punktionstag erfolgen zunächst die Spermaabgabe und -aufbereitung zur Vorbereitung der Eizellbehandlung (s. o.). Zum Zeitpunkt der Follikelpunktion sollte bereits sicher sein, dass befruchtungsfähige Spermien für eine ART-Behandlung vorhanden sind. Zunächst wird ein **Therapiespermiogramm** mit Bestimmung der Spermienkonzentration und -motilität angefertigt. Danach erfolgt die Aufbereitung des Ejakulates mit der zuvor festgelegten Aufbereitungsmethode. Für die Insemination der Eizellen bei einer IVF wird ein zweites Spermiogramm nach der Aufbereitung angefertigt. Es werden das Volumen und die absolute Konzentration der aufbereiteten Samenzellen für die Insemination dokumentiert. Bei einer ICSI muss kein zweites Spermiogramm nach der Aufbereitung angefertigt werden. Es muss aber dokumentiert werden, ob Samenzellen für die ICSI-Behandlung vorhanden sind. In ◖ Tab. 9.2 sind die wesentlichen Unterschiede bei der Durchführung einer IVF- und ICSI-Behandlung im ART-Labor zusammengestellt.

Bei einer Standard-**IVF-Behandlung** werden Eizellen und Samenzellen in einer Kulturschale zusammengegeben. Die Spermien müssen selbst den Weg in die Eizelle finden. Am Punktionstag werden die Eizellen unmittelbar nach einer Follikelpunktion aus den Punktaten herausgesucht, die aus Follikelflüssigkeit und Blutbeimengungen bestehen. Dieser Behandlungsschritt wird als **Eizellisolation** bezeichnet.

	IVF	ICSI
Technische Ausstattung	Standard-Mikroskop	Speziell ausgestattetes Mikroskop mit höherer Vergrößerung, Mikromanipulator, beheizbarem Mikroskopiertisch
Follikelpunktion (Tag 0)	Eizellisolation	Eizellisolation
Spermaaufbereitung	100.000 bis 1 Mill Spermien/ml	Auswahl nach Motilität und Morphologie, für jede Eizelle ein Spermium
Vorbereitung der Eizellbehandlung	Kumulus-Eizell-Komplex (COC) bleibt	Entfernen des Kumulus, Beurteilung Reifegrad der Eizelle
Befruchtungs-Methode (Tag 0)	Insemination	Mikroinjektion
Befruchtungs-kontrolle (Tag 1)	Entfernen des Kumulus Beurteilung Reifegrad der Eizelle PN-Check	PN-Check

◻ **Tab. 9.2**   Unterschiede bei der Durchführung einer IVF- und ICSI-Behandlung im ART-Labor

9

Für die Befruchtung werden bis zu vier Stunden später 100.000 bis 1 Mill Samenzellen/ml zu den Eizellen hinzugegeben. Die Spermien müssen den **Kumulus-Eizell-Komplex** (COC) durchdringen und an die Zona pellucida binden, um dann in die Eizelle einzudringen (▶ Abb. 2.6). Am nächsten Morgen erfolgt die Befruchtungskontrolle, der sogenannte „PN-Check". Es müssen sich der weibliche und männliche Vorkern gebildet haben und der 2. Polkörper muss ausgeschleust sein (▶ Abb. 1.2).

Auch bei der **ICSI-Behandlung** werden die Eizellen wie bei der IVF-Behandlung aus dem Follikelpunktat isoliert. Die wesentlichen Unterschiede zwischen IVF und ICSI sind in ◻ Tab. 9.2 zusammengestellt. So muss vor der Befruchtung der Kumulus-Komplex von den Eizellen gelöst werden. In der Fachsprache wird dieser Vorgang als **Denudieren** bezeichnet. Es wird der Reifegrad der Eizellen festgestellt, denn nur reife Eizellen (MII-Eizellen) können mit einer ICSI befruchtet werden. Die „nack-

ten" Eizellen werden unter dem ICSI-Mikroskop mit jeweils einem Spermium injiziert. Das Zeitfenster von bis zu vier Stunden nach der Punktion sollte bei der ICSI beachtet werden, damit die von der Natur vorgegebenen Befruchtungsabläufe nicht gestört werden. Ansonsten muss mit einem Befruchtungsversagen oder einer gestörten Entwicklung der befruchteten Eizellen gerechnet werden. Bei der Standardbehandlung werden nach der Spermaaufbereitung bewegliche Samenzellen mit normaler Form für die ICSI ausgewählt. Unter dem ICSI-Mikroskop werden die ausgewählten Samenzellen durch einen Schlag mit der Injektionskapillare auf die Geißel immobilisiert und dann mit der Geißel voran in die ICSI-Kapillare aufgezogen. Die Injektion in die Eizelle erfolgt mit dem Kopf voran (▶ Abb. 6.3). Die Spermien müssen nicht selbst den Weg zur und in die Eizelle finden. Am nächsten Vormittag erfolgt wie bei der IVF-Behandlung die Befruchtungskontrolle.

Befruchtungskontrolle einen Tag nach der Punktion und Befruchtungsfehler

Zur Feststellung des Reifegrades der Eizellen und der Befruchtungszeichen („PN-Check") müssen bei einer IVF-Behandlung zunächst die Eizellen denudiert werden. Bei einer ICSI-Behandlung sind die Eizellen bereits „nackt", da die Denudierung schon vor der ICSI am Vortag erfolgt ist. Bei einer regulären **Befruchtung** sind beim „PN-Check" 20 bis 24 Stunden nach der Eizellbehandlung **zwei Vorkerne** in der Eizelle sichtbar (◻ Abb. 9.2). Die Ausbildung der beiden Vorkerne zeigt an, dass die Eizelle aktiviert ist. Durch die Aktivierung kommt es in der Eizelle zur Steigerung der Stoffwechselvorgänge und der Initiierung der Befruchtungskaskade mit nachfolgender Embryoentwicklung. Einer der Vorkerne stammt von der Eizelle, der andere vom Spermium (▶ Abb. 1.2). Jedoch kommt es nicht immer zu einer regulären Befruchtung. Nur befruchtete Eizellen können zu einem kompetenten Embryo und der Geburt eines Kindes führen. **Befruchtungsfehler** sind daran zu erkennen, dass **kein Vorkern**, nur **ein Vorkern** oder **mehr als zwei Vorkerne** in der Eizelle erkennbar sind (◻ Abb. 9.2, ◻ Tab. 9.3). Die Ursache kann in der Eizellqualität (Eizellfaktor) oder in der Spermaqualität (**Spermafaktor**) liegen. Ist kein Vorkern aus-

gebildet, können bei einer IVF-Behandlung die Spermien die Kumuluszellen um die Eizelle herum nicht durchdringen, nicht an die Zona binden, nicht in die Eizelle eindringen oder nicht die Befruchtungskaskade auslösen. Der Spermafaktor kann meist durch die ICSI-Behandlung ausgeschaltet werden. Bleibt nach einer ICSI die Vorkernbildung aus, so ist möglicherweise die Spermien-DNA nicht mehr intakt (fragmentiert). Das Fertilisationsversagen kann aber auch an der Eizelle liegen. Ein **Eizellfaktor** besteht z. B. wenn die Eizelle eine schlechte Qualität aufweist oder die Eizelle unreif ist. Unreife Eizellen haben noch keinen Polkörper ausgeschleust und werden bei einer ICSI bereits vor der Eizellbehandlung erkannt und von der Behandlung ausgeschlossen. Eine Fertilisationsstörung kann auch resultieren, wenn die Zona pellucida-Reaktion nicht funktioniert. Bei diesem Eizellfehler binden Spermien an die Zona pellucida, aber es können mehrere Spermien in die Eizelle eindringen und mehrere Vorkerne ausbilden (**Polyspermie**, ◻ Abb. 9.2). Solche fehlerhaft befruchteten Eizellen dürfen entsprechend der Richtlinie der Bundesärztekammer nicht kultiviert werden. Kommt es im Rahmen der Befruchtungsvorgänge in der Eizelle zum Ausschleusen aller Chromosomen in den zweiten Polkörper oder unterbleibt das Ausschleusen des zweiten Pol-

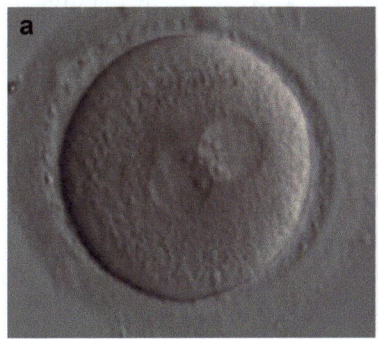
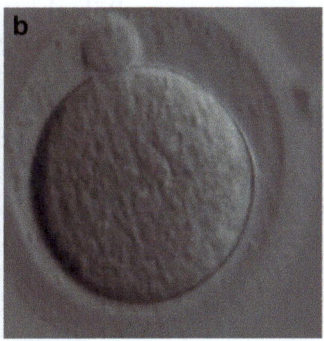
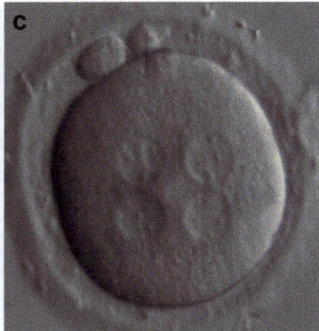

◻ **Abb. 9.2** Reguläre und fehlerhafte Befruchtung bei der IVF- und ICSI- Behandlung. **a**: Reguläre Befruchtung: 2 Vorkerne; **b**: kein Vorkern, keine Befruchtung; **c**: 6 Vorkerne (davon 4 Vorkerne in der Bildebene sichtbar), irreguläre Befruchtung. (Nach Gutknecht D (Spezialisierungsqualifikation Reproduktionsmedizin))

■ **Tab. 9.3**   Befruchtungsfehler nach einer IVF- und ICSI-Behandlung

Ebene Störung	Spermafaktor	Eizellfaktor
Kumulus*	Kein Durchdringen	n.s.
Zona*	Zona-Bindung funktioniert nicht	n.s.
Eizelle*	Kein Eindringen	n.s.
Sperma-Zona-Block funktioniert nicht*	n.s.	≥ 3 Vorkerne
Eizelle unreif	n.s.	Kein Polkörper
keine Eizellaktivierung	z. B. DNA-Fragmentierung	Kein Vorkern
alle Chromosomen im 2. Polkörper ausgeschleust	n.s.	1 Vorkern
> 1 Chromosomensatz in der Eizelle	n.s.	3 Vorkerne

*Störung nur bei Eizellbehandlung mit IVF-Methode

körpers mit Verbleib der Chromosomen in der Eizelle, kann es zur Ausbildung von nur einem (**Monoploidie**) oder von drei Vorkernen (**Triploidie**) kommen.

Temperaturkontrolle zur Qualitätssicherung

Die Eizelle schließt die Meiose erst mit der Befruchtung durch ein Spermium ab. Die regelrechte Trennung der Chromosomen wird durch den **Spindelapparat** organisiert, der nur bei **37 Grad** stabil ist. Damit die Chromosomen während der Meiose und den anschließenden Zellteilungen regelrecht verteilt werden, muss während des Befruchtungsvorgangs die Temperatur streng kontrolliert werden. Fehlerhaft befruchtete Eizellen werden meist bei der Fertilisationskontrolle („PN-Check") erkannt und dürfen nicht kultiviert werden. **Fehlverteilungen** der **Chromosomen** können bei den nachfolgenden Zellteilungen zum **Entwicklungsstopp**, **Implantationsversagen** oder zu **Fehlgeburten** führen. Um den Spindelapparat und somit die Entwicklungskompetenz der Embryonen zu erhalten, muss die Temperatur für die Eizellen im ART-Labor unbedingt bei 37 Grad stabil gehalten werden. Das bedeutet, dass alle Stellen, die mit den Eizellen in Kontakt kommen, eine Temperatur von 37 Grad aufweisen müssen. Dieses Konzept einer sogenannten **Wärmekette** muss von der Punktion bis zum Embryotransfer lückenlos umgesetzt werden (■ Abb. 9.3). Dazu gehört auch, dass die Röhrchen zum Auffangen der Follikelflüssigkeit vorgewärmt sind und die Temperatur auch in den Kulturschälchen eingehalten werden muss. An allen Stationen der Wärmekette muss die Temperatur regelmäßig kontrolliert und auf Kältefallen hin überprüft werden.

Zusatzmaßnahmen (PICSI, Calcium-Ionophor, Assisted hatching)

Bei einer IVF- oder ICSI-Behandlung können Zusatzleistungen durchgeführt werden, die zu einer Verbesserung der Schwangerschafts- und Geburtenrate führen können. Wichtige Zusatzverfahren sind die PICSI, der Zusatz eines Calcium-Ionophors zum Medium und das Assisted hatching. Entscheidungen für Zusatzbehandlungen werden individuell im ärztlichen Beratungsgespräch getroffen.

Zusatzmaßnahmen werden zu unterschiedlichen Zeitpunkten der Eizellkultur durchgeführt und überschneiden sich mit Zusatzleistungen im Rahmen der Spermaaufbereitung.

Bei einer **physiologischen ICSI (PICSI)** wird die Bindungsfähigkeit der Spermien an **Hyaluronan** (Hyaluronsäure) genutzt, um die besten Spermien für eine ICSI zu selektieren (◨ Tab. 9.1). Der Kumulus-Eizell-Komplex besitzt einen hohen Anteil an Hyaluronan, und nur reife und funktionsfähige Spermien haben einen Rezeptor für diesen Bestandteil.

Unreife Spermien oder solche mit DNA-Fragmentierung und begonnener Apoptose (programmierter Zelltod) haben keinen Rezeptor für das Hyaluronan. Wenn dieser fehlt, können die Samenzellen nicht binden und damit eine Eizelle nicht befruchten. Dieses natürliche Auswahlverfahren von reifen und intakten Spermien für eine ICSI wird beim PICSI-Verfahren genutzt. So soll vor allem die Embryoqualität verbessert und die Abortrate gesenkt werden (s. o.). Bei der Durchführung am Punktionstag werden die Samenzellen direkt aus der PICSI®-Schale für die ICSI ausgewählt. Der zentrale Bereich dieser Schale ist mit Hyaluronan benetzt. Reife, gebundene Spermien können für die ICSI identifiziert werden, da diese typische **Kreiselbewegungen** zeigen (◨ Abb. 9.4). Beim Standard-ICSI-Verfahren hingegen werden die Samenzellen nur nach der Form und der Beweglichkeit und nicht nach den „inneren Werten" ausgewählt. Die Alternative zur PICSI®-Schale ist SpermSlow®. Dieses Hyaluronan-haltige Medium wird in eine ICSI-Schale gegeben. Die intakten Spermien mit dem Hyaluronan-Rezeptor **schwimmen langsamer**. Die Auswahl der Samenzellen erfolgt

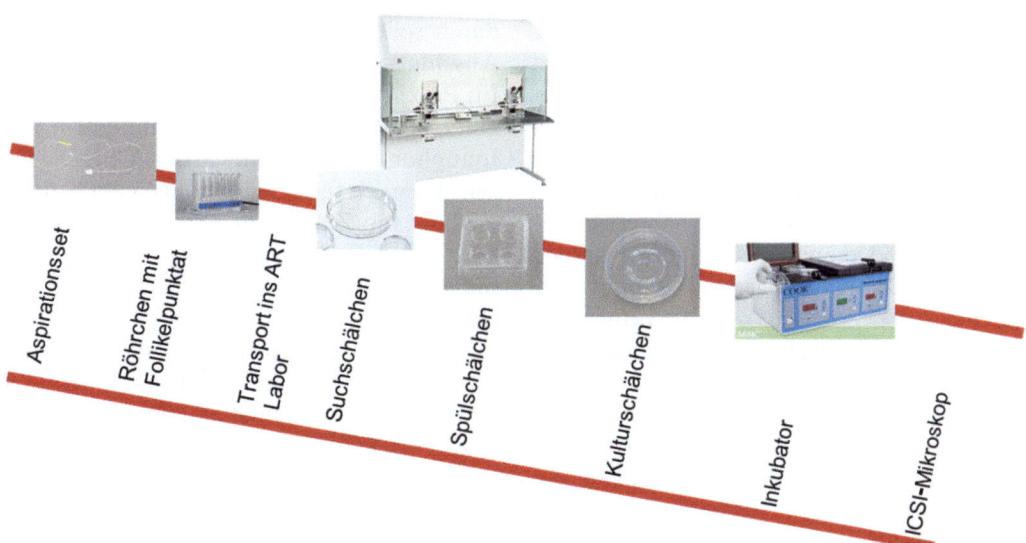

◨ **Abb. 9.3** Wärmekette von der Punktion bis zum Embryotransfer. (Nach Gutknecht D (Spezialisierungsqualifikation Reproduktionsmedizin))

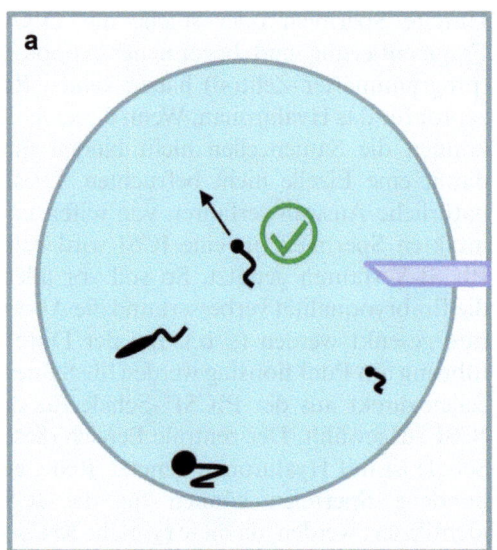

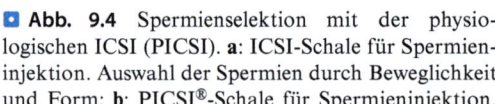

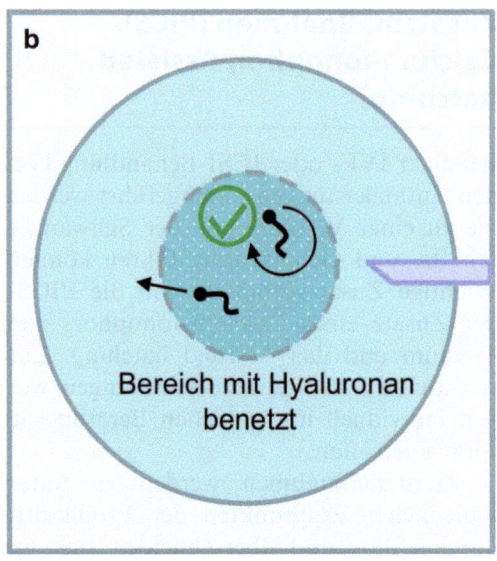

Abb. 9.4 Spermienselektion mit der physiologischen ICSI (PICSI). **a**: ICSI-Schale für Spermieninjektion. Auswahl der Spermien durch Beweglichkeit und Form; **b**: PICSI®-Schale für Spermieninjektion.

Auswahl der Spermien durch Bindung an Hyaluronan, „Kreiselbewegung", Beweglichkeit und Form. (Nach Trapphoff T (Spezialisierungsqualifikation Reproduktionsmedizin))

nach der Form und zusätzlich nach der modifizierten Beweglichkeit der Spermien.

Bei den Befruchtungsvorgängen in der Eizelle spielen **Calcium-Ströme** eine wichtige Rolle. Die reife Eizelle (MII-Eizelle) hat für den Befruchtungsvorgang Calcium im Endoplasmatischen Retikulum (ER) gespeichert. Das Signal für die Calcium-Freisetzung ist das Eindringen des Spermiums in die Eizelle. Die Eizelle wird dadurch aktiviert und setzt das gespeicherte Calcium frei. Die zweite Reifeteilung (Meiose II) wird angestoßen. Nach Abschluss der Meiose II haben sich der weibliche und männliche Vorkern gebildet, und das 2. Polkörperchen wurde ausgeschleust (■ Abb. 9.5). Die Aktivierung von Eizellen kann chemisch durch die Zugabe von einem **Ca-Ionophor** gesteigert werden. Es handelt sich um ein Molekül, das Calcium durch eine Zellwand transportiert. Ein Ca-Ionophor wird nach einem Fertilisationsversagen, wegen einer geringen Befruchtungsrate von < 30 % oder bei einer eingeschränkten Embryoqualität zur Aktivierung der Eizelle angewendet. Darüber hi-

naus wird diese Behandlung auch bei einer ICSI mit testikulären Spermien empfohlen. Bei dieser chemischen Eizellaktivierung kommt es neben der Freisetzung von Calcium innerhalb der Eizelle zum Einströmen von Calcium von außen in die Eizelle. Dadurch sollen die Befruchtungsvorgänge mit Abschluss der Meiose II erleichtert werden. Im Praxisalltag erfolgt am Punktionstag die zusätzliche Eizellbehandlung mit einem Ca-Ionophor meist direkt nach der ICSI. Die Eizellen werden für ca. 15 min in einem Kulturmedium mit Zusatz von Ca-Ionophor inkubiert. Die bisherigen Daten zeigen, dass durch die künstliche Aktivierung der Eizellen sowohl die Fertilisationsrate, Embryoqualität, Implantationsrate und Lebendgeburtenrate gesteigert werden konnten (Tejera et al. 2021; Chen et al. 2022; Shan et al. 2022). Ein negativer Einfluss auf die Kindergesundheit wurde nicht festgestellt. Da bei der IVF der Zeitpunkt für die Befruchtung nicht genau bekannt ist, kann die Ca-Ionophor-Behandlung bei dieser Befruchtungsmethode nicht eingesetzt werden.

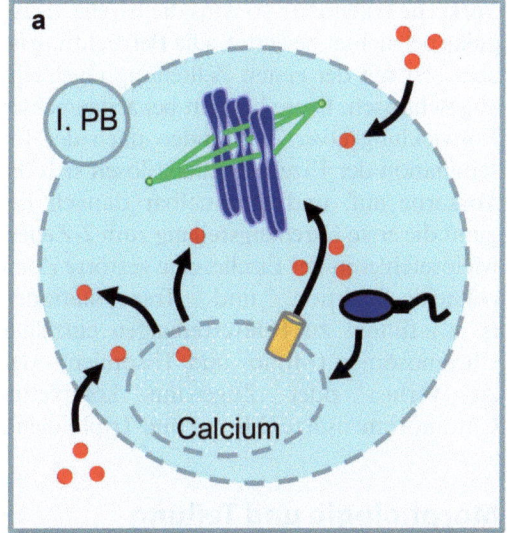
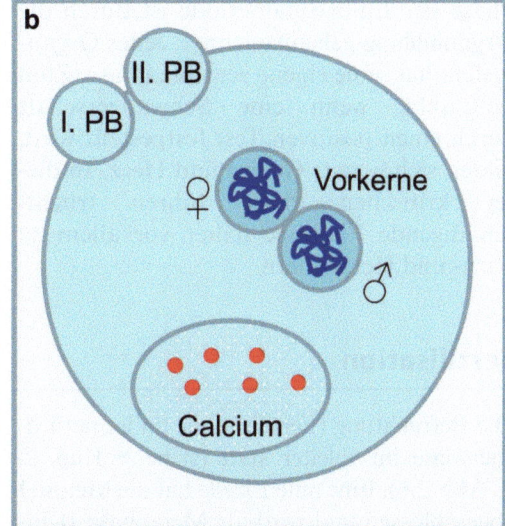

● **Abb. 9.5** Aktivierung der Eizelle mit Ca-Iono-phor. **a**: Durch Zugabe von Ca-Ionophor Ein-strömen von Calcium neben der Freisetzung von Cal-cium aus dem intrazellulären Calcium-Speicher, Akti-vierung der Eizelle und Initiierung von Meiose II. **b**: Abschluss Meiose II, Ausschleusen des 2. Polkörpers, Bildung der Vorkerne und Beginn der Embryonalent-wicklung. (Nach Trapphoff T (Spezialisierungsquali-fikation Reproduktionsmedizin))

Das Ausdünnen oder Öffnen der Zona pellucida (Eihülle) wird als „Schlüpfhilfe" bzw. „**Assisted Hatching (AH)**" („Laser-behandlung") bezeichnet. Diese Eizellbe-handlung erfolgt unabhängig vom Ent-wicklungstag üblicherweise kurz vor dem Transfer. Die Schlüpfhilfe wird somit in Ab-hängigkeit vom Zeitpunkt des Transfers an den Entwicklungstagen zwei bis fünf durch-geführt. Das Ausdünnen der Zona pellucida erfolgt mit einem Laser, der mikrometer-genau eingestellt werden kann. So kann die Laserbehandlung ohne erkennbares Verlet-zungsrisiko für ein Embryo durchgeführt werden. Die Laserbehandlung soll das natür-liche Schlüpfen eines Embryos aus der Ei-hülle an den Entwicklungstagen 5 bis 6 er-leichtern. Das erfolgreiche Schlüpfen eines Embryos ist eine Voraussetzung für die Ein-nistung. Aus embryologischer Sicht kann bei einem Embryotransfer nach einer Auftau-behandlung die Schlüpfhilfe empfohlen wer-den, da es bei der Kryokonservierung zu einem Aushärten der Zona pellucida kom-men kann. Allerdings ist der Nutzen dieser Maßnahme bei widersprüchlichen Daten nicht sicher nachgewiesen (ASRM-Richtlinie 2022). Weder in Frisch- noch in Auftauzyklen sind die Lebendgeburtenraten nachweislich höher. Allerdings besteht durch das Schlüp-fen durch die Laserlücke hindurch auch kein höheres Risiko für eineiige Zwillinge.

Grundlagen der Embryologie

Unter der **Embryonalperiode** versteht man den Zeitraum von der Entwicklung der be-fruchteten Eizelle (Vorkernstadium) bis zum Embryo (siehe ▶ Kap. 7). Diese Periode be-ginnt mit der Frühentwicklung ab dem Zeit-punkt der Befruchtung und endet mit Ab-schluss der Organbildung in der 8. Ent-wicklungswoche (rechnerisch 10. Schwangerschaftswoche). In der Frühphase bis zur 2. Entwicklungswoche ist die Abort-rate hoch. Allerdings wissen viele Frauen in dieser Phase nichts von ihrer Schwanger-schaft. Die Regelblutung tritt wie erwartet oder wenige Tage verspätet ein. Die nächste

Phase der Embryonalperiode ist durch die **Organbildung** gekennzeichnet. Jedes Organsystem hat seine eigene sensible Phase. Zum Zeitpunkt, wenn eine Schwangerschaft durch einen positiven Test festgestellt wird, bilden sich bereits **Gehirn** und **Herz**. In dieser kritischen Phase führen fruchtschädigende Einflüsse daher vor allem zu Hirn- und Herzfehlern.

Fertilisation

Die Befruchtung (Fertilisation) findet natürlicherweise im Eileiter statt (siehe ▶ Kap. 2, ▶ Abb. 2.6). Eine reife Eizelle hat die Meiose I abgeschlossen und wird als Metaphase II-Eizelle bezeichnet, abgekürzt **MII-Eizelle**. Der 1. Polkörper ist aus der Eizelle ausgeschleust und liegt zwischen der Zellwand und der Zona pellucida (▶ Abb. 1.2, ◘ Abb. 9.2). ◘ Tab. 9.4 enthält die **zeitliche Abfolge** der einzelnen Schritte der Befruchtung und der nachfolgenden Entwicklung bis zur Blastozyste. Durch ein erfolgreiches Eindringen eines Spermiums kommt es zur Aktivierung der Eizelle mit Abschluss der Meiose II (◘ Abb. 9.5). Der 2. Polkörper wird ausgeschleust, und es bilden sich der **weibliche** und **männliche Vorkern**. An Tag 1 wird 16 bis 20 Stunden nach der Insemination der Eizellen bzw. nach der Mikroinjektion beim sogenannten „PN-Check" (s.o.) geprüft, ob zwei **Vorkerne** ausgebildet sind. Wenn nur ein Vorkern oder 3 Vorkerne sichtbar sind, liegt wahrscheinlich eine irreguläre Befruchtung im Sinne einer Mono- oder Triploidie vor. Solche Zellen dürfen nach dem Berufsrecht nicht kultiviert werden. Sind **zwei**

Vorkerne erkennbar, so wird die Eizelle als **regulär** befruchtet bewertet. Die Befruchtung ist aber erst mit der ersten Zellteilung regelrecht abgeschlossen. Diese beginnt bei zeitgerechter Entwicklung etwa 26 Stunden nach der Insemination der Eizellen. Zuerst lösen sich die Vorkerne auf, und unmittelbar danach beginnt die erste **Furchungsteilung** zum **2-Zeller**. Meiosefehler in der Eizelle, eine gestörte Zona pellucida-Reaktion und Translokationen (s. u.) führen zu **Fehlverteilungen** einzelner Chromosomen (Mono- und Trisomien) oder zu Verlust oder Zugewinn kompletter Chromosomensätze (Mono- und Triploidien).

Morphologie und Teilung des Embryos

An Tag 1 nach der Insemination der Eizellen bzw. nach der Mikroinjektion kommt es unmittelbar nach Abschluss der Befruchtung zur ersten Zellteilung. Die beiden Zellen, die durch Abschnürung (**Furchung**) entstanden sind, werden auch als **Blastomeren** bezeichnet. Einen Tag später an Tag 2 folgt die nächste Zellteilung zum **4-Zeller** und an Tag 3 zum **8-Zeller**. Auch diese Teilungen entstehen durch Furchungen. Diese Furchungsteilungen durch Abschnürung verlaufen synchron und führen nicht zur Vergrößerung des Embryos. Bis zum Entwicklungstag 3 kontrollieren vor allem die mütterlichen Gene die Entwicklung. Ab Tag vier steuern auch die männlichen Gene die weiteren Entwicklungsschritte. Die Zellen schließen sich dicht zusammen, sodass die Zellgrenzen nicht mehr so gut sichtbar sind.

◘ **Tab. 9.4**   Zeitplan der frühen Embryonalentwicklung

	Tag 0	Tag 1		Tag 2	Tag 3	Tag 4	Tag 5
Stadium	MII-Eizelle	2-PN-Stadium	2-Zeller	4-Zeller	8-Zeller	Morula	Blastozyste
Stunden nach Insemination	0	16–20	26–29	42–44	66–70	90–100	114–120

Diesen Vorgang bezeichnet man als **Kompaktierung**. Durch die große Anzahl von Furchungen bildet sich eine dicht mit Zellen gefüllte Kugel. Dieses Stadium besteht aus ca. 16 Zellen und wird als **Morula** bezeichnet. Ab Tag 5 haben sich die Zellen bereits in die äußeren Trophoblast- und in die inneren Embryoblastzellen differenziert, und es kommt zur Flüssigkeitsansammlung und Ausbildung einer Höhle. Dieses Stadium wird als **Blastozyste** bezeichnet. Aus der inneren Zellmasse (Embryoblastzellen) wird später das Kind, und aus den äußeren Trophoblastzellen entsteht der Mutterkuchen. Nach dem Schlüpfen aus der Zona pellucida können sich die Embryonen einnisten.

Time Lapse

Während der in vitro-Kultur menschlicher Keimzellen muss die **Entwicklungsfähigkeit** eingeschätzt werden. Üblicherweise wird die Entwicklungsfähigkeit von Eizellen bzw. Embryonen im Laufe der Kultur bis zu 4-mal kontrolliert. Dazu werden sie aus dem Brutschrank geholt, um anhand von „**Momentaufnahmen**" unter dem Mikroskop beurteilt zu werden. Grundsätzlich sind die Umgebungsbedingungen außerhalb des Brutschranks für Eizellen und Embryonen ungünstiger als im Brutschrank. Daher muss die Zeit für die Zellen außerhalb des Brutschranks auf ein Minimum begrenzt bleiben. Bei der Beurteilung der Entwicklungsfähigkeit eines Embryos wird bei den „Momentaufnahmen" hauptsächlich die Zellmorphologie der Entwicklungsstadien von der Eizelle bis zur Blastozyste bewertet. Die Beurteilungskriterien im Furchungsstadium sind die **Anzahl der Blastomeren**, der Fragmentierungsgrad (Anteil an abgebrochenen Zellfragmenten) sowie die Mehrkernigkeit der Blastomeren. Wenn die Anzahl der Blastomeren ungerade ist und ein hochgradiger **Fragmentierungsindex** (> 50 %) festgestellt wird, besteht der Verdacht auf Chromosomenstörungen und ein hohes Risiko für eine geringe Entwicklungskompetenz. Die **Mehrkernigkeit** der Embryozellen („multinucelation") spricht ebenfalls für Chromosomenstörungen, verursacht durch Trennungsfehler bei der Meiose (Yazdani et al. 2024).

Eine ausführliche Beobachtung der Eizellen und Embryonen ohne Störung der Kulturbedingungen ist nur in einem speziellen Brutschrank mit einer eingebauten Kamera und integrierter Zeitraffer-Aufnahmetechnik möglich (**Time-Lapse-Inkubator**). Mit dieser Ausstattung ist es möglich, die zeitliche morphologische Entwicklung einer befruchteten Eizelle bis zur Blastozyste zu studieren. In Kombination mit der künstlichen Intelligenz (KI), auch „artificial intelligence (AI) genannt, stehen wir möglicherweise an einem Wendepunkt für die Auswahl einer entwicklungsfähigen Blastozyste für den Embryotransfer (Giménez et al. 2023). Es kann davon ausgegangen werden, dass demnächst ausgereifte objektive Beurteilungskriterien für die **Entwicklungskompetenz** eines **Embryos** zur Unterstützung der Embryologen verfügbar sein werden. Bereits jetzt gibt es für die Kultur in einem Time-Lapse-Inkubator vorläufige Daten, die eine verbesserte kumulative Lebendgeburtenrate und ein verkürztes Intervall bis zu einer Lebendgeburt zeigen (Reignier et al. 2021). Allerdings liegen die Anschaffungskosten inklusive der notwendigen Wartungskosten für einen Time-Lapse-Inkubator meist im sechsstelligen Bereich. Zusätzlich sind die speziellen Verbrauchsmaterialen wie die Kulturschalen („slides") kostspielig.

Sollen auch die Eizellen und die Befruchtungsvorgänge beurteilt werden, müssen für eine ungestörte Sicht auf die Eizellen die umgebenden Kumuluszellen entfernt werden. „Nackte" Eizellen lassen sich aber nicht mehr durch eine IVF-Behandlung befruchten (s. o.). Daher ist für die Befruchtung die ICSI-Methode notwendig. Bei einem Time-Lapse-Inkubator werden pro Eizelle bzw. Entwicklungsstadium meist **6** bis **12**

Aufnahmen pro **Stunde** erstellt. So sind eine Vielzahl zusätzlicher Informationen während aller Entwicklungsschritte von der Eizelle bis zur Morula und Blastozyste verfügbar. Entscheidende Entwicklungsabläufe können sicherer beurteilt werden, denn Entwicklungsstörungen, die bei der Standard-Kultur vor oder nach den Momentaufnahmen auftreten, können ohne einen Time-Lapse-Inkubator nicht aufgedeckt werden. Dies gilt vor allem auch für die Bewertung, ob die Befruchtung regulär stattgefunden hat und ob die Zellteilungen regulär verlaufen. Reguläre „Zweiteilungen" und ein zeitgemäßer Entwicklungsablauf deuten auf ein hohes Entwicklungspotenzial der befruchteten Eizellen hin. **Fehlerhafte** Entwicklungsschritte wie die **Dreiteilung** von Zellen, **Zellverschmelzungen**, zu rasche Zellteilungen oder verlängerte **Zeitintervalle** bis zur Zellteilung weisen auf ein geringeres bis fehlendes **Entwicklungspotenzial** hin. Solche entscheidenden Entwicklungsfehler sind mit der konventionellen Beurteilung nicht feststellbar.

Grundlagen der Genetik

Der Mensch hat ca. 20.000 Gene, die auf 46 Chromosomen angeordnet sind. Jedes **Chromosom** gibt es zweimal, sodass jede Körperzelle einen doppelten (**diploiden**) Chromosomensatz hat. 44 der Chromosomen werden als Autosomen bezeichnet, die beiden anderen als Gonosomen, die Geschlechtschromosomen X und Y. Die Frau hat zwei X-Chromosomen und der Mann ein X-Chromosom und ein viel kürzeres Y-Chromosom. Die Autosomen bilden 22 Chromosomen-Paare, von denen jeweils eins mütterlich und eins väterlich ist. Die Geschlechtschromosomen bei der Frau mit zwei X-Chromosomen sind ebenfalls paarig. Beim Mann werden die beiden ungleichen Chromosomen X und Y auch als Paar bezeichnet. Für den **Karyotyp** wird die Schreibweise **46,XX** für Frauen und **46,XY** für Männer verwendet. Für die Fortpflanzung beim Menschen sind die Zellteilungen (Mitosen) und die Reife- bzw. Reduktionsteilungen (Meiose) wichtig (◘ Abb. 9.6). Bei

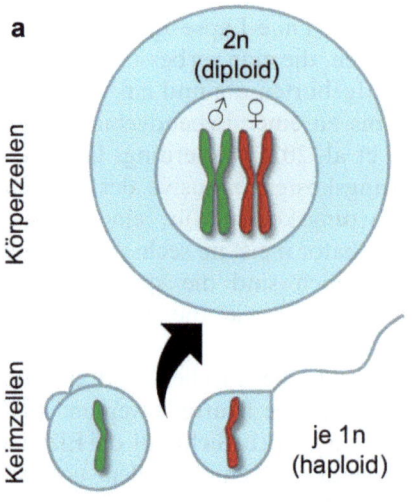

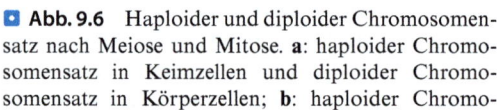

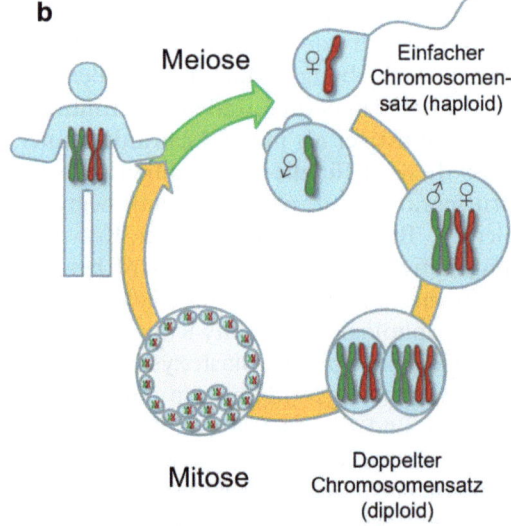

◘ **Abb. 9.6**   Haploider und diploider Chromosomensatz nach Meiose und Mitose. **a**: haploider Chromosomensatz in Keimzellen und diploider Chromosomensatz in Körperzellen; **b**: haploider Chromo-somensatz nach Meiose (Keimzellen), diploider Chromosomensatz nach Mitosen (Körperzellen). (Nach Trapphoff T (Spezialisierungsqualifikation Reproduktionsmedizin))

einer Mitose entstehen identische Tochterzellen mit einem weiblichen bzw. männlichen Karyotyp. Nach Abschluss der zweistufigen Meiose entstehen reife Eizellen und Spermatiden mit einem einfachen, sogenannten **haploiden** Chromosomensatz. Die Karyotyp-Formeln lautet für Eizellen **23,X** und für Samenzellen **23,X** und **23,Y**.

Mitose und Meiose

In der **Ruhephase** vor einer Zellteilung sind die Chromosomen dekondensiert. Sie sind Träger der Erbinformation und bestehen hauptsächlich aus DNA (Desoxyribonukleinsäuren). Die Erbinformation ist durch die unterschiedliche Abfolge der vier **Nukleinbasen** Adenin, Thymin, Guanin und Cytosin in der DNA codiert. Kurz vor einer Zellteilung beginnt die DNA-Synthesephase. Die Chromosomen verdoppeln ihren DNA-Gehalt, der räumlich in Form einer **Doppelhelix** vorliegt. Dabei werden die beiden Stränge entwunden, getrennt und durch Paarung der vier Nukleinbasen komplementär ersetzt. Anschließend sind aus einem DNA-Strang zwei gleiche DNA-Stränge entstanden. Das bedeutet, dass ein Chromosom jetzt aus zwei **Tochterchromosomen (Chromatiden)** besteht. Die beiden Chromatiden werden durch das **Zentromer** zusammengehalten. Es teilt die Chromatiden in zwei Arme, die meist unterschiedlich lang sind. Die typische X-Struktur der Chromosomen mit den beiden Chromatiden wird durch das Zentromer ausgebildet. Durch Fehler bei der DNA-Verdoppelung, die auch als **Replikation** bezeichnet wird, können Mutationen entstehen.

Eine Zellteilung erfolgt in vier Phasen und beginnt mit der **Prophase**. Die Chromosomen ziehen sich zusammen und verdichten sich. Im Lichtmikroskop können die Chromosomen nach Aufbereitungsprozessen als schlanke Fäden sichtbar gemacht werden. Der DNA-Gehalt hat sich in der vorausgegangenen Synthesephase verdoppelt, sodass jedes Chromosom aus zwei Tochterchromosomen besteht. Mikroskopisch können die beiden Tochterchromosomen nicht unterschieden werden. Auch die Ausbildung des Spindelapparates beginnt. Die beiden Zentriolen wandern in der Zelle an die beiden Polen und stellen die Organisationszentren für den **Spindelapparat** dar. Dieser sichert die reguläre Verteilung der Chromosomen. In der anschließenden Prometaphase setzen die Fasern des Spindelapparates am **Zentromer** an. Die Chromosomen werden als kompakte Stäbchen sichtbar, da sie sich noch stärker zusammenziehen und verdichten. In der **Metaphase** ordnen sie sich in der Äquatorialebene an. Die beiden Tochterchromosomen werden in Längsrichtung voneinander getrennt, wobei auch das Zentromer geteilt wird. In der **Anaphase** werden die beiden Tochterchromosomen vom Spindelapparat zu den entgegengesetzten Zellpolen bewegt. In der **Telophase** ist die Wanderung der Tochterchromosomen zu den entgegengesetzten Zellpolen abgeschlossen, und die Chromosomen entspiralisieren sich wieder. Diese sind lichtmikroskopisch dann nicht mehr sichtbar. Die Durchschnürung der Zelle in zwei Tochterzellen beginnt. Damit ist die Zellteilung abgeschlossen, und es sind zwei Tochterzellen mit jeweils 46 Chromosomen entstanden.

Bei der Teilung von Körperzellen (**Mitose**) werden jeweils die Tochterchromosomen der paarigen väterlichen und mütterlichen Chromosomen auf die beiden Tochterzellen verteilt. Die **Meiose** (▶ Abb. 2.2, ◨ Abb. 9.7) wird auch als Reifeteilung bzw. Reduktionsteilung bezeichnet. Hierbei entstehen aus den Stammzellen (Oogonien und Spermatogonien) die Keimzellen (Eizellen und Spermien). Aus den Oogonien und Spermatogonien entwickeln sich zunächst die **primären Oozyten** und **Spermatozyten**, die in die Meiose eintreten. Diese erfolgt in zwei Stufen, die als Meiose I und Meiose II bezeichnet werden. Eizellen und Samenzellen besitzen am Ende der Meiose

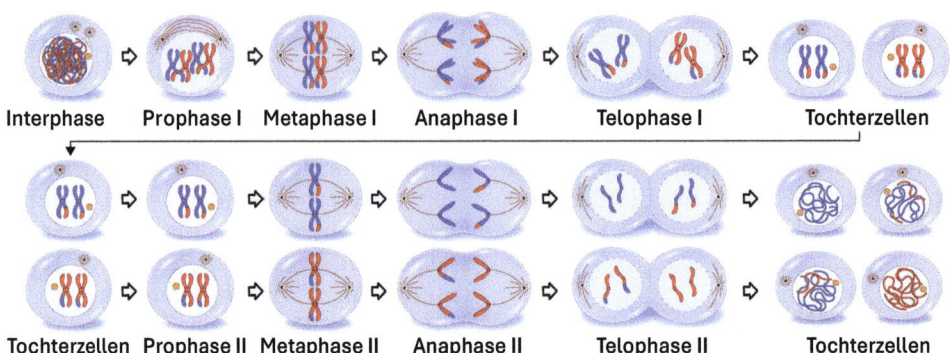

Interphase   Prophase I   Metaphase I   Anaphase I   Telophase I   Tochterzellen

Tochterzellen   Prophase II   Metaphase II   Anaphase II   Telophase II   Tochterzellen

🔲 **Abb. 9.7** Crossover und Trennung der Chromosomen bei der Meiose I und II. Meiose I (oben): diploide Zelle mit zwei Chromosomenpaaren mit jeweiliger Chiasmabildung in der Prophase und Aufteilung der homologen Chromosomen auf zwei Tochterzellen, die einen haploiden Chromosomensatz haben; Meiose II (unten): zwei Tochterzellen mit den veränderten mütterlichen und väterlichen Chromosomen. Die beiden Tochterchromatiden werden jeweils auf zwei Tochterzellen verteilt

nur noch 23 Chromosomen und somit den einfachen (haploiden) Chromosomensatz. Anders als bei der Mitose paaren sich in der **Meiose I** zunächst die mütterlichen und väterlichen Chromosomen, die jeweils aus zwei Tochterchromosomen bestehen. Diese liegen parallel nebeneinander und tauschen Genabschnitte aus, indem diese an ein oder mehreren Stellen aufbrechen. Dieses genetische Phänomen nennt man „**Crossover**". Die Tochterchromosomen der mütterlichen und väterlichen homologen Chromosomen überkreuzen sich an den Austauschpunkten, die zunächst noch aneinanderhaften. Dieses Überkreuzungsstadium wird als **Chiasma** bezeichnet. Der Genaustausch zwischen den homologen Chromosomen benötigt Zeit, sodass die erste Phase (Prophase) der Meiose I verlängert ist. Durch den Austausch von Erbgut sind die Chromosomen mit den ursprünglichen mütterlichen und väterlichen Chromosomen nicht mehr identisch. Mit Fortschreiten der Meiose wandern die homologen Chromosomenpaare in die Mitte der Zelle (Äquatorialebene) und ordnen sich auf der Teilungsspindel mit den Haftpunkten nach außen an. Beim Auseinanderweichen an die beiden einander entgegengesetzten Zellpole lösen sich die homologen Chromosomen voneinander. Am Ende von Meiose I entstehen aus den primären Oozyten bzw. primären Spermatozyten die **sekundären Oozyten** und **Spermatozyten** mit jeweils nur noch 23 Chromosomen. Die Verteilung der homologen mütterlich und väterlich ererbten Chromosomen erfolgt zufällig, sodass die genetische Vielfalt zunimmt. Es schließt sich die **Meiose II** an, die wie eine normale Zellteilung (Mitose) verläuft. Die 23 Chromosomen, bestehend aus ihren beiden Tochterchromatiden, ordnen sich in der Äquatorialebene auf der Teilungsspindel an. Diese Chromosomen spalten sich in Längsrichtung und die beiden Tochterchromatiden weichen zu den entgegengesetzten Zellpolen auseinander. Nach Abschluss der Meiose I und II entstehen die reifen Eizellen und die Spermatiden mit jeweils einem einfachen, haploiden Chromosomensatz mit 23 Chromosomen. Als Besonderheit entsteht aus einer primären Oozyte nur **eine reife Eizelle**, da bei den beiden Zellteilungen jeweils ein Chromosomensatz bzw. ein Tochterchromosom in den 1. bzw. 2. Polkörper ausgeschleust wird. Aus einer primären Spermatozyte hingegen entwickeln sich vier Spermatiden (▶ Abb. 2.2). Aber erst nach Durchlaufen der Spermiogenese entstehen aus den vier Spermatiden **vier reifen Samenzellen** (▶ Abb. 2.5).

Genotyp und Phänotyp

Die Bestimmung des Genotyps hat mit der bahnbrechenden Entdeckung vom „Geheimnis des Lebens" von Franklin sowie Crick und Watson 1953 begonnen. Sie hatten mit ihrer gemeinsamen Entdeckung der **Doppelhelixstruktur** der DNA den Bauplan des Lebens mit der Bedeutung für die Zellteilung entdeckt. Die Erbinformation, auch **Genom** genannt, wurde seit 1990 im Rahmen des internationalen Humangenomprojektes (HGP) entschlüsselt. Seit 2021 gilt die menschliche DNA als vollständig decodiert. Jeder Mensch hat einen **Genotyp** mit den individuellen Erbinformationen. Diese sind in den ca. 20.000 Genen festgeschrieben. Die neue Möglichkeit der DNA-Sequenzierung mit Bestimmung der Abfolge der vier Nukleinbasen war für die biologischen Wissenschaften eine Revolution. Diese Methode wird bei der Diagnostik von Erbkrankheiten und in der Erforschung von Krebserkrankungen eingesetzt. Heutzutage gibt es **Genom-Datenbanken**, die auch Daten von Privatpersonen z. B. in der Ahnenforschung enthalten. Spenderkinder nutzen solche DNA-Datenbanken, wenn sie auf der Suche nach ihrem genetischen Vater oder nach Halbgeschwistern sind (siehe ▸ Kap. 6). Die Suche ist, zumindest für Halbgeschwister, fast immer erfolgreich.

In der Reproduktionsmedizin werden im Praxisalltag keine Untersuchungen zur Sequenzierung des Genoms der Patienten durchgeführt. Allerdings werden genetische Untersuchungen wie eine Chromosomenananlyse häufig bei der Vordiagnostik veranlasst. Darüber hinaus wird eine genetische Diagnostik im Rahmen der **Präimplantationsdiagnostik** an Polkörpern oder Trophektodermzellen durchgeführt. Für eine **Chromosomenuntersuchung** zur Bestimmung des Karyotyps wird eine Blutprobe entnommen. **Genanalysen** erfolgen bei symptomatischen Frauen z. B. mit einer primären Amenorrhoe oder bei symptomatischen Männern z. B. mit einer Azoospermie. In diesen Fällen wird meist auf ein Fragiles-X-Syndrom (FraX) oder auf die häufigsten Mutationen bei Mukoviszidose (CFTR-Gen) getestet. Sollte bei Verdacht auf ein Erbleiden eine weitergehende Beratung und molekulargenetische Diagnostik mit einer Sequenzierung notwendig sein, sollte diese erweiterte Diagnostik in Kooperation mit einem humangenetischen Zentrum erfolgen. Eine solche Kooperation wird ebenfalls bei einer Polkörperdiagnostik bzw. einer Präimplantationsdiagnostik durchgeführt (s. u.). Vom Genotyp kann man auf das äußere Erscheinungsbild schließen. Allerdings gibt es Ausnahmen, z. B. bei der Ausprägung des Geschlechts, die man als **„disorders of sexual development"** (DSD) bezeichnet. So gibt es Männer mit dem Karyotyp 46,XX und Frauen mit dem Karyotyp 46,XY. Ursächlich für die Ausprägung der Geschlechtsmerkmale beim Mann ist das geschlechtsbestimmende Gen **SRY** (sex determining region of Y-Gen), das während der Meiose beim **XX-Mann** vom Y-Chromosom auf ein X-Chromosom übertragen wurde. Männer mit einem 46,XX-Karyotyp sind unfruchtbar, ähnlich wie Patienten mit einem Klinefelter-Syndrom (47,XXY). Bei **XY-Frauen** hingegen besteht ein kompletter **Androgenrezeptordefekt** (complete androgen insensitivity syndrome, abgekürzt CAIS). Daher sind Androgene bei der Ausbildung des männlichen Phänotyps unwirksam, und es resultiert ein vollständiges Ausbleiben der Sexualbehaarung. Es treten Bauch- oder Leistenhoden auf, die Patienten haben eine Uterusaplasie und eine blind endende Vagina. Die Mutation liegt auf einem X-Chromosom

Mit dem Begriff **Phänotyp** wird das Erscheinungsbild eines Organismus mit seinen tatsächlichen morphologischen und physiologischen Eigenschaften bezeichnet.

Hierzu zählen beispielsweise die Blutgruppe, die Augen- und Haarfarbe, die Körpergröße sowie die weiblichen und männlichen Geschlechtsorgane. Bei einem Chromosomenpaar werden die **dominanten** Erbanlagen wie eine dunkle Haarfarbe auf dem einen elterlichen Chromosom und nicht die **rezessiven** Erbanlagen auf dem anderen elterlichen Chromosom ausgeprägt. Merkmale eines Phänotyps können beispielsweise beim Down-Syndrom (47,XX + 21 bzw. 47,XY + 21) trotz gleicher Erbanlagen unterschiedlich und individuell variabel ausgeprägt sein. Die **Bandbreite** der körperlichen **Stigmata** ist sehr breit. Auch die geistige Behinderung kann sehr unterschiedlich ausgeprägt sein. Die soziale Integration, Erziehung, Bildung, berufliche Ausbildung und Eingliederung gelingen individuell unterschiedlich. Diese sind abhängig von der Förderung und den körperlichen und geistigen Behinderungen. Abgesehen von Syndromen sind Fehlbildungen typischerweise nicht genetisch, sondern durch biologische, physikalische oder chemische Faktoren bedingt. Zu diesen sogenannten **Teratogenen** zählen meist Medikamente, Bakterien, Viren, Strahlung, mütterlicher Diabetes und Fettleibigkeit. Bei den Stoffwechselstörungen kann es durch eine toxische Hyperglykämie während der Schwangerschaft häufiger zu Neuralrohrdefekten und Herzfehlern kommen. Solche schweren Fehlbildungen können möglicherweise durch eine intensivierte Blutzuckerkontrolle vermieden werden (Sadler 2014). Zusammengefasst kann vom Phänotyp nicht unbedingt auf den Genotyp geschlossen werden.

Epigenetik

Die **Epigenetik** ist ein Teilgebiet der Biologie und befasst sich mit Veränderungen der Genaktivität, die nicht durch Änderungen der DNA-Sequenz selbst verursacht werden. Die **Ausprägung von Genen** kann in kritischen prä- und postnatalen Entwicklungsphasen auch durch Faktoren wie Umwelteinflüsse, Hormone, Ernährungsfaktoren oder mütterliche Erkrankungen bzw. Verhaltensweisen modifiziert werden. Dadurch kann die Funktionsweise von Organen und Organsystemen dauerhaft geprägt werden. Hierfür werden auch die Begriffe **Prägung** und **Imprinting** verwendet. So kann eine spätere Insulinresistenz und eine Adipositas der Kinder bei mütterlicher und väterlicher Adipositas durch eine **fetale Programmierung** bereits vorprogrammiert sein (Brandt und Wabitsch 2017). Eine IVF- oder ICSI-Behandlung erfolgt in der besonders vulnerablen Phase der Befruchtung und der Frühphase der Embryonalentwicklung. In diesen Phasen können durch äußere Einflüsse bei jeder Zellteilung mit der Verdoppelung der DNA Histone als „Verpackungsmaterial" für die DNA oder die DNA selbst fehlerhaft modifiziert werden. So kann es zum unbeabsichtigten An- und Abschalten der auf ihr codierten Gene kommen. Als äußere Einflüsse für epigenetische Veränderungen werden die Hormonstimulation, die in-vitro-Kultur und die Kryokonservierung im Rahmen einer IVF- oder ICSI-Behandlung diskutiert. Ein **Beckwith-Wiedemann-Syndrom**, ein **Prader-Willi-Syndrom** und ein **Angelman-Syndrom** beruhen auf solchen epigenetischen Störungen. Es handelt sich um sehr seltene Erkrankungen mit einer Häufigkeit von 1: 10.000–1:15.000. Der Zusammenhang zwischen einer ART-Behandlung und solchen epigenetischen Veränderungen ist nicht bewiesen und die Diskussionen sind kontrovers.

Chromosomale Anomalien (numerisch, strukturell)

Für die reproduktionsmedizinische Sprechstunde sind sowohl numerische als auch strukturelle Chromosomenaberrationen relevant. Menschliche **Körperzellen** besitzen normalerweise 46 und menschliche **Keimzellen** (Gameten) 23 Chromosomen (◻ Abb. 9.6). Alle Chromosomen werden als **Autosomen** bezeichnet, wenn sie keine **Gonosomen** (Geschlechtschromosomen) sind (s. o.). Die Chromosomen sind in den Körperzellen paarig (diploid oder 2n) und in den Keimzellen nur einfach vorhanden (haploid oder 1n). Der Begriff „euploid" bedeutet, dass ein vollständiger Chromosomensatz vorliegt. Sind ein oder mehrere Chromosomen in abweichender Zahl vorhanden, liegt eine **Aneuploidie** vor. Ist jedes Chromosom regulär doppelt vorhanden, besteht eine **Disomie**. Fehlt ein einzelnes Chromosom, so liegt eine **Monosomie** vor. Wenn nur ein homologes Chromosom zusätzlich vorkommt, besteht eine **Trisomie**. Numerische Aneuploidien entstehen meist durch Fehlverteilungen der Chromosomen in der Meiose. Am häufigsten kommt es in den Eizellen zu einer Fehlverteilung und weniger in den Samenzellen. Das Risiko für **Trisomien** steigt mit dem mütterlichen Alter, denn die Eizellen beginnen die Meiose bereits vor der Geburt, und Alterungsprozesse in den Zellen können zu Fehlverteilungen der Chromosomen führen. Im Gegensatz zu den Trisomien spricht man von einer **Triploidie**, wenn nicht nur ein Chromosom, sondern der komplette Chromosomensatz dreifach vorliegt (s. o.). Entweder stammen zwei der drei Chromosomensätze vom Vater oder von der Mutter. Die Ursache kann die Befruchtung einer Eizelle mit zwei Spermien oder die unterbliebene Ausstoßung des ersten Polkörpers sein. Zu den strukturellen Chromosomenaberrationen zählen **Translokationen** (Verlagerung von Chromosomenabschnitten), aber auch **Deletionen** (Verlust von Chromosomenabschnitten) oder **Insertionen** (Zugewinn von Chromosomenstücken). Strukturanomalien entstehen nach Chromosomenbrüchen, die ein einzelnes oder mehrere Chromosomen betreffen. Entscheidend ist, was mit den Bruchstücken passiert. Wenn nur unwesentliche Abschnitte verloren gehen oder zusätzlich vorhanden sind, bleibt die Gesamtmenge des Erbguts unverändert (**balanciert**). Sollten wesentliche Chromosomenstücke verloren gehen oder hinzukommen, so ist das Erbgut **unbalanciert** mit meist schwerwiegenden Folgen.

Numerische Chromosomenaberrationen

Zu den häufigen numerischen Chromosomenaberrationen zählen die Trisomien 21 (Down-Syndrom), 18 (Edwards-Syndrom) und 13 (Pätau-Syndrom). Mit einem Risiko von 1:500 ist die **Trisomie 21 (Down-Syndrom)** die häufigste Form. Etwa 30 % dieser Schwangerschaften führen zu einer Fehlgeburt. Down-Syndrom-Kinder werden zu 50 % mit einem Herzfehler geboren. Menschen mit einem Down-Syndrom sind kleinwüchsig, haben eher kraftlose Muskeln und lockeres Bindegewebe (z. B. lassen sich Gelenke überstrecken). Zudem haben sie ein rundes Gesicht, einen flachen Hinterkopf und meistens leicht schräg aufwärts gestellte Augen. Die Hände sind breit mit kurzen Fingern und haben oft eine Vierfingerfurche. Die zweithäufigste Trisomie ist das **Edwards-Syndroms (Trisomie 18)**. Die Inzidenz bei Lebendgeborenen beträgt ca. 1:6.000. Die Fehl- und Totgeburtenrate ist deutlich erhöht. Schwere Fehlbildungen von Herz, Schädel, Gesicht, Hirn, dem Bauchraum und den Extremitäten sind meist im vorgeburtlichen Ultraschall schon zu erkennen. 80 % weisen Herzfehler auf. Nur 5 bis 10 % der geborenen Kinder werden älter als ein Jahr. Die **Trisomie 13 (Pätau-Syndrom)** steht an dritter Stelle und tritt mit einem Risiko von 1:8.000 auf. Auch diese Feten fallen meist im vorgeburtlichen Ultraschall durch ein schweres Fehlbildungssyndrom auf. Fehlgeburten sind häufig und 80 % haben eine Herzfehlbildung. Die Lebenserwartung der geborenen Kinder beträgt etwa 90 Tage. 90 % der Kinder versterben im ersten Lebensjahr.

Die häufigsten numerischen Chromosomenaberrationen der Geschlechtschromosomen (Gonosomen) sind bei der Frau das **Ullrich-Turner-Syndrom (UTS)** und beim

Mann das Klinefelter-Syndrom (siehe ▶ Kap. 5). Bei einem UTS handelt es sich um eine Monosomie X. Die Zellen haben nur ein X-Chromosom **(45,X0)**. Meist liegt die Ursache vor der Befruchtung in einem Mitose- oder Meiosefehler bei den Samenzellen. Es bleibt die Aufteilung der beiden Geschlechts-Chromosomen auf zwei Tochterzellen aus und beide Geschlechtschromosomen wandern in eine Zelle. Die ausbleibende Trennung der beiden Glieder eines homologen Chromosomenpaares wird als **Non-Disjunction** bezeichnet. Es entstehen ein Spermium mit 24 (24,XY) und ein Spermium mit nur 22 Chromosomen (22,0). Normalerweise würden zwei Spermien mit 23 Chromosomen entstehen (23,X oder 23,Y). Die Befruchtung einer Eizelle nach regulärer Trennung der Geschlechtschromosomen (23,X) mit einem Spermium nach irregulärer Trennung der Geschlechtschromosomen mit nur 22 Chromosomen (22,0) führt zu einem weiblichen Karyotyp mit einer Monosomie X (45,X0). Typische **Stigmata** bei einem UTS sind vor allem der Kleinwuchs, Nackenfalten sowie Herz- und Nierenfehlbildungen. Die Frauen sind in der Regel **unfruchtbar**, da die Eierstöcke nicht regelrecht entwickelt sind. Eine Pubertät bleibt daher meist aus. Die Frauen sind aber durchschnittlich intelligent und haben meist eine normale Lebenserwartung.

Bei einem **(Klinefelter-Syndrom, 47,XXY)** oder einem (Triple-X-Syndrom, 47,XXX) liegt eine Trisomie der Geschlechtschromosomen vor. Das überzählige X-Chromosom kommt, wie beim UTS, durch eine ausbleibende Trennung der Geschlechtschromosomen zustande. Dieser Trennungsfehler vor der Befruchtung kommt etwa gleich häufig bei der Eizell- und der Samenzellreifung vor. Bei einem mütterlichen Alter über 40 Jahren tritt eine Non-Disjunction der Gonosomen aber häufiger auf. Insgesamt entstehen bei der Meiose Eizellen und Samenzellen mit jeweils 24 Chromosomen (24,XX und 24,XY) und solche mit jeweils nur 22 Chromosomen (22,0). Die Befruchtung eines Spermiums nach regulärer Trennung der Geschlechtschromosomen (23,X oder 23,Y) mit einer Eizelle nach irregulärer Trennung der Geschlechtschromosomen (24,XX) führt zu einer gonosomalen Trisomie für die Geschlechtschromosomen entweder mit einem männlichen oder mit einem weiblichen Karyotyp. Die Häufigkeit für ein Klinefelter-Syndrom (47,XXY) liegt bei ca. 1:500 bis 1:1.000 und für ein **Triple-X-Syndrom** (47,XXX) bei ca. 1:1.000. Männer mit einem Klinefelter-Syndrom sind in der Regel **unfruchtbar** (siehe ▶ Kap. 5). Frauen mit dem Triple-X-Syndrom sind überwiegend unauffällig und werden daher meist nicht diagnostiziert. In einigen Fällen kann es aber zu einer vorzeitigen Erschöpfung der Eierstöcke (prämature Ovarialinsuffizienz) und somit zur Unfruchtbarkeit kommen.

Strukturelle Anomalien

Nach Chromosomenbrüchen können sich Bruchstücke an andere Chromosomen heften. Diese Situation wird als **Translokation** bezeichnet. Diese treten am häufigsten zwischen den Chromosomen 13, 14, 15, 21 und 22 auf. Translokationen sind **balanciert**, wenn es weder zu einem Verlust noch zu einem Gewinn von wesentlichem genetischem Material kommt. Dann kommt es zu keinen Veränderungen des Phänotyps und die betroffenen Menschen sind klinisch unauffällig. Sind Translokationen jedoch **unbalanciert**, treten häufig Fehlgeburten oder Syndrome mit Fehlbildungen auf. Es gibt zwei verschiedene Translokationen: die **reziproke Translokation** mit einem wechselseitigen (reziproken) Austausch von Bruchstücken und die **Robertson'sche Translokation** mit der Fusion (Verschmelzung) von zwei Chromosomen zu einem **Translokationschromosom**. Auch ein Down-Syndrom kann durch eine unbalancierte Translokation bedingt sein. Diese Ursache für ein Down-Syndrom ist erblich und betrifft nur ca. 5 % aller Fälle mit einem Down-Syndrom, denn in ca. 95 % liegt eine sogenannte freie Trisomie vor, die durch einen Trennungsfehler bei der Meiose entsteht.

Pränataldiagnostik

Die Polkörperdiagnostik (PKD) zählt wie die Präimplantationsdiagnostik (PID) zur **Pränataldiagnostik (PND)**. Eine PKD wird an unbefruchteten Eizellen bis zum Vorkernstadium und eine PID an befruchteten Eizellen im Furchungs- bis Blastozystenstadium durchgeführt. Somit sind die PKD und die PID Untersuchungsverfahren an Eizellen und Embryonen noch vor Beginn einer erfolgreichen Implantation und Schwangerschaft. Bei den diagnostischen Verfahren in der **Schwangerschaft** steht die **Ultraschalluntersuchung** des Fetus im Zentrum, ergänzt durch eine Untersuchung **fetaler Zellen** aus dem Fruchtwasser, von Zellen des Plazentagewebes und von kindlichem oder mütterlichem Blut. Bei der PKD hingegen wird genetisches Material von einer Eizelle noch vor Abschluss der Befruchtung untersucht. Nur die mütterlichen Gene werden untersucht, und zwar indirekt am 1. und 2. Polkörper der Meiose I und II, denn die Polkörper spiegeln indirekt die Chromosomen im Kern der Eizelle wider. Mit einer **Präimplantationsdiagnostik** nach Abschluss der Befruchtung und Beginn der Embryoentwicklung können sowohl die mütterlichen als auch die väterlichen Gene an den entnommenen Zellen direkt untersucht werden. Die PID wird bevorzugt im Blastozystenstadium an Entwicklungstag fünf durchgeführt. Die PKD wurde in Deutschland zunächst als Alternative zur PID praktiziert, bevor diese 2011 für Ausnahmen gesetzlich geregelt und 2013 umgesetzt wurde. Die Entnahme von Polkörpern oder Zellen eines Embryos bei einer PKD oder PID muss unter sterilen Bedingungen im ART-Labor erfolgen. Andernfalls ist das Risiko für eine Kontamination des zu untersuchenden genetischen Materials groß und der genetische Befund damit unsicher.

Polkörperdiagnostik (PKD)

Die Polkörperdiagnostik wurde bis ins Jahr 2013 sowohl für die Gendiagnostik bei Erbleiden als auch für die zytogenetische Diagnostik auf Chromosomenstörungen bei Translokationen oder bei einem erhöhten Risiko für Aneuploidien eingesetzt. Frauen im fortgeschrittenen reproduktionsbiologischen Alter haben ein erhöhtes Aneuploidierisiko. Polkörper sind nur Bruchteile eines Zellkerns mit sehr wenig und instabilem genetischem Material. Sie werden von der Natur als „**Abfallprodukt**" ausgeschleust und verworfen. Im Gegensatz zur PKD werden bei einer PID mehrere Zellen mit stabilem genetischem Material untersucht. Daher ist die Polkörperdiagnostik besonders anspruchsvoll und hat zusätzlich ein hohes Risiko für den Ausfall von Eizellen bei der Testung. Die Biopsie als auch die genetische Untersuchung musste bei der konservativen Lesart des ESchG innerhalb eines kleinen **Zeitfensters** von 25 Stunden nach einer ICSI abgeschlossen sein. Das bedeutete auch, dass innerhalb des Zeitfensters die unauffällig getesteten Eizellen für den Embryotransfer ausgewählt und die auffälligen Eizellen verworfen werden mussten. Bei einem Zeitverzug wäre bereits ein Embryo entstanden und die PKD nicht mehr rechtssicher möglich gewesen, denn nach 26 bis 29 Stunden kommt es zum Auflösen der Vorkerne und zur ersten Zellteilung und somit zur Entwicklung eines Embryos. Bei Überschreiten des PKD-Zeitfensters würde die Auswahl nicht mehr an Eizellen, sondern an Embryonen durchgeführt werden. Eine Selektion von Embryonen entsprechend dem Ergebnis der PKD wäre verboten gewesen.

Durchführung einer PKD bei Erbleiden und Aneuploidien

Bei der **Testung auf Erbleiden** müssen der **1. und der 2. Polkörper** sequenziell entnommen und genetisch untersucht werden. Dabei wird festgestellt, ob das veränderte Gen in der Eizelle verblieben ist oder mit dem 1. oder 2. Polkörper ausgeschleust wurde. Der 2. Polkörper wird ca. 15 Stunden nach der ICSI ausgestoßen. Daher wurde der 1. Polkörpers meist 1 Stunde nach der ICSI und der 2. Polkörper nach dessen Ausschleusen aus der Eizelle biopsiert. Auf Grund des engen Zeitfensters wurde die genetische Analyse nach der zeitlich versetzten Entnahme der beiden Polkörper jeweils sofort gestartet. Bei einer PKD müssen alle reifen Eizellen biopsiert und untersucht werden, da zum Zeitpunkt der Biopsie noch nicht bekannt ist, welche Eizellen sich regulär befruchten lassen. Nur ca. 70–80 % der Eizellen lassen sich befruchten, und von diesen entwickeln sich nur 30 bis 50 % zu einer Blastozyste. Somit entsteht nur aus jeder vierten Eizelle eine entwicklungsfähige Blastozyste. Daher war eine Polkörperdiagnostik bei Erbleiden sehr zeit- und personalintensiv. Heutzutage hat die Polkörperdiagnostik noch einen klinischen Stellenwert bei der **Testung** eines altersabhängig erhöhten Risikos für **Aneuploidien**, bei Trisomie-bedingten Fehlgeburten oder bei Implantationsversagen. Für den Zugewinn bzw. für den Verlust von genetischem Material ist es ausreichend, den **1.** und **2. Polkörper zusammen** bis 15 Stunden nach einer ICSI zu biopsieren. Allerdings wurde für die Aneuploidietestung mit einer PKD kein Schwangerschaftsvorteil nachgewiesen, sodass die hohen Kosten für die aufwendige Diagnostik schwer zu rechtfertigen sind (Verpoest et al. 2018).

Präimplantationsdiagnostik (PID)

Die Durchführung einer Präimplantationsdiagnostik (PID) ist in **§ 3a ESchG** geregelt (◘ Anhang 9.1). Dieser Paragraf wurde 2011 in das Gesetz eingefügt. Er besagt, dass eine PID nur in Ausnahmefällen durchgeführt werden darf. Voraussetzung für die Durchführung einer PID ist eine Aufklärung und Beratung zu den medizinischen, psychischen und sozialen Folgen. Außerdem muss ein **positives Votum** einer interdisziplinär zusammengesetzte **Ethikkommission** vorliegen. Eine PID darf nur in zugelassenen Zentren für Präimplantationsdiagnostik erfolgen, die über die notwendigen personellen, diagnostischen, medizinischen und technischen Möglichkeiten verfügen. Zu den Ausnahmen, bei denen eine PID durchgeführt werden darf, zählen die genetische Disposition bei der Frau und / oder dem Mann, wenn für die Nachkommen ein **hohes Risiko** einer schwerwiegenden Erbkrankheit von **mindestens 25 %** besteht. Eine weitere Ausnahme ist die Feststellung einer schwerwiegenden Schädigung eines Embryos (z. B. bei elterlichen Translokationsträgern), die mit hoher Wahrscheinlichkeit zu einer Tot- oder Fehlgeburt führt. Näheres für die Umsetzung des § 3a ESchG hat die Bundesregierung in der sogenannten **Präimplantationsdiagnostikverordnung (PIDV)** bestimmt (◘ Anhang 9.2). Für die Zulassung der PID-Zentren und die Einrichtung einer Ethikkommission sind jeweils die Bundesländer zuständig. Die Zentralstelle zur Dokumentation der PID-Behandlungen wurde am bundeseigenen **Paul-Ehrlich-Institut (PEI)** eingerichtet. Die PID-Zentren müssen ihre Behandlungsdaten jährlich an das PEI melden. Die PID-Berichte der Bundesregierung, die alle vier Jahre erstellt werden müssen, beinhalten die Auswertung aller Registerdaten einschließlich der Behandlungsergebnisse. Der dritte **Bericht der Bundesregierung** über die Erfahrungen mit der Präimplantationsdiagnostik wurde 2024 publiziert. Dieser Bericht ist im „Newsroom" auf der PEI-Website abrufbar (▶ www.pei.de).

Ethikkommissionen

Bundesweit gibt es fünf Ethikkommissionen (◧ Tab. 9.5). Die Bundesländer Bayern, Berlin und Nordrhein-Westfalen haben jeweils eine eigene Ethikkommission, während die übrigen Bundesländer im Norden und Süden jeweils eine gemeinsame Kommission eingerichtet haben. Nur Sachsen-Anhalt hat bisher keine Ethikkommission. Diese soll etabliert werden, sobald ein Antrag auf Zulassung als PID-Zentrum gestellt wird. Der Antrag auf Durchführung einer PID muss in dem Bundesland gestellt werden, in dem das **zugelassene humangenetische Zentrum für Präimplantationsdiagnostik (PID-Zentrum)** tätig ist. Dieses kann mit mehreren reproduktionsmedizinischen Einrichtungen kooperieren. Ein zugelassenes PID-Zentrum besteht somit immer aus einem humangenetischen Zentrum mit einem oder mehreren **reproduktionsmedizinischen Ein-** **richtungen**. Diese können auch mit einem weiteren humangenetischen PID-Zentrum kooperieren. Ethikkommissionen sind interdisziplinär mit vier Sachverständigen aus der Medizin, zwei Sachverständigen aus den Fachrichtungen Ethik und Recht sowie jeweils einem Vertreter für die Wahrnehmung der Interessen von Patienten und der Selbsthilfe behinderter Menschen zusammengesetzt. Die insgesamt acht Mitglieder müssen mit einer zwei Drittel Mehrheit über die Anträge entscheiden. Die Antragsteller werden in einem Schreiben über den erlassenen **Bescheid** informiert: „Ihr Antrag auf Durchführung einer Präimplantationsdiagnostik wird **zustimmend bewertet**" oder „Ihr Antrag auf Durchführung einer Präimplantationsdiagnostik wird **abgelehnt**." Wird ein Antrag abgelehnt, so kann das betroffene Paar nur den **Klageweg** vor einem Verwaltungsgericht beschreiten. Eine solche Klage

◧ **Tab. 9.5** Ethikkommissionen für Präimplantationsdiagnostik

Kommission	Bundesländer	Sitz	Gebühren und Auslagen	zugelassene humangenetische PID-Zentren
Nord	Brandenburg, Freie Hansestadt Bremen, Freie und Hansestadt Hamburg, Mecklenburg-Vorpommern, Niedersachsen, Schleswig-Holstein	Ärztekammer Hamburg	1.500 bis 3.000 €	2
Süd	Baden-Württemberg, Hessen, Rheinland-Pfalz, Saarland, Sachsen, Thüringen	Landesärztekammer Baden-Württemberg	1.500 bis 4.000 €	3
Bayern	Bayern	Bayerisches Staatsministerium für Gesundheit und Pflege	100 bis 5.000 €	4
Berlin	Berlin	Landesamt für Gesundheit und Soziales	1.500 €	0
Nordrhein-Westfalen	Nordrhein-Westfalen	Ärztekammer Nordrhein	1.300 bis 3.000 €	1

dauert bis zur Entscheidung mehrere Jahre. In der Vergangenheit hat insbesondere die Bayerische Ethikkommission für Präimplantationsdiagnostik immer wieder negative Voten bei Erbleiden erlassen. Dabei wurden besondere Belastungen wie Schwangerschaftsabbrüche im Zusammenhang mit einer Erbkrankheit (Weiske et al. 2017) oder deutliche Symptome einer Erbkrankheit beim Partner von der Ethikkommission nicht berücksichtigt. Betroffene Paare sind den Klageweg gegangen. Die **Verwaltungsgerichte** in Regensburg (VG, Urteil vom 24.01.2019 – RO 5 K 17.335) und höchstrichterlich in Leipzig (BVerwG, Urteil vom 05.11.2020 – 3 C 12.19) haben die jeweiligen Bescheide der Ethikkommission aufgehoben.

> ● **Leitsätze für die Entscheidung der Ethikkommissionen**
> 1. Den Ethikkommissionen für Präimplantationsdiagnostik ist in Bezug auf das Vorliegen der Voraussetzungen des hohen Risikos einer schwerwiegenden Erbkrankheit kein Beurteilungsspielraum eingeräumt.
> 2. Über das Vorliegen der Voraussetzungen des hohen Risikos einer schwerwiegenden Erbkrankheit ist in jedem Einzelfall gesondert zu entscheiden. Schwerwiegend ist eine Erbkrankheit insbesondere, wenn sich die Erkrankung durch eine geringe Lebenserwartung oder Schwere des Krankheitsbildes und schlechte Behandelbarkeit von anderen Erbkrankheiten wesentlich unterscheidet.
> 3. Ist fraglich, ob eine Erbkrankheit bereits wegen der nach der genetischen Disposition jedenfalls eines Elternteils zu erwartenden Krankheitsausprägung bei den Nachkommen als schwerwiegend einzustufen ist, sind auch mit der genetischen Disposition in Zusammenhang stehende weitere Belastungen der betroffenen Frau bzw. des Paares zu berücksichtigen.

Die **Ablehnungsquote** der Anträge auf Durchführung einer PID lag im Gegensatz zum Bundesdurchschnitt bei der Bayerischen Ethikkommission für Präimplantationsdiagnostik vor dem Gerichtsurteil des Bundesverwaltungsgerichtes in Leipzig von 2019 bei 10 bis 15 %. Die Genehmigungspraxis hat sich seit dem Urteil verändert, da insbesondere die Belastungen der Antragsteller nun stärker berücksichtigt werden können. Seitdem ist die Ablehnungsquote der Bayerischen Ethikkommission auf ca. 2 % gesunken (Deutscher Bundestag 2024).

Durchführung einer PID

Die Gewinnung der Zellen für die PID erfolgt in einem **reproduktionsmedizinischen Zentrum**, das mit dem **humangenetischen PID-Zentrum** kooperiert. Die beiden Einrichtungen müssen als „Tandem" **gemeinsam zugelassen** sein. Das humangenetische Zentrum ist dabei der Pilot und die reproduktionsmedizinische Einrichtung der Hintermann, der die Zellen für die PID heranbringt. Die PID darf erst durchgeführt werden, wenn das Votum der Ethikkommission vorliegt. Bei einer Trophektodermdiagnostik werden nur entwicklungsfähige befruchtete Eizellen im Blastozystenstadium untersucht. Bei zeitgerechter Entwicklung differenziert sich die befruchtete Eizelle am fünften Entwicklungstag zu einer Blastozyste. Es werden die äußeren Trophektodermzellen biopsiert, die sich nur noch zu Chorionzotten differenzieren können (● Abb. 9.8). Die inneren Zellen, aus denen später das Kind entstehen soll, werden nicht berührt. Bei der Biopsie werden mit einer Glaspipette meist drei bis fünf Zellen für die genetische Untersuchung entnommen. Nach der Biopsie werden die Blastozysten eingefroren und nur die Biopsate zum humangenetischen PID-Zentrum transportiert. Das Ergebnis liegt meist einige Wochen später vor. Üblicherweise wird der Befundbericht vom behandelnden Reproduktionsmediziner mit der Patientin besprochen. Danach wird die Auftaubehandlung geplant. Sollte kein Embryo für einen Transfer vor-

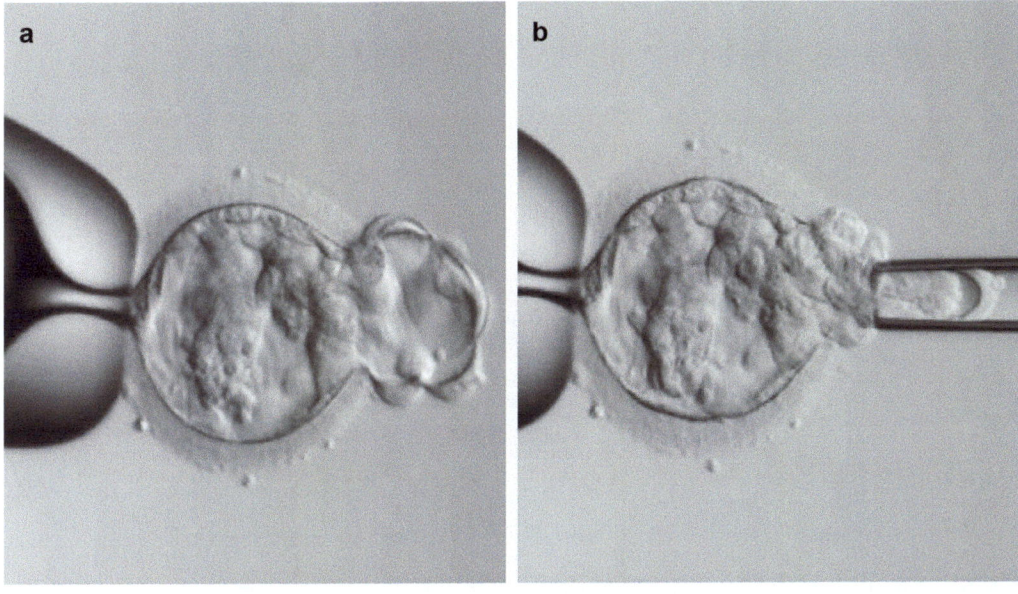

⬛ Abb. 9.8   Trophektodermbiopsie. **a** Trophektodermzellen beginnen aus der Zona pellucida zu schlüpfen; **b** Biopsie: 3–5 Trophektodermzellen werden in eine Glaspipette eingesaugt

handen sein, wird entsprechend der individuellen Situation ein weiterer PID-Zyklus geplant.

Spezielle Anforderungen an die Hygiene

Die **Kontamination** einer **Eizell-Kultur** ist gefürchtet, da sie meist das Wachstum der kultivierten Eizellen hemmt. Ist eine Kultur in einem Inkubator verkeimt, kann diese Kontamination auch andere Kulturen im Brutschrank schädigen (Kreuzkontamination). Eine Übertragung von kontaminierten Embryonen ist kritisch, da die Infektion in die Gebärmutter übertragen und die Einnistung stören kann. Aus diesem Grunde muss für eine strenge Hygiene im ART-Labor gesorgt werden (Gutknecht et al. 2021). **Keime** sind vor allem in der Luft, auf der Haut, in der Scheide, im Darm und im Boden vorhanden. Staub ist ein Keimträger. Wichtige Infektionsquellen sind das Personal und die Patienten. Insbesondere die Achselhöhle und die Kopfhaut beim Menschen haben eine hohe Keimbesiedlung. Auch die Hände weisen eine relativ hohe Keimzahl auf. Ejakulate und Follikelpunktate sind immer mit Keimen besiedelt. Ein weiteres Infektionsrisiko sind Kartons, in denen die Waren für den IVF-Bereich geliefert werden. Daher ist es sehr wichtig, den **Praxisbereich** mit den Sprech- und Untersuchungszimmern sowie den administrativen Räumen von dem **Bereich** für **ambulantes Operieren** einschließlich dem **ART-Labor** zu trennen. Ein entsprechendes **Hygienekonzept** wird von der Arzneimittel- und Wirkstoffherstellungsverordnung (AMWHV) § 6 für den Betrieb eines Kinderwunschzentrums gefordert (s. ▶ Kap. 1).

Infektionsprophylaxe

Zur Infektionsprävention sind entsprechend dem Hygieneplan für den Praxisbereich die allgemeinen Hygienevorschriften wie die **hygienische Händedesinfektion** und das Tra-

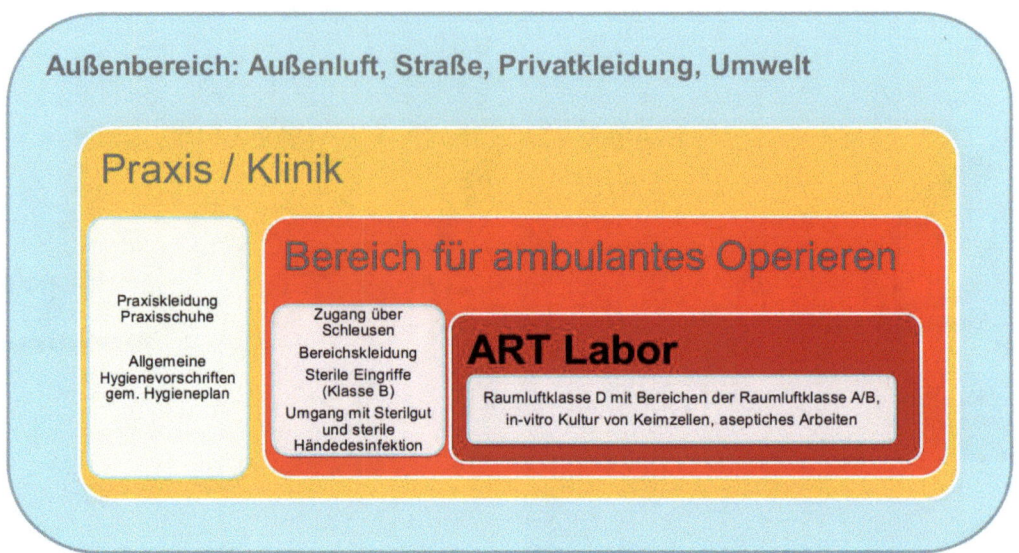

⬛ Abb. 9.9 Räumlichkeiten und Hygieneanforderung. Mit zunehmender Reinheit greifen entsprechend dem Hygienekonzept zusätzliche Hygienemaßnahmen. Praxisbereich/Klinik (orange), Bereich für ambulantes Operieren (rot) und ART-Labor (dunkelrot). (Nach Gutknecht D (Spezialisierungsqualifikation Reproduktionsmedizin))

gen der **Praxiskleidung** und der Praxisschuhe ausreichend (⬛ Abb. 9.9). Die Flächen und Geräte sollen gut zu reinigen sein, es sollten ausreichend Laufflächen und ausreichend Platz für die Vorratshaltung vorhanden sein, der Zugang für sensible Bereiche muss begrenzt sein, Staubfänger sollten vermieden werden und Kabel z. B. in Kanälen geordnet sein. Der **Zugang zum OP**-Bereich einschließlich dem **ART-Labor** erfolgt durch eine **Personalschleuse**, in der die **Bereichskleidung** angelegt werden muss (⬛ Tab. 9.6). Die Patienten werden über einen separaten Zugang in die Patientenzimmer eingeschleust und bekommen ein OP-Hemd und einen Fußschutz (z. B. Socken). Auch Techniker und Personal für Wartungsarbeiten müssen die Bereichskleidung tragen. Im OP-Bereich sind **Einweg-Hauben** und ein **Mund-Nasen-Schutz** (**MNS**) obligat. Für medizinische Eingriffe ist die **chirurgische Händedesinfektion** einschließlich der Unterarme verpflichtend. Bei Anlieferungen von Materialien für das ART-Labor müssen die Außenkartons vor

der Bereichsschleuse entfernt und die Waren möglichst in saubere Behältnisse umgepackt werden. Die Lagerung von Innenkartons sollte vermieden werden.

Zur **Keimreduktion** werden **Ejakulate** und **Follikelpunktate** aufbereitet. Dieses geschieht durch wiederholte Waschschritte und Spülen der Zellen (⬛ Abb. 9.1). Die Keimreduktion im Ejakulat ist u. a. im Dichtegradienten sehr effektiv. Außerdem enthalten die Kulturmedien für die Samenzellen und für die Eizellkultur das Breitbandantibiotikum Gentamycin. Dank dieser effektiven **Prophylaxe** kommen Infektionen bei der Eizellkultur sehr selten vor. Gentamycin wird in der Humanmedizin bei schweren Infektionen eingesetzt.

Unter **Kreuzkontamination** versteht man die Übertragung von Keimen z. B. von einer Person des Laborpersonals auf eine Kultur eines Paares oder zwischen den Kulturen von Paaren. Die Hygienevorschriften müssen strikt eingehalten werden, um das Risiko einer Keimverschleppung zu minimieren. Zusätzlich lässt sich das Risiko reduzieren,

■ **Tab. 9.6** Maßnahmen zur Keimreduktion im ART-Labor

Maßnahmen	Erläuterung
Schleusen	Bereichskleidung für Personal und Techniker, Ablegen von Straßenkleidung einschließlich Schuhe für Patienten, Außenkartons vor OP-Bereich umpacken
Luftfilter	Feinstaubfilter für Raumluftklasse D im ART-Labor notwendig (Anforderung AMWHV § 36)
Waschschritte und Dichtegradient	Wiederholtes Waschen und Spülen zur Keimreduktion in Ejakulat und Follikelpunktat, massive Keimreduktion im Ejakulat durch Dichtegradient
Keiminaktivierung	Kulturmedien enthalten prophylaktisch Breitbandantibiotikum Gentamycin
Einwegmaterialien, Arbeitsplatztrennung, Desinfektion	Verhinderung von Kreuzkontamination zwischen Laborpersonal und Patientenkultur oder zwischen Patientenkulturen
Desinfektion	Alkohol ist potenziell schädlich für Embryonen, quartäre Ammoniumverbindungen für Flächen und Instrumente empfohlen, Präparate z. T. für Embryonen getestet
Hygienekontrollen	Luftproben, Sedimentationsplatten und Abklatschproben (Anforderung AMWHV § 36)

indem sterile Einmalmaterialien verwendet werden und eine strikte Arbeitsplatztrennung bei der Kultur eines jeden Paares durchgesetzt wird. Es empfiehlt sich eine ergänzende Flächen- und Gerätedesinfektion.

Desinfektionsmittel

Bei Verwendung von **Desinfektionsmitteln** im **ART-Labor** und angrenzenden Räumlichkeiten des Eingriffsbereichs ist deren **Toxizität für Keimzellen** zu **beachten**. Eines der effektivsten Desinfektionsmittel ist **70 %iger Alkohol**. Dieser wird regelmäßig für die Händedesinfektion verwendet. Allerdings verdampft der Alkohol und kann so in die Kulturgefäße für Keimzellen gelangen und diese schädigen. Gleiches gilt für **chlorhaltige Desinfektionsmittel**, z. B. Schaum für die Desinfektion von Ultraschallsonden (Tristel Duo ULT®). Daher müssen die Türen zum ART-Labor für die Zeit der Händedesinfektion bzw. für die Desinfektion der Ultra-

schallsonden im Eingriffsbereich vor bzw. nach ambulanten Eingriffen kurz verschlossen werden. Für das ART-Labor sind Desinfektionsmittel günstiger, die Ammoniumsalze enthalten. Diese bleiben auf den Flächen zurück und verdampfen nicht. Einige Marken sind nachweislich für Embryonen unschädlich. Allerdings gibt es auch einige Marken, die mit einem Alkohol oder Duftstoffen kombiniert sind. Diese sollten im ART-Labor nicht angewendet werden. Zusammengefasst sind für die Flächendesinfektion und Tauchdesinfektion im ART-Labor **quartäre Ammoniumverbindungen (QUADS)** zu empfehlen. Es gibt Präparate wie das Fermacidal D2®, die für Embryonen getestet und unschädlich sind. Präparate haben unterschiedliche Wirkspektren. Daher ist die Anwendung von **unterschiedlichen Präparaten** in verschiedenen Räumen wie Andrologie, ART-Labor und Eingriffsbereich für ein **breiteres Wirkspektrum** empfehlenswert. Diese Produkte sollten auch zwischen den Räumen ausgetauscht werden.

Raumluftklasse

Die Luft im ART-Labor muss gefiltert werden, um die Zufuhr von Feinstaub (< 1 µm) wie Bakterien, Viren, Hefen, Pollen und Aerosole so gering wie möglich zu halten. Dafür werden die Räumlichkeiten mit **High Efficiency Particulate Air (HEPA)-Filtern** ausgestattet. So können die gesetzlichen Vorgaben nach der AMWHV § 36 eingehalten werden. Darin wird die **Raumluftklasse D** für das ART-Labor gefordert. Dieses gilt als ein reiner Bereich für weniger kritische Schritte bei der Herstellung steriler Produkte. Die **Be- und Verarbeitung von Keimzellen** erfolgt in Werkbänken unter **Laminar-Air-Flow-Bedingungen**. Die gesetzlich geforderte Raumluftklasse A ist aber nicht umsetzbar, da sonst die Sicherheit und Qualität der Keimzellen gefährdet wäre. Aus diesem Grunde kann von der AMWHV-Forderung abgewichen werden. Ein Eingriffsraum ist bei Operationen mit einem geringen Wundinfektionsrisiko wie bei Follikelpunktionen ausreichend. Für größere Eingriffe wie eine Bauchspiegelung wäre ein Operationssaal mit entsprechender Raumlufttechnik (RLT) notwendig, der die Reinraumbedingungen erfüllt.

Es müssen **regelmäßige Kontrollen** zur Einhaltung der **Raumluftklasse im ART-Labor** durchgeführt und dokumentiert werden. Dies ist rechtlich bindend in der AMWHV vorgeschrieben. Zu diesem Zweck werden Luftproben für die aktive Partikel- und Keimzahlmessung, Sedimentationsplatten für die passive Partikelmessung und Abklatschproben während kritischer Arbeitsschritte genommen. Um die Raumluftklasse A bzw. B zu erfüllen, muss die Anzahl „koloniebildender Einheiten" (KBE) ≤ 1 bzw. ≤ 5 betragen.

 Lernziel
- Bedeutung und Methoden zur Aufbereitung von Ejakulat kennen
- Bedeutung der Temperaturkontrolle für die Eizellkultur verstehen
- Entwicklungsschritte der Eizelle von der Befruchtung bis zur Entwicklung einer Blastozyste erläutern können
- Bedeutung der Embryonalperiode als Phase für Organfehlbildungen kennen
- Unterschied zwischen Polkörper- und Präimplantationsdiagnostik erklären können
- Hyienekonzept in Kinderwunschzentrum kennen

Im IVF-Labor werden Eizellen und Samenzellen in einer Kulturschale mit dem Ziel der Befruchtung (Fertilisation) zusammengeführt. Damit die Befruchtung erfolgreich ist, müssen die Samenzellen aufbereitet werden. Dafür sollen die Spermien motil, normal geformt, reif und intakt sein. Bei einer IVF-Behandlung müssen die Spermien die Eizellen aus eigener Kraft erreichen und befruchten. Hingegen wird bei einer ICSI-Behandlung jeweils ein Spermium in eine reife Eizelle injiziert. Befruchtungsfehler können durch Eizellen oder Spermien, aber auch durch die Kulturbedingungen verursacht werden. Um das Risiko für Befruchtungsfehler gering zu halten, ist vor allem eine stabile Kulturtemperatur von ca. 37 °C notwendig. Mit Time-Lapse-Inkubatoren (eingebaute Kamera) ist eine lückenlose und störungsfreie Überwachung der Eizellkultur möglich. So können z. B. nicht entwicklungsfähige Blastozysten identifiziert und vom Transfer ausgeschlossen werden. Chromosomen als Träger der Erbinformation bestehen hauptsächlich aus DNA. Diese knäuelt (kondensiert) sich während der Mitose und Meiose. Samenzellen und Eizellen haben den einfachen

Chromosomensatz (23,X oder 23,Y), Körperzellen den doppelten Chromosomensatz (46,XX oder 46, XY). Es kann zu Fehlverteilungen bzw. Neu-Mutationen während der Trennung der Chromosomen bei der Reifeteilung (Meiose) bzw. bei der Verdoppelung der DNA jeweils nach den Zellteilungen (Mitosen) kommen. Die Präimplantationsdiagnostik ist nur in Ausnahmefällen bei bekannten Chromosomenstörungen und bei Erbleiden nach einem positiven Votum einer Ethikkommission erlaubt. Für eine sichere Eizellkultur ist ein Hygienekonzept zur Infektionsprophylaxe einschließlich der Raumluftkontrolle notwendig.

Literatur

Brandt S, Wabitsch M (2017) Bedeutung der mütterlichen Adipositas für die Gesundheit der Kinder. Gynäkologische Endokrinologie 15, 131–138. https://doi.org/10.1007/s10304-017-0132-4

Chen X, Zhao H, Lv J et al (2022) Calcium ionophore improves embryonic development and pregnancy outcomes in patients with previous developmental problems in ICSI cycles. BMC Pregnancy Childbirth 22:894. https://doi.org/10.1186/s12884-022-05228-3

Deutscher Bundestag (2024) Dritter Bericht der Bundesregierung über die Erfahrungen mit der Präimplantationsdiagnostik. Drucksache 20/10060. https://dserver.bundestag.de/btd/20/100/2010060.pdf. Zuletzt 30.4.2025.

Duran-Retamal M, Morris G, Achilli C et al (2020) Live birth and miscarriage rate following intracytoplasmic morphologically selected sperm injection vs intracytoplasmic sperm injection: An updated systematic review and meta-analysis. Acta Obstet Gynecol Scand 99:24–33. https://doi.org/10.1111/aogs.13703

Giménez C, Conversa L, Murria L et al (2023) Time-lapse imaging: Morphokinetic analysis of in vitro fertilization outcomes. Fertil Steril120:218-227. https://doi.org/10.1016/j.fertnstert.2023.06.015

Gutknecht D, Blumenauer V, Hauff B et al (2021) Leitlinie für die Führung und Einrichtung eines Labors für die Durchführung Assistierter Reproduktionstechnologien beim Menschen (ART-Labor) innerhalb einer reproduktionsmedizinischen Versorgungseinrichtung der Arbeitsgemeinschaft Reproduktionsbiologie des Menschen (AGRBM). https://www.agrbm.de/wp-content/uploads/AGRBM_Leitlinie_2021-05-21.pdf. Zuletzt 3.5.2025

Hunkler K, Dunn A J, Driver N (2024) Blastulation development rateswith Zymot Microfluidics Device and testicular sperm extraction in infertile couples with prior poor blastulation rates and elevated DNA Fragmentation. Fertil Steril 122: 4, Supplement e427October 2024. https://doi.org/10.1016/j.fertnstert.2024.08.283. https://www.fertstert.org/article/S0015-0282(24)01897-1/fulltext

Kirkman-Brown J, Pavitt S, Khalaf Y et al. (2019) Sperm selection for assisted reproduction by prior hyaluronan binding: the HABSelect RCT. Efficacy and mechanism evaluation 6. https://doi.org/10.3310/eme06010

Novoselsky Persky M, Hershko-Klement A, Solnica A et al (2021) Conventional ICSI vs. physiological selection of spermatozoa for ICSI (picsi) in sibling oocytes. Andrology. 9:873–877. https://doi.org/10.1111/andr.12982

Pacheco A, Blanco A, Bronet F et al (2020) Magnetic-Activated Cell Sorting (MACS): A Useful Sperm-Selection Technique in Cases of High Levels of Sperm DNA Fragmentation. J Clin Med 9:3976. https://doi.org/10.3390/jcm9123976

Parrella A, Keating D, Cheung S et al (2019) A treatment approach for couples with disrupted sperm DNA integrity and recurrent ART failure. J Assist Reprod Genet 36:2057–2066. https://doi.org/10.1007/s10815-019-01543-5

Reignier A, Lefebvre T, Loubersac S et al (2021) Time-lapse technology improves total cumulative live birth rate and shortens time to live birth as compared to conventional incubation system in couples undergoing ICSI. J Assist Reprod Genet 38:917–923. https://doi.org/10.1007/s10815-021-02099-z

Practice Committee of the American Society for Reproductive Medicine (2022) Electronic address: asrm@asrm.org. The role of assisted hatching in in vitro fertilization: a guideline. Fertil Steril 117:1177–1182. https://doi.org/10.1016/j.fertnstert.2022.02.020

Sadler TW (2014) Angeborene Fehlbildungen und pränatale Diagnostik. In: Sadler TW (ed) Taschenlehrbuch Embryologie 12. Auflage, Georg Thieme Verlag Stuttgart New York, 180–194

Shan Y, Zhao H, Zhao D et al (2022) Assisted Oocyte Activation With Calcium Ionophore Improves Pregnancy Outcomes and Offspring Safety in Infertile Patients: A Systematic Review and Meta-

Analysis. Front Physiol 12:751905. https://doi.org/10.3389/fphys.2021.751905

Tejera A, Alegre Ferri L, Gamiz Izquierdo P et al (2021) Treatment with Calcium Ionophore Improves The Results in Patients with Previous Unsuccessful Attempts at The Fertilization: A Cohort Study. Int J Fertil Steril 15:286–293. https://doi.org/10.22074/IJFS.2021.136168.1013

Verpoest W, Staessen C, Bossuyt PM et al (2018) Preimplantation genetic testing for aneuploidy by microarray analysis of polar bodies in advanced maternal age: a randomized clinical trial. Hum Reprod 33:1767–1776. https://doi.org/10.1093/humrep/dey262

Weiske K, Sauer T, Bals-Pratsch M (2017) PID in Deutschland: Die Instanz der Ethikkommissionen – Betrachtungen aus ethischer Perspektive. J. Reproduktionsmed. Endokrinol 14, 107–112

West R, Coomarasamy A, Frew L et al (2022) Sperm selection with hyaluronic acid improved live birth outcomes among older couples and was connected to sperm DNA quality, potentially affecting all treatment outcomes. Hum Reprod. 37:1106–1125. https://doi.org/10.1093/humrep/deac058

Yazdani A, Halvaei I, Boniface C et al (2024) Effect of cytoplasmic fragmentation on embryo development, quality, and pregnancy outcome: a systematic review of the literature. Reprod Biol Endocrinol. 22–55. https://doi.org/10.1186/s12958-024-01217-7

Zaha I, Naghi P, Stefan L et al. (2023) Comparative Study of Sperm Selection Techniques for Pregnancy Rates in an Unselected IVF-ICSI Population. J Pers Med 13:619. https://doi.org/10.3390/jpm13040619. PMID: 37109005; PMCID: PMC10145657

9

Dokumentation und Qualitätssicherung in der Reproduktionsmedizin

Inhaltsverzeichnis

Maßnahmen des Qualitätsmanagements

Fehler können in einem Kinderwunschzentrum gravierende Folgen haben. Sollte es zu Verwechselungen kommen, könnte beispielsweise ein Paar ein Kind von einem anderen Paar bekommen. Somit ist es nicht verwunderlich, dass auch auf Grund von Verwechselungen schon vor mehr als 30 Jahren viele Kinderwunschzentren ein **Qualitätsmanagementsystem (QM-System)** eingeführt haben. Zur Prävention von Fehlern beinhaltet ein QM-System unter anderem bei allen kritischen Schritten im ART-Labor die aktive Identitätskontrolle der Patienten (etwa durch das dokumentierte Vier-Augen-Prinzip oder automatisierte Überwachungssysteme mit Alarmfunktion), bei kritischen Geräten (z. B. Brutschränken) Funktionsmonitoring mit Alarmweiterleitung, die arbeitstägliche Datensicherung, Gerätewartungen, regelmäßige Teambesprechungen und -schulungen, Fortbildungen, Durchführung interner Qualitätskontrollen und Audits sowie Fehlerdokumentation und -management. **Aus Fehlern soll man lernen**. Es geht nicht darum, wer etwas falsch gemacht hat, sondern warum. Damit künftig der Fehler vermieden werden kann, wird praxisintern darüber aktiv gesprochen und eine Strategie zur Vermeidung des Fehlers entwickelt.

Gesetzliche Verpflichtung und Zertifizierung

Ein QM-System dokumentiert, analysiert, verbessert und überwacht Prozesse. Mit der Umsetzung der europäischen Geweberichtlinie 2007 in nationales Recht (GewebeG) ist ein QM-System für Kinderwunschzentren verpflichtend. Zum Nachweis dient ein Zertifikat einer akkreditierten und anerkannten Zertifizierungsstelle (z. B. DEKRA, TÜV Nord und TÜV Süd). Eizellen, Embryonen und Samenzellen sind Gewebe im Sinne des GewebeG (Anhang 1.2). Dieses ist kein eigenständiges Gesetz, sondern ein **Artikelgesetz** (Sammlung von Änderungen an bestehenden Gesetzen). Es umfasst das AMG mit der AMWHV, das TPG mit der TPG-GewV und das TFG (siehe ▶ Kap. 1, ◘ Tab. 10.1). Dieses Gesetz beinhaltet auch ein grundsätzliches Handelsverbot für nicht industriell hergestellte und Gewebezubereitungen wie Eizellen, Samenzellen und Embryonen. Die Qualitätsmanagement-Norm ISO 9001 ist international anerkannt. Diese legt Anforderungen an das Qualitätsmanagementsystem fest. Die Erfüllung dieser Anforderungen soll dazu führen, dass es in der Organisation geeignete Prozesse gibt, um qualitativ hinreichende Produkte und Dienstleistungen bereitstellen zu können. Eine Zertifizierung zum Nachweis eines funktionierenden QM-Systems ist kostspielig. Die Kosten für das Audit bei einer erstmaligen Zertifizierung nach ISO 9001 sind hoch und von der Mitarbeiterzahl abhängig. Das Zertifikat ist drei Jahre gültig. Hinzu kommen Kosten für die jährlichen Überwachungsaudits. Außer der Qualitätsmanagement-Norm ISO 9001 gibt es weitere, günstigere QM-Verfahren wie „Qualität und Entwicklung in Praxen®" (QEP) der KBV und der KVen, das „KV-Praxis-Qualitätsmanagement" (KPQM) der KVWL oder das „Kooperation für Transparenz und Qualität" (KTQ)-Zertifizierungsverfahren.

Qualitätsmanagement im Kinderwunschzentrum

Die Einführung eines QM-Systems soll helfen, die Qualität der Leistungen eines Kinderwunschzentrums über das ART-Labor hinaus auf allen Ebenen zu verbessern. Eine Optimierung der **Managementprozesse** kann nicht nur die Qualität besser

◘ **Tab. 10.1**   Gesetzliche und berufsrechtliche Regelwerke bei der Assistierten Reproduktion

Gesetzliche, behördliche und berufsrechtliche Regelwerke	Erläuterung	Anwendungsbereich
Arzneimittelgesetz (AMG), zugehörig Arzneimittel- und Wirkstoffherstellungsverordnung (AMWHV)	Gesetz über den Verkehr mit Arzneimitteln, Meldepflichten Einheitliche Europäische Code (SEC-Code)	PEI-Meldung bei schwerwiegenden Reaktionen und Zwischenfällen bei Keimzellen und Keimzellgewebe
Transfusionsgesetz (TFG)	Gesetz zur Regelung des Transfusionswesens, regelt Dokumentationspflichten	Spendereignung, Rückverfolgbarkeit
Transplantationsgesetz (TPG), zugehörige TPG-Gewebeverordnung – TPG-GewV	Regelt rechtliche Voraussetzungen für die Spende, Entnahme und Übertragung von Geweben, Dokumentations- und Meldepflichten	PEI-Jahresmeldung behandelte Keimzellen und Keimzellgewebe
Bürgerliches Gesetzbuch (BGB)	regelt Rechtsbeziehungen zwischen Privatpersonen, Führen der Patientenakte	Dokumentation Anamnese, Befunde, Behandlungen sowie Einwilligungen, Aufklärungen und Arztbriefe
Richtlinie Bundesärztekammer (BÄK)	Entnahme und Übertragung von menschlichen Keimzellen oder Keimzellgewebe im Rahmen der assistierten Reproduktion	Alle Verfahren der Assistierten Reproduktion

10

sichern, sondern auch zum Wettbewerbsvorteil und wirtschaftlichen Erfolg beitragen. **Kernprozess** ist die Durchführung von reproduktionsmedizinischen Leistungen. Durch ein verbessertes Marketing, einfachere Terminvereinbarungen und fachlich kompetentes Personal können z. B. mehr Patienten für Erstgespräche und Behandlungen gewonnen werden (◘ Abb. 10.1). Das „Produkt" eines Kinderwunschzentrums ist das Wunschkind. Das bedeutet, dass die reproduktionsmedizinische Leistung erfolgreich war und zur Geburt eines Kindes geführt hat. Mit einer hohen Schwangerschaftsrate und guten Einfrier- und Auftauraten von Kryogut sowie einer kompetenten und einfühlsamen Beratung und Behandlung werden die **Anforderungen** von Kinderwunsch- und Fertilitätserhalt-

Patienten (Kunden) erfüllt. Damit steigt auch die Kunden-**Zufriedenheit** sowie auch die von interessierten internen und externen Kunden. Hierzu zählen Mitarbeiter und Gesellschafter, Kooperationspartner, Lieferanten, Krankenkassen, übergeordnete Organisationen und Behörden. Eine patienten- und kundenfreundliche Verwaltung und Buchführung sowie das Personalwesen, die Datenverarbeitung, die Instandhaltung und Beschaffung sind dabei **unterstützende Prozesse**. Verbesserte Managementprozesse können das Renommee eines Kinderwunschzentrums weiter erhöhen. Meist werden alle Bereiche von der Gynäkologischen Endokrinologie und Reproduktionsmedizin inklusive aller Laborleistungen bis zur Verwaltung, dem Praxis- und Personalmanagement und der Beschaffung zertifiziert.

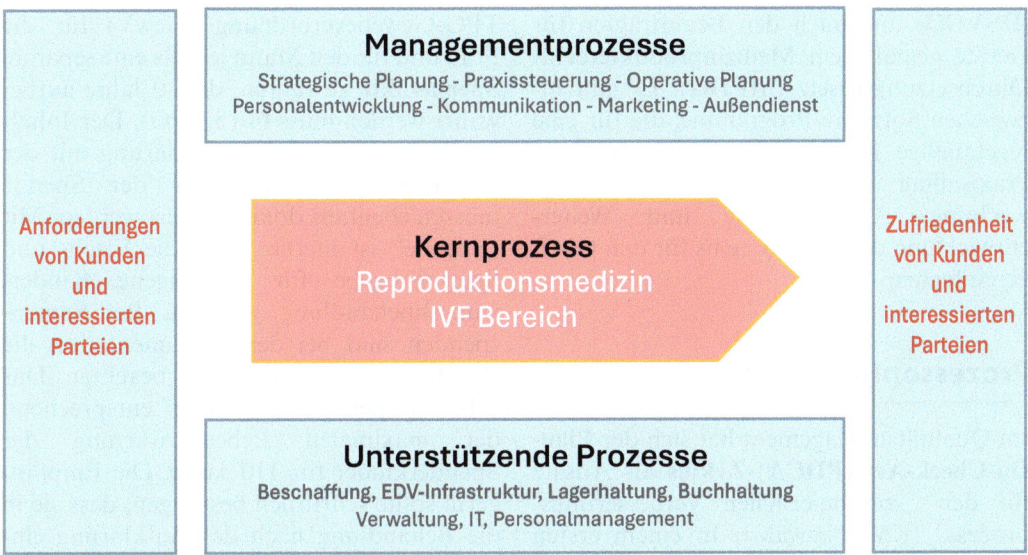

Abb. 10.1 Qualitätsmanagement im Kinderwunschzentrum. (Nach Kazazi E (Spezialisierungsqualifikation Reproduktionsmedizin))

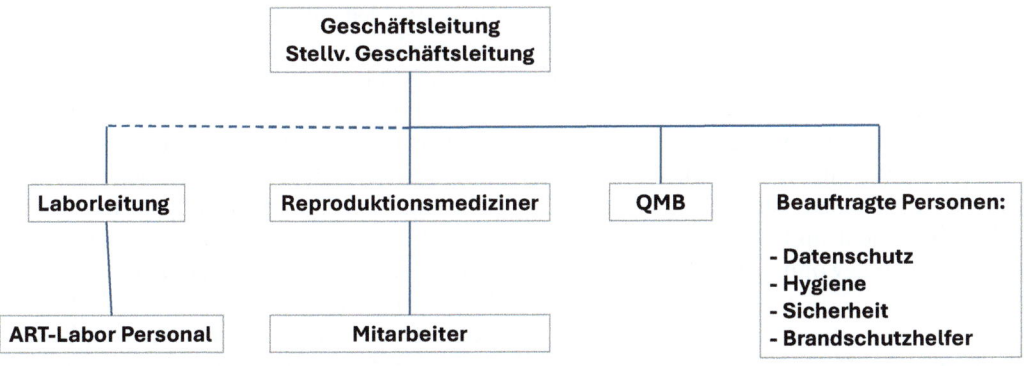

Abb. 10.2 Organigramm Qualitätsmanagement in einem Kinderwunschzentrum

Grundstruktur eines QM-Systems

Abb. 10.2 zeigt beispielhaft die Grundstruktur eines QM-Systems in einem Kinderwunschzentrum. Der **Qualitätsmanagement-beauftragte (QMB)** trägt Sorge dafür, dass die Anforderungen des QM-Systems umgesetzt und die Prozessabläufe regelmäßig aktualisiert werden, denn ein QM-System muss sich den ständigen Veränderungen im Praxisablauf anpassen. Hierzu zählen die Einführung neuer Methoden im ART-Labor, gesetzliche und behördliche Neuregelungen oder auch Personalwechsel. Der QMB überwacht die zugeordneten **qualifizierten Beauftragten** für Hygiene und Sicherheit bei der Umsetzung des Infektionsschutzgesetzes (**IfSG**) und der Gesetze für Arbeitsschutz (**ArbSchG**), Arbeitssicherheit (**ASiG**), der Technischen Regeln für Arbeitsstätten (**ASR**) und der Vorschrift der Deutschen Gesetzlichen Unfallversicherung (**DGUV**). Ebenso überwacht er die Beauftragten für Datenschutz und EDV-Sicherheit

(DSVGO) und auch den Beauftragten für Geräte gemäß dem Medizinprodukterecht-Durchsetzungsgesetz (MPDG). Es gibt inzwischen Software-Programme, die für eine regelmäßige Nutzung des QM-Systems im Praxisalltag geeignet sind und die Überwachung, Aktualisierung und Weiterentwicklung des QM-Systems für den QMB vereinfachen.

Prozessoptimierung

Im Qualitätsmanagement hat sich der **Plan-Do-Check-Act (PDCA)-Zyklus** als Ansatz für den „kontinuierlichen Verbesserungsprozess" (KVP) bewährt. In einem ersten Schritt werden Ziele und die jeweils dazu erforderlichen Ressourcen festgelegt (**Plan**). Anschließend erfolgt die Umsetzung des Vorhabens (**Do**). Daran schließt sich die Überprüfung an, inwiefern die Ziele erreicht wurden (**Check**). Falls notwendig, müssen Korrekturen am Prozedere erfolgen (**Act**) und im nächsten Durchlauf des PDCA-Zyklus berücksichtigt werden. Sind keine Probleme aufgetaucht und funktioniert alles wie geplant, haben wir einen verbesserten Zustand erreicht und verfahren in Zukunft nach den neu gewonnenen Erkenntnissen.

Dokumentation

Entsprechend dem Bürgerlichen Gesetzbuch (BGB) § 630f muss der Arzt grundsätzlich eine **Patientenakte** führen. Sämtliche aus fachlicher Sicht für die derzeitige und künftige Behandlung wesentlichen Maßnahmen und deren Ergebnisse sind aufzuzeichnen. In die Patientenakte müssen auch Einwilligungen, Aufklärungen und Arztbriefe aufgenommen werden. Die Aufbewahrungsfrist für die Patientenakte nach Abschluss der Behandlung beträgt 10 Jahre. Für die Gewinnung, Be- und Verarbeitung von Eizellen und Samenzellen im Rahmen einer künstlichen Befruchtung ist gemäß § 5

TPG-Gewebeverordnung (GewV) für die Frau und für den Mann jeweils eine separate **Spenderakte** zu führen, die 30 Jahre aufbewahrt werden muss (§ 15 TPG). Der Inhalt der Beratung und der Aufklärung mit der Einwilligungserklärung vor der Spende müssen ebenfalls dokumentiert werden. Mit „Spende" ist hierbei auch die Eizell- und Spermaabgabe für die eigene Kinderwunschbehandlung gemeint. Bei Samenspenden sind bei der Dokumentation die Regelungen des **SaRegG** zu beachten. Das DIMDI speichert die Daten entsprechend der maximalen Lebenserwartung der Spenderkinder für 110 Jahre. Die Empfängerin sollte schriftlich bestätigen, dass sie in die Behandlung nach der Aufklärung einschließlich der damit verbundenen Meldepflichten eingewilligt hat (siehe ▶ Kap. 6).

Ein Kinderwunschzentrum ist entsprechend dem GewebeG eine Gewebeeinrichtung. **Jede übertragene Keimzelle** muss entsprechend den Vorschriften des GewebeG (§ 13a TPG, § 7 TPG-GewV) durch den behandelnden Arzt oder unter dessen Verantwortung dokumentiert werden. Bei Spenden muss zusätzlich der Einheitliche Europäische Code (**SEC-Code**) dokumentiert werden (§ 4 Absatz 30a des Arzneimittelgesetzes). Somit sind die **Rückverfolgung** und die Risikoerfassung möglich. Es muss jedes entnommene, aufbereitete, be- oder verarbeitete, aufbewahrte, abgegebene oder anderweitig verwendete sowie das eingeführte und ausgeführte Gewebe unter Angabe der Art und Menge gemeldet werden (§ 8d TPG). Daraus erstellt das Kinderwunschzentrum pflichtgemäß jährlich einen **Bericht** für das **PEI** als zuständige Bundesoberbehörde. Die Daten gehen in die PEI-Datenbank ein und werden als jährliche **Gesamtmeldungen** publiziert. Das **PEI** publiziert jährlich nicht nur eine Sammelstatistik über die gewonnen und verwendeten Keimzellen und Keimzellgewebe, sondern auch einen Vigilanzbericht („Wachsamkeitsbericht") mit den Verdachtsfällen **schwerwiegender Reaktionen** und **Zwischenfälle**. Dieser Bericht ist im „Newsroom" auf der PEI-Website aufrufbar (▶ www.pei.de). Mit schwerwiegenden Reaktionen und Zwischenfällen sind Komplikationen und Vorfälle bei einer künstlichen Befruchtung wie ein OHSS oder die Vertauschung von Embryonen gemeint. Jeder **Verdachtsfall einer schwerwiegenden Reaktion** wie eine Hospitalisation wegen eines OHSS und jeder **schwerwiegende Zwischenfall** wie Ereignisse im Zusammenhang mit der Gewinnung, Untersuchung, Aufbereitung, Be- oder Verarbeitung, Konservierung, Aufbewahrung oder Abgabe müssen entsprechend dem Gewebegesetz § 63i AMG gemeldet werden (Meldebogen im Anhänge 6.3 und 6.4). Außerdem sind die für die Gewinnung erforderlichen **Laboruntersuchungen** im Gewebespenderlabor vollständig zu protokollieren (§ 33 Abs. 4 AMWHV) und in der Spenderakte zu dokumentieren. Die verantwortliche Person hat im Prüfprotokoll mit Unterschrift zu bestätigen, dass die Laboruntersuchungen entsprechend der Arbeitsanweisung durchgeführt wurden und die Prüfergebnisse richtig sind. Durch das QM-System einer Gewebeeinrichtung muss sichergestellt sein, dass die festgelegten Mindestanforderungen wie geeignete **Standard-**

arbeitsanweisungen erfüllt werden (§ 32 Abs. 3 AMWHV).

Gebührenordnungen (EBM, GOÄ)

Die wesentlichen Unterschiede zwischen der **privatärztlichen Gebührenordnung (GOÄ)** und der **vertragsärztlichen Gebührenordnung** nach dem einheitlichen Bewertungsmaßstab **(EBM)** sind in ◘ Tab. 10.2 zusammengefasst. Im EBM sind in den GOP-Ziffern **Einzelleistungen** oder **Grundpauschalen** beziffert. Neben einer Grundpauschale können in der Reproduktionsmedizin **Zusatzpauschalen** abgerechnet werden. Die GKV-Abrechnung erfolgt quartalsweise. Das kassenärztliche Honorar wird erst mehrere Monate später verrechnet.

Genehmigung nach § 121 a SGB V

Die meisten Patienten sind gesetzlich versichert und die niedergelassenen Ärzte überwiegend als Vertragsärzte der Kassenärztlichen Vereinigung (KV) zugelassen. Das trifft auch auf die Kinderwunschzentren zu,

◘ **Tab. 10.2** Gegenüberstellung Abrechnung nach EBM und GOÄ

Gebühren-ordnung	GOÄ (privatärztlich)	EBM (vertragsärztlich)
Zuordnung GOP-Ziffer	jede medizinische Einzelleistung	Zuordnung der medizinischen Einzelleistungen zu berechnungsfähigen GOP-Ziffern (Pauschalen, auch Einzelleistungen), Grund- und Zusatzpauschalen
GOP-Ziffern	Punkte, Betrag	Punkte, Betrag
Steigerungs-sätze	in Abhängigkeit von Schwierigkeitsgrad und Zeitaufwand (1-fach bis 2,3-fach, bei Begründung bis 3,5-fach)	entfällt
Abrechnungs-zeitpunkt	Jederzeit möglich	quartalsgebunden
Vergütung	Arztrechnung zahlt Patient, Erstattung durch Krankenkasse	Vorlage eGK, Überweisung nach Quartalsabrechnung Honorar zahlt Kassenärztliche Vereinigung

die im ambulanten Bereich von niedergelassenen Ärzten geleitet werden. Damit Kinderwunschpaare mit einer gesetzlichen Krankenversicherung ein ausreichendes Versorgungsangebot für die künstliche Befruchtung in erreichbarer Entfernung haben, muss eine flächendeckende Versorgung sichergestellt werden. Aus diesem Grunde wird die behördliche Genehmigung für die künstliche Befruchtung nach Bedarf vergeben (z. B. Planungsbereiche mit einem Radius von 80 km). In „überversorgten" Planungsbereichen fehlt einigen Kinderwunschzentren diese zusätzlich notwendige behördliche **Genehmigung** zur Durchführung künstlicher Befruchtungen nach **§ 121 a Sozialgesetzbuch (SGB) Fünftes Buch (V)** (siehe ▶ Kap. 1). Diese Zentren können daher die Methoden der künstlichen Befruchtung nur als Privatleistung anbieten.

Richtlinien über künstliche Befruchtung und § 27 a SGB V

Nur Kinderwunschzentren mit der Genehmigung nach § 121 a SGB V können künstliche Befruchtungen als Leistungen der GKV abrechnen (siehe ▶ Kap. 1). Diese sind im SGB V – Gesetzliche Krankenversicherung – im **§ 27 a Künstliche Befruchtung** geregelt. Versicherte haben einen Anspruch auf eine ausreichende, bedarfsgerechte, dem allgemein anerkannten Stand der medizinischen Wissenschaft entsprechende medizinische Krankenbehandlung. Entsprechend dem **Wirtschaftlichkeitsgebot** müssen sie **ausreichend, zweckmäßig** und **wirtschaftlich** sein und dürfen das Maß des Notwendigen nicht überschreiten. Die Einzelheiten sind vom **Gemeinsamen Bundesausschuss (G-BA)** in verbindlichen „Richtlinien des Bundesausschusses der Ärzte und Krankenkassen über ärztliche Maßnahmen zur künstlichen Befruchtung (**„Richtlinien über künstliche Befruchtung"**)" festgelegt (Anhang 10.1). Die Methoden der ART, die Anzahl der Behandlungen und der Indikationskatalog für die Durchführung dieser Maßnahmen sind in ◘ Tab. 10.3 zusammengestellt. Die Methode nach 10.4 („intratubarer Gametentransfer", abgekürzt GIFT) ist weiterhin in den G-BA-

◘ **Tab. 10.3**   Indikationen für ART und Anzahl der Maßnahmen entsprechend G-BA-Richtlinie künstliche Befruchtung

Behandlungsmethode	Anzahl	Medizinische Indikationen
10.1 Insemination im Spontanzyklus	8	11.1 somatische Ursachen, gestörte Spermatozoen-Mukus-Interaktion, Subfertilität des Mannes, immunologisch bedingte Sterilität.
10.2 Insemination mit Gonadotropinstimulation	3	11.2 Subfertilität des Mannes, immunologisch bedingte Sterilität
10.3 In-vitro-Fertilisation (IVF) mit Embryo-Transfer (ET)	3	11.3 Tubenamputation, anders (auch mikrochirurgisch) nicht behandelbarer Tubenverschluss, anders nicht behandelbarer tubarer Funktionsverlust, auch bei Endometriose, – idiopathische (unerklärbare) Sterilität, Subfertilität des Mannes bzw. immunologisch bedingte Sterilität, sofern 10.2 keinen Erfolg verspricht oder erfolglos geblieben
10.5 Intrazytoplasmatische Spermieninjektion (ICSI)	3	11.5 a) Schwere männliche Fertilitätsstörung, dokumentiert durch zwei aktuelle Spermiogramme und vorausgehende Untersuchung durch Andrologen; b) ICSI nach Kryokonservierung bei nachgewiesener Fertilitätsstörung bei der weiblichen Versicherten

Richtlinien aufgeführt, obwohl diese längst nicht mehr durchgeführt wird.

Methoden und Zählweise der Zyklen

Künstliche Befruchtungen dürfen entsprechend den Richtlinien nur auf Kosten der GKV durchgeführt werden, wenn eine hinreichende Aussicht besteht, dass eine Schwangerschaft herbeigeführt wird. Eine hinreichende **Erfolgsaussicht** besteht gesetzlich nicht mehr, wenn die **Anzahl der Maßnahmen** für die gewählte Behandlungsmethode überschritten ist (◘ Tab. 10.3). Kommt es hingegen zu einer klinischen Schwangerschaft für die gewählte Behandlungsmethode, so zählt der Zyklus als erfolgreicher Versuch. Er kann wiederholt werden, wenn es zu einer **Fehlgeburt** kommt. Die Anzahl erfolgreicher Versuche ist nicht begrenzt. Kommt es zu einer **Lebend-** oder **Totgeburt** innerhalb der Höchstzahl an erfolglosen Versuchen, so besteht ein **erneuter Anspruch** auf die Maßnahme der künstlichen Befruchtung **inklusive** der **Höchstzahl** an **erfolglosen Versuchen**.

Eine Behandlungsmethode ist grundsätzlich **vollständig erbracht**, wenn die Insemination oder der Embryotransfer durchgeführt wurde. Allerdings sind bei einer IVF- und ICSI-Behandlung Besonderheiten zu beachten, sobald die **Eizellkultur angesetzt** wurde, also Eizellen und Spermien zusammengeführt wurden. Kann **kein Embryotransfer** durchgeführt werden, weil es beispielsweise zum Fertilisationsversagen oder zum Entwicklungsarrest einer befruchteten Eizelle gekommen ist, so zählt auch ein solcher Zyklus im Sinne der Richtlinie als vollständig erbracht. Abweichend von der genannten Höchstzahl an erfolglosen Versuchen ist bei einer **IVF-** oder **ICSI-Behandlung** bereits **keine hinreichende Erfolgsaussicht** mehr gegeben, wenn die **Befruchtung zweimal ausgeblieben** ist. Sollte es bei einer IVF-Behandlung im ersten Versuch zu einem Fertilisationsversagen gekommen sein, so kann im Anschluss die ICSI-Methode bis zu zweimal durchgeführt werden. Kommt es wieder zu einem Fertilisationsversagen, so besteht keine hinreichende Erfolgsaussicht mehr. Ein Zyklus ist aber **nicht vollständig erbracht** und kann wiederholt werden, wenn beispielsweise nach einer Follikelpunktion keine Eizellkultur angesetzt werden konnte, weil unerwartet keine Eizellen oder Samenzellen vorhanden waren. Auch ein mit Gonadotropinen stimulierter Inseminationszyklus kann wiederholt werden, wenn dieser beispielsweise wegen einer drohenden Mehrlingsschwangerschaft vor der geplanten Insemination abgebrochen wird.

Fallbeispiel

Eine 29-jährige Patientin mit gesetzlicher Krankenversicherung hat nach einer zweiten IVF-Behandlung wegen eines Eileiterverschluss vor einem Jahr ein Kind geboren. Sie wünscht sich ein zweites Kind und hat nach der Geburt jetzt einen Leistungsanspruch für drei IVF-Zyklen. Überraschenderweise bleibt die Befruchtung in dem ersten IVF-Zyklus nach der Geburt aus, sodass nach einem Methodenwechsel der zweite Zyklus mit der ICSI-Behandlung durchgeführt wird. Die Patientin wird schwanger, erleidet in der neunten Schwangerschaftswoche aber eine Fehlgeburt. Nach einer Behandlungspause erfolgt wiederum ein ICSI-Zyklus, der nicht zu einer Schwangerschaft führt. Die Krankenkasse erteilt auf dem Folgekostenplan die Genehmigung für einen weiteren ICSI-Zyklus, da der Zyklus mit der Fehlgeburt wiederholt werden kann.

Leistungsvoraussetzung

Ein **Leistungsanspruch** für die Durchführung einer künstlichen Befruchtung besteht, wenn die **Voraussetzungen** entsprechend ◗ Tab. 10.4 erfüllt sind. Insbesondere sind die Altersgrenzen beider Partner zum Zeitpunkt der Behandlung zu beachten. Maßnahmen zur künstlichen Befruchtung können nur auf **Überweisung** durch Fachärzte in Anspruch genommen werden. Die **Beratung** des **Paares** über die individuellen medizinischen, psychischen und sozialen Aspekte der künstlichen Befruchtung erfolgt durch Ärzte, die zum Führen der Gebietsbezeichnung „Frauenarzt" berechtigt sind sowie durch Ärzte, die über spezielle Kenntnisse auf dem Gebiet der Reproduktionsmedizin verfügen (z. B. Fachärzte für Urologie oder Fachärzte für Dermatologie). Voraussetzung ist außerdem die Berechtigung zur Teilnahme an der psychosomatischen Grundversorgung (Muster-Formular im ◗ Anhang 10.2). Vor der Durchführung einer **ICSI** muss als Leistungsvoraussetzung auch eine **dokumentierte andrologische Untersuchung** des Mannes durch einen Arzt mit Zusatzweiter-

bildung Andrologie erfolgen (z. B. Arztbrief). Dadurch können auch Hodentumore erkannt werden, die ihren Häufigkeitsgipfel in der reproduktiven Phase der Männer haben und eine Ursache für eine eingeschränkte Spermaqualität sein können. Der **Behandlungsplan** (Muster Behandlungsplan ◗ Anhang 10.3) wird vom Kinderwunschzentrum ausgefüllt. Die Kosten für die ärztlichen Leistungen zuzüglich Sachkosten und Kosten für Sprechstundenbedarf sowie die geschätzten Medikamentenkosten werden für Frau und Mann getrennt eingetragen. Vor Behandlungsbeginn muss der Behandlungsplan sowohl von der Krankenkasse der Frau als auch von der Krankenkasse des Mannes bewilligt werden. Die Behandlungskosten für Frau und Mann übernimmt deren jeweilige Krankenkasse. Der Eigenanteil für die Paare beträgt 50 Prozent. Für eine Insemination im Spontanzyklus entstehen Kosten einschließlich Medikamenten in Höhe von ca. 250 €, für eine Insemination im stimulierten Zyklus ca. 1.000 € (hochpreisige Stimulationsmedikamente), für eine IVF-Behandlung ca. 3.000 € und für eine ICSI-Behandlung ca. 3.500 €. **Kein Leistungsanspruch** besteht nach einer Steri-

◗ **Tab. 10.4** Leistungsvoraussetzungen für die Durchführung einer künstlichen Befruchtung		
Leistungsvoraussetzung	**Frau**	**Mann**
Personenstand	verheiratet	
Homologe Behandlung	Ei- und Samenzellen der Ehegatten	
Alter	mind. 25 und max. 39 Jahre	mind. 25 und max. 49 Jahre
Beratung über künstliche Befruchtung entsprechend Richtlinie	Vorlage Ärztliche Bescheinigung über die Beratung zur Insemination, IVF- bzw. IVF/ICSI-Behandlung	
Fachärztliche Überweisung	durch Frauenarzt	durch Andrologen, Urologen
ICSI: Klinisch-Andrologische Untersuchung entsprechend Richtlinie	entfällt	Vorlage Bestätigung Untersuchung von Arzt mit Zusatzweiterbildung Andrologie
Genehmigter Behandlungsplan	Krankenkasse Frau	Krankenkasse Mann

lisation bei der Frau oder beim Mann, bei gleichgeschlechtlichen Paaren und bei nicht-verheirateten heterosexuellen Paaren.

Gemischte Versicherungssituation

Ist nur einer der Partner bei einer gesetzlichen Krankenkasse (GKV) versichert und der andere bei einer **privaten Krankenver-sicherung (PKV)**, wird die Abrechnung bei dieser **gemischten Versicherungssituation** kompliziert und bedarf einer individuellen Klärung denn bei der GKV ist die Vergütung im Einheitlichen Bewertungsmaß-stab (EBM) festgelegt (◻ Tab. 10.2). Eine Abrechnungsposition (GOP) im EBM kann mehrere unterschiedliche Leistungen und Leistungskomplexe als Pauschale enthalten. Bei der PKV wird jede einzelne Leistung nach den Abrechnungspositionen der Ge-bührenordnung für Ärzte (GOÄ) ab-gerechnet. Die beiden Systeme sind unter-schiedlich und die GOP können nicht mit-einander abgeglichen werden. Eine PKV übernimmt die Kosten einer Kinderwunsch-behandlung, wenn eine organische Ursache vorliegt (**Verursacherprinzip**) und der Ver-sicherungstarif keinen Ausschluss für Kinderwunschbehandlungen enthält. Liegt ein Eileiterverschluss als organische Ursache vor und sind beide Partner privat versichert, muss entsprechend dem Verursacherprinzip die private Krankenversicherung der Frau die kompletten IVF-Behandlungskosten übernehmen. Gerichte haben entschieden, dass eine **Erfolgswahrscheinlichkeit** von mindestens **15 %** als Leistungsvoraussetzung vorliegen muss. Die **Anzahl** der **Behandlungs-zyklen** ist unter dieser Voraussetzung **nicht limitiert**. Ist hingegen bei dem privat ver-sicherten Paar eine ICSI-Behandlung not-wendig, weil eine hochgradige Ein-schränkung der Samenqualität vorliegt, muss die private Krankenversicherung des Mannes die gesamten Behandlungskosten übernehmen. Dazu zählen alle Behandlungs-kosten wie Zyklusmonitoring, Follikel-punktion und Embryotransfer sowie die Kosten für die Stimulationsmedikamente. Grundsätzlich sind bei einer PKV, aber auch bei gemischten Versicherungsverhältnissen mit der GKV und/oder der Beihilfe, freie Heilfürsorge oder Bundeswehr **individuelle Kostenklärungen** notwendig. Einen Einblick über die oft komplexen Abrechnungs-situationen illustriert ◻ Tab. 10.5. anhand von drei Fallbeispielen.

Fallbeispiel

In den vereinfachten Fallbeispielen I bis III geht es um drei Paare, bei denen eine IVF-Behandlung wegen eines anders nicht be-handelbaren Eileiterverschlusses durch-geführt werden soll. Die Altersgrenzen für Frauen und Männer für die Kostenbe-teiligung der GKV sind nicht unter- oder überschritten (siehe ◻ Tab. 10.4). Der Leistungsanspruch ist im Fallbeispiel I ge-geben, da das Paar verheiratet ist und beide gesetzlich versichert sind. Kein Leistungs-anspruch besteht im Fallbespiel II, da das Paar nicht verheiratet ist. Die Kosten für die IVF-Behandlung müssen vom Paar selbst übernommen werden. Im Fallbeispiel III ist die Frau privat versichert. Da sie einen Ei-leiterverschluss als Ursache der Paarsterili-tät hat, zahlt auf Grund des Verursacher-prinzips die PKV. In diesem Fall ist es un-erheblich, ob das Paar verheiratet ist, denn die GKV-Leistungsvoraussetzungen ent-sprechend den „Richtlinien über künstliche Befruchtung" gelten nicht für privat Ver-sicherte.

◻ Tab. 10.5 Abrechnungsbeispiele IVF-Behandlung in Abhängigkeit von Personenstand und Krankenversicherungsträger (GKV und PKV)

	Fallbeispiel I	Fallbeispiel II	Fallbeispiel III
Medizinische Indikation	Nicht-behandelbarer Tubenverschluss	Nicht-behandelbarer Tubenverschluss	**Nicht-behandelbarer Tubenverschluss**
Alter Frau/ Mann	33 Jahre/35 Jahre	33 Jahre/35 Jahre	33 Jahre/35 Jahre
Krankenver- sicherung	Beide gesetzlich versichert	Beide gesetzlich versichert	Beide privat versichert
Familienstand	Verheiratet	**Nicht verheiratet**	**Nicht verheiratet**
Leistungsan- spruch	Ja	**Nein**	Ja
Abrechnungsweg	EBM: Behandlungsplan genehmigt: 50 % GKV, 50 % Eigenanteil	Nach GOÄ: 100 % Selbstzahler	Nach GOÄ: Verursacher- prinzip, 100 % über PKV Frau

Satzungsleistungen und Förderung durch Land und Bund

Zur finanziellen Entlastung ihrer Mitglieder bieten einige gesetzliche Krankenkassen **Satzungsleistungen** an. Die Angebots-möglichkeiten für Satzungsleistungen der Krankenkassen sind seit 2012 entsprechend dem GKV-Versorgungsstrukturgesetz u. a. für die künstliche Befruchtung erweitert worden. Das bundesweite Programm „BKK Kinderwunsch" ist eine Satzungsleistung des Bayerischen Landesverbandes der Be-triebskrankenkassen zusammen mit dem Berufsverband Reproduktionsmedizin Bay-ern (BRB). Inzwischen beteiligt sich etwa ein Drittel der bundesdeutschen Zentren. Zu den Mehrleistungen bei „BKK Kinder-wunsch" zählen u. a. ein **Zuschuss** für den **4. Zyklus,** für eine **Blastozystenkultur,** für einen **Kryozyklus** und für **IVF-** und **ICSI-Zyklen** bei **Frauen bis 41 Jahre** (◻ Anhang 10.5).

Zur Unterstützung der Kinderwunsch-paare bei einer IVF- oder ICSI-Behandlung gibt es ein ergänzendes staatliches Förder-programm. An diesem Förderprogramm be-teiligen sich die meisten Bundesländer (▶ https://www.informationsportal-kinderwunsch.de). Bei dieser von Bund und Land kombinierten **„Länderförderung"** wird ein Zuschuss von 25 % der Behandlungs-kosten bis zum dritten Versuch und ein Zu-schuss von 50 % der Behandlungskosten beim vierten Versuch gezahlt. Unver-heiratete Paare bekommen einen hälftigen Zuschuss von 12,5 % bis zum dritten Zyklus und von 25 % beim vierten Zyklus. Aller-dings gab seit Anfang 2024 ein Förderstopp, da die Bundesmittel zur finanziellen Unter-stützung ungewollt Kinderloser seit dem Bundeshaushalt 2024 fehlten.

Maßnahmen des Datenschutzes

Unter Datenschutz versteht man den Schutz jedes Menschen (natürliche Person) bei der Verarbeitung personenbezogener Daten. Jeder Verantwortliche muss die Einhaltung der im Artikel 5 **Datenschutz-Grundverordnung (DSGVO)** aufgeführten Rechtsgrundsätze gewährleisten, und jeder Einzelne darf grundsätzlich selbst über die Verwendung seiner persönlichen Daten be-stimmen (◻ Tab. 10.6). Hierzu zählen die

◼ **Tab. 10.6**   Grundsätze für die Verarbeitung personenbezogener Daten (DSGVO Art. 5)

Grundsätze	Erläuterung
Rechtmäßigkeit, Verarbeitung nach Treu und Glauben, Transparenz	Datenverarbeitung auf rechtmäßige Weise, nach Treu und Glauben und in einer für die betroffene Person nachvollziehbaren Weise
Zweckbindung	Datenerhebung nur für festgelegte, eindeutige und legitime Zwecke, Daten dürfen nicht zu anderen Zwecken weiterverarbeitet werden
Datenminimierung	Beschränkung auf das für die Zwecke der Verarbeitung notwendige Maß
Richtigkeit	Personenbezogene Daten müssen sachlich richtig und erforderlichenfalls auf dem neuesten Stand sein
Speicherbegrenzung	Speicherung in einer Form, die die Identifizierung der betroffenen Personen nur so lange ermöglicht, wie es für die Zwecke, für die sie verarbeitet werden, erforderlich ist
Integrität und Vertraulichkeit	Datenverarbeitung durch geeignete technische und organisatorische Maßnahmen, die eine angemessene Sicherheit der personenbezogenen Daten gewährleistet, einschließlich Schutz vor unbefugter oder unrechtmäßiger Verarbeitung, vor unbeabsichtigtem Verlust, unbeabsichtigter Zerstörung oder unbeabsichtigter Schädigung

ethnische und kulturelle Herkunft, politische, religiöse und philosophische Überzeugungen, Gesundheit oder Sexualität.

Datenschutz in den Praxisräumen

Der Schutz der persönlichen Daten beginnt bereits an der **Rezeption** im Kinderwunschzentrum. Die Datenerhebung sollte in einem abgeschirmten Bereich erfolgen. Dabei sollte die Datenschutzerklärung den Patienten noch vor dem schriftlichen Einverständnis erläutert werden. Die Stammdaten werden bei gesetzlich Versicherten üblicherweise von der elektronischen Gesundheitskarte (eGK) und bei privat Versicherten entweder über die Versichertenkarte oder direkt in die **Praxissoftware** übertragen. Das Praxisprogramm muss passwortgeschützt durch individuelle Zugangsberechtigungen für die Mitarbeiter vor unberechtigten Zugriffen gesichert wer-

den. Die Bildschirme müssen vor dem Einblick Dritter räumlich oder auch durch eine Blickschutzfolie abgeschirmt sein. Bei Verlassen des Computerarbeitsplatzes muss ein passwortgeschützter Bildschirmschoner eingeschaltet werden. **Telefonate** mit Patienten dürfen nicht von anderen Patienten mitgehört werden. Telefongespräche sollten, wenn möglich, in einem Backoffice geführt werden. Ist dieses nicht möglich, so müssen Telefonate an der Rezeption diskret und ohne Nennung des Namens erfolgen. Auskünfte zu personenbezogenen Daten dürfen am Telefon nur erteilt werden, wenn die Identität der anrufenden Person gesichert ist (z. B. Rückruf). In **Behandlungsräumen** muss sichergestellt sein, dass keine Unterlagen anderer Patienten eingesehen werden können. Patientendaten werden verschlüsselt per E-Mail oder per **Post** verschickt. Eine Auskunft an Dritte darf nur bei Vorliegen einer **Schweigepflichtentbindung** erteilt werden.

Zugang, Wartung und Schutz der EDV und Kontrolle zur Einhaltung der DSGVO

Die Patientendaten und -dokumente werden mit einem **Hard- und Softwaresystem** erfasst, erzeugt, empfangen, übernommen, verarbeitet, gespeichert oder übermittelt. Mitarbeiter mit einem **Homeoffice-Arbeitsplatz** müssen sicherstellen, dass sie die Dateneinsicht Dritter durch individualisierte Maßnahmen verhindern. Entsprechend den Anforderungen des Arbeitsplatzes sollten den Mitarbeitern unterschiedliche **Einsichts-** und **Schreibrechte** in der Praxissoftware zugeteilt werden. Jede Mitarbeiterin sollte über die Ärztliche Schweigepflicht und die Vorgaben der DSGVO dokumentiert informiert werden. Der **Zugang** zum zentralen **Datenverarbeitungssystem** sollte auf wenige Personen **eingeschränkt** bleiben. Nur dieser Personenkreis sollte die regelmäßige **Datensicherung** durchführen. Virenschutzprogramme und Firewalls müssen installiert und auf dem aktuellen Stand sein. Sollte es trotz aller Vorsichtsmaßnahmen zum **Ausfall** der **Datenverarbeitungssysteme** z. B. durch Schadsoftware kommen, muss die Verfügbarkeit der personenbezogenen Daten rasch mit den vorhandenen Datensicherungen wiederhergestellt werden können. Professionelle Hilfe bieten hier IT-Dienstleister an. Mit einem solchen Unternehmen sollte eine **Datenschutzvereinbarung** zur **Wartung** und **Pflege** der **IT**-Systeme abgeschlossen sein. Die Wartung mit Updates oder Installation von Software erfolgt meist über eine **Fernwartung**, die in einer solchen Datenschutzvereinbarung enthalten sein muss. Eine Datenschutzvereinbarung muss mit allen kooperierenden Software-Partnern abgeschlossen sein, die z. B. bei Updates oder Programmfehlern Zugriff über eine Fernwartung benötigen. Die Praxisräume sollten zum Schutz des Datenverarbeitungssystems zusätzlich gegen **Diebstahl und Einbruch** gesichert werden. Die **Entsorgung von Patientenunterlagen** in Papierform oder in Form sonstiger Datenträger muss konform mit den datenschutzrechtlichen Vorschriften der DSGVO erfolgen, z. B. nach der DIN-Norm 66399.

Ein Kinderwunschzentrum muss einen betrieblichen **Datenschutzbeauftragen** (DSB) haben, wenn mindestens 10 Mitarbeiter ständig mit der automatisierten Verarbeitung, Nutzung oder Erhebung personenbezogener Daten beschäftigt sind. Der Datenschutzbeauftragte ist Ansprechpartner für das Management, für Angestellte, aber auch für externe Personen und für die Aufsichtsbehörden. Er ist insbesondere auch zuständig für die **Einhaltung der Datenschutzrichtlinien**. Hierzu zählt die Kontrolle des Verzeichnisses der Verarbeitungtätigkeiten von personenbezogenen Daten für Patienten und Mitarbeiter (Tab. 10.7). Ein ausgefülltes Musterformular „Verzeichnis von Verarbeitungtätigkeiten" ist in Anhang 10.4 angefügt. Ist es zu einer **Datenpanne** wie dem Verlust eines Datenträgers gekommen, muss der Datenschutzbeauftragte diese innerhalb von 72 Stunden an die Aufsichtsbehörde melden.

10

■ **Tab. 10.7** Verzeichnis personenbezogener Datenverarbeitung nach DSGVO Art. 30

Verarbeitungs-tätigkeit	Patienten	Mitarbeiter
Bezeichnung	Einsatz und Nutzung Praxisverwaltungsprogramm	Führen Personalakte
Zweck	Ärztliche Dokumentation, Abrechnung, Qualitäts-sicherung, Termine	Durchführung Be-schäftigungsverhältnis
Kategorie Personen	Patienten	Beschäftigte
Datenkategorie	Gesundheitsdaten, ggf. genetische Daten	Personaldaten
Kategorien von Empfängern	Intern: Praxispersonal Extern: andere Ärzte/Psychotherapeuten, KV, Krankenkasse, Med. Dienst, Ärztekammer, privatärzt-liche Abrechnungsstelle	Intern: Praxisinhaber Extern: Krankenkasse, Finanzämter, Rentenver-sicherer
Löschungsfrist	10 Jahre nach Abschluss der Behandlung/30 Jahre bei ART	10 Jahre nach Beendigung Beschäftigung

Datenerfassungsprogramme

Das **Deutsche IVF-Register** (D·I·R) wurde bereits 1982 von den ersten fünf IVF-Arbeitsgruppen gegründet, die ausnahmslos universitäre Einrichtungen waren. Die Datenauswertung war Grundlage für den klinischen und **wissenschaftlichen Austausch**. Außerdem sollte mit den Register-daten eine hohe Transparenz hergestellt wer-den, denn damals wurden die Diskussionen über die neuen Möglichkeiten der Re-produktionsmedizin in der Öffentlichkeit sehr kontrovers geführt.

D·I·R-Jahresberichte für Wissenschaft und Öffentlichkeitsarbeit

Die IVF-Behandlungsdaten werden seit dem Jahr 1985 systematisch gesammelt. Die **Registerauswertungen** werden im Folgejahr auf den jährlichen IVF-Jahrestreffen vor-gestellt und diskutiert. Die **Jahresberichte** ab 1991 sind auf der Website des Deutschen IVF-Registers abrufbar (▸ https://www. deutsches-ivf-register.de). Seit 2009 werden diese Berichte im Journal für Reproduktions-medizin und Endokrinologie (JRE) in deut-scher und englischer Sprache publiziert. Die Sonderausgaben für Paare als kommentier-ter Auszug aus dem jeweiligen Jahrbuch werden seit 2021 herausgegeben. Die Ver-einsgründung als Deutsches IVF-Register e.V. (D·I·R) erfolgte 2008. Der Verein ist ein Zusammenschluss der Reproduktions-mediziner in medizinischen Einrichtungen, die in Deutschland die Techniken der Assis-tierten Reproduktion ausüben. Im Jahr 2024 zählte das D·I·R 142 Mitglieder. Seit 1997 werden die Daten elektronisch dokumen-tiert. Es stehen verschiedene **Daten-erfassungsprogramme** zur Verfügung. Die Software „DIRpro" wurde vom D·I·R ent-wickelt. Es werden nicht nur die Zyklus-daten, sondern auch die Anamnesen von Frau und Mann mit Vorbefunden und dem Basisspermiogramm dokumentiert. Die Daten werden verschlüsselt, mit einer Be-handlungsnummer versehen und ohne Identitätsdaten wie Name oder Adresse elektronisch an die D·I·R-Geschäftsstelle übermittelt. Für die Übermittlung **dieser pseudonymisierten Behandlungsdatensätze** ist die Einwilligung der Patientenpaare notwendig, wenn das Kinderwunschzentrum in Baden-Württemberg, Bayern, Hamburg, Hessen, Rheinland-Pfalz, Saarland, Sachsen, Sachsen-Anhalt oder Thüringen liegt. Die Einwilligung kann nachträglich widerrufen werden. In den anderen Bundesländern sind die Ärzte auf Grund der länderspezifischen Heilberufe-Gesetze zur Meldung verpflichtet. In diesen Fällen genügt die Information der Paare. Das Löschen dieser Daten kann nicht verlangt werden, aber Daten können gesperrt werden, d. h. sie können nur eingeschränkt verarbeitet werden.

National und international genießt das D·I·R ein hohes Ansehen. Es ist weltweit das einzige Register, das Zyklen **prospektiv** erfasst. Ein Register hat eine hohe Qualität, wenn die Daten nicht retrospektiv, sondern prospektiv eingetragen werden. Die prospektive Datenerfassung bedeutet in der Praxis, dass ein Behandlungszyklus bereits ab dem 7. Stimulationstag dokumentiert werden muss, also noch bevor der Erfolg einer Behandlung absehbar ist. Auswertungen prospektiv erfasster Daten führen zu verlässlicheren Ergebnissen, da alle begonnenen Behandlungszyklen eingeschlossen werden und Auswertungen nicht auf einer Auswahl von Zyklen mit beispielsweise gutem Ergebnis beruhen.

Qualitätssicherung durch AG QSReproMed

Während für das D·I·R wissenschaftliche Fragestellungen bei den Datenauswertungen im Vordergrund stehen, nutzen die **Landesärztekammern** die Behandlungsdaten zur **Qualitätssicherung**. Die D·I·R-Geschäftsstelle war von 1995 bis 2011 bei der Ärztekammer Schleswig-Holstein angesiedelt. Um diese Aufgabe weiter wahrnehmen zu können, haben sich mit der Vereinsgründung des D·I·R im Jahr 2008 und dem Umzug der Geschäftsstelle nach Berlin im Jahr 2012 die Landesärztekammern 2013

zur Arbeitsgemeinschaft Qualitätssicherung in der Reproduktionsmedizin (AG **QSReproMed**) mit Sitz bei der Ärztekammer Schleswig-Holstein zusammengeschlossen. An dieser AG nehmen derzeit nur die Ärztekammern Berlin und Nordrhein nicht teil. Die Daten werden über eine Schnittstelle vom Kinderwunschzentrum an die Annahmestelle der QSReproMed übertragen. Es werden nur Daten exportiert, die zum Zweck der Qualitätssicherung erforderlich sind. Diese werden **pseudonymisiert**, d. h. die Anamnese- und Behandlungsdaten werden mit einer Behandlungsnummer ohne Identitätsdaten wie Name, Vorname, Adressen, Versicherungsnummern oder sonstige Kontaktinformationen versehen. Eine Zuordnung zu den persönlichen Daten ist nicht mehr möglich. Eine Kurzinformation für Patienten zum Export eines Behandlungsdatensatzes befindet sich in ◘ Anhang 10.6. Die Auswertung erfolgt nach 22 Qualitätsindikatoren. Zu diesen gehören die **Plausibilität** (Nachvollziehbarkeit) und **Prospektivität** der Daten sowie die **Mehrlings-** und **Geburtenraten**. Eine Fachgruppe aus Kammervertretern und Reproduktionsmedizinern legt die Referenzbereiche fest. Die QSReproMed-Auswertung für ein Zentrum weist **Abweichungen** von den Referenzwerten aus. So können Ergebnisse verglichen werden. Liegen die Ergebnisse eines Zentrums außerhalb des Referenzbereiches, wird durch die Ärztekammer ein **kollegialer Dialog** aufgenommen.

Die Idealpatientin und die Vergleichbarkeit der Zentrumsdaten

Um die Behandlungsergebnisse zwischen den Zentren besser vergleichen zu können, betrachten sowohl das D·I·R als auch die AG QSReproMed jeweils die **ideale Patientin** bzw. das **Idealszenario**. Die Definitionen wurden in der Vergangenheit wiederholt revidiert. Hier die aktuellen Definitionen:

– **Definition „ideale" Patientin im D·I·R** (Jahrbuch 2023): Alter Patientin ≤ 35 Jahre, Frischzyklus, 1. Zyklus, gewonnene Eizellen ≥ 8, 2 PN-Stadien ≥ 5, Spermagewinnung orthograd (Ejakulation)

– **Definition „Idealszenario" AG QSReproMed** (Zentrumsauswertung 2023): Alter Patientin 26 bis 35 Jahre, Anzahl der PN ≥ 4, SET = Single-Embryo-Transfer.

Definition „Schwangerschaft": intrauterine Chorionhöhle *oder* Herzaktion *oder* EUG *oder* Abort

Erfassungssoftware

Aktuell stehen für die Dokumentation der D·I·R- und der QSReproMed-Registerdaten drei **Erfassungsprogramme** zur Verfügung, die für den Datenexport eine Schnittstelle haben. Diese besteht aus einer Hard- und Software, der sogenannten „**ARTbox**". Dieses kleine Kästchen organisiert einstellbar den Export an das D·I·R und an die Annahmestelle der QSReproMed bei der Ärztekammer Schleswig-Holstein. Es werden nur die benötigten Daten gesendet. So wird unabhängig von der Erfassungssoftware ein einheitlicher Datenbestand sichergestellt. Hauptsächlich wird für den Datenexport das Programm MedITEX IVF (CRITEX GmbH) verwendet. DIRproNOVA ist das zweite Programm. Es ist eine reine D·I·R-Datenerfassungssoftware der Firma CRITEX GmbH ohne zusätzliche Funktionen wie die Erstellung automatisierter Arztbriefe mit den Behandlungsdaten. Das dritte Programm ist QuinniPro aus Österreich (QuinniSoft).

– Aufbewahrungsfristen für Patienten- und Spenderakten
– Aufgaben des QMB kennen
– GKV- und PKV-Leistungsvoraussetzungen für die Kostenübernahme bei künstlichen Befruchtungen bei gesetzlicher und privater Versicherung kennen

Kinderwunschzenten haben schon vor Jahrzehnten freiwillig ein Qualitätsmanagementsystem (QM-System) eingeführt. Dieses ist inzwischen rechtlich verpflichtend. Die personelle Struktur wird in einem Organigramm festgelegt. Der Qualitätsmanagementbeauftrage (QMB) wird von der Leitung des Kinderwunschzentrums bestimmt. Entsprechend den stetigen Veränderungen und Herausforderungen bei der Durchführung reproduktionsmedizinischer Leistungen aktualisiert und verbessert der QMB regelmäßig die Arbeitsprozesse. Bei der Behandlung von Eizellen, Spermien und Keimzellgewebe im ART-Labor sind entsprechend dem Gewebegesetz zusätzliche Dokumentationspflichten und Verwahrzeiten zu beachten. Eine PKV übernimmt die Kosten einer künstlichen Befruchtung, wenn bei der versicherten Person eine organische Ursache vorliegt (Verursacherprinzip). Bei der GKV sind die Leistungsvoraussetzungen, die Leistungen und die Abrechnung in den „Richtlinien über künstliche Befruchtung" geregelt. Da die GKV die Kosten einer Kinderwunschbehandlung nur anteilig für eine begrenzte Zahl von Zyklen übernimmt, bieten manche gesetzlichen Krankenkassen zusätzlich Satzungsleistungen an. Bei der Datenerfassung und -bearbeitung müssen die Grundsätze für die Verarbeitung personenbezogener Daten entsprechend der Datenschutz-Grundverordnung (DSGVO) eingehalten werden. Die Anamnese- und Behandlungsdaten werden mit verschiedenen Erfassungsprogram-men dokumentiert. Der Datenexport zur Qualitätssicherung und wissenschaftlichen Auswertung erfolgt über eine kombinierte Hard- und Software („ARTbox"), damit ein einheitlicher Datenbestand gesichert ist.

10

Psychosoziale Betreuung und Unterstützung

Inhaltsverzeichnis

Psychosoziale Belastung bei Kinderwunsch

Kinderwunschpatienten werden immer wieder als „schwierig" empfunden. Umso wichtiger ist es, sie von vornherein freundlich und einfühlsam zu empfangen und zu betreuen. Sie wünschen sich Kinder, und das Schwangerwerden funktioniert nicht. Zuvor haben sie meist verhütet, und jetzt tritt eine Schwangerschaft, die „natürlichste Sache der Welt", nicht ein (■ Abb. 11.1). Betroffene Frauen und Paare sind daher emotional angespannt und reagieren sehr empfindlich. Eine von sechs Frauen erlebt eine Phase mit einem unerfüllten Kinderwunsch (siehe ► Kap. 3). Fruchtbarkeitsstörungen sind nur selten psychosozial bedingt. Lange Zeit wurde fälschlicherweise eine zunächst unerklärbare, sogenannte idiopathische Sterilität, mit einer psychogenen Sterilität gleichgesetzt. Natürlicherweise gibt es auch Kinderwunschpatienten mit einer Psychopathologie. Die Häufigkeit in der Allgemeinbevölkerung liegt bei 15 bis 20 %. Symptome einer **psychosozial mitbedingten Unfruchtbarkeit** sind trotz Aufklärung fruchtbarkeitsschädigendes Verhalten (wie Ernährungsfehler, Leistungssport, Medikamentenabusus), kein Geschlechtsverkehr an fruchtbaren Tagen, kein Beginn einer Kinderwunschbehandlung, obwohl eine Schwangerschaft gewünscht wird.

Unterstützungsangebote

Unfruchtbarkeit ist ein tabuisiertes Thema, obwohl sie häufig vorkommt. Im Freundeskreis gibt es meist schon Kinder oder eine Freundin ist wieder schwanger geworden. Ein offenes Gespräch mit Freunden ist meist nicht möglich. Die Freunde könnten wahrscheinlich auch nicht die Situation nachfühlen. So ist es erklärbar, dass der unerfüllte Kinderwunsch für manche Paare zu einer Lebenskrise wird oder zum Rückzug und in die Isolation führt. Es ist daher wichtig, von Anfang an für Kinderwunschpatienten niedrigschwellige **professionelle Unterstützungsangebote** anzubieten. Die Angebote können regional sehr unterschiedlich sein und von einem interdisziplinären Netzwerk bis hin zu einem **Kompetenznetz** für Kinderwunsch reichen. In einem solchen Kompetenznetz können verschiedene Therapeuten ihre Beratungs- und Seminarangebote bündeln. Es wurde bereits ein Konzept für die Errichtung von lokalen Kompetenznetzen für Kinderwunsch mit Unterstützung des Bundesfamilienministeriums entwickelt (Mayer-Lewis 2024). Auch Schwanger-

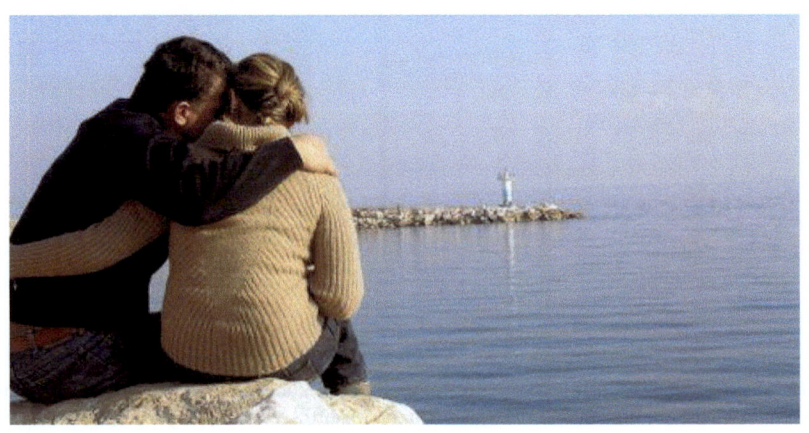

■ **Abb. 11.1**   Kinderwunschzeit

schaftsberatungsstellen haben häufiger **qualifizierte Beratungsfachkräfte** für die Kinderwunschberatung. Die Deutsche Gesellschaft für Kinderwunschberatung (BKiD) qualifiziert und zertifiziert entsprechende Fachkräfte. Die Gesellschaft bietet auch Fortbildungen für medizinische Fachangestellte an. Mit einer BKID-Checkliste (◘ Anhang 11.1) können Patienten prüfen, ob sie wahrscheinlich von Kinderwunschberatung („Kinderwunsch-Coaching") profitieren werden. Viele Betroffene kennen solche Unterstützungsmöglichkeiten aber gar nicht.

Kinderwunschbehandlung

Fruchtbarkeitsstörungen können auch zu Stress und Partnerschaftskonflikten führen. Rund 50 % aller Paare beklagen in der Beratung auch Veränderungen in der Sexualität (siehe ► Kap. 5). Die Frau fühlt sich sozial zuständig für Kinder und verantwortlich für die Kinderlosigkeit. Sie wird durch die wiederkehrende Regelblutung immer wieder an den Kinderwunsch erinnert. Die berufliche Orientierung ist herausfordernd. Der Mann hingegen nimmt oft eine pragmatische und zielorientierte Haltung ein und ist weniger emotional angespannt. Wendet sich ein Paar hilfesuchend an ein Kinderwunschzentrum, sind die Erwartungen an eine **Kinderwunschbehandlung** sehr hoch. Diese findet allerdings im Wesentlichen bei der Frau statt, sodass sich der Mann oft nur als „randständig" oder gar hilflos erlebt. Die Aufnahmefähigkeit für die vielen Informationen vor und im Rahmen einer Behandlung ist meist eingeschränkt. Die Frau begibt sich in die eingreifende ärztliche Behandlung und kann damit die Verantwortung für den unerfüllten Kinderwunsch an den Arzt übertragen. Allerdings wird diese Situation manchmal auch als Kontrollverlust erlebt. Der Wunsch nach ausreichend ärztlicher Beratungszeit während einer laufenden Behandlung ist groß. Die Enttäuschung

ist groß, wenn dieses organisatorisch nicht möglich ist. Daher ist es verständlich, dass Frauen den Behandlungsablauf als Massenabfertigung erleben und sich verletzt fühlen. Wird eine Kinderwunschbehandlung ohne Erfolg beendet, kommt es zu depressiven Trauerreaktionen. Das ist normal. Das Selbstwertgefühl sinkt und jede dritte Frau und jeder fünfte Mann fühlen eine Beeinträchtigung des Wohlbefindens. Trauerreaktionen können bis zu zwei Jahren anhalten. Langfristig sind diese Paare aber genauso zufrieden wie Paare mit Kindern. Günstig für den Verlauf nach einem erfolglosen Therapieende ist es, wenn ein alternativer Lebensplan („Plan B") schon während einer Kinderwunschbehandlung existiert, da ein Behandlungserfolg nicht garantiert werden kann. Ein solcher „Plan B" sollte in der psychosozialen Beratung schon vor und während einer Kinderwunschbehandlung aktiv angesprochen werden.

Unterstützungsarbeit durch Medizinisches Assistenzpersonal

Während der Behandlungszeit können eine qualifizierte und kompetente Medizinische Fachangestellte (MFA), eine Pflegekraft oder andere medizinische Assistenzpersonen im Kinderwunschzentrum wertvolle Unterstützungsarbeit leisten. Sie können zwischendurch die **vielen Fragen** von Patientinnen vor, während und nach einem Behandlungszyklus mit der künstlichen Befruchtung **beantworten**, für die der Arzt meist keine oder nicht sofort Zeit hat. Fragen zu Behandlungsverträgen können besprochen und die Organisation der Abläufe erläutert werden. Damit fühlt sich eine Patientin in der Behandlung sicherer und gut aufgehoben. Schriftliches **Informationsmaterial** wird von Patienten oft nicht gelesen. Dieses kann aber im persönlichen Gespräch als wertvolle Unterstützung hilfreich eingesetzt werden. Beispielsweise kann wäh-

11

rend eines Behandlungszyklus vom Vorzyklus bis zum Schwangerschaftstest ein zentrumsinternes individualisiertes „Arbeitsheft" eingesetzt werden und die Therapie Schritt für Schritt erklärt werden.

War die Kinderwunschbehandlung erfolgreich und ist eine Schwangerschaft eingetreten, kann ein weiterer Unterstützungs-/Beratungsbedarf entstehen. Eine Schwangerschaft verläuft nach einem Zeitplan, sodass Beratungstermine unter einem gewissen Zeitdruck erforderlich sind. Akuter Beratungsbedarf entsteht häufig bei der Feststellung von Fehlgeburten und Mehrlingsschwangerschaften (siehe ► Kap. 7).

Fehlgeburten

Ist der Schwangerschaftstest nach einer Kinderwunschbehandlung positiv, ist die Freude groß. Eine klinische Schwangerschaft wird nach einer reproduktionsmedizinischen Behandlung dokumentiert, wenn ein Fruchtsack und/oder eine Herzaktion nachweisbar sind. Das ist ab der siebten SSW möglich. Bei vorangegangenen **Fehlgeburten** ist die Furcht hoch, dass die Schwangerschaft wieder nicht fortläuft. Kommt es unvorbereitet wenige Tage nach einem positiven Schwangerschaftstest zu Blutungen und einem Abfall des Schwangerschaftshormons hCG, so ist die Enttäuschung schwerwiegend. Manche Frauen erleben diese Situation sogar als Verlust eines Kindes. Daher sollte betroffenen Frauen eine engmaschige psychosoziale Mitbetreuung vorgeschlagen werden, sobald sich eine Fehlgeburt anbahnt. Es ist vorteilhaft, eine solche Beratung im Anschluss an eine Fehlgeburt noch fortzuführen und den Partner mit einzubeziehen. Der Verweis auf Beratungsstellen und Selbsthilfegruppen (z. B. initiative-regenbogen.de) ist für Betroffene oft hilfreich. Die Fehlgeburtenrate nimmt mit steigendem mütterlichen Alter

zu. Sie liegt bei Frauen bis zum 35. Lebensjahr unter 20 % und steigt bei Frauen ab 43 Jahren auf über 50 % an. Eine Fehlgeburt bedeutet für eine aus reproduktionsmedizinischer Sicht „ältere" Frau häufig auch das Ende einer Kinderwunschbehandlung.

Mehrlingsschwangerschaften

Das Ziel einer Kinderwunschbehandlung ist die fortlaufende Einlingsschwangerschaft mit der Geburt eines gesunden Kindes. **Mehrlingsschwangerschaften** sind nicht gewünscht, da hiermit die gesundheitlichen Risiken für die Mütter und Kinder steigen. In jedem Fall ist eine intensivierte geburtshilfliche und pränatalmedizinische Behandlung angezeigt. Das Risiko für Mehrlinge nach einer ART ist erfreulicherweise in den letzten Jahren deutlich gesunken (◘ Abb. 11.2), denn immer mehr Zentren empfehlen ihren Patienten den Transfer von nur einem Embryo. So konnten von 1997 bis 2022 die **Mehrlingsraten** nach Frischzyklen und nach Auftauzyklen um etwa 35 bis 40 % **gesenkt** werden (D·I·R-Jahrbuch 2023). Mehreiige Mehrlingsschwangerschaften durch den Transfer von zwei oder drei Embryonen sind vermeidbar, eineiige Mehrlingsschwangerschaften nicht. Letztere sind selten, führen aber häufiger zum problematischen fetofetalen Transfusionssyndrom, kurz FFTS (siehe ► Kap. 6 und 7). Bei diesem Syndrom teilen sich die Feten einen Mutterkuchen. Die wesentlichen **mütterlichen Risiken** der mehreiigen Mehrlingsschwangerschaften sind in ◘ Tab. 11.1 zusammengefasst. Für die Mütter besteht vor allem das hohe Präeklampsierisiko, häufig vergesellschaftet mit einem Gestationsdiabetes und postpartalen Blutungen. Schwere Präeklampsien sind lebensbedrohlich. Bei den **Kindern** steht das Risiko für eine Frühgeburtlichkeit mit 85 bis 90 % ganz oben. Extrem früh geborene Kin-

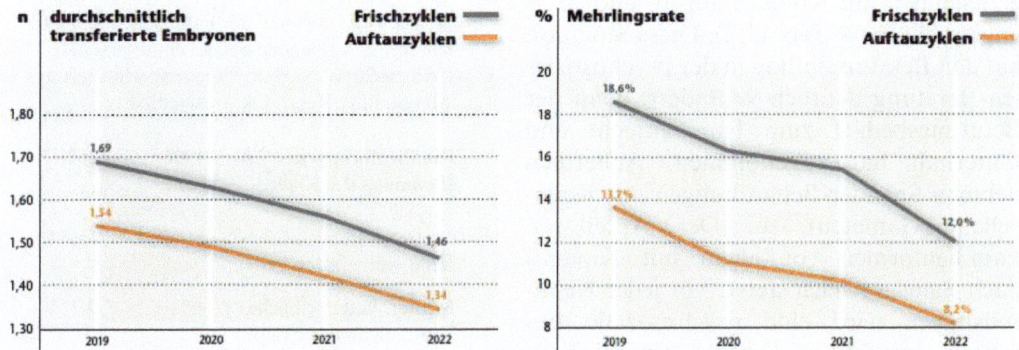

◻ **Tab. 11.1** Mütter- und Kindergesundheit bei Mehrlingen*

	Mütter	**Kinder**
Risiken	Gestationsdiabetes	Frühgeburt (v. a. Atemnot, Darm-erkrankung, Hirnschädigung)
	Präeklampsie	Fehlbildungen
	Anämie	Mikrosomie
	Postpartale Blutungen	Verhaltensstörungen (v. a. emotional und sozial)
	Risiko für chronische Erschöpfung, Depressionen, Partnerschaftskonflikte	Verzögerte Entwicklung (u. a. Bewegungs- und Lernstörungen)

*nur mehreiig; v. a. = vor allem; u. a. = unter anderem

der entwickeln bei einer Hirnschädigung häufiger eine Bewegungsstörung und Muskelsteife (Zerebralparese), Krampfanfälle, Blindheit und Taubheit. Das erfordert langfristig eine regelmäßige Physio- und logopädische Therapie. Da die Kinder meist untergewichtig (mikrosom) geboren werden, besteht durch die intrauterine Umprogrammierung der Gene (**fetale Programmierung**) ein späteres Risiko für eine Insulinresistenz. Damit steigt auch die Anfälligkeit für Typ-2-Diabetes, Bluthochdruck, Herzinfarkt und Schlaganfall im Erwachsenenalter an (siehe ► Kap. 9). Frühgeborene haben zusätzlich auch ein Risiko für Verhaltensauffälligkeiten und Entwicklungsstörungen.

Langfristige Folgen für die Mutter können chronische Erschöpfungszustände und Depressionen sein. Es ist eine erhöhte Trennungsrate bei Mehrlingseltern bekannt.

Gametenspenden

Die Familienformen haben sich in den Jahrzehnten wesentlich verändert. Traditionell sind Mutter und Vater verheiratet und erziehen ihre Kinder in der Familie. Diese traditionelle Familienform wurde 1996 noch in über 80 % der Familien gelebt, im Jahr 2016 nur noch in 66 %. Gleichzeitig ist der Anteil an nicht-verheirateten Paaren und Alleinerziehenden mit Kindern auf 10 und 25 % angewachsen (◘ Tab. 11.2). Diese Situation hat den Beratungsalltag in der psychosozialen Beratung deutlich verändert, denn der Beratungsbedarf zum Familienrecht und Unterhalt hat zugenommen. Außerdem nehmen Spender-Behandlungen mit Keimzellen (Gameten) zu. Der Anteil an Familienformen vor allem mit Kindern nach **Samenspenden** steigt. Vor jeder Keimzellspende wird eine psychosoziale Beratung empfohlen (soziale Elternschaft, Aufklärung des Kindes, des Umfelds, Entwicklung des Kindes, familiärer Umgang mit der Zeugungsgeschichte, Kontakt Kind/ Spender). Bei Samenspenden gilt seit 2018 das SaRegG, das die Rechte des Kindes und des Spenders schützt. Bei verheirateten lesbischen Paaren ist die nicht biologische Co-Mutter ab der Geburt des Kindes noch nicht die juristische Zweitmutter. Sie muss das Kind adoptieren. Der Vorgang wird als Stiefkindadoption bezeichnet. Denn das Abstammungsgesetz wurde bisher nicht geändert. Dieses bestimmt, wer als Mutter und Vater die rechtlichen Eltern eines Kindes sind. Die **Eizellspende** ist in Deutschland verboten. Paare gehen daher häufig den Weg ins Ausland (◘ Tab. 11.2). In vielen Ländern sind die Spenden anonym. Somit haben die Spenderkinder später kein Auskunftsrecht zur Spenderin. Die **Embryonenspende** ist in Deutschland erlaubt. Sie wird über das Netzwerk Embryonenspende Deutschland e.V. als non-Profit-Organisation vermittelt. Das Auskunftsrecht der Kinder zu ihren biologischen Eltern ist über ein Notariat abgesichert. Eine psychosoziale Beratung wird sowohl den abgebenden als auch den annehmenden Eltern empfohlen (Aufklärung des Kindes, des Umfelds, Entwicklung des Kindes, familiärer Umgang mit der Zeugungsgeschichte, Bedeutung von Vollgeschwistern in zweiter Familie, Kontakt Kind/Familie). Auf Grund der Zunahme der Gametenspenden erfolgen mittlerweile

Tab. 11.2 Wandel der Familienformen und Kinder nach Spenden und Leihmutterschaft 1996 bis 2016 (Nach P. Thorn (Spezialisierungsqualifikation Reproduktionsmedizin))		
Familienformen und Abstammung der Kinder	**1996**	**2016**
Mutter, Vater, leibliches Kind, verheiratet	81 %	65,7 %
Mutter, Vater, leibliches Kind, nicht verheiratet	4 %	9,7 %
Alleinerziehend, leibliches Kind	14 %	24,7 %
Partnerschaften und alleinerziehend, Kind nach Samenspende	ca. 1.200	ca. 2.000
Partnerschaften und alleinerziehend, Kind nach Eizellspende	ca. 800	ca. 2.000
Partnerschaften und alleinerziehend, Kind nach Embryonenspende oder Leihmutterschaft	vereinzelte Fälle	

ca. 50 % der psychosozialen Beratungen bei Kinderwunsch zu Samen-, Eizell- und Embryonenspenden. Ein Fünftel dieser Beratungen findet zu Auslandsbehandlungen statt. Ein neuerer Beratungsinhalt sind die Vorbereitung, Begleitung, Nachbereitung der Kontakte von Spenderkindern mit ihrem Spender und ihren Familien.

Lernziele

- Unterstützungsangebote für Kinderwunschpaare und die Relevanz und Häufigkeit von Psychopathologien kennen
- Psychosoziale Belastungen bei Fehlgeburten und Mehrlingsschwangerschaften mit den mütterlichen und kindlichen Risiken erkennen und unterstützen
- Die psychosoziale Beratung bei Gametenspenden einordnen

Für betroffene Paare ist die Kinderwunschzeit eine durch Ängste, Zuversicht, Hoffnung, Enttäuschung und Trauer geprägte Lebensphase. Eine professionelle Unterstützung ist oft hilfreich, denn eine Kinderwunschbehandlung ist keine Garantie für die Geburt eines Kindes. Kompetente MFAs, Pflegekräfte und weiteres medizinisches Assistenzpersonal leisten im Praxisalltag vor allem für die Patientinnen eine wertvolle Unterstützung. Fehlgeburten und Mehrlingsschwangerschaften führen nach Eintritt einer Wunschschwangerschaft zu besonderen Belastungssituationen. Einen zunehmenden Raum beanspruchen Behandlungen mit Spenden, die mittlerweile in der psychosozialen Kinderwunschberatung 50 % der Beratungszeit einnehmen. Bei 20 % dieser Beratungen geht es um die Eizellspende im Ausland. Neuerdings geht es in der Beratung auch um die Begleitung von Spenderkindern beim Zusammentreffen mit dem Spender.

Literatur

D.I.R-Jahrbuch 2023 (2024) J Reproduktionsmed Endokrinol 21 (Sonderheft 4), 1–64

Fachpraktische Kenntnisse, Erfahrungen und Fertigkeiten

Inhaltsverzeichnis

© Der/die Autor(en), exklusiv lizenziert an Springer-Verlag GmbH, DE, ein Teil von Springer Nature 2025
M. Bals-Pratsch et al., *Arbeitsplatz Kinderwunschzentrum*, https://doi.org/10.1007/978-3-662-71659-5_12

Unterschiede im Praxisalltag von Kinderwunschzentren

Alle Kinderwunschzentren führen Techniken der Assistierten Fertilisation (ART) entsprechend den gesetzlichen Vorgaben und Laborstandards durch. Allerdings unterscheiden sie sich in der räumlichen Ausstattung und der praktischen Durchführung der einzelnen Schritte während der Planung sowie vor, während und nach einer Behandlung. Kinderwunschzentren arbeiten mit unterschiedlichen Praxissoftwareprogrammen, die unterschiedliche Vorteile für die Verwaltung und Verarbeitung von Patientendaten bieten. Sie werden für den Sprechstundenkalender und das Einlesen der eGK genutzt. Außerdem sind die Praxisprogramme für die GKV- und PKV-Abrechnung unentbehrlich. Eines der drei zugelassenen **Datenerfassungsprogramme** muss für die Dokumentation der reproduktionsmedizinischen Behandlungsdaten im Zentrum genutzt werden (siehe ▶ Kap. 10). Das Programm MedITEX IVF, dass überwiegend benutzt wird, kann auch als elektronische Karteikarte, Schreibprogramm für automatisierte Arztbriefe und auch für zusätzliche Anwendungen wie das Einlesen einer Online-Anamnese genutzt werden. Darüber hinaus bietet es Schnittstellen für externe Programme wie die elektronische Signatur von Einverständniserklärungen und Behandlungsverträgen. Für die **Videosprechstunde** müssen Patienten eine zusätzliche Aufklärungs- und Einverständniserklärung unterschreiben. Bei der Nutzung einer Praxis-EDV ist die Einhaltung des Datenschutzes zwingend erforderlich. Aus diesem Grunde müssen alle Besucher eines Zentrums einschließlich Hospitanten eine Datenschutzerklärung unterschreiben.

Der Ablauf der Sprechstunde wird zentrumsintern sehr unterschiedlich praktiziert. Auch die Länge der **Terminarten** (wie Erstgespräch, Zweitgespräch, Start eines ART-Zyklus und Monitoring) variiert erheblich. Einige Zentren arbeiten für die organisatorischen Vor- und Nachbereitungen und die Dokumentation mit einer Zimmerassistenz, um den Arzt zu unterstützen und zu entlasten. Dazu zählt auch die Eingabe der Ultraschallmessungen in das Datenerfassungsprogramm für den Export an das D.I.R und an QSReproMed. So kann sichergestellt werden, dass für die **prospektive Datenerfassung** die Zyklusdaten ab dem 7. Stimulationstag dokumentiert sind.

Beim Patientenkontakt ist es für Patienten sehr hilfreich, wenn die betreuenden MFAs, Pflegekräfte oder weiteres medizinische Assistenzpersonal auch die regionalen **Unterstützungsangebote** von Beratungsstellen mit qualifizierten Beratungsfachkräften für die psychosoziale Beratung kennen, denn sie sind intensiver als die Ärzte mit den seelischen Belastungen der Patienten konfrontiert. Kinderwunschzentren schulen häufig ihr Personal für die Kommunikation mit Kinderwunschpatienten in schwierigen Situationen (u. a. Ausfall eines Embryotransfers oder der Feststellung einer Fehlgeburt). Die Zufriedenheit der Kinderwunschpatienten ist wesentlich davon abhängig, wie gut sie sich in einem Kinderwunschzentrum aufgehoben fühlen. Im Rahmen des Qualitätsmanagements ist es wichtig, die „**Kundenzufriedenheit**" regelmäßig zu messen. Die bewährte, aber aufwendige Methode ist ein Fragebogen. Um Papier und Arbeitsaufwand einzusparen, werden auch digitale Apps genutzt. So erhält das Zentrum schnell und anonymisiert die Ergebnisse der Patientenbefragung.

Das **ART-Labor** ist während der Zeit der Eizellbehandlungen in vielen Zentren aus hygienischen Gründen nur für das Laborpersonal zugängig. Im ART-Labor können ansonsten die verschiedenen Arbeitsplätze an den Werkbänken, der Andrologiearbeitsplatz und der Kryolagerraum besucht werden. Die Präimplantationsdiagnostik mit der Trophektodermbiopsie kann mit Fallbespielen erläutert und illustriert werden. Mit einem Time-Lapse-Inkubator kann die Entwicklung einer Eizelle bis zu einer Blastozyste gezeigt werden.

Für eine kompetente Mitarbeit im Kinderwunschzentrum können MFAs, Krankenschwestern und weiteres medizinisches Assistenzpersonal entsprechend dem **Musterfortbildungscurriculum** für Medizinische Fachangestellte „Reproduktionsmedizin" der Bundesärztekammer (BÄK) qualifiziert werden. Es umfasst das komplette Spektrum der Reproduktionsmedizin.

Handlungskompetenzen

Medizinische Fachangestellte sollen Reproduktionsmediziner unterstützen und entlasten, indem sie auf Grund ihrer Qualifizierung delegierbare Leistungen übernehmen können. Zu diesen zählen:
1. Vorbereitung, Durchführung und Nachbereitung von diagnostischen Maßnahmen unterstützen (z. B. Ultraschall im Stimulationszyklus mit Befunddokumentation)

2. Vorbereitung, Durchführung und Nachbereitung reproduktionsmedizinischer Eingriffe (z. B. Follikelpunktion mit Dokumentation)
3. Kommunikation, Beratung und Information von Kinderwunschpaaren
4. Kenntnisse über gesetzliche Grundlagen und medizinische Grenzen der Kinderwunschtherapie
5. Datenerfassung, Qualitätssicherung und Abrechnung unter Beachtung des Datenschutzes (z. B. Dokumentation der relevanten Felder im Erfassungsprogramm einer ART-Behandlung für den Datenexport an D.I.R und QSReproMed, Abrechnung reproduktionsmedizinischer Leistungen für PKV und GKV)

Fachpraktischer Unterricht

Um das spezifische Wissen in der Reproduktionsmedizin mit den o. g. **komplexen Handlungskompetenzen** 1 bis 5 anwenden zu können, ist eine begleitete, strukturierte Hospitation in einem Kinderwunschzentrum wichtig. Ein solcher „**Praxistag**" sollte mit der Besichtigung der Räumlichkeiten unter Einbeziehung von MFAs des Zentrums beginnen. Um die Handlungskompetenzen schulen zu können, ist Kleingruppenarbeit direkt an den Arbeitsplätzen sinnvoll. Auch Hands-On-Übungen an Simulatoren, Laborgeräten und Computerarbeitsplätzen sind möglich (Abb. 12.1).

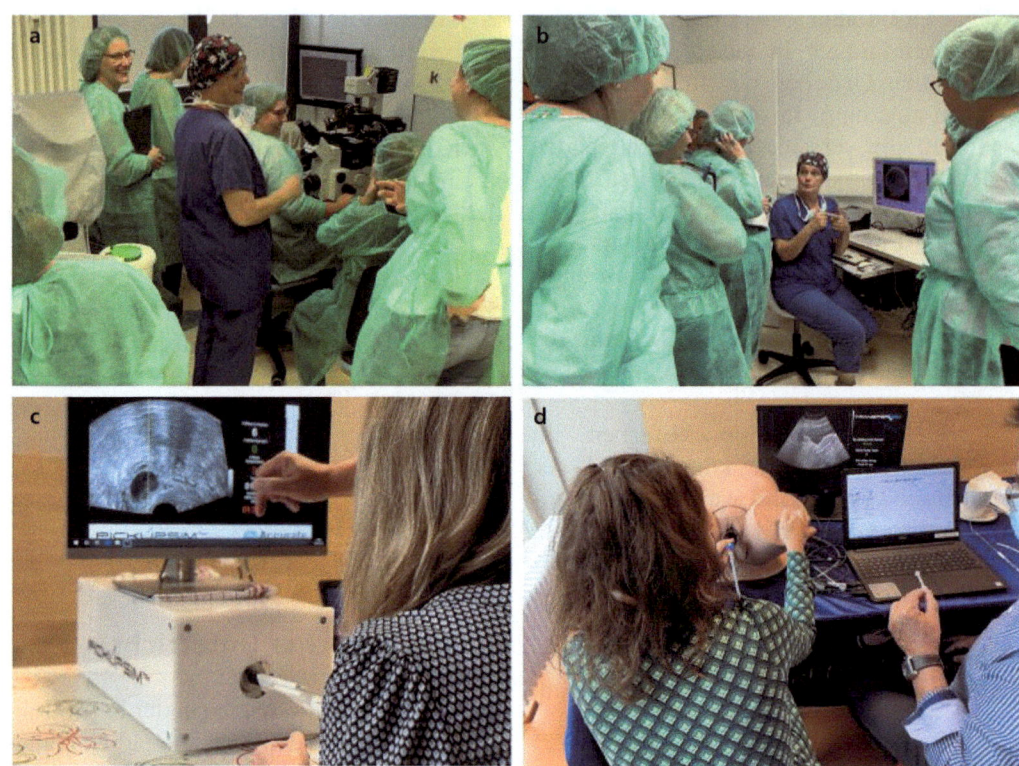

■ **Abb. 12.1**   Hands-On Eingriffsbereich und ART-Labor. **a**: ICSI-Mikroskop Spermien „fangen", **b**: Auswertung Zeitraffer-Bilder (Time-Lapse-Inkubator), **c**: Folllikelpunktion am Phantom, **d**: Embryotransfer am Phantom

Folgender **Musterplan für den Praxistag** ist möglich:

8:00–09:00 Uhr:	Begrüßung
	Vorstellungsrunde
	Erwartungen der Teilnehmenden
09:00–10:00 Uhr:	Führung durch das Kinderwunschzentrum
10:00–13:00 Uhr:	Einteilung in Kleingruppen
	Besichtigung und Erläuterung der Arbeitsbereiche und -abläufe
	Diskussion, praktische Übungen und Anwendungen im Wechsel
	je nach Verfügbarkeit - IVF-Labor, Kryokonservierung - Andrologisches Labor - Hormonlabor - Eingriffsraum einschließlich Follikelpunktionen, Inseminationen - Anmeldung einschließlich Terminvereinbarung, Telekommunikation, EDV - Untersuchungs- und Behandlungsraum einschließlich Hormonbehandlungen
13:00–14:00 Uhr:	Mittagspause mit Verpflegung

14:00–16:15 Uhr:	Diskussion folgender Themen mit praktischen Beispielen
	- Dokumentation und Qualitätssicherung
	- MedITEX IVF
	- Abrechnung
	- Themenwünsche der Teilnehmenden
16:15–16:30 Uhr:	Feedback
	Verabschiedung

Dauer: 10 Unterrichtseinheiten (450 min)

Ziele des Praxistages:
- Vorstellung von Arbeitsbereichen und -abläufen
- praktische Übungen und Anwendungen
- Diskussion unterschiedlicher Vorgehensweisen
- Erfahrungsaustausch („best practice")

Dazu ist die **Anwesenheit wünschenswert** von
- Ärztlicher Leitung oder Stellvertretung
- Laborleitung oder Stellvertretung
- Leitung MFA oder Stellvertretung
- zusätzliche Leitungen für die Kleingruppen nach Bedarf

Die Wiederholung der Inhalte von Webinaren und eLearning ist nicht Gegenstand des Praxistages.

Alle Kinderwunschzentren führen als Hauptleistung die Techniken der Assistierten Fertilisation (ART) entsprechend der gesetzlichen Vorgaben und Laborstandards durch. Allerdings unterscheiden sich die Zentren in der räumlichen Ausstattung und in der praktischen Durchführung der einzelnen Schritte während der Planung und vor, während und nach einer Behandlung. Daher ist die Neugierde bei MFAs, dem Gesundheits- und Krankenpflegepersonal und des weiteren medizinischen Assistenzpersonals groß, einen Einblick in ein anderes Kinderwunschzentrum zu bekommen.

Ebenso besteht der Wunsch, sich kollegial auszutauschen und fragen zu können: Wie macht Ihr das? Es geht um die Patientenbetreuung von der Terminvereinbarung des Erstgesprächs bis zum Abschlusstermin nach Ende der Kinderwunschbehandlung. Diese Wünsche werden im Musterfortbildungscurriculum der Bundesärztekammer mit Hospitationen („fachpraktischer Unterricht") in einem anderen Kinderwunschzentrum erfüllt. Die Hospitationen erfolgen nach Abschluss des fachtheoretischen Unterrichts. An den „Praxistagen" können auch praktische Übungen in Kleingruppen beispielsweise an Computerarbeitsplätzen mit Erläuterung der Abrechnung von reproduktionsmedizinischen Leistungen durchgeführt werden oder Demonstration der Dateneingabe und Dokumentation in den Softwareprogrammen stattfinden. Es sind auch Hands-On-Übungen an Laborgeräten im ART-Labor (z. B. Spermien „fangen" mit dem ICSI-Mikroskop) und an Simulatoren für Follikelpunktionen und Embryotransfers möglich.

Literatur

Musterfortbildungscurriculum für Medizinische Fachangestellte „Reproduktionsmedizin". Berlin, 2022. https://www.bundesaerztekammer.de/fileadmin/user_upload/BAEK/Gesundheitsfachberufe/MFA_Fortbildungscurricula/Musterfortbildungscurriculum_Reproduktionsmedizin_MFA.pdf. Zuletzt 10.6.2025

Serviceteil

Anhang

Anhang 1.1 Gesetz zum Schutz von Embryonen (Embryonenschutzgesetz – ESchG) vom 13. Dezember 1990

Gesetz
zum Schutz von Embryonen
(Embryonenschutzgesetz – ESchG)

Vom 13. Dezember 1990

Der Bundestag hat das folgende Gesetz beschlossen:

§ 1
Mißbräuchliche Anwendung
von Fortpflanzungstechniken

(1) Mit Freiheitsstrafe bis zu drei Jahren oder mit Geldstrafe wird bestraft, wer

1. auf eine Frau eine fremde unbefruchtete Eizelle überträgt,

2. es unternimmt, eine Eizelle zu einem anderen Zweck künstlich zu befruchten, als eine Schwangerschaft der Frau herbeizuführen, von der die Eizelle stammt,

3. es unternimmt, innerhalb eines Zyklus mehr als drei Embryonen auf eine Frau zu übertragen,

4. es unternimmt, durch intratubaren Gametentransfer innerhalb eines Zyklus mehr als drei Eizellen zu befruchten,

5. es unternimmt, mehr Eizellen einer Frau zu befruchten, als ihr innerhalb eines Zyklus übertragen werden sollen,

6. einer Frau einen Embryo vor Abschluß seiner Einnistung in der Gebärmutter entnimmt, um diesen auf eine andere Frau zu übertragen oder ihn für einen nicht seiner Erhaltung dienenden Zweck zu verwenden, oder

7. es unternimmt, bei einer Frau, welche bereit ist, ihr Kind nach der Geburt Dritten auf Dauer zu überlassen (Ersatzmutter), eine künstliche Befruchtung durchzuführen oder auf sie einen menschlichen Embryo zu übertragen.

(2) Ebenso wird bestraft, wer

1. künstlich bewirkt, daß eine menschliche Samenzelle in eine menschliche Eizelle eindringt, oder

2. eine menschliche Samenzelle in eine menschliche Eizelle künstlich verbringt,

ohne eine Schwangerschaft der Frau herbeiführen zu wollen, von der die Eizelle stammt.

(3) Nicht bestraft werden

1. in den Fällen des Absatzes 1 Nr. 1, 2 und 6 die Frau, von der die Eizelle oder der Embryo stammt, sowie die Frau, auf die die Eizelle übertragen wird oder der Embryo übertragen werden soll, und

2. in den Fällen des Absatzes 1 Nr. 7 die Ersatzmutter sowie die Person, die das Kind auf Dauer bei sich aufnehmen will.

(4) In den Fällen des Absatzes 1 Nr. 6 und des Absatzes 2 ist der Versuch strafbar.

§ 2
Mißbräuchliche Verwendung
menschlicher Embryonen

(1) Wer einen extrakorporal erzeugten oder einer Frau vor Abschluß seiner Einnistung in der Gebärmutter entnommenen menschlichen Embryo veräußert oder zu einem nicht seiner Erhaltung dienenden Zweck abgibt, erwirbt oder verwendet, wird mit Freiheitsstrafe bis zu drei Jahren oder mit Geldstrafe bestraft.

(2) Ebenso wird bestraft, wer zu einem anderen Zweck als der Herbeiführung einer Schwangerschaft bewirkt, daß sich ein menschlicher Embryo extrakorporal weiterentwickelt.

(3) Der Versuch ist strafbar.

§ 3
Verbotene Geschlechtswahl

Wer es unternimmt, eine menschliche Eizelle mit einer Samenzelle künstlich zu befruchten, die nach dem in ihr enthaltenen Geschlechtschromosom ausgewählt worden ist, wird mit Freiheitsstrafe bis zu einem Jahr oder mit Geldstrafe bestraft. Dies gilt nicht, wenn die Auswahl der Samenzelle durch einen Arzt dazu dient, das Kind vor der Erkrankung an einer Muskeldystrophie vom Typ Duchenne oder einer ähnlich schwerwiegenden geschlechtsgebundenen Erbkrankheit zu bewahren, und die dem Kind drohende Erkrankung von der nach Landesrecht zuständigen Stelle als entsprechend schwerwiegend anerkannt worden ist.

§ 4
Eigenmächtige Befruchtung, eigenmächtige Embryoübertragung und künstliche Befruchtung nach dem Tode

(1) Mit Freiheitsstrafe bis zu drei Jahren oder mit Geldstrafe wird bestraft, wer

1. es unternimmt, eine Eizelle künstlich zu befruchten, ohne daß die Frau, deren Eizelle befruchtet wird, und der Mann, dessen Samenzelle für die Befruchtung verwendet wird, eingewilligt haben,

2. es unternimmt, auf eine Frau ohne deren Einwilligung einen Embryo zu übertragen, oder

3. wissentlich eine Eizelle mit dem Samen eines Mannes nach dessen Tode künstlich befruchtet.

(2) Nicht bestraft wird im Fall des Absatzes 1 Nr. 3 die Frau, bei der die künstliche Befruchtung vorgenommen wird.

§ 5
Künstliche Veränderung menschlicher Keimbahnzellen

(1) Wer die Erbinformation einer menschlichen Keimbahnzelle künstlich verändert, wird mit Freiheitsstrafe bis zu fünf Jahren oder mit Geldstrafe bestraft.

(2) Ebenso wird bestraft, wer eine menschliche Keimzelle mit künstlich veränderter Erbinformation zur Befruchtung verwendet.

(3) Der Versuch ist strafbar.

(4) Absatz 1 findet keine Anwendung auf

1. eine künstliche Veränderung der Erbinformation einer außerhalb des Körpers befindlichen Keimzelle, wenn ausgeschlossen ist, daß diese zur Befruchtung verwendet wird,

2. eine künstliche Veränderung der Erbinformation einer sonstigen körpereigenen Keimbahnzelle, die einer toten Leibesfrucht, einem Menschen oder einem Verstorbenen entnommen worden ist, wenn ausgeschlossen ist, daß

a) diese auf einen Embryo, Foetus oder Menschen übertragen wird oder

b) aus ihr eine Keimzelle entsteht,

sowie

3. Impfungen, strahlen-, chemotherapeutische oder andere Behandlungen, mit denen eine Veränderung der Erbinformation von Keimbahnzellen nicht beabsichtigt ist.

§ 6
Klonen

(1) Wer künstlich bewirkt, daß ein menschlicher Embryo mit der gleichen Erbinformation wie ein anderer Embryo, ein Foetus, ein Mensch oder ein Verstorbener entsteht, wird mit Freiheitsstrafe bis zu fünf Jahren oder mit Geldstrafe bestraft.

(2) Ebenso wird bestraft, wer einen in Absatz 1 bezeichneten Embryo auf eine Frau überträgt.

(3) Der Versuch ist strafbar.

§ 7
Chimären- und Hybridbildung

(1) Wer es unternimmt,

1. Embryonen mit unterschiedlichen Erbinformationen unter Verwendung mindestens eines menschlichen Embryos zu einem Zellverband zu vereinigen,

2. mit einem menschlichen Embryo eine Zelle zu verbinden, die eine andere Erbinformation als die Zellen des Embryos enthält und sich mit diesem weiter zu differenzieren vermag, oder

3. durch Befruchtung einer menschlichen Eizelle mit dem Samen eines Tieres oder durch Befruchtung einer tierischen Eizelle mit dem Samen eines Menschen einen differenzierungsfähigen Embryo zu erzeugen,

wird mit Freiheitsstrafe bis zu fünf Jahren oder mit Geldstrafe bestraft.

(2) Ebenso wird bestraft, wer es unternimmt,

1. einen durch eine Handlung nach Absatz 1 entstandenen Embryo auf

a) eine Frau oder

b) ein Tier

zu übertragen oder

2. einen menschlichen Embryo auf ein Tier zu übertragen.

§ 8
Begriffsbestimmung

(1) Als Embryo im Sinne dieses Gesetzes gilt bereits die befruchtete, entwicklungsfähige menschliche Eizelle vom Zeitpunkt der Kernverschmelzung an, ferner jede einem Embryo entnommene totipotente Zelle, die sich bei Vorliegen der dafür erforderlichen weiteren Voraussetzungen zu teilen und zu einem Individuum zu entwickeln vermag.

(2) In den ersten vierundzwanzig Stunden nach der Kernverschmelzung gilt die befruchtete menschliche Eizelle als entwicklungsfähig, es sei denn, daß schon vor

Ablauf dieses Zeitraums festgestellt wird, daß sich diese nicht über das Einzellstadium hinaus zu entwickeln vermag.

(3) Keimbahnzellen im Sinne dieses Gesetzes sind alle Zellen, die in einer Zell-Linie von der befruchteten Eizelle bis zu den Ei- und Samenzellen des aus ihr hervorgegangenen Menschen führen, ferner die Eizelle vom Einbringen oder Eindringen der Samenzelle an bis zu der mit der Kernverschmelzung abgeschlossenen Befruchtung.

§ 9
Arztvorbehalt

Nur ein Arzt darf vornehmen:

1. die künstliche Befruchtung,

2. die Übertragung eines menschlichen Embryos auf eine Frau,

3. die Konservierung eines menschlichen Embryos sowie einer menschlichen Eizelle, in die bereits eine menschliche Samenzelle eingedrungen oder künstlich eingebracht worden ist.

§ 10
Freiwillige Mitwirkung

Niemand ist verpflichtet, Maßnahmen der in § 9 bezeichneten Art vorzunehmen oder an ihnen mitzuwirken.

§ 11
Verstoß gegen den Arztvorbehalt

(1) Wer, ohne Arzt zu sein,

1. entgegen § 9 Nr. 1 eine künstliche Befruchtung vornimmt oder

2. entgegen § 9 Nr. 2 einen menschlichen Embryo auf eine Frau überträgt,

wird mit Freiheitsstrafe bis zu einem Jahr oder mit Geldstrafe bestraft.

(2) Nicht bestraft werden im Fall des § 9 Nr. 1 die Frau, die eine künstliche Insemination bei sich vornimmt, und der Mann, dessen Samen zu einer künstlichen Insemination verwendet wird.

§ 12
Bußgeldvorschriften

(1) Ordnungswidrig handelt, wer, ohne Arzt zu sein, entgegen § 9 Nr. 3 einen menschlichen Embryo oder eine dort bezeichnete menschliche Eizelle konserviert.

(2) Die Ordnungswidrigkeit kann mit einer Geldbuße bis zu fünftausend Deutsche Mark geahndet werden.

§ 13
Inkrafttreten

Dieses Gesetz tritt am 1. Januar 1991 in Kraft.

Die verfassungsmäßigen Rechte des Bundesrates sind gewahrt.

Das vorstehende Gesetz wird hiermit ausgefertigt und wird im Bundesgesetzblatt verkündet.

Bonn, den 13. Dezember 1990

Der Bundespräsident
Weizsäcker

Der Bundeskanzler
Dr. Helmut Kohl

Der Bundesminister der Justiz
Engelhard

Der Bundesminister
für Jugend, Familie, Frauen und Gesundheit
Ursula Lehr

Der Bundesminister
für Forschung und Technologie
Riesenhuber

Anhang 1.2 Gesetz über Qualität und Sicherheit von menschlichen Geweben und Zellen (Gewebegesetz) vom 20.07.2007

Gesetz
über Qualität und Sicherheit von menschlichen Geweben und Zellen
(Gewebegesetz)*)

Vom 20. Juli 2007

Der Bundestag hat das folgende Gesetz beschlossen:

Artikel 1
Änderung
des Transplantationsgesetzes

Das Transplantationsgesetz vom 5. November 1997 (BGBl. I S. 2631), zuletzt geändert durch Artikel 42 des Gesetzes vom 26. März 2007 (BGBl. I S. 378), wird wie folgt geändert:

1. Die Überschrift wird wie folgt gefasst:

„Gesetz
über die Spende, Entnahme und
Übertragung von Organen und Geweben
(Transplantationsgesetz – TPG)".

2. Vor Abschnitt 1 wird folgende Inhaltsübersicht eingefügt:

„Inhaltsübersicht

Abschnitt 1

Allgemeine Vorschriften

§ 1 Anwendungsbereich
§ 1a Begriffsbestimmungen
§ 2 Aufklärung der Bevölkerung, Erklärung zur Organ- und Gewebespende, Organ- und Gewebespenderegister, Organ- und Gewebespendeausweise

Abschnitt 2

Entnahme von Organen
und Geweben bei toten Spendern

§ 3 Entnahme mit Einwilligung des Spenders
§ 4 Entnahme mit Zustimmung anderer Personen
§ 4a Entnahme bei toten Embryonen und Föten
§ 5 Nachweisverfahren
§ 6 Achtung der Würde des Organ- und Gewebespenders

§ 7 Datenerhebung und -verwendung; Auskunftpflicht

Abschnitt 3

Entnahme von Organen
und Geweben bei lebenden Spendern

§ 8 Entnahme von Organen und Geweben
§ 8a Entnahme von Knochenmark bei minderjährigen Personen
§ 8b Entnahme von Organen und Geweben in besonderen Fällen
§ 8c Entnahme von Organen und Geweben zur Rückübertragung

Abschnitt 3a

Gewebeeinrichtungen,
Untersuchungslabore, Register

§ 8d Besondere Pflichten der Gewebeeinrichtungen
§ 8e Untersuchungslabore
§ 8f Register über Gewebeeinrichtungen

Abschnitt 4

Vermittlung und Übertragung
bestimmter Organe, Transplantationszentren,
Zusammenarbeit bei der
Entnahme von Organen und Geweben

§ 9 Zulässigkeit der Organübertragung, Vorrang der Organspende
§ 10 Transplantationszentren
§ 11 Zusammenarbeit bei der Entnahme von Organen und Geweben, Koordinierungsstelle
§ 12 Organvermittlung, Vermittlungsstelle

Abschnitt 5

Meldungen, Dokumentation,
Rückverfolgung, Datenschutz, Fristen

§ 13 Meldungen, Begleitpapiere vermittlungspflichtiger Organe
§ 13a Dokumentation übertragener Gewebe durch Einrichtungen der medizinischen Versorgung
§ 13b Meldung schwerwiegender Zwischenfälle und schwerwiegender unerwünschter Reaktionen bei Geweben
§ 13c Rückverfolgungsverfahren bei Geweben
§ 14 Datenschutz
§ 15 Aufbewahrungs- und Löschungsfristen

---

*) Dieses Gesetz dient der Umsetzung der Richtlinie 2004/23/EG des Europäischen Parlaments und des Rates vom 31. März 2004 zur Festlegung von Qualitäts- und Sicherheitsstandards für die Spende, Beschaffung, Testung, Verarbeitung, Konservierung, Lagerung und Verteilung von menschlichen Geweben und Zellen (ABl. EU Nr. L 102 S. 48). Die Verpflichtungen aus der Richtlinie 98/34/EG des Europäischen Parlaments und des Rates vom 22. Juni 1998 über ein Informationsverfahren auf dem Gebiet der Normen und technischen Vorschriften und der Vorschriften für die Dienste der Informationsgesellschaft (ABl. EG Nr. L 204 S. 37), geändert durch die Richtlinie 98/48/EG des Europäischen Parlaments und des Rates vom 20. Juli 1998 (ABl. EG Nr. L 217 S. 18), sind beachtet worden.

Abschnitt 5a

Richtlinien zum Stand
der Erkenntnisse der medizinischen
Wissenschaft, Verordnungsermächtigung

§ 16   Richtlinien zum Stand der Erkenntnisse der
medizinischen Wissenschaft bei Organen

§ 16a Verordnungsermächtigung

§ 16b Richtlinien zum Stand der Erkenntnisse der
medizinischen Wissenschaft zur Entnahme
von Geweben und deren Übertragung

Abschnitt 6

Verbotsvorschriften

§ 17   Verbot des Organ- und Gewebehandels

Abschnitt 7

Straf- und Bußgeldvorschriften

§ 18   Organ- und Gewebehandel
§ 19   Weitere Strafvorschriften
§ 20   Bußgeldvorschriften

Abschnitt 8

Schlussvorschriften

§ 21   Zuständige Bundesoberbehörde
§ 22   Verhältnis zu anderen Rechtsbereichen
§ 23   Bundeswehr
§ 24   Änderung des Strafgesetzbuches
§ 25   Übergangsregelungen
§ 26   Inkrafttreten, Außerkrafttreten".

3. Die Überschrift des Abschnitts 1 wird wie folgt
gefasst:

„Abschnitt 1

Allgemeine Vorschriften".

4. § 1 wird wie folgt gefasst:

„§ 1

Anwendungsbereich

(1) Dieses Gesetz gilt für die Spende und die
Entnahme von menschlichen Organen oder Geweben zum Zwecke der Übertragung sowie für
die Übertragung der Organe oder der Gewebe
einschließlich der Vorbereitung dieser Maßnahmen. Es gilt ferner für das Verbot des Handels
mit menschlichen Organen oder Geweben.

(2) Dieses Gesetz gilt nicht für

1. Gewebe, die innerhalb ein und desselben chi-
rurgischen Eingriffs einer Person entnommen
werden, um auf diese rückübertragen zu werden,

2. Blut und Blutbestandteile."

5. Nach § 1 wird folgender § 1a eingefügt:

„§ 1a

Begriffsbestimmungen

Im Sinne dieses Gesetzes

1. sind Organe, mit Ausnahme der Haut, alle aus
verschiedenen Geweben bestehenden Teile
des menschlichen Körpers, die in Bezug auf
Struktur, Blutgefäßversorgung und Fähigkeit
zum Vollzug physiologischer Funktionen eine
funktionale Einheit bilden, einschließlich der
Organteile und einzelne Gewebe oder Zellen

eines Organs, die zum gleichen Zweck wie
das ganze Organ im menschlichen Körper
verwendet werden können;

2. sind vermittlungspflichtige Organe die Organe
Herz, Lunge, Leber, Niere, Bauchspeichel-
drüse und Darm im Sinne der Nummer 1, die
nach § 3 oder § 4 entnommen worden sind;

3. sind nicht regenerierungsfähige Organe alle
Organe, die sich beim Spender nach der Entnahme nicht wieder bilden können;

4. sind Gewebe alle aus Zellen bestehenden Be-
standteile des menschlichen Körpers, die
keine Organe nach Nummer 1 sind, einschließlich einzelner menschlicher Zellen;

5. sind nächste Angehörige in der Rangfolge ihrer Aufzählung

a) der Ehegatte oder der eingetragene Lebenspartner,

b) die volljährigen Kinder,

c) die Eltern oder, sofern der mögliche Organ-
oder Gewebespender zur Todeszeit min-
derjährig war und die Sorge für seine Person zu dieser Zeit nur einem Elternteil, einem Vormund oder einem Pfleger zustand,
dieser Sorgeinhaber,

d) die volljährigen Geschwister,

e) die Großeltern;

6. ist Entnahme die Gewinnung von Organen
oder Geweben;

7. ist Übertragung die Verwendung von Organen
oder Geweben in oder an einem menschlichen Empfänger sowie die Anwendung beim
Menschen außerhalb des Körpers;

8. ist Gewebeeinrichtung eine Einrichtung, die
Gewebe zum Zwecke der Übertragung entnimmt, untersucht, aufbereitet, be- oder verarbeitet, konserviert, kennzeichnet, verpackt,
aufbewahrt oder an andere abgibt;

9. ist Einrichtung der medizinischen Versorgung
ein Krankenhaus oder eine andere Einrichtung
mit unmittelbarer Patientenbetreuung, die
fachlich-medizinisch unter ständiger ärztlicher
Leitung steht und in der ärztliche medizinische Leistungen erbracht werden;

10. ist schwerwiegender Zwischenfall jedes unerwünschte Ereignis im Zusammenhang mit der
Entnahme, Untersuchung, Aufbereitung, Be-
oder Verarbeitung, Konservierung, Aufbewahrung oder Abgabe von Geweben, das die
Übertragung einer ansteckenden Krankheit,
den Tod oder einen lebensbedrohlichen Zustand, eine Behinderung oder einen Fähigkeitsverlust von Patienten zur Folge haben
könnte oder einen Krankenhausaufenthalt erforderlich machen oder verlängern könnte
oder zu einer Erkrankung führen oder diese
verlängern könnte; als schwerwiegender Zwischenfall gilt auch jede fehlerhafte Identifizierung oder Verwechslung von Keimzellen oder
Embryonen im Rahmen von Maßnahmen einer
medizinisch unterstützten Befruchtung;

11. ist schwerwiegende unerwünschte Reaktion eine unbeabsichtigte Reaktion, einschließlich einer übertragbaren Krankheit, beim Spender oder Empfänger im Zusammenhang mit der Entnahme oder der Übertragung von Geweben, die tödlich oder lebensbedrohend verläuft, eine Behinderung oder einen Fähigkeitsverlust zur Folge hat oder einen Krankenhausaufenthalt erforderlich macht oder verlängert oder zu einer Erkrankung führt oder diese verlängert."

6. § 2 wird wie folgt geändert:

a) Die Überschrift wird wie folgt gefasst:

„§ 2

Aufklärung der Bevölkerung,
Erklärung zur Organ- und Gewebespende,
Organ- und Gewebespenderegister,
Organ- und Gewebespendeausweise".

b) Absatz 1 wird wie folgt geändert:

aa) In Satz 1 werden das Wort „Organspende" durch die Wörter „Organ- und Gewebespende", das Wort „Organentnahme" durch die Wörter „Organ- und Gewebeentnahme" und das Wort „Organübertragung" durch die Wörter „Organ- und Gewebeübertragung einschließlich einer möglichen medizinischen Anwendung von aus Geweben hergestellten Arzneimitteln" ersetzt.

bb) In Satz 2 werden das Wort „Organspende" durch die Wörter „Organ- und Gewebespende" und das Wort „Organspendeausweise" durch die Wörter „Organ- und Gewebespendeausweise" ersetzt.

cc) In Satz 3 wird das Wort „Organspende" durch die Wörter „Organ- und Gewebespende" ersetzt.

c) Absatz 2 wird wie folgt geändert:

aa) In Satz 1 werden jeweils das Wort „Organspende" durch die Wörter „Organ- und Gewebespende" und das Wort „Organentnahme" durch die Wörter „Organ- und Gewebeentnahme" ersetzt.

bb) In Satz 2 werden nach dem Wort „Organe" die Wörter „oder Gewebe" eingefügt.

d) Absatz 3 wird wie folgt geändert:

aa) In Satz 1 werden die Wörter „und Soziale Sicherung" gestrichen, das Wort „Organspende" wird durch die Wörter „Organ- oder Gewebespende" und das Wort „Organspenderegister" wird durch die Wörter „Organ- und Gewebespenderegister" ersetzt.

bb) In Satz 2 wird das Wort „Organentnahme" durch die Wörter „Organ- oder Gewebeentnahme" ersetzt.

cc) Satz 3 wird wie folgt geändert:

aaa) In Nummer 1 wird das Wort „Organspende" durch die Wörter „Organ- oder Gewebespende" ersetzt.

bbb) In den Nummern 2 und 3 wird jeweils das Wort „Organspenderegister" durch das Wort „Register" ersetzt.

ccc) In Nummer 4 wird das Wort „Codenummern" durch die Wörter „Benutzerkennungen und Passwörter" ersetzt.

ddd) In Nummer 6 wird das Wort „Organspenderegisters" durch das Wort „Registers" ersetzt.

e) Absatz 4 wird wie folgt geändert:

aa) In Satz 1 werden das Wort „Organspenderegister" durch das Wort „Register" und das Wort „Organspenders" durch die Wörter „Organ- oder Gewebespenders" ersetzt sowie nach dem Wort „Organe" die Wörter „oder Gewebe" eingefügt.

bb) In Satz 2 wird die Angabe „§ 3 Abs. 1 Nr. 2" durch die Angabe „§ 3 Abs. 1 Satz 1 Nr. 2" ersetzt.

cc) In Satz 3 werden jeweils das Wort „Organentnahme" durch die Wörter „Organ- oder Gewebeentnahme" ersetzt und nach dem Wort „vornehmen" die Wörter „oder unter dessen Verantwortung die Gewebeentnahme nach § 3 Abs. 1 Satz 2 vorgenommen werden" eingefügt.

f) In Absatz 5 werden die Wörter „Das Bundesministerium für Gesundheit" durch die Wörter „Die Bundesregierung" und die Wörter „einen Organspendeausweis" durch die Wörter „den Organ- und Gewebespendeausweis" ersetzt.

7. Die Überschrift des Abschnitts 2 wird wie folgt gefasst:

„Abschnitt 2

Entnahme von Organen
und Geweben bei toten Spendern".

8. § 3 wird wie folgt geändert:

a) Die Überschrift wird wie folgt gefasst:

„§ 3

Entnahme mit
Einwilligung des Spenders".

b) Absatz 1 wird wie folgt geändert:

aa) Im Satzteil vor Nummer 1 werden nach dem Wort „Organen" die Wörter „oder Geweben" eingefügt und nach der Angabe „§ 4" die Angabe „oder § 4a" eingefügt.

bb) In Nummer 1 wird das Wort „Organspender" durch die Wörter „Organ- oder Gewebespender" ersetzt.

cc) In Nummer 2 wird das Wort „Organspenders" durch die Wörter „Organ- oder Gewebespenders" ersetzt.

dd) Folgender Satz wird angefügt:

„Abweichend von Satz 1 Nr. 3 darf die Entnahme von Geweben auch durch andere dafür qualifizierte Personen unter der Verantwortung und nach fachlicher Weisung eines Arztes vorgenommen werden."

c) Absatz 2 wird wie folgt geändert:

aa) Im Satzteil vor Nummer 1 werden nach dem Wort „Organen" die Wörter „oder Geweben" eingefügt.

bb) In Nummer 1 wird das Wort „Organentnahme" durch die Wörter „Organ- oder Gewebeentnahme" ersetzt.

cc) In Nummer 2 wird das Wort „Organspender" durch die Wörter „Organ- oder Gewebespender" ersetzt.

d) Absatz 3 wird wie folgt geändert:

aa) In Satz 1 werden das Wort „Organspenders" durch die Wörter „Organ- oder Gewebespenders" und das Wort „Organentnahme" durch die Wörter „Organ- oder Gewebeentnahme" ersetzt.

bb) In Satz 2 werden die Wörter „Er hat" durch die Wörter „Die entnehmende Person hat" sowie das Wort „Organentnahme" durch die Wörter „Organ- oder Gewebeentnahme" ersetzt.

9. § 4 wird wie folgt geändert:

a) Die Überschrift wird wie folgt gefasst:

„§ 4

Entnahme mit
Zustimmung anderer Personen".

b) Absatz 1 wird wie folgt geändert:

aa) In Satz 1 werden die Wörter „Organentnahme vornehmen" durch die Wörter „Organ- oder Gewebeentnahme vornehmen oder unter dessen Verantwortung die Gewebeentnahme nach § 3 Abs. 1 Satz 2 vorgenommen werden", das Wort „Organspenders" wird durch die Wörter „Organ- oder Gewebespenders" und das Wort „Organspende" wird durch die Wörter „Organ- oder Gewebespende" ersetzt.

bb) In Satz 2 werden die Angabe „§ 3 Abs. 1 Nr. 2 und 3 und Abs. 2" durch die Angabe „§ 3 Abs. 1 Satz 1 Nr. 2 und 3, Satz 2 und Abs. 2 Nr. 2" und das Wort „Organentnahme" durch die Wörter „Organ- oder Gewebeentnahme" ersetzt sowie jeweils vor dem Wort „Angehörigen" das Wort „nächsten" eingefügt.

cc) Nach Satz 2 wird folgender Satz eingefügt:

„Kommt eine Entnahme mehrerer Organe oder Gewebe in Betracht, soll die Einholung der Zustimmung zusammen erfolgen."

dd) Im neuen Satz 4 wird vor dem Wort „Angehörige" das Wort „nächste" eingefügt und es wird das Wort „Organspenders" durch die Wörter „Organ- oder Gewebespenders" ersetzt.

ee) Im neuen Satz 5 wird vor dem Wort „Angehörigen" das Wort „nächsten" eingefügt.

ff) Im neuen Satz 6 werden vor dem Wort „Angehörige" das Wort „nächste" eingefügt und der Punkt durch ein Semikolon ersetzt

sowie die Wörter „die Vereinbarung bedarf der Schriftform." angefügt.

c) Absatz 2 wird wie folgt geändert:

aa) Satz 1 wird aufgehoben.

bb) Im neuen Satz 1 wird das Wort „Organspenders" durch die Wörter „Organ- oder Gewebespenders" ersetzt.

cc) Im neuen Satz 2 wird vor dem Wort „Angehörigen" das Wort „nächsten" eingefügt.

dd) Im neuen Satz 3 wird vor dem Wort „Angehörigen" das Wort „nächsten" eingefügt.

ee) Im neuen Satz 4 werden vor dem Wort „Angehöriger" das Wort „nächster" eingefügt und die Wörter „nächsterreichbaren nachrangigen Angehörigen" durch die Wörter „zuerst erreichbaren nächsten Angehörigen" ersetzt.

ff) Im neuen Satz 5 wird das Wort „Organspender" durch die Wörter „Organ- oder Gewebespender" ersetzt."

d) In Absatz 3 werden das Wort „Organspender" durch die Wörter „Organ- oder Gewebespender" und das Wort „Organentnahme" durch die Wörter „Organ- oder Gewebeentnahme" ersetzt.

e) Absatz 4 wird wie folgt gefasst:

„(4) Der Arzt hat Ablauf, Inhalt und Ergebnis der Beteiligung der nächsten Angehörigen sowie der Personen nach Absatz 2 Satz 5 und Absatz 3 aufzuzeichnen. Die nächsten Angehörigen sowie die Personen nach Absatz 2 Satz 5 und Absatz 3 haben das Recht auf Einsichtnahme."

10. Nach § 4 wird folgender § 4a eingefügt:

„§ 4a

Entnahme bei
toten Embryonen und Föten

(1) Die Entnahme von Organen oder Geweben bei einem toten Embryo oder Fötus ist nur zulässig, wenn

1. der Tod des Embryos oder Fötus nach Regeln, die dem Stand der Erkenntnisse der medizinischen Wissenschaft entsprechen, festgestellt ist,

2. die Frau, die mit dem Embryo oder Fötus schwanger war, durch einen Arzt über eine in Frage kommende Organ- oder Gewebeentnahme aufgeklärt worden ist und in die Entnahme der Organe oder Gewebe schriftlich eingewilligt hat und

3. der Eingriff durch einen Arzt vorgenommen wird.

In den Fällen des Satzes 1 Nr. 3 gilt § 3 Abs. 1 Satz 2 entsprechend. Die Aufklärung und die Einholung der Einwilligung dürfen erst nach Feststellung des Todes erfolgen.

(2) Der Arzt hat Ablauf, Inhalt und Ergebnis der Aufklärung und der Einwilligung nach Absatz 1 Satz 1 Nr. 2 aufzuzeichnen. Die entnehmende Person hat Ablauf und Umfang der Organ- oder Ge-

webeentnahme aufzuzeichnen. Die Frau, die mit dem Embryo oder Fötus schwanger war, hat das Recht auf Einsichtnahme. Sie kann eine Person ihres Vertrauens hinzuziehen. Die Einwilligung kann schriftlich oder mündlich widerrufen werden.

(3) In den Fällen des Absatzes 1 gilt die Frau, die mit dem Embryo oder Fötus schwanger war, nur für die Zwecke der Dokumentation, der Rückverfolgung und des Datenschutzes als Spenderin."

11. § 5 wird wie folgt geändert:

a) Absatz 1 wird wie folgt geändert:

aa) In Satz 1 werden das Wort „Organspender" durch die Wörter „Organ- oder Gewebespender" ersetzt sowie nach der Angabe „Abs. 1" die Angabe „Satz 1" eingefügt.

bb) In Satz 2 wird nach der Angabe „Abs. 1" die Angabe „Satz 1" eingefügt.

b) Absatz 2 wird wie folgt geändert:

aa) In Satz 1 werden die Wörter „Organe des Organspenders" durch die Wörter „Organe oder Gewebe des Spenders" ersetzt.

bb) In Satz 3 wird nach dem Wort „Untersuchungsbefunde" das Wort „unverzüglich" eingefügt.

cc) In Satz 4 wird die Angabe „Satz 6" durch die Angabe „Satz 5" ersetzt.

c) Folgender Absatz 3 wird angefügt:

„(3) Die Feststellung nach § 4a Abs. 1 Satz 1 Nr. 1 ist durch einen Arzt zu treffen, der weder an der Entnahme noch an der Übertragung der Organe oder Gewebe des Embryos oder Fötus beteiligt sein darf. Er darf auch nicht Weisungen eines Arztes unterstehen, der an diesen Maßnahmen beteiligt ist. Die Untersuchungsergebnisse und der Zeitpunkt ihrer Feststellung sind von den Ärzten unter Angabe der zugrunde liegenden Untersuchungsbefunde unverzüglich jeweils in einer gesonderten Niederschrift aufzuzeichnen und zu unterschreiben. Der Frau, die mit dem Embryo oder Fötus schwanger war, ist Gelegenheit zur Einsichtnahme zu geben. Sie kann eine Person ihres Vertrauens hinzuziehen."

12. § 6 wird wie folgt geändert:

a) Die Überschrift wird wie folgt gefasst:

„§ 6

Achtung der Würde
des Organ- und Gewebespenders".

b) In Absatz 1 werden das Wort „Organentnahme" durch die Wörter „Organ- oder Gewebeentnahme bei verstorbenen Personen" und das Wort „Organspenders" durch die Wörter „Organ- oder Gewebespenders" ersetzt.

c) In Absatz 2 Satz 1 wird das Wort „Organspenders" durch die Wörter „Organ- oder Gewebespenders" ersetzt.

d) Folgender Absatz 3 wird angefügt:

„(3) Die Absätze 1 und 2 gelten entsprechend für tote Embryonen und Föten."

13. § 7 wird wie folgt gefasst:

„§ 7

Datenerhebung
und -verwendung; Auskunftspflicht

(1) Die Erhebung und Verwendung personenbezogener Daten eines möglichen Organ- oder Gewebespenders, eines nächsten Angehörigen oder einer Person nach § 4 Abs. 2 Satz 5 oder Abs. 3 und die Übermittlung dieser Daten an die nach Absatz 3 Satz 1 auskunftsberechtigten Personen ist zulässig, soweit dies zur Klärung, ob eine Organ- oder Gewebeentnahme nach § 3 Abs. 1 und 2, § 4 Abs. 1 bis 3 sowie § 9 Abs. 2 Satz 2 zulässig ist und ob ihr medizinische Gründe entgegenstehen, sowie zur Unterrichtung des nächsten Angehörigen nach § 3 Abs. 3 Satz 1 erforderlich ist.

(2) Zur unverzüglichen Auskunft über die nach Absatz 1 erforderlichen Daten sind verpflichtet:

1. Ärzte, die den möglichen Organ- oder Gewebespender wegen einer dem Tode vorausgegangenen Erkrankung behandelt hatten,

2. Ärzte, die über den möglichen Organ- oder Gewebespender eine Auskunft aus dem Organ- und Gewebespenderegister nach § 2 Abs. 4 erhalten haben,

3. die Einrichtung der medizinischen Versorgung, in der der Tod des möglichen Organ- oder Gewebespenders nach § 3 Abs. 1 Satz 1 Nr. 2 festgestellt worden ist,

4. Ärzte, die bei dem möglichen Organ- oder Gewebespender die Leichenschau vorgenommen haben,

5. die Behörden, in deren Gewahrsam oder Mitgewahrsam sich der Leichnam des möglichen Organ- oder Gewebespenders befindet oder befunden hat, und

6. die von der Koordinierungsstelle (§ 11) oder einer gewebeentnehmenden Gewebeeinrichtung beauftragte Person, soweit sie Auskunft über nach Absatz 1 erforderliche Daten erhalten hat.

Die Pflicht zur unverzüglichen Auskunft besteht erst, nachdem der Tod des möglichen Organ- oder Gewebespenders nach § 3 Abs. 1 Satz 1 Nr. 2 festgestellt ist.

(3) Ein Recht auf Auskunft über die nach Absatz 1 erforderlichen Daten haben

1. Ärzte, die die Entnahme von Organen nach § 3 oder § 4 beabsichtigen und in einem Krankenhaus tätig sind, das nach § 108 des Fünften Buches Sozialgesetzbuch oder nach anderen gesetzlichen Bestimmungen für die Übertragung solcher Organe zugelassen ist oder mit einem solchen Krankenhaus zum Zwecke der Entnahme solcher Organe zusammenarbeitet,

2. Ärzte, die die Entnahme von Geweben nach § 3 oder § 4 beabsichtigen oder unter deren Verantwortung Gewebe nach § 3 Abs. 1 Satz 2 entnommen werden sollen und in einer Einrichtung der medizinischen Versorgung tätig sind, die solche Gewebe entnimmt oder mit einer solchen Einrichtung zum Zwecke der Ent-

nahme solcher Gewebe zusammenarbeitet, und

3. die von der Koordinierungsstelle beauftragte Person.

Die Auskunft soll für alle Organe oder Gewebe, deren Entnahme beabsichtigt ist, zusammen eingeholt werden. Sie darf erst eingeholt werden, nachdem der Tod des möglichen Organ- oder Gewebespenders nach § 3 Abs. 1 Satz 1 Nr. 2 festgestellt ist."

14. Die Überschrift zu Abschnitt 3 wird wie folgt gefasst:

„Abschnitt 3

Entnahme von Organen
und Geweben bei lebenden Spendern".

15. § 8 wird wie folgt geändert:

a) Die Überschrift wird wie folgt gefasst:

„§ 8

Entnahme von
Organen und Geweben".

b) Absatz 1 wird wie folgt geändert:

aa) Satz 1 wird wie folgt geändert:

aaa) Im Satzteil vor Nummer 1 werden die Wörter „einer lebenden Person ist" durch die Wörter „oder Geweben zum Zwecke der Übertragung auf andere ist bei einer lebenden Person, soweit in § 8a nichts Abweichendes bestimmt ist," ersetzt.

bbb) In Nummer 1 Buchstabe b wird nach der Angabe „Satz 1" die Angabe „und 2" eingefügt.

ccc) In Nummer 2 werden nach dem Wort „Organs" die Wörter „oder Gewebes" eingefügt.

ddd) In Nummer 3 werden vor dem Wort „ein" die Wörter „im Fall der Organentnahme" eingefügt.

bb) In Satz 2 werden die Wörter „von Organen, die sich nicht wieder bilden können," durch die Wörter „einer Niere, des Teils einer Leber oder anderer nicht regenerierungsfähiger Organe" ersetzt und vor dem Wort „Lebenspartner" das Wort „eingetragene" eingefügt.

c) Absatz 2 wird wie folgt geändert:

aa) Satz 1 wird durch folgende Sätze ersetzt:

„Der Spender ist durch einen Arzt in verständlicher Form aufzuklären über

1. den Zweck und die Art des Eingriffs,

2. die Untersuchungen sowie das Recht, über die Ergebnisse der Untersuchungen unterrichtet zu werden,

3. die Maßnahmen, die dem Schutz des Spenders dienen, sowie den Umfang und mögliche, auch mittelbare Folgen und Spätfolgen der beabsichtigten Organ- oder Gewebeentnahme für seine Gesundheit,

4. die ärztliche Schweigepflicht,

5. die zu erwartende Erfolgsaussicht der Organ- oder Gewebeübertragung und sonstige Umstände, denen er erkennbar eine Bedeutung für die Spende beimisst, sowie über

6. die Erhebung und Verwendung personenbezogener Daten.

Der Spender ist darüber zu informieren, dass seine Einwilligung Voraussetzung für die Organ- oder Gewebeentnahme ist."

bb) Im neuen Satz 4 wird das Wort „Organspenders" durch das Wort „Spenders" ersetzt.

cc) Folgender Satz wird angefügt:

„Satz 3 gilt nicht im Fall der beabsichtigten Entnahme von Knochenmark."

d) Absatz 3 wird wie folgt geändert:

aa) Satz 1 wird wie folgt gefasst:

„Bei einem Lebenden darf die Entnahme von Organen erst durchgeführt werden, nachdem sich der Spender und der Empfänger, die Entnahme von Geweben erst, nachdem sich der Spender zur Teilnahme an einer ärztlich empfohlenen Nachbetreuung bereit erklärt hat."

bb) In Satz 2 werden nach dem Wort „Voraussetzung" die Wörter „für die Entnahme von Organen bei einem Lebenden" eingefügt.

16. Nach § 8 werden die folgenden §§ 8a bis 8c eingefügt:

„§ 8a

Entnahme von
Knochenmark bei minderjährigen Personen

Die Entnahme von Knochenmark bei einer minderjährigen Person zum Zwecke der Übertragung ist abweichend von § 8 Abs. 1 Satz 1 Nr. 1 Buchstabe a und b sowie Nr. 2 mit folgender Maßgabe zulässig:

1. Die Verwendung des Knochenmarks ist für Verwandte ersten Grades oder Geschwister der minderjährigen Person vorgesehen.

2. Die Übertragung des Knochenmarks auf den vorgesehenen Empfänger ist nach ärztlicher Beurteilung geeignet, bei ihm eine lebensbedrohliche Krankheit zu heilen.

3. Ein geeigneter Spender nach § 8 Abs. 1 Satz 1 Nr. 1 steht im Zeitpunkt der Entnahme des Knochenmarks nicht zur Verfügung.

4. Der gesetzliche Vertreter ist entsprechend § 8 Abs. 2 aufgeklärt worden und hat in die Entnahme und die Verwendung des Knochenmarks eingewilligt. § 1627 des Bürgerlichen Gesetzbuchs ist anzuwenden. Die minderjährige Person ist durch einen Arzt entsprechend § 8 Abs. 2 aufzuklären, soweit dies im Hinblick auf ihr Alter und ihre geistige Reife möglich ist. Lehnt die minderjährige Person die beabsichtigte Entnahme oder Verwendung ab oder

bringt sie dies in sonstiger Weise zum Ausdruck, so ist dies zu beachten.

5. Ist die minderjährige Person in der Lage, Wesen, Bedeutung und Tragweite der Entnahme zu erkennen und ihren Willen hiernach auszurichten, so ist auch ihre Einwilligung erforderlich.

Soll das Knochenmark der minderjährigen Person für Verwandte ersten Grades verwendet werden, hat der gesetzliche Vertreter dies dem Familiengericht unverzüglich anzuzeigen, um eine Entscheidung nach § 1629 Abs. 2 Satz 3 in Verbindung mit § 1796 des Bürgerlichen Gesetzbuchs herbeizuführen.

§ 8b
Entnahme von Organen und Geweben in besonderen Fällen

(1) Sind Organe oder Gewebe bei einer lebenden Person im Rahmen einer medizinischen Behandlung dieser Person entnommen worden, ist ihre Übertragung nur zulässig, wenn die Person einwilligungsfähig ist und entsprechend § 8 Abs. 2 Satz 1 und 2 aufgeklärt worden ist und in diese Übertragung der Organe oder Gewebe eingewilligt hat. Für die Aufzeichnung der Aufklärung und der Einwilligung gilt § 8 Abs. 2 Satz 4 entsprechend.

(2) Absatz 1 gilt entsprechend für die Gewinnung von menschlichen Samenzellen, die für eine medizinisch unterstützte Befruchtung bestimmt sind.

(3) Für einen Widerruf der Einwilligung gilt § 8 Abs. 2 Satz 6 entsprechend.

§ 8c
Entnahme von Organen und Geweben zur Rückübertragung

(1) Die Entnahme von Organen oder Geweben zum Zwecke der Rückübertragung ist bei einer lebenden Person nur zulässig, wenn

1. die Person
   a) einwilligungsfähig ist,
   b) entsprechend § 8 Abs. 2 Satz 1 und 2 aufgeklärt worden ist und in die Entnahme und die Rückübertragung des Organs oder Gewebes eingewilligt hat,
2. die Entnahme und die Rückübertragung des Organs oder Gewebes im Rahmen einer medizinischen Behandlung erfolgen und nach dem allgemein anerkannten Stand der medizinischen Wissenschaft für diese Behandlung erforderlich sind und
3. die Entnahme und die Rückübertragung durch einen Arzt vorgenommen werden.

(2) Die Entnahme von Organen oder Geweben zum Zwecke der Rückübertragung bei einer Person, die nicht in der Lage ist, Wesen, Bedeutung und Tragweite der vorgesehenen Entnahme zu erkennen und ihren Willen hiernach auszurichten, ist abweichend von Absatz 1 Nr. 1 nur zulässig, wenn der gesetzliche Vertreter oder ein Bevollmächtig-

ter entsprechend § 8 Abs. 2 Satz 1 und 2 aufgeklärt worden ist und in die Entnahme und die Rückübertragung des Organs oder Gewebes eingewilligt hat. Die §§ 1627, 1901 Abs. 2 und 3 sowie § 1904 des Bürgerlichen Gesetzbuchs sind anzuwenden.

(3) Die Entnahme von Organen oder Geweben zum Zwecke der Rückübertragung bei einem lebenden Embryo oder Fötus ist unter den Voraussetzungen des Absatzes 1 Nr. 2 und 3 nur zulässig, wenn die Frau, die mit dem Embryo oder Fötus schwanger ist, entsprechend § 8 Abs. 2 Satz 1 und 2 aufgeklärt worden ist und in die Entnahme und die Rückübertragung des Organs oder Gewebes eingewilligt hat. Ist diese Frau nicht in der Lage, Wesen, Bedeutung und Tragweite der vorgesehenen Entnahme zu erkennen und ihren Willen hiernach auszurichten, gilt Absatz 2 entsprechend.

(4) Für die Aufzeichnung der Aufklärung und der Einwilligung gilt § 8 Abs. 2 Satz 4 entsprechend.

(5) Für einen Widerruf der Einwilligung gilt § 8 Abs. 2 Satz 6 entsprechend."

17. Dem Abschnitt 4 wird folgender Abschnitt 3a vorangestellt:

„Abschnitt 3a
Gewebeeinrichtungen, Untersuchungslabore, Register

§ 8d
Besondere Pflichten der Gewebeeinrichtungen

(1) Eine Gewebeeinrichtung, die Gewebe entnimmt oder untersucht, darf unbeschadet der Vorschriften des Arzneimittelrechts nur betrieben werden, wenn sie einen Arzt bestellt hat, der die erforderliche Sachkunde nach dem Stand der medizinischen Wissenschaft besitzt. Die Gewebeeinrichtung ist verpflichtet,

1. die Anforderungen an die Entnahme von Geweben nach dem Stand der medizinischen Wissenschaft und Technik einzuhalten, insbesondere an die Spenderidentifikation, das Entnahmeverfahren und die Spenderdokumentation,

2. sicherzustellen, dass nur Gewebe von Spendern entnommen werden, bei denen eine ärztliche Beurteilung nach dem Stand der medizinischen Wissenschaft und Technik ergeben hat, dass der Spender dafür medizinisch geeignet ist,

3. sicherzustellen, dass die für Gewebespender nach dem Stand der medizinischen Wissenschaft und Technik erforderlichen Laboruntersuchungen in einem Untersuchungslabor nach § 8e durchgeführt werden,

4. sicherzustellen, dass die Gewebe für die Aufbereitung, Be- oder Verarbeitung, Konservierung oder Aufbewahrung nur freigegeben werden, wenn die ärztliche Beurteilung nach Nummer 2 und die Laboruntersuchungen nach

Nummer 3 ergeben haben, dass die Gewebe für diese Zwecke geeignet sind,

5. vor und nach einer Gewebeentnahme bei lebenden Spendern Maßnahmen für eine erforderliche medizinische Versorgung der Spender sicherzustellen und

6. eine Qualitätssicherung für die Maßnahmen nach den Nummern 2 bis 5 sicherzustellen.

Das Nähere regelt eine Rechtsverordnung nach § 16a.

(2) Eine Gewebeeinrichtung hat unbeschadet ärztlicher Dokumentationspflichten jede Gewebeentnahme und -abgabe und die damit verbundenen Maßnahmen sowie die Angaben über Produkte und Materialien, die mit den entnommenen oder abgegebenen Geweben in Berührung kommen, für die in diesem Gesetz geregelten Zwecke, für Zwecke der Rückverfolgung, für Zwecke einer medizinischen Versorgung des Spenders und für Zwecke der Risikoerfassung und Überwachung nach den Vorschriften des Arzneimittelgesetzes oder anderen Rechtsvorschriften nach Maßgabe einer Rechtsverordnung nach § 16a zu dokumentieren.

(3) Jede Gewebeeinrichtung führt eine Dokumentation über ihre Tätigkeit einschließlich der Angaben zu Art und Menge der entnommenen, untersuchten, aufbereiteten, be- oder verarbeiteten, konservierten, aufbewahrten, abgegebenen oder anderweitig verwendeten, eingeführten und ausgeführten Gewebe sowie des Ursprungs- und des Bestimmungsortes der Gewebe und macht eine Darstellung ihrer Tätigkeit öffentlich zugänglich. Sie übermittelt der zuständigen Bundesoberbehörde jährlich einen Bericht mit den Angaben zu Art und Menge der entnommenen, aufbereiteten, be- oder verarbeiteten, aufbewahrten, abgegebenen oder anderweitig verwendeten, eingeführten und ausgeführten Gewebe. Der Bericht erfolgt auf einem Formblatt, das die Bundesoberbehörde herausgegeben und im Bundesanzeiger bekannt gemacht hat. Das Formblatt kann auch elektronisch zur Verfügung gestellt und genutzt werden. Der Bericht ist nach Ablauf des Kalenderjahres, spätestens bis zum 1. März des folgenden Jahres zu übermitteln. Die zuständige Bundesoberbehörde stellt die von den Gewebeeinrichtungen übermittelten Angaben anonymisiert in einem Gesamtbericht zusammen und macht diesen öffentlich bekannt. Ist der Bericht einer Gewebeeinrichtung unvollständig oder liegt er bis zum Ablauf der Frist nach Satz 5 nicht vor, unterrichtet die zuständige Bundesoberbehörde die für die Überwachung zuständige Behörde. Die Gewebeeinrichtungen übersenden der zuständigen Behörde mindestens alle zwei Jahre oder auf Anforderung eine Liste der belieferten Einrichtungen der medizinischen Versorgung.

§ 8e

Untersuchungslabore

Die für Gewebespender nach § 8d Abs. 1 Satz 2 Nr. 3 vorgeschriebenen Laboruntersuchungen dürfen nur von einem Untersuchungslabor vorgenommen werden, für das eine Erlaubnis nach den Vorschriften des Arzneimittelgesetzes erteilt worden ist. Das Untersuchungslabor ist verpflichtet, eine Qualitätssicherung für die nach § 8d Abs. 1 Satz 2 Nr. 3 vorgeschriebenen Laboruntersuchungen sicherzustellen.

§ 8f

Register über Gewebeeinrichtungen

(1) Das Deutsche Institut für Medizinische Dokumentation und Information führt ein öffentlich zugängliches Register über die im Geltungsbereich dieses Gesetzes tätigen Gewebeeinrichtungen und stellt seinen laufenden Betrieb sicher. Das Register enthält Angaben zu den Gewebeeinrichtungen und ihrer Erreichbarkeit sowie zu den Tätigkeiten, für die jeweils die Herstellungserlaubnis, die Erlaubnis für die Be- oder Verarbeitung, Konservierung, Lagerung oder das Inverkehrbringen oder die Einfuhrerlaubnis nach den Vorschriften des Arzneimittelgesetzes erteilt worden ist. Die zuständigen Behörden der Länder übermitteln dem Deutschen Institut für Medizinische Dokumentation und Information die Angaben nach Satz 2. Das Deutsche Institut für Medizinische Dokumentation und Information kann für die Benutzung des Registers Entgelte verlangen. Der Entgeltkatalog bedarf der Zustimmung des Bundesministeriums für Gesundheit im Benehmen mit dem Bundesministerium der Finanzen. Von der Zahlung von Entgelten sind die zuständigen Behörden der Länder und die Europäische Kommission befreit.

(2) Das Bundesministerium für Gesundheit kann durch Rechtsverordnung mit Zustimmung des Bundesrates die in das Register aufzunehmenden Angaben nach Absatz 1 Satz 2 im Einzelnen bestimmen sowie Näheres zu ihrer Übermittlung durch die zuständigen Behörden der Länder und der Benutzung des Registers regeln. In der Rechtsverordnung kann auch eine Übermittlung der Angaben an Einrichtungen und Behörden innerhalb und außerhalb des Geltungsbereichs dieses Gesetzes vorgesehen werden."

18. Die Überschrift des Abschnitts 4 wird wie folgt gefasst:

„Abschnitt 4

Vermittlung und Übertragung bestimmter Organe, Transplantationszentren, Zusammenarbeit bei der Entnahme von Organen und Geweben".

19. § 9 wird wie folgt geändert:

a) Die Überschrift wird wie folgt gefasst:

„§ 9

Zulässigkeit der Organübertragung, Vorrang der Organspende".

b) Der bisherige Wortlaut wird Absatz 1 und Satz 2 wird wie folgt gefasst:

„Die Übertragung vermittlungspflichtiger Organe ist nur zulässig, wenn die Organe durch die Vermittlungsstelle unter Beachtung der Regelungen nach § 12 vermittelt worden sind."

c) Folgender Absatz 2 wird angefügt:

„(2) Die mögliche Entnahme und Übertragung eines vermittlungspflichtigen Organs hat Vorrang vor der Entnahme von Geweben; sie darf nicht durch eine Gewebeentnahme beeinträchtigt werden. Die Entnahme von Geweben bei einem möglichen Spender vermittlungspflichtiger Organe nach § 11 Abs. 4 Satz 2 ist erst dann zulässig, wenn eine von der Koordinierungsstelle beauftragte Person dokumentiert hat, dass die Entnahme oder Übertragung von vermittlungspflichtigen Organen nicht möglich ist oder durch die Gewebeentnahme nicht beeinträchtigt wird."

20. § 10 wird wie folgt geändert:

a) In Absatz 1 Satz 1 wird die Angabe „§ 9 Satz 1" durch die Angabe „§ 9 Abs. 1 Satz 1" ersetzt.

b) Absatz 2 wird wie folgt geändert:

aa) In Nummer 1 wird das Wort „Transplantation" durch das Wort „Organübertragung" ersetzt.

bb) In Nummer 4 wird nach dem Wort „Organübertragung" das Wort „unverzüglich" eingefügt.

c) Absatz 3 wird aufgehoben.

21. § 11 wird wie folgt geändert:

a) In der Überschrift wird das Wort „Organentnahme" durch die Wörter „Entnahme von Organen und Geweben" ersetzt.

b) In Absatz 3 Satz 1 werden die Wörter „und Soziale Sicherung" gestrichen.

c) Absatz 4 wird wie folgt geändert:

aa) In Satz 1 werden nach dem Wort „Koordinierungsstelle" die Wörter „zur Entnahme vermittlungspflichtiger Organe sowie zur Entnahme von Geweben bei möglichen Spendern vermittlungspflichtiger Organe" eingefügt.

bb) Nach Satz 2 wird folgender Satz eingefügt:

„Kommen diese Patienten zugleich als Gewebespender in Betracht, ist dies gleichzeitig mitzuteilen."

cc) Im neuen Satz 4 wird das Wort „Organentnahme" durch die Wörter „Organ- oder Gewebeentnahme" ersetzt.

dd) Im neuen Satz 5 werden nach den Wörtern „Organentnahme und -vermittlung" die Wörter „oder der Gewebeentnahme" eingefügt.

d) Absatz 6 wird aufgehoben.

22. § 12 wird wie folgt geändert:

a) In Absatz 4 Satz 2 Nr. 1 werden die Wörter „Verarbeitung und Nutzung" durch das Wort „Verwendung" ersetzt.

b) In Absatz 5 Satz 1 werden die Wörter „und Soziale Sicherung" gestrichen.

c) Absatz 6 wird aufgehoben.

23. Die Überschrift des Abschnitts 5 wird wie folgt gefasst:

„Abschnitt 5

Meldungen, Dokumentation, Rückverfolgung, Datenschutz, Fristen".

24. § 13 wird wie folgt geändert:

a) Die Überschrift wird wie folgt gefasst:

„§ 13

Meldungen, Begleitpapiere vermittlungspflichtiger Organe".

b) In Absatz 2 werden die Wörter „verarbeiten und nutzen" durch das Wort „verwenden" ersetzt.

25. Nach § 13 werden folgende §§ 13a bis 13c eingefügt:

„§ 13a

Dokumentation übertragener Gewebe durch Einrichtungen der medizinischen Versorgung

Die Einrichtungen der medizinischen Versorgung haben dafür zu sorgen, dass für Zwecke der Rückverfolgung oder für Zwecke der Risikoerfassung nach den Vorschriften des Arzneimittelgesetzes oder anderen Rechtsvorschriften jedes übertragene Gewebe von dem behandelnden Arzt oder unter dessen Verantwortung nach Maßgabe einer Rechtsverordnung nach § 16a dokumentiert wird.

§ 13b

Meldung schwerwiegender Zwischenfälle und schwerwiegender unerwünschter Reaktionen bei Geweben

Die Einrichtungen der medizinischen Versorgung haben

1. jeden schwerwiegenden Zwischenfall, der auf die Entnahme, Untersuchung, Aufbereitung, Be- oder Verarbeitung, Konservierung, Aufbewahrung oder Abgabe einschließlich des Transports der verwendeten Gewebe zurückgeführt werden kann, und

2. jede schwerwiegende unerwünschte Reaktion, die bei oder nach der Übertragung der Gewebe beobachtet wurde und mit der Qualität und Sicherheit der Gewebe im Zusammenhang stehen kann,

unverzüglich nach deren Feststellung zu dokumentieren und der Gewebeeinrichtung, von der sie das Gewebe erhalten haben, unverzüglich nach Satz 2 zu melden. Dabei haben sie alle Angaben, die für die Rückverfolgbarkeit und für die Qualitäts- und Sicherheitskontrolle erforderlich sind, nach Maßgabe einer Rechtsverordnung nach § 16a mitzuteilen.

§ 13c

Rückverfolgungsverfahren bei Geweben

(1) Jede Gewebeeinrichtung legt ein Verfahren fest, mit dem sie jedes Gewebe, das durch einen schwerwiegenden Zwischenfall oder eine schwerwiegende unerwünschte Reaktion beeinträchtigt sein könnte, unverzüglich aussondern, von der Abgabe ausschließen und die belieferten Einrich-

tungen der medizinischen Versorgung unterrichten kann.

(2) Hat eine Gewebeeinrichtung oder eine Einrichtung der medizinischen Versorgung den begründeten Verdacht, dass Gewebe eine schwerwiegende Krankheit auslösen kann, so hat sie der Ursache unverzüglich nachzugehen und das Gewebe von dem Spender zu dem Empfänger oder umgekehrt zurückzuverfolgen. Sie hat ferner vorangegangene Gewebespenden des Spenders zu ermitteln, zu untersuchen und zu sperren, wenn sich der Verdacht bestätigt."

26. § 14 wird wie folgt geändert:

a) Absatz 1 wird wie folgt geändert:

aa) Satz 1 wird wie folgt gefasst:

„Ist die Koordinierungsstelle, die Vermittlungsstelle oder die Gewebeeinrichtung eine nichtöffentliche Stelle im Geltungsbereich dieses Gesetzes, findet § 38 des Bundesdatenschutzgesetzes mit der Maßgabe Anwendung, dass die Aufsichtsbehörde die Ausführung der Vorschriften über den Datenschutz auch insoweit kontrolliert, als deren Anwendungsbereich weiter ist, als in § 38 Abs. 1 Satz 1 des Bundesdatenschutzgesetzes vorausgesetzt."

bb) In Satz 2 werden die Wörter „Verarbeitung und Nutzung" durch das Wort „Verwendung" und das Wort „Organspenderegister" durch die Wörter „Organ- und Gewebespenderegister" ersetzt.

b) Absatz 2 wird wie folgt geändert:

aa) In Satz 1 werden die Wörter „Organentnahme, -vermittlung oder -übertragung" durch die Wörter „Organ- oder Gewebeentnahme, der Organvermittlung oder -übertragung oder der Gewebeabgabe oder -übertragung" und die Wörter „Organspender und der Organempfänger" durch die Wörter „Spender und der Empfänger" ersetzt.

bb) In Satz 2 werden nach der Angabe „§ 4" die Angabe „oder § 4a" eingefügt und das Wort „Organentnahme" durch die Wörter „Organ- oder Gewebeentnahme" ersetzt.

cc) In Satz 3 werden die Wörter „verarbeitet oder genutzt" durch das Wort „verwendet" ersetzt.

dd) In Satz 4 werden die Wörter „verarbeitet und genutzt" durch das Wort „verwendet" ersetzt.

ee) Folgender Satz wird angefügt:

„Die in Absatz 1 Satz 1 genannten Stellen haben technische und organisatorische Maßnahmen zu treffen, damit die Daten gegen unbefugtes Hinzufügen, Löschen oder Verändern geschützt sind und keine unbefugte Weitergabe erfolgt."

c) Folgender Absatz 3 wird angefügt:

„(3) Von diesen Vorschriften unberührt bleibt im Falle der Samenspende das Recht des Kin-

des auf Kenntnis der eigenen Abstammung. Im Falle der Knochenmarkspende darf abweichend von Absatz 2 die Identität des Gewebespenders und des Gewebeempfängers gegenseitig oder den jeweiligen Verwandten bekannt gegeben werden, wenn der Gewebespender und der Gewebeempfänger oder ihre gesetzlichen Vertreter darin ausdrücklich eingewilligt haben."

27. § 15 wird wie folgt gefasst:

„§ 15

Aufbewahrungs- und Löschungsfristen

(1) Die Aufzeichnungen über die Beteiligung nach § 4 Abs. 4, über die Aufklärung nach § 4a Abs. 2, zur Feststellung der Untersuchungsergebnisse nach § 5 Abs. 2 Satz 3 und Abs. 3 Satz 3, zur Aufklärung nach § 8 Abs. 2 Satz 4, auch in Verbindung mit § 8a Satz 4, § 8b Abs. 1 und 2, § 8c Abs. 1 Nr. 1 Buchstabe b und Abs. 2 und 3 und zur gutachtlichen Stellungnahme nach § 8 Abs. 3 Satz 2 sowie die Dokumentationen der Organentnahme, -vermittlung und -übertragung sind mindestens zehn Jahre aufzubewahren. Die in diesen Aufzeichnungen und Dokumentationen enthaltenen personenbezogenen Daten sind spätestens bis zum Ablauf eines weiteren Jahres zu löschen. Satz 2 ist nicht anzuwenden, wenn die dort genannten Daten zusammen mit den in Absatz 2 genannten Angaben aufbewahrt werden; diese Daten sind spätestens nach Ablauf von 30 Jahren zu löschen oder zu anonymisieren.

(2) Abweichend von Absatz 1 müssen zum Zwecke der Rückverfolgung die nach § 8d Abs. 2 zu dokumentierenden Angaben mindestens 30 Jahre lang nach Ablauf des Verfalldatums des Gewebes und die nach § 13a zu dokumentierenden Daten mindestens 30 Jahre lang nach der Übertragung des Gewebes aufbewahrt werden und unverzüglich verfügbar sein. Nach Ablauf der Aufbewahrungsfrist sind die Angaben zu löschen oder zu anonymisieren."

28. Vor § 16 wird folgende Überschrift eingefügt:

„Abschnitt 5a

Richtlinien zum Stand der Erkenntnisse der medizinischen Wissenschaft, Verordnungsermächtigung".

29. § 16 wird wie folgt geändert:

a1) Die Überschrift wird wie folgt gefasst:

„§ 16

Richtlinien zum Stand der Erkenntnisse der medizinischen Wissenschaft bei Organen".

a) Absatz 1 Satz 1 wird wie folgt geändert:

aa) In Nummer 1 wird nach der Angabe „§ 3 Abs. 1" die Angabe „Satz 1" eingefügt.

bb) Nach Nummer 1 wird folgende Nummer 1a eingefügt:

„1a. die Regeln zur Feststellung des Todes nach § 4a Abs. 1 Satz 1 Nr. 1,".

b) In Absatz 2 wird nach der Angabe „Nr. 1" die Angabe „ , 1a" eingefügt.

30. Nach § 16 wird folgender § 16a eingefügt:

„§ 16a

Verordnungsermächtigung

Das Bundesministerium für Gesundheit kann durch Rechtsverordnung mit Zustimmung des Bundesrates nach Anhörung der Bundesärztekammer und weiterer Sachverständiger die Anforderungen an Qualität und Sicherheit der Entnahme von Geweben und deren Übertragung regeln, sofern dies zur Abwehr von Gefahren für die Gesundheit von Menschen oder zur Risikovorsorge erforderlich ist. In der Rechtsverordnung kann insbesondere das Nähere zu den Anforderungen an

1. die Entnahme und Übertragung von Geweben einschließlich ihrer Dokumentation und an den Schutz der dokumentierten Daten,

2. die ärztliche Beurteilung der medizinischen Eignung als Gewebespender,

3. die Untersuchung der Gewebespender,

4. die Meldung von Qualitäts- und Sicherheitsmängeln und schwerwiegenden unerwünschten Reaktionen durch Einrichtungen der medizinischen Versorgung und

5. die Aufklärung und die Einholung der Einwilligung der Gewebespender oder der Zustimmung zu einer Gewebeentnahme

geregelt werden. Das Bundesministerium für Gesundheit kann die Ermächtigung nach Satz 1 durch Rechtsverordnung ohne Zustimmung des Bundesrates auf die zuständige Bundesoberbehörde übertragen."

30a. Nach § 16a wird folgender § 16b eingefügt:

„§ 16b

Richtlinien zum Stand
der Erkenntnisse der medizinischen
Wissenschaft zur Entnahme von
Geweben und deren Übertragung

(1) Die Bundesärztekammer kann ergänzend zu den Vorschriften der Rechtsverordnung nach § 16a in Richtlinien den allgemein anerkannten Stand der Erkenntnisse der medizinischen Wissenschaft im Einvernehmen mit der zuständigen Bundesoberbehörde zur Entnahme von Geweben und deren Übertragung feststellen, insbesondere zu den Anforderungen an

1. die ärztliche Beurteilung der medizinischen Eignung als Gewebespender,

2. die Untersuchung der Gewebespender und

3. die Entnahme, Übertragung und Anwendung von menschlichen Geweben.

Bei der Erarbeitung der Richtlinien ist die angemessene Beteiligung von Sachverständigen der betroffenen Fach- und Verkehrskreise einschließlich der zuständigen Behörden von Bund und Ländern sicherzustellen. Die Richtlinien werden von der zuständigen Bundesoberbehörde im Bundesanzeiger bekannt gemacht.

(2) Die Einhaltung des Standes der Erkenntnisse der medizinischen Wissenschaft wird vermutet, wenn die Richtlinien der Bundesärztekammer nach Absatz 1 beachtet worden sind."

31. Die Überschrift des Abschnitts 6 wird wie folgt gefasst:

„Abschnitt 6

Verbotsvorschriften".

32. § 17 wird wie folgt geändert:

a) In der Überschrift wird das Wort „Organhandels" durch die Wörter „Organ- und Gewebehandels" ersetzt.

b) Absatz 1 wird wie folgt geändert:

aa) In Satz 1 werden nach dem Wort „Organen" die Wörter „oder Geweben" und nach dem Wort „Heilbehandlung" die Wörter „eines anderen" eingefügt.

bb) Satz 2 wird wie folgt geändert:

aaa) In Nummer 1 werden nach dem Wort „Organe" die Wörter „oder Gewebe" eingefügt.

bbb) Nummer 2 wird wie folgt gefasst:

„2. Arzneimittel, die aus oder unter Verwendung von Organen oder Geweben hergestellt sind und den Vorschriften über die Zulassung nach § 21 des Arzneimittelgesetzes, auch in Verbindung mit § 37 des Arzneimittelgesetzes, oder der Registrierung nach § 38 oder § 39a des Arzneimittelgesetzes unterliegen oder durch Rechtsverordnung nach § 36 des Arzneimittelgesetzes von der Zulassung oder nach § 39 Abs. 3 des Arzneimittelgesetzes von der Registrierung freigestellt sind, oder Wirkstoffe im Sinne des § 4 Abs. 19 des Arzneimittelgesetzes, die aus oder unter Verwendung von Zellen hergestellt sind."

c) In Absatz 2 werden nach dem Wort „Organe" die Wörter „oder Gewebe" eingefügt.

33. Die Überschrift des Abschnitts 7 wird wie folgt gefasst:

„Abschnitt 7

Straf- und Bußgeldvorschriften".

34. § 18 wird wie folgt geändert:

a) In der Überschrift wird das Wort „Organhandel" durch die Wörter „Organ- und Gewebehandel" ersetzt.

b) In Absatz 1 werden jeweils nach dem Wort „Organ" die Wörter „oder Gewebe" eingefügt.

c) In Absatz 4 werden das Wort „Organspendern" durch die Wörter „Organ- oder Gewebespendern", das Wort „Organe" durch die Wörter „Organe oder Gewebe" und das Wort „Organempfängern" durch die Wörter „Organ- oder Gewebeempfängern" ersetzt.

35. § 19 wird wie folgt geändert:

a) Die Absätze 1 bis 3 werden wie folgt gefasst:

„(1) Wer

1. entgegen § 8 Abs. 1 Satz 1 Nr. 1 Buchstabe a oder Buchstabe b oder Nr. 4 oder
§ 8c Abs. 1 Nr. 1 oder Nr. 3, Abs. 2 Satz 1,
auch in Verbindung mit Abs. 3 Satz 2, oder
§ 8c Abs. 3 Satz 1 ein Organ oder Gewebe
entnimmt,

2. entgegen § 8 Abs. 1 Satz 2 ein Organ entnimmt oder

3. entgegen § 8b Abs. 1 Satz 1, auch in Verbindung mit Abs. 2, ein Organ oder Gewebe
zur Übertragung auf eine andere Person
verwendet oder menschliche Samenzellen
gewinnt,

wird mit Freiheitsstrafe bis zu fünf Jahren oder
mit Geldstrafe bestraft.

(2) Wer entgegen § 3 Abs. 1 Satz 1 oder
Abs. 2, § 4 Abs. 1 Satz 2 oder § 4a Abs. 1
Satz 1 ein Organ oder Gewebe entnimmt, wird
mit Freiheitsstrafe bis zu drei Jahren oder mit
Geldstrafe bestraft.

(3) Wer

1. entgegen § 2 Abs. 4 Satz 1 oder Satz 3 eine
Auskunft erteilt oder weitergibt,

2. entgegen § 13 Abs. 2 eine Angabe verwendet oder

3. entgegen § 14 Abs. 2 Satz 1, auch in Verbindung mit Satz 2, oder Satz 3 personenbezogene Daten offenbart oder verwendet,

wird mit Freiheitsstrafe bis zu einem Jahr oder
mit Geldstrafe bestraft."

b) In Absatz 5 wird die Angabe „Absatzes 1"
durch die Angabe „Absatzes 2" ersetzt.

36. § 20 wird wie folgt gefasst:

„§ 20

Bußgeldvorschriften

(1) Ordnungswidrig handelt, wer vorsätzlich
oder fahrlässig

1. entgegen § 5 Abs. 2 Satz 3 oder Abs. 3 Satz 3
eine Aufzeichnung nicht, nicht richtig, nicht
vollständig oder nicht rechtzeitig macht,

2. entgegen § 8d Abs. 1 Satz 2 Nr. 3 in Verbindung mit einer Rechtsverordnung nach § 16a
Satz 2 Nr. 3 nicht sicherstellt, dass eine Laboruntersuchung durchgeführt wird,

3. entgegen § 8d Abs. 2 in Verbindung mit einer
Rechtsverordnung nach § 16a Satz 2 Nr. 1 eine
Gewebeentnahme, eine Gewebeabgabe, eine
damit verbundene Maßnahme oder eine dort
genannte Angabe nicht, nicht richtig, nicht
vollständig oder nicht rechtzeitig dokumentiert,

4. entgegen § 9 Abs. 1 ein Organ überträgt,

5. entgegen § 10 Abs. 2 Nr. 4 die Organübertragung nicht, nicht richtig, nicht vollständig oder
nicht rechtzeitig dokumentiert,

6. entgegen § 13a in Verbindung mit einer
Rechtsverordnung nach § 16a Satz 2 Nr. 1
nicht dafür sorgt, dass ein übertragenes Gewebe dokumentiert wird,

7. entgegen § 13b Satz 1 in Verbindung mit einer
Rechtsverordnung nach § 16a Satz 2 Nr. 4 einen Qualitäts- oder Sicherheitsmangel oder
eine schwerwiegende unerwünschte Reaktion
nicht, nicht richtig, nicht rechtzeitig oder nicht
vollständig dokumentiert oder eine Meldung
nicht, nicht richtig, nicht vollständig oder nicht
rechtzeitig macht,

8. einer Rechtsverordnung nach § 16a Satz 1
oder einer vollziehbaren Anordnung auf Grund
einer solchen Rechtsverordnung zuwiderhandelt, soweit die Rechtsverordnung für einen
bestimmten Tatbestand auf diese Bußgeldvorschrift verweist.

(2) Die Ordnungswidrigkeit kann mit einer
Geldbuße bis zu dreißigtausend Euro geahndet
werden."

37. Die Überschrift des Abschnitts 8 wird wie folgt
gefasst:

„Abschnitt 8

Schlussvorschriften".

38. Die §§ 21 bis 23 werden wie folgt gefasst:

„§ 21

Zuständige Bundesoberbehörde

Zuständige Bundesoberbehörde im Sinne dieses Gesetzes ist das Paul-Ehrlich-Institut.

§ 22

Verhältnis zu
anderen Rechtsbereichen

Die Vorschriften des Embryonenschutzgesetzes und des Stammzellgesetzes bleiben unberührt.

§ 23

Bundeswehr

Im Geschäftsbereich des Bundesministeriums
der Verteidigung obliegt der Vollzug dieses Gesetzes bei der Überwachung den zuständigen Stellen
und Sachverständigen der Bundeswehr."

Artikel 2

**Änderung
des Arzneimittelgesetzes**

Das Arzneimittelgesetz in der Fassung der Bekanntmachung vom 12. Dezember 2005 (BGBl. I S. 3394),
zuletzt geändert durch Artikel 2 des Gesetzes vom
14. Juni 2007 (BGBl. I S. 1066), wird wie folgt geändert:

1. Die Inhaltsübersicht wird wie folgt geändert:

a) Nach der Angabe zu § 20a werden folgende
Angaben eingefügt:

„§ 20b Erlaubnis für die Gewinnung von Gewebe und die Laboruntersuchungen

§ 20c Erlaubnis für die Be- oder Verarbeitung, Konservierung, Lagerung oder
das Inverkehrbringen von Gewebe
oder Gewebezubereitungen".

b) Nach der Angabe zu § 21 wird folgende Angabe eingefügt:

„§ 21a Genehmigung von Gewebezubereitungen".

c) Nach der Angabe zu § 63b wird folgende Angabe eingefügt:

„§ 63c Besondere Dokumentations- und Meldepflichten bei Blut- und Gewebezubereitungen".

d) Nach der Angabe zu § 72a wird folgende Angabe eingefügt:

„§ 72b Einfuhrerlaubnis und Zertifikate für Gewebe und bestimmte Gewebezubereitungen".

e) Folgende Angabe wird angefügt:

„Vierzehnter Unterabschnitt

§ 142 Übergangsvorschriften aus Anlass des Gewebegesetzes".

2. § 2 Abs. 3 Nr. 8 wird wie folgt gefasst:

„8. Organe im Sinne des § 1a Nr. 1 des Transplantationsgesetzes, wenn sie zur Übertragung auf menschliche Empfänger bestimmt sind."

3. § 4 wird wie folgt geändert:

a) In Absatz 20 werden nach dem Wort „Verfahren" die Wörter „der Biotechnologie" eingefügt.

b) Es wird folgender Absatz 30 angefügt:

„(30) Gewebezubereitungen sind Arzneimittel, die Gewebe im Sinne von § 1a Nr. 4 des Transplantationsgesetzes sind oder aus solchen Geweben hergestellt worden sind. Menschliche Samen- und Eizellen, einschließlich imprägnierter Eizellen (Keimzellen), und Embryonen sind weder Arzneimittel noch Gewebezubereitungen."

4. § 4a wird wie folgt geändert:

a) Satz 1 wird wie folgt geändert:

aa) Nummer 2 wird wie folgt gefasst:

„2. die Gewinnung und das Inverkehrbringen von Keimzellen zur künstlichen Befruchtung bei Tieren,".

bb) Nummer 4 wird wie folgt gefasst:

„4. Gewebe, die innerhalb eines Behandlungsvorgangs einer Person entnommen werden, um auf diese rückübertragen zu werden."

b) Satz 3 wird gestrichen.

5. Dem § 10 Abs. 8 werden folgende Sätze angefügt:

„Bei Gewebezubereitungen müssen mindestens die Angaben nach Absatz 1 Satz 1 Nr. 1 und 2 ohne die Angabe der Stärke, Darreichungsform und der Personengruppe, Nr. 3, 4, 6 und 9 sowie die Angabe „Biologische Gefahr" im Falle festgestellter Infektiosität gemacht werden. Bei autologen Gewebezubereitungen muss zusätzlich die Angabe „Nur zur autologen Anwendung" gemacht und bei autologen und gerichteten Gewebezubereitungen zusätzlich ein Hinweis auf den Empfänger gegeben werden."

6. § 13 wird wie folgt geändert:

a) Dem Absatz 1 wird folgender Satz angefügt:

„Satz 1 findet keine Anwendung auf Gewebe im Sinne von § 1a Nr. 4 des Transplantationsgesetzes sowie auf Gewebezubereitungen, für die eine Erlaubnis nach § 20c erteilt wird."

b) In Absatz 4 Satz 2 werden nach dem Wort „Blutzubereitungen" ein Komma und das Wort „Gewebezubereitungen" eingefügt.

7. § 14 wird wie folgt geändert:

a) Absatz 1 wird wie folgt geändert:

aa) Nummer 5c wird wie folgt gefasst:

„5c. entgegen § 4 Satz 1 Nr. 2 des Transfusionsgesetzes keine leitende ärztliche Person bestellt worden ist oder diese Person nicht die erforderliche Sachkunde nach dem Stand der medizinischen Wissenschaft besitzt oder entgegen § 4 Satz 1 Nr. 3 des Transfusionsgesetzes bei der Durchführung der Spendeentnahme von einem Menschen keine ärztliche Person vorhanden ist,".

bb) In Nummer 6a werden nach dem Wort „Technik" die Wörter „und bei der Gewinnung von Blut und Blutbestandteilen zusätzlich nach den Vorschriften des Zweiten Abschnitts des Transfusionsgesetzes" eingefügt.

b) In Absatz 2b wird das Wort „Transplantate" durch das Wort „Gewebezubereitungen" ersetzt.

c) Absatz 4 wird wie folgt geändert:

aa) Nummer 4 wird wie folgt gefasst:

„4. die Gewinnung oder Prüfung, einschließlich der Laboruntersuchungen der Spenderproben, von zur Arzneimittelherstellung bestimmten Stoffen menschlicher Herkunft, mit Ausnahme von Gewebe, in anderen Betrieben oder Einrichtungen,".

bb) Der Halbsatz nach Nummer 4 wird wie folgt gefasst:

„die keiner eigenen Erlaubnis bedürfen, durchgeführt werden, wenn bei diesen hierfür geeignete Räume und Einrichtungen vorhanden sind und gewährleistet ist, dass die Herstellung und Prüfung nach dem Stand von Wissenschaft und Technik erfolgt und der Leiter der Herstellung und der Leiter der Qualitätskontrolle ihre Verantwortung wahrnehmen können."

8. § 15 wird wie folgt geändert:

a) In Absatz 3 Satz 3 Nr. 2 werden nach dem Wort „Frischplasma" das Komma gestrichen und die Wörter „sowie für Wirkstoffe und Blutbestandteile zur Herstellung von Blutzubereitungen" eingefügt.

b) Absatz 3a wird wie folgt geändert:

aa) In Satz 1 wird das Wort „Transplantaten" durch das Wort „Gewebezubereitungen" ersetzt.

bb) In Satz 2 werden das Wort „kann" durch das Wort „muss" und die Wörter „für Transplantate eine mindestens dreijährige Tätigkeit auf dem Gebiet der Gewebetransplantation" durch die Wörter „für Gewebezubereitungen eine mindestens zweijährige Tätigkeit auf dem Gebiet der Herstellung und Prüfung solcher Arzneimittel in Betrieben oder Einrichtungen, die einer Herstellungserlaubnis nach diesem Gesetz bedürfen oder eine Genehmigung nach dem Gemeinschaftsrecht besitzen" ersetzt.

9. In § 16 werden nach dem Wort „beauftragten" die Wörter „oder des anderen" eingefügt.

10. (weggefallen)

11. (weggefallen)

11a. Nach § 20a wird folgender § 20b eingefügt:

„§ 20b

Erlaubnis für die Gewinnung
von Gewebe und die Laboruntersuchungen

(1) Eine Einrichtung, die zur Verwendung bei Menschen bestimmte Gewebe im Sinne von § 1a Nr. 4 des Transplantationsgesetzes gewinnen (Entnahmeeinrichtung) oder die für die Gewinnung erforderlichen Laboruntersuchungen durchführen will, bedarf einer Erlaubnis der zuständigen Behörde. Gewinnung im Sinne von Satz 1 ist die direkte oder extrakorporale Entnahme von Gewebe einschließlich aller Maßnahmen, die dazu bestimmt sind, das Gewebe in einem be- oder verarbeitungsfähigen Zustand zu erhalten, eindeutig zu identifizieren und zu transportieren. Die Erlaubnis darf nur versagt werden, wenn

1. eine angemessen ausgebildete Person mit der erforderlichen Berufserfahrung nicht vorhanden ist, die, soweit es sich um eine Entnahmeeinrichtung handelt, zugleich die ärztliche Person im Sinne von § 8d Abs. 1 Satz 1 des Transplantationsgesetzes sein kann,

2. weiteres mitwirkendes Personal nicht ausreichend qualifiziert ist,

3. angemessene Räume für die jeweilige Gewebegewinnung oder für die Laboruntersuchungen nicht vorhanden sind oder

4. nicht gewährleistet wird, dass die Gewebegewinnung oder die Laboruntersuchungen nach dem Stand der medizinischen Wissenschaft und Technik und nach den Vorschriften der Abschnitte 2, 3 und 3a des Transplantationsgesetzes vorgenommen werden.

Von einer Besichtigung im Sinne von § 64 Abs. 3 Satz 2 kann die zuständige Behörde vor Erteilung der Erlaubnis nach dieser Vorschrift absehen. Die Erlaubnis wird der Entnahmeeinrichtung von der zuständigen Behörde für eine bestimmte Betriebsstätte und für bestimmtes Gewebe und dem Labor für eine bestimmte Betriebsstätte und für bestimmte Tätigkeiten erteilt. Dabei kann die zuständige Behörde die zuständige Bundesoberbehörde beteiligen.

(2) Einer eigenen Erlaubnis nach Absatz 1 bedarf nicht, wer diese Tätigkeiten unter vertragli-

cher Bindung mit einem Hersteller oder einem Be- oder Verarbeiter ausübt, der eine Erlaubnis nach § 13 oder § 20c für die Be- oder Verarbeitung von Gewebe oder Gewebezubereitungen besitzt. In diesem Fall hat der Hersteller oder der Be- oder Verarbeiter die Entnahmeeinrichtung oder das Labor der für diese jeweils örtlich zuständigen Behörde anzuzeigen und der Anzeige die Angaben und Unterlagen nach Absatz 1 Satz 3 beizufügen. Nach Ablauf von einem Monat nach der Anzeige nach Satz 2 hat der Hersteller oder der Be- oder Verarbeiter die Entnahmeeinrichtung oder das Labor der für ihn zuständigen Behörde anzuzeigen, es sei denn, dass die für die Entnahmeeinrichtung oder das Labor zuständige Behörde widersprochen hat. In Ausnahmefällen verlängert sich die Frist nach Satz 3 um weitere zwei Monate. Der Hersteller oder der Be- oder Verarbeiter ist hiervon vor Fristablauf unter Mitteilung der Gründe in Kenntnis zu setzen. Hat die zuständige Behörde widersprochen, sind die Fristen in Satz 3 und 4 gehemmt, bis der Grund für den Widerspruch behoben ist. Absatz 1 Satz 3 bis 6 gilt entsprechend mit der Maßgabe, dass die Erlaubnis nach Absatz 1 Satz 5 dem Hersteller oder dem Be- oder Verarbeiter erteilt wird.

(3) Die Erlaubnis ist zurückzunehmen, wenn nachträglich bekannt wird, dass einer der Versagungsgründe nach Absatz 1 Satz 3 bei der Erteilung vorgelegen hat. Ist einer dieser Versagungsgründe nachträglich eingetreten, so ist die Erlaubnis zu widerrufen; an Stelle des Widerrufs kann auch das Ruhen der Erlaubnis angeordnet werden. Die zuständige Behörde kann die Gewinnung von Gewebe oder die Laboruntersuchungen vorläufig untersagen, wenn die Entnahmeeinrichtung, das Labor oder der Hersteller oder der Be- oder Verarbeiter die für die Gewebegewinnung oder die Laboruntersuchungen zu führenden Nachweise nicht vorlegt."

11b. Nach § 20b wird folgender § 20c eingefügt:

„§ 20c

Erlaubnis für die Be-
oder Verarbeitung, Konservierung,
Lagerung oder das Inverkehrbringen
von Gewebe oder Gewebezubereitungen

(1) Eine Einrichtung, die Gewebe oder Gewebezubereitungen, die nicht mit industriellen Verfahren be- oder verarbeitet werden und deren wesentliche Be- oder Verarbeitungsverfahren in der Europäischen Union hinreichend bekannt sind, be- oder verarbeiten, konservieren, lagern oder in den Verkehr bringen will, bedarf abweichend von § 13 Abs. 1 einer Erlaubnis der zuständigen Behörde nach den folgenden Vorschriften. Dies gilt auch im Hinblick auf Gewebe oder Gewebezubereitungen, deren Be- oder Verarbeitungsverfahren neu, aber mit einem bekannten Verfahren vergleichbar sind. Die Entscheidung über die Erteilung der Erlaubnis trifft die zuständige Behörde des Landes, in dem die Betriebsstätte liegt oder liegen soll, im Benehmen mit der zuständigen Bundesoberbehörde.

(2) Die Erlaubnis darf nur versagt werden, wenn

1. eine Person mit der erforderlichen Sachkenntnis und Erfahrung nach Absatz 3 (verantwortliche Person nach § 20c) nicht vorhanden ist, die dafür verantwortlich ist, dass die Gewebezubereitungen und Gewebe im Einklang mit den geltenden Rechtsvorschriften be- oder verarbeitet, konserviert, gelagert oder in den Verkehr gebracht werden,

2. weiteres mitwirkendes Personal nicht ausreichend qualifiziert ist,

3. geeignete Räume und Einrichtungen für die beabsichtigten Tätigkeiten nicht vorhanden sind,

4. nicht gewährleistet ist, dass die Be- oder Verarbeitung einschließlich der Kennzeichnung, Konservierung und Lagerung sowie die Prüfung nach dem Stand von Wissenschaft und Technik vorgenommen werden, oder

5. ein Qualitätsmanagementsystem nach den Grundsätzen der Guten fachlichen Praxis nicht eingerichtet worden ist oder nicht auf dem neuesten Stand gehalten wird.

(3) Der Nachweis der erforderlichen Sachkenntnis der verantwortlichen Person nach § 20c wird erbracht durch das Zeugnis über eine nach abgeschlossenem Hochschulstudium der Humanmedizin, Biologie, Biochemie oder einem als gleichwertig anerkannten Studium abgelegte Prüfung sowie eine mindestens zweijährige praktische Tätigkeit auf dem Gebiet der Be- oder Verarbeitung von Geweben oder Gewebezubereitungen.

(4) Bei Beanstandungen der vorgelegten Unterlagen ist dem Antragsteller Gelegenheit zu geben, Mängeln innerhalb einer angemessenen Frist abzuhelfen. Wird den Mängeln nicht abgeholfen, so ist die Erteilung der Erlaubnis zu versagen. Die Erlaubnis wird für eine bestimmte Betriebsstätte und für bestimmte Gewebe oder Gewebezubereitungen erteilt.

(5) Die zuständige Behörde hat eine Entscheidung über den Antrag auf Erteilung der Erlaubnis innerhalb einer Frist von drei Monaten zu treffen. Beantragt ein Erlaubnisinhaber die Änderung der Erlaubnis, so hat die Behörde die Entscheidung innerhalb einer Frist von einem Monat zu treffen. In Ausnahmefällen verlängert sich die Frist um weitere zwei Monate. Der Antragsteller ist hiervon vor Fristablauf unter Mitteilung der Gründe in Kenntnis zu setzen. Gibt die Behörde dem Antragsteller nach Absatz 4 Satz 1 Gelegenheit, Mängeln abzuhelfen, so werden die Fristen bis zur Behebung der Mängel oder bis zum Ablauf der nach Absatz 4 Satz 1 gesetzten Frist gehemmt. Die Hemmung beginnt mit dem Tag, an dem dem Antragsteller die Aufforderung zur Behebung der Mängel zugestellt wird.

(6) Der Inhaber der Erlaubnis hat jede Änderung einer der in Absatz 2 genannten Angaben unter Vorlage der Nachweise der zuständigen Behörde vorher anzuzeigen und darf die Änderung erst vornehmen, wenn die zuständige Behörde eine schriftliche Erlaubnis erteilt hat. Bei einem unvorhergesehenen Wechsel der verantwortlichen Person nach § 20c hat die Anzeige unverzüglich zu erfolgen.

(7) Die Erlaubnis ist zurückzunehmen, wenn nachträglich bekannt wird, dass einer der Versagungsgründe nach Absatz 2 bei der Erteilung vorgelegen hat. Ist einer dieser Versagungsgründe nachträglich eingetreten, so ist die Erlaubnis zu widerrufen; an Stelle des Widerrufs kann auch das Ruhen der Erlaubnis angeordnet werden. Absatz 1 Satz 3 gilt entsprechend. Die zuständige Behörde kann vorläufig anordnen, dass die Be- oder Verarbeitung von Gewebe oder Gewebezubereitungen eingestellt wird, wenn der Be- oder Verarbeiter die für die Be- oder Verarbeitung zu führenden Nachweise nicht vorlegt. Wird die Be- oder Verarbeitung von Geweben oder Gewebezubereitungen eingestellt, hat der Be- oder Verarbeiter dafür zu sorgen, dass noch gelagerte Gewebezubereitungen und Gewebe weiter qualitätsgesichert gelagert und auf andere Hersteller, Be- oder Verarbeiter oder Vertreiber mit einer Erlaubnis nach Absatz 1 oder § 13 Abs. 1 übertragen werden. Das gilt auch für die Daten und Angaben über die Be- oder Verarbeitung, die für die Rückverfolgung dieser Gewebezubereitungen und Gewebe benötigt werden."

12. Nach § 21 Abs. 2 Nr. 1c wird folgende Nummer 1d eingefügt:

„1d. Gewebezubereitungen sind, die der Pflicht zur Genehmigung nach den Vorschriften des § 21a Abs. 1 unterliegen,".

12a. Nach § 21 wird folgender § 21a eingefügt:

„§ 21a

Genehmigung
von Gewebezubereitungen

(1) Gewebezubereitungen, die nicht mit industriellen Verfahren be- oder verarbeitet werden und deren wesentliche Be- oder Verarbeitungsverfahren in der Europäischen Union hinreichend bekannt und deren Wirkungen und Nebenwirkungen aus dem wissenschaftlichen Erkenntnismaterial ersichtlich sind, dürfen im Geltungsbereich dieses Gesetzes nur in den Verkehr gebracht werden, wenn sie abweichend von der Zulassungspflicht nach § 21 Abs. 1 von der zuständigen Bundesoberbehörde genehmigt worden sind. Dies gilt auch im Hinblick auf Gewebezubereitungen, deren Be- oder Verarbeitungsverfahren neu, aber mit einem bekannten Verfahren vergleichbar sind. Satz 1 gilt entsprechend für Blutstammzellzubereitungen, die zur autologen oder gerichteten, für eine bestimmte Person vorgesehenen Anwendung bestimmt sind. Die Genehmigung umfasst die Verfahren für die Gewinnung, Verarbeitung und Prüfung, die Spenderauswahl und die Dokumentation für jeden Verfahrensschritt sowie die quantitativen und qualitativen Kriterien für Gewebezubereitungen. Insbesondere sind die kritischen Verarbeitungsverfahren daraufhin zu bewerten, dass die Verfahren die Gewebe nicht klinisch unwirksam oder schädlich für die Patienten machen.

(2) Dem Antrag auf Genehmigung sind vom Antragsteller folgende Angaben und Unterlagen beizufügen:

1. der Name oder die Firma und die Anschrift des Verarbeiters,

2. die Bezeichnung der Gewebezubereitung,

3. die Anwendungsgebiete sowie die Art der Anwendung und bei Gewebezubereitungen, die nur begrenzte Zeit angewendet werden sollen, die Dauer der Anwendung,

4. Angaben über die Verarbeitung der Gewebezubereitung sowie über die Gewinnung, Spendertestung, Konservierung und Lagerung der Gewebezubereitung,

5. die Art der Haltbarmachung, die Dauer der Haltbarkeit und die Art der Aufbewahrung,

6. eine Beschreibung der Funktionalität und der Risiken der Gewebezubereitung,

7. Unterlagen über die Ergebnisse von mikrobiologischen, chemischen und physikalischen Prüfungen sowie die zur Ermittlung angewandten Methoden, soweit diese Unterlagen erforderlich sind, sowie

8. alle für die Bewertung des Arzneimittels zweckdienlichen Angaben und Unterlagen.

(3) Für die Angaben nach Absatz 2 Nr. 3 kann wissenschaftliches Erkenntnismaterial eingereicht werden, das auch in nach wissenschaftlichen Methoden aufbereitetem medizinischen Erfahrungsmaterial bestehen kann. Hierfür kommen Studien des Herstellers der Gewebezubereitung, Daten aus Veröffentlichungen oder nachträgliche Bewertungen der klinischen Ergebnisse der hergestellten Gewebezubereitungen in Betracht.

(4) Die zuständige Bundesoberbehörde hat eine Entscheidung über den Antrag auf Genehmigung innerhalb einer Frist von fünf Monaten zu treffen. Wird dem Antragsteller Gelegenheit gegeben, Mängeln abzuhelfen, so werden die Fristen bis zur Behebung der Mängel oder bis zum Ablauf der für die Behebung gesetzten Frist gehemmt. Die Hemmung beginnt mit dem Tag, an dem dem Antragsteller die Aufforderung zur Behebung der Mängel zugestellt wird.

(5) Die zuständige Behörde kann die Genehmigung mit Auflagen verbinden. § 28 findet entsprechende Anwendung.

(6) Die zuständige Behörde darf die Genehmigung nur versagen, wenn

1. die vorgelegten Unterlagen unvollständig sind,

2. die Gewebezubereitung nicht dem Stand der wissenschaftlichen Erkenntnisse entspricht oder

3. die Gewebezubereitung nicht die vorgesehene Funktion erfüllt oder das Nutzen-Risiko-Verhältnis ungünstig ist.

(7) Der Antragsteller oder nach der Genehmigung der Inhaber der Genehmigung hat der zuständigen Bundesoberbehörde unter Beifügung entsprechender Unterlagen unverzüglich Anzeige zu erstatten, wenn sich Änderungen in den Angaben und Unterlagen nach Absatz 2 und 3 ergeben. Im Falle einer Änderung in den Unterlagen nach Absatz 3 darf die Änderung erst vollzogen werden, wenn die zuständige Bundesoberbehörde zugestimmt hat.

(8) Die Genehmigung ist zurückzunehmen, wenn nachträglich bekannt wird, dass einer der Versagungsgründe nach Absatz 6 Nr. 2 und 3 vorgelegen hat. Sie ist zu widerrufen, wenn einer dieser Versagungsgründe nachträglich eingetreten ist. In beiden Fällen kann auch das Ruhen der Genehmigung befristet angeordnet werden. Vor einer Entscheidung nach den Sätzen 1 bis 3 ist der Inhaber der Genehmigung zu hören, es sei denn, dass Gefahr im Verzuge ist. Ist die Genehmigung zurückgenommen oder widerrufen oder ruht die Genehmigung, so darf die Gewebezubereitung nicht in den Verkehr gebracht und nicht in den Geltungsbereich dieses Gesetzes verbracht werden.

(9) Abweichend von Absatz 1 bedürfen Gewebezubereitungen, die in einem Mitgliedstaat der Europäischen Union oder in einem anderen Vertragsstaat des Abkommens über den Europäischen Wirtschaftsraum in den Verkehr gebracht werden dürfen, bei ihrem erstmaligen Verbringen in den Geltungsbereich dieses Gesetzes einer Bescheinigung der zuständigen Bundesoberbehörde. Vor der Erteilung der Bescheinigung hat die zuständige Bundesoberbehörde zu prüfen, ob die Be- oder Verarbeitung der Gewebezubereitungen den Anforderungen an die Entnahme- und Verarbeitungsverfahren, einschließlich des Spenderauswahlverfahrens und der Laboruntersuchungen, sowie die quantitativen und qualitativen Kriterien für die Gewebezubereitungen den Anforderungen dieses Gesetzes und seiner Verordnungen entsprechen. Die zuständige Bundesoberbehörde hat die Bescheinigung zu erteilen, wenn sich die Gleichwertigkeit der Anforderungen nach Satz 2 aus der Genehmigungsbescheinigung oder einer anderen Bescheinigung der zuständigen Behörde des Herkunftslandes ergibt und der Nachweis über die Genehmigung in dem Mitgliedstaat der Europäischen Union oder dem anderen Vertragsstaat des Abkommens über den Europäischen Wirtschaftsraum vorgelegt wird. Eine Änderung in den Anforderungen nach Satz 2 ist der zuständigen Bundesoberbehörde rechtzeitig vor einem weiteren Verbringen in den Geltungsbereich dieses Gesetzes anzuzeigen. Die Bescheinigung ist zurückzunehmen, wenn eine der Voraussetzungen nach Satz 2 nicht vorgelegen hat; sie ist zu widerrufen, wenn eine der Voraussetzungen nach Satz 2 nachträglich weggefallen ist."

13. (weggefallen)

14. In § 25 Abs. 8 Satz 1 wird nach dem Wort „Blutzubereitungen," das Wort „Gewebezubereitungen," eingefügt.

14a. § 33 wird wie folgt geändert:

a) In Absatz 1 werden nach dem Wort „Zulassung," die Wörter „über die Genehmigung von Gewebezubereitungen," eingefügt.

b) In Absatz 2 Satz 2 werden nach dem Wort „Zulassung," die Wörter „über die Genehmigung von Gewebezubereitungen," eingefügt.

15. In § 54 Abs. 1 Satz 1 werden nach dem Wort „Stoffe" die Wörter „sowie für Gewebe" eingefügt.

16. § 63b wird wie folgt geändert:

a) In Absatz 1 wird das Wort „Blutzubereitungen" durch die Wörter „Blut- und Gewebezubereitungen, mit Ausnahme der Blutzubereitungen im Sinne von Absatz 2 Satz 3 und der Gewebezubereitungen im Sinne von § 21a," ersetzt.

b) In Absatz 5 Satz 7 wird das Wort „Blutzubereitungen" durch die Wörter „Blut- und Gewebezubereitungen, mit Ausnahme der Blutzubereitungen im Sinne von Absatz 2 Satz 3 und der Gewebezubereitungen im Sinne von § 21a," ersetzt.

17. Nach § 63b wird folgender § 63c eingefügt:

„§ 63c

Besondere Dokumentations-
und Meldepflichten bei
Blut- und Gewebezubereitungen

(1) Der Inhaber einer Zulassung oder Genehmigung für Blutzubereitungen im Sinne von § 63b Abs. 2 Satz 3 oder für Gewebezubereitungen im Sinne von § 21a hat ausführliche Unterlagen über Verdachtsfälle von schwerwiegenden Zwischenfällen oder schwerwiegenden unerwünschten Reaktionen, die in den Mitgliedstaaten der Europäischen Union oder in den Vertragsstaaten des Abkommens über den Europäischen Wirtschaftsraum oder in einem Drittland aufgetreten sind und die die Qualität und Sicherheit von Blut- oder Gewebezubereitungen beeinflussen oder auf sie zurückgeführt werden können, sowie über die Anzahl der Rückrufe zu führen.

(2) Der Inhaber einer Zulassung oder Genehmigung für Blut- oder Gewebezubereitungen im Sinne von Absatz 1 hat ferner jeden Verdacht eines schwerwiegenden Zwischenfalls, der sich auf die Qualität oder Sicherheit der Blut- oder Gewebezubereitungen auswirken kann, und jeden Verdacht einer schwerwiegenden unerwünschten Reaktion, die die Qualität oder Sicherheit der Blut- oder Gewebezubereitungen beeinflussen oder auf sie zurückgeführt werden kann, zu dokumentieren und unverzüglich, spätestens aber innerhalb von 15 Tagen nach Bekanntwerden, der zuständigen Bundesoberbehörde anzuzeigen. Die Anzeige muss alle erforderlichen Angaben enthalten, insbesondere Name oder Firma und Anschrift des pharmazeutischen Unternehmers, Bezeichnung und Nummer oder Kennzeichnungscode der Blut- oder Gewebezubereitung, Tag und Dokumentation des Auftretens des Verdachts des schwerwiegenden Zwischenfalls oder der schwerwiegenden unerwünschten Reaktion, Tag und Ort der Blutbestandteile- oder Gewebeentnahme, belieferte Betriebe oder Einrichtungen sowie Angaben zu der spendenden Person. Die nach Satz 1 angezeigten Zwischenfälle oder Reaktionen sind auf ihre Ursache und Auswirkung zu untersuchen und zu bewerten und die Ergebnisse der zuständigen Bun-

desoberbehörde unverzüglich mitzuteilen, ebenso die Maßnahmen zur Rückverfolgung und zum Schutz der Spender und Empfänger.

(3) Die Blut- und Plasmaspendeeinrichtungen oder die Gewebeeinrichtungen haben bei nicht zulassungs- oder genehmigungspflichtigen Blut- oder Gewebezubereitungen sowie bei Blut und Blutbestandteilen und bei Gewebe jeden Verdacht eines schwerwiegenden Zwischenfalls, der sich auf die Qualität oder Sicherheit der Blut- oder Gewebezubereitungen auswirken kann, und jeden Verdacht einer schwerwiegenden unerwünschten Reaktion, die die Qualität oder Sicherheit der Blut- oder Gewebezubereitungen beeinflussen oder auf sie zurückgeführt werden kann, unverzüglich der zuständigen Behörde zu melden. Die Meldung muss alle notwendigen Angaben wie Name oder Firma und Anschrift der Spende- oder Gewebeeinrichtung, Bezeichnung und Nummer oder Kennzeichnungscode der Blut- oder Gewebezubereitung, Tag und Dokumentation des Auftretens des Verdachts des schwerwiegenden Zwischenfalls oder der schwerwiegenden unerwünschten Reaktion, Tag der Herstellung der Blut- oder Gewebezubereitung sowie Angaben zu der spendenden Person enthalten. Absatz 2 Satz 3 gilt entsprechend. Die zuständige Behörde leitet die Meldungen nach den Sätzen 1 und 2 sowie die Mitteilungen nach Satz 3 an die zuständige Bundesoberbehörde weiter.

(4) Der Inhaber einer Zulassung oder Genehmigung für Blut- oder Gewebezubereitungen im Sinne von Absatz 1 hat auf der Grundlage der in Absatz 1 genannten Verpflichtungen der zuständigen Bundesoberbehörde einen aktualisierten Bericht über die Unbedenklichkeit der Arzneimittel unverzüglich nach Aufforderung oder, soweit Rückrufe oder Fälle oder Verdachtsfälle schwerwiegender Zwischenfälle oder schwerwiegender unerwünschter Reaktionen betroffen sind, mindestens einmal jährlich vorzulegen.

(5) Die Vorschriften des § 63b Abs. 5a gelten für Blut- und Plasmaspendeeinrichtungen oder für Gewebeeinrichtungen, die Vorschriften des § 63b Abs. 5b gelten für die Inhaber einer Zulassung von Blut- oder Gewebezubereitungen entsprechend.

(6) Schwerwiegender Zwischenfall im Sinne der vorstehenden Vorschriften ist jedes unerwünschte Ereignis im Zusammenhang mit der Gewinnung, Untersuchung, Aufbereitung, Be- oder Verarbeitung, Konservierung, Aufbewahrung oder Abgabe von Geweben oder Blutzubereitungen, das die Übertragung einer ansteckenden Krankheit, den Tod oder einen lebensbedrohlichen Zustand, eine Behinderung oder einen Fähigkeitsverlust von Patienten zur Folge haben könnte oder einen Krankenhausaufenthalt erforderlich machen oder verlängern könnte oder zu einer Erkrankung führen oder diese verlängern könnte.

(7) Schwerwiegende unerwünschte Reaktion im Sinne der vorstehenden Vorschriften ist eine unbeabsichtigte Reaktion, einschließlich einer übertragbaren Krankheit, beim Spender oder

Empfänger im Zusammenhang mit der Gewinnung von Gewebe oder Blut oder der Übertragung von Gewebe- oder Blutzubereitungen, die tödlich oder lebensbedrohlich verläuft, eine Behinderung oder einen Fähigkeitsverlust zur Folge hat oder einen Krankenhausaufenthalt erforderlich macht oder verlängert oder zu einer Erkrankung führt oder diese verlängert."

18. § 64 wird wie folgt geändert:

a) Absatz 1 wird wie folgt geändert:

aa) In Satz 2 werden nach den Wörtern „bestimmten Stoffen" die Wörter „und von Gewebe" und nach der Angabe „§ 54" ein Komma sowie die Angabe „nach § 12 des Transfusionsgesetzes oder nach § 16a des Transplantationsgesetzes" eingefügt.

bb) Nach Satz 2 wird folgender Satz eingefügt:

„Im Falle des § 20b Abs. 2 unterliegen die Entnahmeeinrichtungen und die Labore der Überwachung durch die für sie örtlich zuständige Behörde."

b) In Absatz 2 Satz 3 werden nach dem Wort „Blutzubereitungen" ein Komma und die Wörter „Gewebe und Gewebezubereitungen" eingefügt.

c) In Absatz 3 Satz 1 werden nach dem Wort „Heilwesens" ein Komma und die Wörter „des Zweiten Abschnitts des Transfusionsgesetzes, der Abschnitte 2, 3 und 3a des Transplantationsgesetzes" eingefügt.

19. In § 65 Abs. 1 Satz 1 werden nach dem Wort „Heilwesens" ein Komma und die Wörter „des Zweiten Abschnitts des Transfusionsgesetzes, der Abschnitte 2, 3 und 3a des Transplantationsgesetzes" eingefügt.

19a. Dem § 72 wird folgender Absatz 3 angefügt:

„(3) Absatz 1 findet keine Anwendung auf Gewebe im Sinne von § 1a Nr. 4 des Transplantationsgesetzes und auf Gewebezubereitungen im Sinne von § 20c."

19b. Dem § 72a wird folgender Absatz 4 angefügt:

„(4) Absatz 1 findet keine Anwendung auf Gewebe im Sinne von § 1a Nr. 4 des Transplantationsgesetzes und auf Gewebezubereitungen im Sinne von § 20c."

19c. Nach § 72a wird folgender § 72b eingefügt:

„§ 72b

Einfuhrerlaubnis und Zertifikate
für Gewebe und bestimmte Gewebezubereitungen

(1) Wer Gewebe im Sinne von § 1a Nr. 4 des Transplantationsgesetzes oder Gewebezubereitungen im Sinne von § 20c gewerbs- oder berufsmäßig zum Zwecke der Abgabe an andere oder zur Be- oder Verarbeitung aus Ländern, die nicht Mitgliedstaaten der Europäischen Union oder andere Vertragsstaaten des Abkommens über den Europäischen Wirtschaftsraum sind, in den Geltungsbereich dieses Gesetzes einführen will, bedarf einer Erlaubnis der zuständigen Behörde. § 20c Abs. 1 Satz 3 und Abs. 2 bis 7 ist entsprechend anzuwenden.

(2) Der Einführer nach Absatz 1 darf die Gewebe oder Gewebezubereitungen in den Geltungsbereich dieses Gesetzes nur einführen, wenn

1. die Behörde des Herkunftslandes durch ein Zertifikat bestätigt hat, dass die Gewinnung oder Be- oder Verarbeitung und die Laboruntersuchungen nach Standards durchgeführt wurden, die den von der Gemeinschaft festgelegten Standards der Guten fachlichen Praxis mindestens gleichwertig sind, und solche Zertifikate gegenseitig anerkannt sind, oder

2. die für den Einführer zuständige Behörde bescheinigt hat, dass die genannten Grundregeln bei der Gewinnung oder der Be- oder Verarbeitung sowie der Laboruntersuchungen eingehalten werden, nachdem sie oder eine zuständige Behörde eines anderen Mitgliedstaates der Europäischen Union oder eines anderen Vertragsstaates des Abkommens über den Europäischen Wirtschaftsraum sich im Herkunftsland vergewissert hat, dass die Standards der Guten fachlichen Praxis bei der Gewinnung oder der Be- oder Verarbeitung eingehalten werden, oder

3. die für den Einführer zuständige Behörde bescheinigt hat, dass die Einfuhr im öffentlichen Interesse ist, wenn ein Zertifikat nach Nummer 1 nicht vorliegt und eine Bescheinigung nach Nummer 2 nicht möglich ist.

Abweichend von Satz 1 Nr. 2 kann die zuständige Behörde von einer Besichtigung der Entnahmeeinrichtungen im Herkunftsland absehen, wenn die vom Einführer eingereichten Unterlagen zu keinen Beanstandungen Anlass geben oder ihr Einrichtungen oder Betriebsstätten sowie das Qualitätssicherungssystem desjenigen, der im Herkunftsland das Gewebe gewinnt, bereits bekannt sind.

(3) Das Bundesministerium wird ermächtigt, durch Rechtsverordnung mit Zustimmung des Bundesrates die weiteren Voraussetzungen für die Einfuhr von Geweben oder Gewebezubereitungen nach Absatz 2 zu bestimmen, um eine ordnungsgemäße Qualität der Gewebe oder Gewebezubereitungen zu gewährleisten. Es kann dabei insbesondere Regelungen zu den von der verantwortlichen Person nach § 20c durchzuführenden Prüfungen und der Durchführung der Überwachung im Herkunftsland durch die zuständige Behörde treffen.

(4) Absatz 2 Satz 1 findet auf die Einfuhr von Gewebe und Gewebezubereitungen im Sinne von Absatz 1 Anwendung, soweit ihre Überwachung durch eine Rechtsverordnung nach § 54, nach § 12 des Transfusionsgesetzes oder nach § 16a des Transplantationsgesetzes geregelt ist."

19d. § 96 wird wie folgt geändert:

a) Nach Nummer 4 wird folgende Nummer 4a eingefügt:

„4a. ohne Erlaubnis nach § 20b Abs. 1 Satz 1 oder Abs. 2 Satz 7 Gewebe gewinnt oder Laboruntersuchungen durchführt oder ohne Erlaubnis nach § 20c Abs. 1 Satz 1

Gewebe oder Gewebezubereitungen be- oder verarbeitet, konserviert, lagert oder in den Verkehr bringt,".

b) Nach Nummer 5 wird folgende Nummer 5a eingefügt:

„5a. ohne Genehmigung nach § 21a Abs. 1 Satz 1 Gewebezubereitungen in den Verkehr bringt,".

c) Nach Nummer 18 werden folgende Nummern 18a und 18b eingefügt:

„18a. ohne Erlaubnis nach § 72b Abs. 1 Satz 1 Gewebe oder Gewebezubereitungen einführt,

18b. entgegen § 72b Abs. 2 Satz 1 Gewebe oder Gewebezubereitungen einführt,".

20. § 97 Abs. 2 wird wie folgt geändert:

a) In Nummer 7 werden nach der Angabe „§ 20" ein Komma und die Angabe „§ 20c Abs. 6, auch in Verbindung mit § 72b Abs. 1 Satz 2, § 21a Abs. 7 und 9 Satz 4" eingefügt und die Angabe „§ 63b Abs. 7 Satz 1 oder 2," durch die Angabe „§ 63b Abs. 7 Satz 1 oder Satz 2, § 63c Abs. 2 Satz 1," ersetzt.

b) Nach Nummer 24d werden folgende Nummern 24e und 24f eingefügt:

„24e. entgegen § 63c Abs. 3 Satz 1 eine Meldung nicht oder nicht rechtzeitig macht,

24f. entgegen § 63c Abs. 4 einen Bericht nicht oder nicht rechtzeitig vorlegt,".

21. Folgender Vierzehnter Unterabschnitt wird angefügt:

„Vierzehnter Unterabschnitt

§ 142

Übergangsvorschriften
aus Anlass des Gewebegesetzes

(1) Eine Person, die am 1. August 2007 als sachkundige Person die Sachkenntnis nach § 15 Abs. 3a in der bis zu diesem Zeitpunkt geltenden Fassung besitzt, darf die Tätigkeit als sachkundige Person weiter ausüben.

(2) Wer für Gewebe oder Gewebezubereitungen bis zum 1. Oktober 2007 eine Erlaubnis nach § 20b Abs. 1 oder Abs. 2 oder § 20c Abs. 1 oder eine Herstellungserlaubnis nach § 13 Abs. 1 oder bis zum 1. Februar 2008 eine Genehmigung nach § 21a Abs. 1 oder bis zum 30. September 2008 eine Zulassung nach § 21 Abs. 1 beantragt hat, darf diese Gewebe oder Gewebezubereitungen weiter gewinnen, im Labor untersuchen, be- oder verarbeiten, konservieren, lagern oder in den Verkehr bringen, bis über den Antrag entschieden worden ist.

(3) Wer am 1. August 2007 für Gewebe oder Gewebezubereitungen im Sinne von § 20b Abs. 1 oder § 20c Abs. 1 eine Herstellungserlaubnis nach § 13 Abs. 1 oder für Gewebezubereitungen im Sinne von § 21a Abs. 1 eine Zulassung nach § 21 Abs. 1 besitzt, muss keinen neuen Antrag nach § 20b Abs. 1, § 20c Abs. 1 oder § 21a Abs. 1 stellen."

Artikel 3

**Änderung
des Transfusionsgesetzes**

Das Transfusionsgesetz vom 1. Juli 1998 (BGBl. I S. 1752), zuletzt geändert durch Artikel 36 der Verordnung vom 31. Oktober 2006 (BGBl. I S. 2407), wird wie folgt geändert:

1. § 4 Satz 1 wird wie folgt geändert:

a) In Nummer 2 werden die Wörter „eine approbierte Ärztin oder ein approbierter Arzt (approbierte ärztliche Person) ist und" gestrichen.

b) In Nummer 3 werden nach dem Wort „Spendeentnahmen" die Wörter „von einem Menschen" eingefügt und das Wort „approbierte" gestrichen.

2. § 5 wird wie folgt geändert:

a) In Absatz 1 Satz 1 werden die Wörter „approbierten" und „approbierte" gestrichen.

b) In Absatz 3 werden die Wörter „Die nach § 2 Abs. 2 Satz 1 der Betriebsverordnung für pharmazeutische Unternehmer bestimmte Person" durch die Wörter „Die für die Leitung der Qualitätskontrolle nach § 14 Abs. 1 Nr. 2 des Arzneimittelgesetzes zuständige Person" ersetzt.

2a. In § 7 Abs. 2 wird das Wort „approbierten" gestrichen.

2b. § 8 Abs. 2 Satz 1 wird wie folgt geändert:

a) In Nummer 2 wird das Wort „approbierte" gestrichen.

b) In Nummer 3 wird das Wort „approbierten" gestrichen.

2c. In § 9 Abs. 3 Satz 1 werden nach der Angabe „Absatz 2 Satz 2" ein Komma und die Wörter „einschließlich Entgeltbefreiungen," eingefügt.

3. In § 11a wird die Angabe „§ 1a Satz 1, § 2 Abs. 1 Satz 1 und 2, § 8 Abs. 1, 2 und 4 und § 15 Abs. 1a der Betriebsverordnung für pharmazeutische Unternehmer" durch die Angabe „§ 3 Abs. 1 Satz 1, 3 und 4, § 4 Abs. 1 Satz 1 und 2, § 7 Abs. 1 Satz 1, Abs. 2 und 4 und § 20 Abs. 2 der Arzneimittel- und Wirkstoffherstellungsverordnung" ersetzt.

4. § 12 wird wie folgt gefasst:

„§ 12

Verordnungsermächtigung

Das Bundesministerium für Gesundheit kann durch Rechtsverordnung mit Zustimmung des Bundesrates nach Anhörung der Bundesärztekammer und weiterer Sachverständiger die fachlichen Anforderungen nach diesem Abschnitt regeln, sofern dies zur Abwehr von Gefahren für die Gesundheit von Menschen und der zur Risikovorsorge erforderlich ist. In der Rechtsverordnung kann insbesondere das Nähere zu den Anforderungen an

1. die Spendeeinrichtungen,

2. die Auswahl und Untersuchung der spendenden Personen,

3. die Aufklärung und Einwilligung der spendenden Personen,

4. die Spendeentnahme,

5. die Spenderimmunisierung und die Vorbehandlung zur Blutstammzellentnahme und

6. die Dokumentation der Spendeentnahme und den Schutz der dokumentierten Daten

geregelt werden. Das Bundesministerium für Gesundheit kann die Ermächtigung nach Satz 1 durch Rechtsverordnung ohne Zustimmung des Bundesrates auf die zuständige Bundesoberbehörde übertragen."

4a. Nach § 12 wird folgender § 12a eingefügt:

„§ 12a

Richtlinien zum Stand
der Erkenntnisse der medizinischen
Wissenschaft und Technik zur
Gewinnung von Blut und Blutbestandteilen

(1) Die Bundesärztekammer kann den allgemein anerkannten Stand der Erkenntnisse der medizinischen Wissenschaft und Technik zur Gewinnung von Blut und Blutbestandteilen ergänzend zu den Vorschriften der Rechtsverordnung nach § 12 im Einvernehmen mit der zuständigen Bundesoberbehörde in Richtlinien feststellen. Bei der Erarbeitung der Richtlinien ist die angemessene Beteiligung von Sachverständigen der betroffenen Fach- und Verkehrskreise und der zuständigen Behörden von Bund und Ländern sicherzustellen. Die Richtlinien werden von der zuständigen Bundesoberbehörde im Bundesanzeiger bekannt gemacht.

(2) Die Einhaltung des Standes der Erkenntnisse der medizinischen Wissenschaft und Technik wird vermutet, wenn die Richtlinien der Bundesärztekammer nach Absatz 1 beachtet worden sind."

4b. § 15 Abs. 1 wird wie folgt geändert:

a) In Satz 2 wird das Wort „approbierte" gestrichen.

b) In Satz 3 wird das Wort „approbierte" gestrichen.

5. § 16 Abs. 2 wird wie folgt geändert:

a) In Satz 1 wird jeweils das Wort „Nebenwirkung" durch die Wörter „unerwünschten Reaktion" ersetzt.

b) In Satz 3 wird das Wort „Nebenwirkungen" durch die Wörter „unerwünschten Reaktionen" ersetzt.

6. Dem § 28 wird folgender Satz angefügt:

„Satz 1 gilt auch für Blut, das zur Aufbereitung oder Vermehrung von autologen Körperzellen im Rahmen der Gewebezüchtung zur Geweberegeneration bestimmt ist."

7. In § 32 Abs. 2 werden in Nummer 1 das Wort „oder" durch ein Komma und in Nummer 2 der Punkt am Ende durch das Wort „oder" ersetzt sowie folgende Nummer 3 angefügt:

„3. einer Rechtsverordnung nach § 12 Satz 1 oder einer vollziehbaren Anordnung auf Grund einer solchen Rechtsverordnung zuwiderhandelt, soweit die Rechtsverordnung für einen bestimmten Tatbestand auf diese Bußgeldvorschrift verweist."

Artikel 4
Änderung
der Apothekenbetriebsordnung

In § 17 Abs. 6a der Apothekenbetriebsordnung in der Fassung der Bekanntmachung vom 26. September 1995 (BGBl. I S. 1195), die zuletzt durch Artikel 35 des Gesetzes vom 26. März 2007 (BGBl. I S. 378) geändert worden ist, werden nach den Wörtern „Sera aus menschlichem Blut und" die Wörter „Zubereitungen aus anderen Stoffen menschlicher Herkunft sowie" eingefügt.

Artikel 5
Änderung der
Betriebsverordnung für
Arzneimittelgroßhandelsbetriebe

Die Betriebsverordnung für Arzneimittelgroßhandelsbetriebe vom 10. November 1987 (BGBl. I S. 2370), zuletzt geändert durch Artikel 3 der Verordnung vom 3. November 2006 (BGBl. I S. 2523), wird wie folgt geändert:

1. In § 6 Abs. 2 Satz 4 Nr. 2 werden nach den Wörtern „Sera aus menschlichem Blut und" die Wörter „Zubereitungen aus anderen Stoffen menschlicher Herkunft sowie" eingefügt.

2. In § 7 Abs. 3 Satz 2 werden nach den Wörtern „Sera aus menschlichem Blut und" die Wörter „Zubereitungen aus anderen Stoffen menschlicher Herkunft sowie" eingefügt.

Artikel 6
Änderung
anderer Rechtsvorschriften

(1) Das Infektionsschutzgesetz vom 20. Juli 2000 (BGBl. I S. 1045), zuletzt geändert durch Artikel 57 der Verordnung vom 31. Oktober 2006 (BGBl. I S. 2407), wird wie folgt geändert:

1. In der Inhaltsübersicht wird die Angabe zu § 25 wie folgt gefasst:

„§ 25 Ermittlungen, Unterrichtungspflichten des Gesundheitsamtes bei Blut-, Organ-, Gewebe- oder Zellspendern".

2. In § 9 Abs. 1 Satz 1 Nr. 13 werden die Wörter „Blut-, Organ- oder Gewebespende" durch die Wörter „Blut-, Organ-, Gewebe- oder Zellspende" ersetzt.

3. § 25 wird wie folgt geändert:

a) Die Überschrift wird wie folgt gefasst:

„§ 25

Ermittlungen, Unterrichtungspflichten
des Gesundheitsamtes bei
Blut-, Organ-, Gewebe- oder Zellspendern".

b) Absatz 2 wird wie folgt geändert:

aa) In Satz 1 werden die Wörter „Blut-, Organ- oder Gewebespender" durch die Wörter „Blut-, Organ-, Gewebe- oder Zellspender" und die Wörter „Gewebe oder Organe" durch die Wörter „Organe, Gewebe oder Zellen" ersetzt.

bb) Satz 3 wird wie folgt gefasst:

„Nach den Sätzen 1 und 2 hat es bei Spendern vermittlungspflichtiger Organe (§ 1a Nr. 2 des Transplantationsgesetzes) auch die nach § 11 des Transplantationsgesetzes errichtete oder bestimmte Koordinierungsstelle zu unterrichten, bei sonstigen Organ-, Gewebe- oder Zellspendern nach den Vorschriften des Transplantationsgesetzes die Einrichtung der medizinischen Versorgung, in der das Organ, das Gewebe oder die Zelle übertragen wurde oder übertragen werden soll und die Gewebeeinrichtung, die das Gewebe oder die Zelle entnommen hat."

(2) In § 5 Nr. 15 des Strafgesetzbuches in der Fassung der Bekanntmachung vom 13. November 1998 (BGBl. I S. 3322), das zuletzt durch Artikel 1 des Gesetzes vom 16. Juli 2007 (BGBl. I S. 1327) geändert worden ist, werden die Wörter „Organhandel (§ 18 des Transplantationsgesetzes)" durch die Wörter „Organ- und Gewebehandel (§ 18 des Transplantationsgesetzes)" ersetzt.

(3) In § 115a Abs. 2 Satz 2 und 4 des Fünften Buches Sozialgesetzbuch – Gesetzliche Krankenversicherung – (Artikel 1 des Gesetzes vom 20. Dezember 1988, BGBl. I S. 2477, 2482), das zuletzt durch Artikel 6 des

Gesetzes vom 14. Juni 2007 (BGBl. I S. 1066) geändert worden ist, wird jeweils nach der Angabe „§ 9" die Angabe „Abs. 1" eingefügt.

Artikel 7

Bekanntmachungserlaubnis

Das Bundesministerium für Gesundheit kann den Wortlaut des Transplantationsgesetzes und des Transfusionsgesetzes in der vom 1. August 2007 an geltenden Fassung im Bundesgesetzblatt bekannt machen.

Artikel 7a

Erfahrungsbericht der Bundesregierung

Die Bundesregierung unterrichtet die gesetzgebenden Körperschaften des Bundes alle vier Jahre, erstmals bis zum 1. August 2010 über die Situation der Versorgung der Bevölkerung mit Gewebe und Gewebezubereitungen.

Artikel 8

Inkrafttreten

Dieses Gesetz tritt am ersten Tag des auf die Verkündung folgenden Monats in Kraft.

Die verfassungsmäßigen Rechte des Bundesrates sind gewahrt.

Das vorstehende Gesetz wird hiermit ausgefertigt. Es ist im Bundesgesetzblatt zu verkünden.

Berlin, den 20. Juli 2007

Der Bundespräsident
Horst Köhler

Die Bundeskanzlerin
Dr. Angela Merkel

Die Bundesministerin für Gesundheit
Ulla Schmidt

Anhang 6.1 Aufklärung zur Verordnung von Arzneimitteln bei Off-Label-Use

Im Rahmen Ihrer Kinderwunschbehandlung kommen Medikamente zum Einsatz, die keine direkte Zulassung für die Kinderwunschbehandlung und die Anwendung in der Schwangerschaft besitzen. Es sind z.B. die Medikamente:

Medikament	Eigentl. Anwendungsbereich	Funktion in der Kinderwunschbehandlung
Brevactid® 1500	Herstellung der Fertilität (Fruchtbarkeit) bei Männern bei bestimmten Erkrankungen	Unterstützung der Gelbkörperphase in einem Zyklus der künstlichen Befruchtung
Clomifen	Auslösung des Eisprungs bei Frauen mit Sterilität infolge ausbleibender Ovulation.	Ovarielle Stimulationsbehandlung bei Frauen mit Eisprung
Decapeptyl IVF® oder Triptofem®	Downregulation der Hypophyse (es werden kein FSH und LH mehr ausgeschüttet) und Vermeidung eines vorzeitigen LH Anstiegs	Auslösen des Eisprungs während der Kinderwunschbehandlung.
Letrozol	Therapie postmenopausaler Frauen mit hormonrezeptor-positivem primärem Mammakarzinom	Ovarielle Stimulationsbehandlung bei Frauen mit Eisprung
Gynokadin® Dosiergel 0,6 mg/g Gel	Hormontherapie in den Wechseljahren	Proliferation der Gebärmutterschleimhaut im künstlichen Zyklus, Erhöhung der Blutungssicherheit bei künstlicher Befruchtung
Heparin (z.B. Fragmin P®)	Vermeiden von Thrombosen (Blutgerinnseln) nach Operationen und Therapie von Thromboembolien	Bei bekannter Gerinnungsneigung (thrombophile Diathese): Verbesserung der Bildung der Plazenta und Prävention von Fehlgeburten
Metformin (z.B. Siofor®) oder Metfoliquid	Diabetes mellitus (Zuckerkrankheit)	Verbesserung Schwangerschaftserfolg bei Risiken für Gestationsdiabetes (z. B. Insulinresistenz) **Ziel**: optimale Bedingungen für eine erfolgreiche Schwangerschaft, da leichte Störungen im Zuckerstoffwechsel vor der Empfängnis zu Misserfolg und Schwangerschaftskomplikationen führen können
Progynova®	Hormontherapie in den Wechseljahren	Aufbau der Gebärmutterschleimhaut im künstlichen Zyklus, Erhöhung der Blutungssicherheit bei künstlicher Befruchtung

(c) Bals-Pratsch, et al. (2025). Arbeitsplatz Kinderwunschzentrum. Springer, Berlin, Heidelberg.
https://doi.org/10.1007/978-3-662-71659-5_6

Prolutex®	Unterstützung der Lutealphase bei ART, wenn vaginale Präparate nicht möglich	Unterstützung der Gelbkörperphase

Die angesprochenen Medikamente haben sich über Jahrzehnte international bewährt, so dass ihre Anwendung als sicher gilt.

Der Arzneimittelhersteller haftet nur für die Wirksamkeit und Unbedenklichkeit eines Medikaments bei Anwendungen, die ihm Rahmen der in der Zulassung genannten Anwendungsgebiete liegen. Der Hersteller ist von seiner Haftung für etwaige gesundheitliche Schäden befreit, wenn Arzneimittel auf ärztliche Verordnung außerhalb ihres arzneimittelrechtlich zugelassenen Anwendungsbereiches verabreicht werden. Die Zulassung sagt aber nichts darüber aus, ob das betreffende Arzneimittel nicht auch für andere Indikationen verträglich und angemessen wirksam ist. Es lässt sich anderseits nicht sicher ausschließen, dass das Mittel bei einem Gebrauch außerhalb des zugelassenen Anwendungsbereichs Nebenwirkungen hat, die über ein nach den Erkenntnissen der medizinischen Wissenschaft vertretbares Maß hinausgehen. In bestimmten Versorgungsbereichen und bei einzelnen Krankheitsbildern kann auf einen die Zulassungsgrenzen überschreitenden Einsatz von Medikamenten nicht völlig verzichtet werden, wenn den Patienten eine dem Stand der medizinischen Erkenntnisse entsprechende Behandlung nicht vorenthalten werden soll. In der Regel handelt es sich um solche Krankheitsbilder, die mangels therapeutischer Alternativen anders nicht wirksam behandelt werden können.

Typische Risiken der Arzneimittelbehandlung sind insbesondere ihre unerwünschten schädlichen Neben- und Wechselwirkungen, sowie denkbare Spätfolgen. Nähere Informationen hierzu entnehmen Sie bitte den jeweiligen Beipackzetteln.

Es muss Ihnen klar sein, dass die Verordnung von Arzneimitteln außerhalb des Bereichs, für den die Arzneimittel rechtlich zugelassen sind, besondere Risiken mit sich bringen kann, da eine Überprüfung ihrer Verträglichkeit und Wirksamkeit durch den Hersteller im Zulassungsverfahren nicht erfolgt ist. **Weiterhin ist von Bedeutung, dass Off-label-Use Medikamente nicht zu Lasten der gesetzlichen Krankenversicherung verordnet werden können.**

Ich bestätige, dass eine ausführliche Aufklärung über die oben aufgeführten verordneten Medikamente stattgefunden hat. Insbesondere ist darauf hingewiesen worden, dass es sich bei der Verordnung um eine vom Hersteller nicht vorgesehene Anwendung handelt.

_____

Ort, Datum   Unterschrift Patientin

_____

Unterschrift Arzt

(c) Bals-Pratsch, et al. (2025). Arbeitsplatz Kinderwunschzentrum. Springer, Berlin, Heidelberg.
https://doi.org/10.1007/978-3-662-71659-5_6

Anhang 6.2 Aufklärung der Empfängerin über die rechtlichen Grundlagen einer Samenspende im Rahmen des Samenspenderregistergesetzes (SaRegG)

Ich wurde im Kinderwunschzentrum – Einrichtung der medizinischen Versorgung (EMV) - über die rechtlichen Grundlagen einer Samenspende im Rahmen des SaRegG aufgeklärt. Mir wurde insbesondere der Wortlaut des Gesetzes ausgehändigt.

1. Mir wurde erklärt, dass ein Kind, das durch eine künstliche Befruchtung mittels Samenspende geboren wird, Anspruch auf Informationen über die Person des Spenders hat. Wie bedeutsam die Kenntnis der eigenen Abstammung für die Entwicklung eines Menschen ist, wurde mir erläutert. Auf die Möglichkeit einer externen Beratung über die Folgen einer künstlichen Befruchtung mit Samen eines fremden Spenders wurde eingegangen.

2. Nach der Aufklärung weiß ich, dass das Kinderwunschzentrum vor der Verwendung der Samenspende folgende Daten zu erheben und zu speichern hat:
    - Name
    - Vorname
    - Geburtsdatum und Geburtsort und Land
    - Straße und Hausnummer, Postleitzahl und Wohnort

    Diese Daten werden später, d.h. nach einer erfolgreicher Behandlung, zusammen mit einer Information über das Datum der Samenverwendung, über die Einrichtung, in der der Samen gewonnen wurde (Entnahmeeinrichtung / Samenbank), der dort vergebenen Spendernummer und dem voraussichtlichen Geburtstermin bzw. das Geburtsdatum sowie die Zahl der geborenen Kinder an das Deutsche Institut für Medizinische Dokumentation und Information (DIMDI) übermittelt und dort gespeichert. Spätestens sechs Monate nach Übermittlung der Daten werden diese im Kinderwunschzentrum gelöscht. Eine Meldung an das DIMDI erfolgt nicht, wenn dem Kinderwunschzentrum bekannt ist, dass keine Schwangerschaft eingetreten ist.

3. Ich bin informiert worden, dass ich gesetzlich verpflichtet bin, das Kinderwunschzentrum direkt nach der Geburt unter Angabe des Geburtsdatums zu unterrichten, das ein Kind bzw. wie viele Kinder infolge der künstlichen Befruchtung geboren wurde(n). Erfolgt meine Meldung nicht, wird das Kinderwunschzentrum aufgrund des berechneten voraussichtlichen Entbindungstermins bei mir nachfragen. Wenn ich nicht erreichbar bin und keine Information über die Geburt im Kinderwunschzentrum vorliegt, wird dennoch eine Meldung der genannten Daten an das DIMDI erfolgen, wobei der voraussichtliche Entbindungstermin anstelle des Geburtsdatums übermittelt wird. Das DIMDI wird diese Daten im Samenspenderregister speichern und 110 Jahre aufbewahren. Eine frühere Löschung wird lediglich erfolgen, wenn durch die Behandlung mit der Samenprobe des Spenders keine Schwangerschaft eingetreten ist und dies zuvor nicht bekannt war.

4. Ich bin darauf hingewiesen worden, dass auf Antrag das DIMDI einer anspruchsberechtigen Person (geborenes Kind oder seines gesetzlichen Vertreters) Informationen über die personenbezogenen Daten des Samenspenders erteilen wird. Der Anspruch auf Auskunftserteilung besteht über die gesamte Speicherungsdauer. Nach Vollendung des 16. Lebensjahres des Kindes, das durch die Samenspende entstanden ist, ist nur noch das Kind berechtigt, Auskunft einzuholen.

5. Bei der Antragsstellung durch das Kind sind eine Kopie des Personalausweises sowie die Geburtsurkunde vorzulegen. Machen die Eltern als gesetzliche Vertreter den Anspruch auf Auskunft für ihr Kind geltend, das das 16. Lebensjahr noch nicht vollendet hat, haben sie die Geburtsurkunde dieses Kindes und Kopien ihrer Personalausweise vorzulegen. Erfolgt der Antrag durch einen gesetzlichen Vertreter, ist eine gesetzliche

(c) Bals¯Pratsch, et al. (2025). Arbeitsplatz Kinderwunschzentrum. Springer, Berlin, Heidelberg.
https://doi.org/10.1007/978-3-662-71659-5_6

Vertretungsbefugnis notwendig. Vor Erteilung der Auskunft empfiehlt das DIMDI der Auskunft ersuchenden Person die Inanspruchnahme einer spezifischen Beratung und weist auf bestehende Beratungsangebote hin.

6. Mir ist bekannt, dass ich einen Auskunfts- und Berichtigungsanspruch gegenüber dem DIMDI nur hinsichtlich meiner dort gespeicherten Daten habe. Wenn meine Behandlung mit Spendersamen nicht zur Geburt eines Kindes geführt hat, habe ich gegenüber dem DIMDI einen Anspruch auf Löschung meiner gespeicherten Daten.

7. Ich weiß nach der Aufklärung, dass die Feststellung der rechtlichen Vaterschaft des Samenspenders gemäß § 1600d Absatz 4 des Bürgerlichen Gesetzbuchs (BGB) ausgeschlossen ist.

Nach der Aufklärung und ausreichender Bedenkzeit bestätige ich,

Name, Vorname, geboren am Datum, wohnhaft in Straße Hausnummer, Postleitzahl Ort, dass ich die Aufklärungsinhalte verstanden haben.

Darüber hinaus erkläre ich, dass ich auf meine Verpflichtung hingewiesen wurde, das Kinderwunschzentrum unter Angabe des Geburtsdatums über die Geburt des Kindes oder der Kinder spätestens drei Monate nach der Geburt zu unterrichten. Ich versichere, dass ich dieser Verpflichtung nachkommen werde.

Ort, Datum   Unterschrift Patientin

Ich habe die oben Unterzeichnende aufgeklärt und ihr den Inhalt dieser Erklärung dargelegt.

Ort, Datum   Unterschrift aufklärender Arzt

(c) Bals-Pratsch, et al. (2025). Arbeitsplatz Kinderwunschzentrum. Springer, Berlin, Heidelberg.
https://doi.org/10.1007/978-3-662-71659-5_6

Anhang 6.3 Meldung des Verdachts einer schwerwiegenden unerwünschten Reaktion bei Spendern von Gewebe, Gewebezubereitungen oder Stammzellen gemäß § 63i AMG (Form G1b)

Speichern		Formular zurücksetzen

Meldung des Verdachts einer schwerwiegenden unerwünschten Reaktion bei Spendern von Gewebe, Gewebezubereitungen oder Stammzellen gemäß § 63i AMG

Form G1b

an das Paul-Ehrlich-Institut, Fachgebiet SBD 2, Paul-Ehrlich-Straße 51-59, 63225 Langen

weitere Angaben siehe unter: www.pei.de: Vigilanz/ Gewebevigilanz

E-Mail: biovigilance@pei.de

Tel.: (06103) 77-3117

Dieses Feld bitte nicht ausfüllen
PEI- Nr.:

Fax.: (06103) 77-1268

Meldende Einrichtung:

Interne Fallnummer

Straße:

PLZ: **Ort:**

Tel.:   **Fax:**

Spenderdaten

Initialen: _ _ _ _ _ Geburtsdatum: _ _ _ _ _ _ _ _   ☐ weiblich   ☐ männlich   ☐ divers

Gewebe oder Gewebezubereitung (GWZ)

Art des Gewebes/der GWZ

☐ Oozyten (autolog)   ☐ Hämatopoetische Stammzellen (Knochenmark)   ☐ autologe Spende   ☐ allogene Spende

☐ Andere: _

Single European Code/SEC (40 Zeichen) bzw. Kennzeichnungscode   Entnahmedatum   Übertragungsdatum

Gewebeeinrichtung

Name: _

EU-Gewebeeinrichtungs-Code (TE-Code): _

Spendenbezogene Medikation (z.B. Stimulationsprotokoll im Rahmen der assistierten Reproduktion):

_ _

_ _

_ _

Art der Anwendung des Gewebes/der GWZ: _ _ _ _ _ _ _ _ _ _ _ _ _

Angaben zur schwerwiegenden unerwünschten Reaktion des Spenders

_ _

_ _

☐ Lokale Reaktion   ☐ Systemische Reaktion

☐ Ovarielles Hyperstimulationssyndrom (OHSS)   Schweregrad: ☐ III ☐ IV ☐ V (nach Golan) oder

Schweregrad: ☐ III (nach WHO)

☐ Sonstige Reaktion: _

Hospitalisierung: ☐ nein ☐ ja, Dauer: _ _ _ _ _

Ausgang der Reaktion: ☐ wiederhergestellt   ☐ wiederhergestellt mit Folgeschaden   ☐ Tod

Zeitpunkt des Auftretens der Reaktion: _ _ _ _ _ _ _ _ _**Dauer der unerwünschten Reaktion:** _ _ _ _ _ _ _ _ _

Kausalitätsbewertung: ☐ gesichert ☐ wahrscheinlich ☐ möglich ☐ unwahrscheinlich ☐ ausgeschlossen

☐ Abschlussbericht folgt

Durchgeführte Maßnahmen:

_ _

_ _

Zusätzlich benachrichtigte Organisationen (z.B. BfArM): _

Beeinträchtigung der Qualität und Sicherheit des gewonnenen Gewebes/derGWZ:

☐ nein   ☐ ja, welche: _

Angaben zur meldenden Person:

Name: Vorname: Tel.-Nr.:

PLZ: Ort: Fax-Nr.:

E-Mail:

Unterschrift: Datum:

Version G-2023-01

Anhang 6.4 Meldung eines schwerwiegenden Ereignisses (Zwischenfalls) im Zusammenhang mit der Herstellung oder Anwendung von Geweben, Gewebezubereitungen oder Stammzellen gemäß § 63i AMG

<table>
<tr><td>Form G1c</td><td colspan="2">Meldung eines schwerwiegenden Ereignisses (Zwischenfalls)
im Zusammenhang mit der Herstellung oder Anwendung von Geweben,
Gewebezubereitungen oder Stammzellen gemäß § 63i AMG
an das Paul-Ehrlich-Institut, Fachgebiet SBD 2, Paul-Ehrlich-Straße 51-59, 63225 Langen
weitere Angaben siehe unter: www.pei.de: Vigilanz/ Gewebevigilanz
E-Mail: biovigilance@pei.de</td></tr>
</table>

Tel.: (06103) 77-3117	Dieses Feld bitte nicht ausfüllen **PEI- Nr.:**	Fax.: (06103) 77-1268

Meldende Einrichtung:

Straße:

PLZ: **Ort:**

Tel.:   **Fax:**

Interne Fallnummer

Vom Ereignis betroffene Gewebe oder Gewebezubereitungen (GWZ)

Art des Gewebes/der GWZ	Single European Code/SEC (40 Zeichen) / Kennzeichnungscode	Datum der Entnahme	Datum der Übertragung	Datum des Zwischenfalls

Gewebeeinrichtung

Name: _____

EU-Gewebeeinrichtungs-Code (TE-Code): _____

Zulassung des/der Gewebes/GWZ:
☐ Erlaubnis nach § 20b, § 20c AMG   ☐ Genehmigung nach § 21a Abs. 1 AMG   ☐ Zulassung nach § 25 Abs. 1 AMG

Charakterisierung des Ereignisses

Mangel wurde außerhalb der Gewebeeinrichtung festgestellt:	ja ☐
Abgabe der betroffenen Gewebe/GWZ:	ja ☐
Ereignis trat wiederholt auf:	ja ☐
Interne Risikoanalyse bewertete Ereignis als schwerwiegend:	ja ☐

Eine Meldung an das PEI ist nur dann erforderlich, wenn mindestens eines der oben genannten Kriterien erfüllt ist.

Schwerwiegender Zwischenfall, der die Qualität oder Sicherheit von Geweben/GWZ beeinträchtigt, aufgrund einer Abweichung bei folgenden Prozessen:

☐ Entnahme   ☐ Aufbereitung   ☐ Konservierung

☐ Untersuchung   ☐ Be- oder Verarbeitung   ☐ Aufbewahrung

☐ Abgabe   ☐ Transport

☐ Sonstiges: _____

Detaillierte Beschreibung des Zwischenfalles (ggf. formloses Dokument als Bericht beifügen)

_____
_____
_____
_____

Bewertung

_____
_____

Durchgeführte Maßnahmen

_____
_____
_____

Angaben zur meldenden Person:

Name:	Tel.-Nr.:
PLZ:	Fax.-Nr.:
Ort:	E-Mail:
Datum:	Unterschrift:

Version G-2023-01

Anhang 8.1 Richtlinie des Gemeinsamen Bundesausschusses Kryo-RL vom 15. November 2022

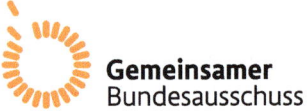

Richtlinie

des Gemeinsamen Bundesausschusses
zur Kryokonservierung von Ei- oder Samenzellen oder
Keimzellgewebe sowie entsprechende medizinische
Maßnahmen wegen keimzellschädigender Therapie
(Kryo-RL)

in der Fassung vom 16. Juli 2020
veröffentlicht im Bundesanzeiger (BAnz AT 19.02.2021 B7)

zuletzt geändert am 18. August 2022
veröffentlicht im Bundesanzeiger AT 14.11.2022 B2
in Kraft getreten am 15. November 2022

Inhalt

§ 1 Regelungsgegenstand

Diese Richtlinie bestimmt Voraussetzungen sowie Art und Umfang des in § 27a Absatz 4 des Fünften Buches Sozialgesetzbuch (SGB V) geregelten Leistungsanspruchs von Versicherten auf Kryokonservierung von weiblichen und männlichen Keimzellen und Keimzellgewebe wegen keimzellschädigender Therapie sowie auf die dazugehörigen medizinischen Maßnahmen.

§ 2 Leistungsvoraussetzungen

(1)   Versicherte haben unter den im Folgenden genannten Voraussetzungen Anspruch auf Kryokonservierung von Ei- oder Samenzellen oder von Keimzellgewebe sowie auf die dazugehörigen medizinischen Maßnahmen.

(2)   Voraussetzung für den Anspruch nach Absatz 1 ist, dass

1. die Kryokonservierung bei der versicherten Person wegen einer Erkrankung (Grunderkrankung) und deren Behandlung mit einer keimzellschädigenden Therapie im Sinne des § 3 medizinisch notwendig erscheint, um spätere medizinische Maßnahmen zur Herbeiführung einer Schwangerschaft nach der Richtlinie über künstliche Befruchtung vornehmen zu können,

2. durch die die Grunderkrankung diagnostizierende oder behandelnde Fachärztin oder den die Grunderkrankung diagnostizierenden oder behandelnden Facharzt eine ärztliche Beratung gemäß § 4 Absatz 2 Nummer 1 erfolgte und durch diese oder diesen eine Bescheinigung gemäß § 4 Absatz 2 Nummer 1 zur Vorlage bei einer reproduktionsmedizinisch oder andrologisch qualifizierten Fachärztin oder bei einem reproduktionsmedizinisch oder andrologisch qualifizierten Facharzt ausgestellt wurde,

3. nach Vorlage der ärztlichen Bescheinigung nach § 4 Absatz 2 Nummer 1 die reproduktionsmedizinische und soweit erforderlich andrologische Beratung und Aufklärung der Patientin oder des Patienten nach § 4 Absatz 2 Nummer 2 stattfand und

4. die Anforderungen des Transplantationsgesetzes (TPG) für die Einwilligung beachtet werden. Entsprechend den dort normierten Festlegungen muss die Patientin oder der Patient zum Zeitpunkt der Entnahme von Keimzellen oder Keimzellgewebe einwilligungsfähig sein und in die Durchführung dieser Maßnahmen eingewilligt haben. Bei weiblichen Versicherten kann im Fall der Einwilligungsunfähigkeit ein gesetzlicher Vertreter oder ein Bevollmächtigter die Einwilligung erteilen.

(3)   Der Anspruch nach Absatz 1 besteht nicht oder nicht mehr

1. für männliche Versicherte ab Vollendung des 50. Lebensjahres und für weibliche Versicherte ab Vollendung des 40. Lebensjahres,

2. mit dem Tod des oder der Versicherten.

§ 3   Medizinische Indikationen

(1)   Für die medizinische Indikation zur Kryokonservierung und für die dazugehörigen medizinischen Maßnahmen nach dieser Richtlinie müssen neben den allgemeinen Voraussetzungen für die Durchführung einer Kryokonservierung bezüglich einer Erkrankung Behandlungen geplant sein, die nach dem Stand der wissenschaftlichen Erkenntnisse keimzellschädigend sein können; dazu zählen insbesondere:

- operative Entfernung der Keimdrüsen,
- Strahlentherapie mit zu erwartender Schädigung der Keimdrüsen oder
- potentiell fertilitätsschädigende Medikation.

Die Feststellung des Vorliegens dieser Voraussetzung trifft die oder der die Grunderkrankung diagnostizierende oder behandelnde Fachärztin oder Facharzt.

(2)   Die Indikationsstellung zur Kryokonservierung von Ei- oder Samenzellen oder Keimzellgewebe wegen einer keimzellschädigenden Therapie und für die dazugehörigen medizinischen Maßnahmen erfolgt durch Fachärztinnen oder Fachärzte, die für die Beratung gemäß § 4 Absatz 2 Nummer 2 qualifiziert sind.

§ 4   Beratung

Für die umfassende Beratung der Betroffenen und die Integration der Kryokonservierung sowie der dazugehörigen medizinischen Maßnahmen in die Behandlung der Grunderkrankung ist unter Berücksichtigung der individuellen Krankheitssituation eine enge Kooperation zwischen den beteiligten Fachdisziplinen zu gewährleisten.

Um die Kryokonservierung von Ei- oder Samenzellen oder Keimzellgewebe und die dazugehörigen medizinischen Maßnahmen nach § 5 in Anspruch nehmen zu können, muss vorab erfolgen:

1. eine Beratung durch die oder den die Grunderkrankung diagnostizierende oder behandelnde Fachärztin oder Facharzt unter Berücksichtigung der individuellen Prognose über die mit der Behandlung der Grunderkrankung verbundenen Risiken für eine Keimzellschädigung und Erstinformationen über die Möglichkeit einer reproduktionsmedizinischen Behandlung. Diese Beratung beinhaltet auch eine ärztliche Feststellung und Bescheinigung mit folgenden Angaben:

    a) Angabe der Grunderkrankung, für die eine nach dem Stand der wissenschaftlichen Erkenntnisse potentiell keimzellschädigende Therapie geplant ist,

    b) etwaige vorangegangene Therapie der Grunderkrankung,

    c) geplante keimzellschädigende Therapie,

    d) bekannte Komorbiditäten,

    e) bei weiblichen Versicherten eine Information, ob ein hormonabhängiger Tumor vorliegt,

f) Empfehlung für die Beratung nach Nummer 2,

g) eine Empfehlung zu dem zur Verfügung stehenden Zeitfenster für die Maßnahmen zur Kryokonservierung,

h) bei weiblichen Versicherten eine Information, ob bereits die Menarche stattgefunden hat und

j) dass die Beratung nach Nummer 1 erfolgt ist.

Im Rahmen der Beratung nach Nummer 1 erfolgt die Empfehlung zu einer reproduktionsmedizinischen und soweit erforderlich andrologischen Beratung zur Kryokonservierung sowie der dazugehörigen medizinischen Maßnahmen nach Nummer 2.

2. eine reproduktionsmedizinische und soweit erforderlich andrologische Beratung und Aufklärung zur Kryokonservierung sowie der dazugehörigen medizinischen Maßnahmen nach Vorlage der ärztlichen Bescheinigung nach Nummer 1. Zur Durchführung dieser Beratung berechtigt sind:

a) Fachärztinnen oder Fachärzte für Frauenheilkunde und Geburtshilfe mit Schwerpunkt Gynäkologische Endokrinologie und Reproduktionsmedizin einer Praxis oder Einrichtung, die die Vorgaben gemäß § 6 Absatz 1 und 2 erfüllt

und

b) bei männlichen Versicherten auch Fachärztinnen oder Fachärzte, welche die jeweils erforderlichen Maßnahmen nach § 5 im Zusammenhang mit der Gewinnung von Samenzellen und der Entnahme von Keimzellgewebe anbieten und die diesbezüglichen Vorgaben gemäß § 6 erfüllen.

Die Beratung nach Nummer 2 wird unter Berücksichtigung der Grunderkrankung selbst, des Alters der Patientin oder des Patienten und der Prognose durchgeführt. Zu berücksichtigen sind bei der Beratung die Vor- und Nachteile der zur Verfügung stehenden Optionen zur Fertilitätsprotektion, die Erörterung der Erfolgsaussichten und Risiken der möglichen Maßnahmen und damit verbundener, eventuell auch psychosozialer Belastungen.

Die Fachärztin oder der Facharzt prüft, am Ende der wegen einer keimzellschädigenden Therapie erfolgenden Beratung das Vorliegen der medizinischen Indikation nach § 3 Absatz 2 zur Kryokonservierung einschließlich der dazugehörigen medizinischen Maßnahmen abschließend unter Berücksichtigung aller relevanten Aspekte. Bei Vorliegen der Indikation legen die Versicherte oder der Versicherte oder die gesetzliche Vertreterin oder der gesetzliche Vertreter oder die bevollmächtigte Person gemeinsam mit der Fachärztin oder dem Facharzt fest, ob Ei- oder Samenzellen oder Keimzellgewebe entnommen und kryokonserviert werden soll.

§ 5 Umfang der medizinischen Maßnahmen

(1) Die zu der Kryokonservierung gehörigen medizinischen Maßnahmen sind Vorbereitung, Entnahme, Aufbereitung, Transport, Einfrieren, Lagerung und späteres Auftauen von Ei- oder Samenzellen sowie Keimzellgewebe.

(2)   Von der Vorbereitung für die Kryokonservierung werden folgende medizinische Maßnahmen erfasst:

1. Erforderliche Laboruntersuchungen nach § 6 Absatz 1 Satz 2 in Verbindung mit Anlage 4 Nummer 1 und 3 TPG-Gewebeverordnung (Anti-HIV-1,2, HBsAg, Anti-HBc, Anti-HCV-Ab; im Einzelfall soweit erforderlich weitere Untersuchungen nach Anlage 4 Nummer 1 Buchstabe d und e TPG-Gewebeverordnung) innerhalb von drei Monaten vor der Keimzellgewinnung.

   Die Befunde der Untersuchungen sollen bei der Gewinnung, Verarbeitung, Verwendung und Lagerung der Keimzellen oder des Keimzellgewebes vorliegen. Andernfalls ist bis zum Eintreffen der Infektionsparameter eine Aufbewahrung unter Quarantänebedingungen erforderlich.

2. Maßnahmen im Zusammenhang mit der Gewinnung von Eizellen:

   Durchführung der hormonellen Stimulationsbehandlung unter Beachtung der Grenzen der arzneimittelrechtlichen Zulassung (z. B. Ovarielle Stimulation zur Gewinnung von Eizellen), laboratoriumsmedizinische Bestimmungen von luteinisierendem Hormon, Östradiol und Progesteron; sonographische Untersuchungen sowie transvaginale oder laparoskopische Eizellenentnahme (Follikelpunktion).

3. Maßnahmen im Zusammenhang mit der Gewinnung von Ovarialgewebe für weibliche Kinder und Jugendliche ab der Pubertät, frühestens nach der Menarche und Frauen bis zur Vollendung des 40. Lebensjahres:

   a) Operative Entnahme (Laparoskopie, in Ausnahmefällen Laparotomie) von Ovarialgewebe, sowie Aufbereitung des Ovarialgewebes vor der Kryokonservierung, unter Beachtung der Richtlinie der Bundesärztekammer „Richtlinie zur Entnahme und Übertragung von menschlichen Keimzellen und Keimzellgewebe im Rahmen der assistierten Reproduktion" vom 14. Januar 2022.

   b) Die Leistung setzt eine umfassende Beratung der Versicherten durch die behandelnde Fachärztin oder den behandelnden Facharzt für Frauenheilkunde und Geburtshilfe mit der Schwerpunktbezeichnung   „Schwerpunkt   Gynäkologische   Endokrinologie   und Reproduktionsmedizin" gemäß § 4 Absatz 2, Nummer 2 a) voraus.

4. Maßnahmen im Zusammenhang mit der Gewinnung, Untersuchung und der Aufbereitung der Samenzellen bei männlichen Personen ab der Pubertät inklusive Spermiogramm, sowie falls erforderlich die testikuläre Spermienextraktion (TESE).

(3)   Das für die oder den Versicherten geeignete Verfahren der Kryokonservierung einschließlich der dazugehörigen Maßnahmen ist entsprechend den Regelungen der Richtlinie der Bundesärztekammer zur assistierten Reproduktion gemäß § 16b TPG durch die gemäß § 6 berechtigten Leistungserbringer auszuwählen.

§ 6   Berechtigte Leistungserbringer

(1)   Maßnahmen nach § 5 dürfen nur durchgeführt werden von Leistungserbringern, die neben den für die oder den Versicherten jeweils einschlägigen Anforderungen des Absatzes 2, 3 oder Absatz 4 auch die für die jeweils erforderlichen Maßnahmen nach § 5 einschlägigen Anforderungen der Richtlinie der Bundesärztekammer zur Entnahme und Übertragung von menschlichen Keimzellen oder Keimzellgewebe im Rahmen der assistierten Reproduktion erfüllen.

Bei der Erbringung der Leistungsbestandteile Transport, Aufbereitung, Kryokonservierung und Lagerung können die Leistungserbringer die Erfüllung der Anforderungen nach Satz 1 auch im Wege von Kooperationsvereinbarungen mit Einrichtungen, welche die für die jeweils erforderlichen Maßnahmen einschlägigen Anforderungen der in Satz 1 genannten Richtlinie der Bundesärztekammer erfüllen und über die jeweils erforderliche Genehmigung nach § 20b oder § 20c des Arzneimittelgesetzes (AMG) verfügen, gewährleisten.

(2)   Maßnahmen zur Keimzellgewinnung nach § 5 dürfen nur erbracht werden von:

1. zugelassenen Ärztinnen oder Ärzten, ermächtigten Ärztinnen oder Ärzten oder ermächtigten ärztlich geleiteten Einrichtungen, welche folgende Anforderungen erfüllen:

   a) Die Leiterin oder der Leiter der Praxis oder Einrichtung muss Fachärztin oder Facharzt für Frauenheilkunde und Geburtshilfe sein und über die Schwerpunktbezeichnung „Schwerpunkt Gynäkologische Endokrinologie und Reproduktionsmedizin" verfügen.

   b) In der Praxis oder Einrichtung müssen die folgenden Kenntnisse und Erfahrungen vorhanden sein:
   – Endokrinologie der Reproduktion
   – Gynäkologische Sonographie
   – Operative Gynäkologie
   – Reproduktionsbiologie
   – bei der Behandlung von männlichen Versicherten zusätzlich Andrologie.

   Von diesen Bereichen können jeweils nur zwei gleichzeitig von einer Ärztin oder einem Arzt oder einer Wissenschaftlerin oder einem Wissenschaftler der Praxis oder Einrichtung verantwortlich geführt werden. Die regelmäßige Kooperation mit einer Humangenetikerin oder einem Humangenetiker und einer Psychotherapeutin oder einem Psychotherapeuten muss gewährleistet sein.

2. Krankenhäusern, welche die Anforderungen nach Nummer 1 Buchstabe b erfüllen.

(3)   Die operative Entnahme von Ovarialgewebe gemäß § 5 Absatz 2 Nummer 3 dürfen

1. bei weiblichen Kindern und Jugendlichen ab der Pubertät frühestens nach der Menarche abhängig von der körperlichen Entwicklung entweder von Fachärztinnen oder Fachärzten für Frauenheilkunde und Geburtshilfe oder von Fachärztinnen oder Fachärzten für Kinderchirurgie und

2. bei Frauen bis zur Vollendung des 40. Lebensjahres von Fachärztinnen oder Fachärzten für Frauenheilkunde und Geburtshilfe durchgeführt werden.

(4)   Bei männlichen Versicherten dürfen Maßnahmen nach § 5 im Zusammenhang mit der Gewinnung von Samenzellen und der Entnahme von Keimzellgewebe auch von Fachärztinnen oder Fachärzten mit der Zusatz-Weiterbildung Andrologie durchgeführt werden, welche sämtliche der in § 5 Absatz 2 Nummer 4 genannten Maßnahmen anbieten. Dies gilt entsprechend für Krankenhäuser.

(5)   Die in der Richtlinie verwendeten Facharzt-, Schwerpunkt- und Zusatzbezeichnungen richten sich nach der (Muster-)Weiterbildungsordnung der Bundesärztekammer und schließen die Ärztinnen und Ärzte ein, welche eine entsprechende Bezeichnung nach altem Recht führen.

(6)   Die jeweils einschlägigen Anforderungen an die Maßnahmen gemäß der Richtlinie der Bundesärztekammer zur assistierten Reproduktion gemäß § 16b TPG sind zu beachten.

§ 7   Übergangsfälle

Für Fälle, in denen Versicherte aufgrund einer Erkrankung und deren Behandlung mit einer keimzellschädigenden Therapie ihre Ei- oder Samenzellen oder Keimzellgewebe bereits haben kryokonservieren lassen oder mit den Maßnahmen zur Kryokonservierung im Sinne dieser Richtlinien bereits begonnen haben, besteht ab dem Tag des Inkrafttretens der Umsetzung dieser Richtlinie im Einheitlichen Bewertungsmaßstab in dem von diesem Zeitpunkt an im konkreten Einzelfall erforderlichen Umfang Anspruch auf Kryokonservierung und die dazugehörigen medizinischen Maßnahmen nach dieser Richtlinie. Entsprechende Leistungen werden auf Antrag der Versicherten gewährt. Dem Antrag ist eine ärztliche Bescheinigung entsprechend § 4 Satz 2 Nummer 1 beizufügen.

§ 8   Überprüfung

Der Gemeinsame Bundesausschuss überprüft die wissenschaftliche Datenlage zur Kryokonservierung von Keimzellgewebe insbesondere bei präpubertären Kindern und Jugendlichen zwei Jahre nach Inkrafttreten dieser Richtlinienänderung und berät auf Grundlage der Ergebnisse über die Erforderlichkeit einer Anpassung der Regelungen.

Anhang 8.2 Bescheinigung über einen vorliegenden Leistungsanspruch von Versicherten auf Kryokonservierung von Keimzellen wegen keimzellschädigender Therapie

Krankenkasse bzw. Kostenträger		
Name, Vorname des Versicherten		
		geb. am
Kostenträgerkennung	Versicherten-Nr.	Status
Betriebsstätten-Nr.	Arzt-Nr.	Datum

Bescheinigung über einen vorliegenden

Leistungsanspruch von Versicherten auf

Kryokonservierung von Keimzellen

wegen keimzellschädigender Therapie

Eintragungen durch den Facharzt, der die Grunderkrankung diagnostiziert oder behandelt

Die obengenannte Person hat Anspruch auf Kryokonservierung von Ei- oder Samenzellen oder von Keimzellgewebe sowie auf die dazugehörigen medizinischen Maßnahmen, da eine Erkrankung und deren Behandlung mit einer keimzellschädigenden Therapie medizinisch notwendig erscheint, um spätere medizinische Maßnahmen zur Herbeiführung einer Schwangerschaft nach der Richtlinie über künstliche Befruchtung vornehmen zu können.

Diagnose: _____   ICD-10: _____

etwaige **vorangegangene Therapie** der Grunderkrankung: _____

geplante keimzellschädigende **Therapie** (bitte ankreuzen):

      operative Entfernung der Keimdrüsen O, Strahlentherapie O, fertilitätsschädigende Medikation O

bekannte **Komorbiditäten**: _____

bei weiblichen Versicherten: Liegt ein **hormonabhängiger Tumor** vor? Ja O   nein O

Art: _____

Empfehlung zu dem zur Verfügung stehenden **Zeitfenster** für die Maßnahmen zur Kryokonservierung:

_____

Eine **Beratung** unter Berücksichtigung der individuellen Prognose, über die mit der Behandlung der Grunderkrankung verbundenen Risiken für eine Keimzellschädigung und Erstinformationen über die Möglichkeit einer reproduktionsmedizinischen Behandlung, **ist erfolgt**.

Die Grunderkrankung wurde diagnostiziert und die Indikation zu einer reproduktionsmedizinischen/ andrologischen Beratung festgestellt **durch**:

Arztstempel/Unterschrift

Eintragungen durch den Reproduktionsmediziner/ Andrologen

Die Beratung wurde unter Berücksichtigung der Grunderkrankung selbst, des Alters des Patienten und der Prognose durchgeführt. Erfolgsaussichten, Risiken der möglichen Maßnahmen und eventuelle psychosoziale Belastungen wurden erörtert.

Arztstempel/Unterschrift

Anhang 9.1 Präimplantationsdiagnostikgesetz – PräimpG vom 21. November 2011

Gesetz
zur Regelung der Präimplantationsdiagnostik
(Präimplantationsdiagnostikgesetz – PräimpG)

Vom 21. November 2011

Der Bundestag hat das folgende Gesetz beschlossen:

Artikel 1
Änderung des
Embryonenschutzgesetzes

Das Embryonenschutzgesetz vom 13. Dezember 1990 (BGBl. I S. 2746), das durch Artikel 22 des Gesetzes vom 23. Oktober 2001 (BGBl. I S. 2702) geändert worden ist, wird wie folgt geändert:

1. Nach § 3 wird folgender neuer § 3a eingefügt:

„§ 3a

Präimplantationsdiagnostik;
Verordnungsermächtigung

(1) Wer Zellen eines Embryos in vitro vor seinem intrauterinen Transfer genetisch untersucht (Präimplantationsdiagnostik), wird mit Freiheitsstrafe bis zu einem Jahr oder mit Geldstrafe bestraft.

(2) Besteht auf Grund der genetischen Disposition der Frau, von der die Eizelle stammt, oder des Mannes, von dem die Samenzelle stammt, oder von beiden für deren Nachkommen das hohe Risiko einer schwerwiegenden Erbkrankheit, handelt nicht rechtswidrig, wer zur Herbeiführung einer Schwangerschaft mit schriftlicher Einwilligung der Frau, von der die Eizelle stammt, nach dem allgemein anerkannten Stand der medizinischen Wissenschaft und Technik Zellen des Embryos in vitro vor dem intrauterinen Transfer auf die Gefahr dieser Krankheit genetisch untersucht. Nicht rechtswidrig handelt auch, wer eine Präimplantationsdiagnostik mit schriftlicher Einwilligung der Frau, von der die Eizelle stammt, zur Feststellung einer schwerwiegenden Schädigung des Embryos vornimmt, die mit hoher Wahrscheinlichkeit zu einer Tot- oder Fehlgeburt führen wird.

(3) Eine Präimplantationsdiagnostik nach Absatz 2 darf nur

1. nach Aufklärung und Beratung zu den medizinischen, psychischen und sozialen Folgen der von der Frau gewünschten genetischen Untersuchung von Zellen der Embryonen, wobei die Aufklärung vor der Einholung der Einwilligung zu erfolgen hat,

2. nachdem eine interdisziplinär zusammengesetzte Ethikkommission an den zugelassenen Zentren für Präimplantationsdiagnostik die Einhaltung der Voraussetzungen des Absatzes 2 geprüft und eine zustimmende Bewertung abgegeben hat und

3. durch einen hierfür qualifizierten Arzt in für die Präimplantationsdiagnostik zugelassenen Zentren, die über die für die Durchführung der Maßnahmen der Präimplantationsdiagnostik notwendigen diagnostischen, medizinischen und technischen Möglichkeiten verfügen,

vorgenommen werden. Die im Rahmen der Präimplantationsdiagnostik durchgeführten Maßnahmen, einschließlich der von den Ethikkommissionen abgelehnten Fälle, werden von den zugelassenen Zentren an eine Zentralstelle in anonymisierter Form gemeldet und dort dokumentiert. Die Bundesregierung bestimmt durch Rechtsverordnung mit Zustimmung des Bundesrates das Nähere

1. zu der Anzahl und den Voraussetzungen für die Zulassung von Zentren, in denen die Präimplantationsdiagnostik durchgeführt werden darf, einschließlich der Qualifikation der dort tätigen Ärzte und der Dauer der Zulassung,

2. zur Einrichtung, Zusammensetzung, Verfahrensweise und Finanzierung der Ethikkommissionen für Präimplantationsdiagnostik,

3. zur Einrichtung und Ausgestaltung der Zentralstelle, der die Dokumentation von im Rahmen der Präimplantationsdiagnostik durchgeführten Maßnahmen obliegt,

4. zu den Anforderungen an die Meldung von im Rahmen der Präimplantationsdiagnostik durchgeführten Maßnahmen an die Zentralstelle und den Anforderungen an die Dokumentation.

(4) Ordnungswidrig handelt, wer entgegen Absatz 3 Satz 1 eine Präimplantationsdiagnostik vornimmt. Die Ordnungswidrigkeit kann mit einer Geldbuße bis zu fünfzigtausend Euro geahndet werden.

(5) Kein Arzt ist verpflichtet, eine Maßnahme nach Absatz 2 durchzuführen oder an ihr mitzuwirken. Aus der Nichtmitwirkung darf kein Nachteil für den Betreffenden erwachsen.

(6) Die Bundesregierung erstellt alle vier Jahre einen Bericht über die Erfahrungen mit der Präimplantationsdiagnostik. Der Bericht enthält auf der Grundlage der zentralen Dokumentation und anonymisierter Daten die Zahl der jährlich durchgeführten Maßnahmen sowie eine wissenschaftliche Auswertung.“

2. § 9 wird wie folgt geändert:

a) Nach Nummer 1 wird folgende neue Nummer 2 eingefügt:

„2. die Präimplantationsdiagnostik,“.

b) Die bisherigen Nummern 2 und 3 werden die Nummern 3 und 4.

3. § 11 Absatz 1 wird wie folgt geändert:

a) In Nummer 1 wird das Wort „oder“ durch ein Komma ersetzt.

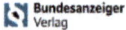

b) Nach Nummer 1 wird folgende Nummer 2 eingefügt:

„2. entgegen § 9 Nummer 2 eine Präimplantationsdiagnostik vornimmt oder".

c) Die bisherige Nummer 2 wird Nummer 3 und die Angabe „Nr. 2" wird durch die Angabe „Nummer 3" ersetzt.

4. In § 12 Absatz 1 wird die Angabe „§ 9 Nr. 3" durch die Angabe „§ 9 Nummer 4" ersetzt.

Artikel 2

Inkrafttreten*)

Dieses Gesetz tritt am … in Kraft.

———

Die verfassungsmäßigen Rechte des Bundesrates sind gewahrt.

Das vorstehende Gesetz wird hiermit ausgefertigt. Es ist im Bundesgesetzblatt zu verkünden.

Berlin, den 21. November 2011

Der Bundespräsident
Christian Wulff

Die Bundeskanzlerin
Dr. Angela Merkel

Der Bundesminister für Gesundheit
D. Bahr

———

*) Hinweis der Schriftleitung: Dieses Gesetz tritt gemäß Artikel 82 Absatz 2 Satz 2 des Grundgesetzes mit dem vierzehnten Tage nach Ablauf des Tages in Kraft, an dem das Bundesgesetzblatt ausgegeben worden ist.

Das Bundesgesetzblatt im Internet: www.bundesgesetzblatt.de | Ein Service des Bundesanzeiger Verlag www.bundesanzeiger-verlag.de

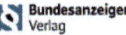 **Bundesanzeiger** Verlag

Anhang 9.2 Präimplantationsdiagnostikverordnung – PIDV vom 21. Februar 2013

**Verordnung
zur Regelung der Präimplantationsdiagnostik
(Präimplantationsdiagnostikverordnung – PIDV)**

Vom 21. Februar 2013

Auf Grund des § 3a Absatz 3 Satz 3 des Embryonenschutzgesetzes, der durch Artikel 1 Nummer 1 des Gesetzes vom 21. November 2011 (BGBl. I S. 2228) eingefügt worden ist, verordnet die Bundesregierung:

Abschnitt 1
Allgemeine Vorschriften

§ 1
Anwendungsbereich

Diese Verordnung regelt die Anforderungen an

1. die Voraussetzungen für die Zulassung von Zentren, in denen die Präimplantationsdiagnostik durchgeführt werden darf, und die Dauer der Zulassung nach § 3a Absatz 3 Satz 3 Nummer 1 des Embryonenschutzgesetzes,

2. die Qualifikation der in den zugelassenen Zentren tätigen Ärztinnen und Ärzte nach § 3a Absatz 3 Satz 3 Nummer 1 des Embryonenschutzgesetzes,

3. die Einrichtung, Zusammensetzung, Verfahrensweise und Finanzierung der Ethikkommissionen für Präimplantationsdiagnostik nach § 3a Absatz 3 Satz 3 Nummer 2 des Embryonenschutzgesetzes,

4. die Einrichtung und Ausgestaltung der Zentralstelle nach § 3a Absatz 3 Satz 3 Nummer 3 des Embryonenschutzgesetzes, der die Dokumentation von im Rahmen der Präimplantationsdiagnostik durchgeführten Maßnahmen obliegt,

5. die Meldung von im Rahmen der Präimplantationsdiagnostik durchgeführten Maßnahmen nach § 3a Absatz 3 Satz 3 Nummer 4 des Embryonenschutzgesetzes und

6. die Dokumentation nach § 3a Absatz 3 Satz 3 Nummer 4 des Embryonenschutzgesetzes.

§ 2
Begriffsbestimmungen

Im Sinne dieser Verordnung

1. ist Präimplantationsdiagnostik die genetische Untersuchung von Zellen eines Embryos in vitro vor seinem intrauterinen Transfer (§ 3a Absatz 1 des Embryonenschutzgesetzes),

2. ist reproduktionsmedizinische Maßnahme die künstliche Befruchtung mit anschließender Gewinnung und Aufbereitung von Zellen,

3. sind Zellen im Sinne der Nummern 1 und 2 Stammzellen, die

   a) einem in vitro erzeugten Embryo entnommen worden sind und die Fähigkeit besitzen, sich in entsprechender Umgebung selbst durch Zellteilung zu vermehren, und

   b) sich selbst oder deren Tochterzellen sich unter geeigneten Bedingungen zu Zellen unterschiedlicher Spezialisierung, jedoch nicht zu einem Individuum zu entwickeln vermögen.

Abschnitt 2
Anforderungen an
Zentren und Ethikkommissionen

§ 3
Voraussetzungen für die Zulassung von Zentren

(1) Die Präimplantationsdiagnostik darf nur in einem Zentrum durchgeführt werden, das

1. über die nach dem jeweils gesicherten Stand der wissenschaftlichen Erkenntnisse notwendigen diagnostischen, medizinischen und technischen Möglichkeiten verfügt, und zwar sowohl für die reproduktionsmedizinische Maßnahme als auch für die genetische Untersuchung, und

2. von der zuständigen Behörde für die Durchführung der Präimplantationsdiagnostik zugelassen ist.

Als Zentren können auch reproduktionsmedizinische und humangenetische Einrichtungen zugelassen werden, zwischen denen durch Kooperationsvertrag sichergestellt ist, dass die in Satz 1 genannten Voraussetzungen erfüllt sind.

(2) Eine Zulassung darf auf Antrag nur erteilt werden, wenn

1. das Zentrum über ein System der internen Qualitätssicherung verfügt und an geeigneten externen Qualitätssicherungsmaßnahmen teilnimmt,

2. im Zentrum sichergestellt ist, dass alle mit der Präimplantationsdiagnostik verbundenen Maßnahmen

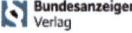

durch hierfür qualifiziertes Personal durchgeführt werden,

3. das Zentrum sicherstellt, dass die erforderliche Beratung zu den medizinischen, psychischen und sozialen Folgen der mit der Präimplantationsdiagnostik verbundenen Maßnahmen durch eine Ärztin oder einen Arzt erfolgt, die oder der die Maßnahmen nicht selbst durchführt,

4. für den Bereich der reproduktionsmedizinischen Maßnahme

a) die Person, die die reproduktionsmedizinische Einrichtung leitet, Fachärztin oder Facharzt für Frauenheilkunde und Geburtshilfe ist und über die Schwerpunktbezeichnung „Gynäkologische Endokrinologie und Reproduktionsmedizin" verfügt,

b) in der reproduktionsmedizinischen Einrichtung Kenntnisse und Erfahrungen in den Bereichen Endokrinologie der Reproduktion, gynäkologische Sonographie, operative Gynäkologie, Reproduktionsbiologie mit dem Schwerpunkt der In-vitro-Kultur, Andrologie und psychosomatische Grundversorgung vorhanden sind,

c) die reproduktionsmedizinische Einrichtung über hinreichende praktische Erfahrung verfügt, insbesondere über Erfahrungen mit In-vitro-Fertilisation, intracytoplasmatischer Spermieninjektion oder vergleichbaren Verfahren, mit Embryonentransfer und mit Techniken zur Gewinnung von Zellen und zu deren Aufbereitung,

d) die reproduktionsmedizinische Einrichtung über ein zellbiologisches Labor mit den notwendigen fachlichen Erfahrungen zur Zellaufbereitung verfügt und

5. für die Maßnahme der genetischen Untersuchung

a) die Person, die die humangenetische Einrichtung leitet, Fachärztin oder Facharzt für Humangenetik ist,

b) die humangenetische Einrichtung über Folgendes verfügt:

aa) eine Akkreditierung durch die Deutsche Akkreditierungsstelle für

aaa) vergleichende Genomhybridisierung oder molekularzytogenetische Untersuchungen und

bbb) molekulargenetische Untersuchungen sowie

bb) hinreichende praktische Erfahrung mit der Anwendung dieser Untersuchungsmethoden an Einzelzellen.

Ein Anspruch auf Zulassung besteht nicht. Bei notwendiger Auswahl zwischen mehreren geeigneten Zentren oder Einrichtungen, die eine Zulassung beantragen, entscheidet die zuständige Behörde unter Berücksichtigung der öffentlichen Interessen, der Vielfalt der Bewerber und des Bedarfs an Zentren für Präimplantationsdiagnostik.

(2a) Durch Staatsvertrag können die Länder regeln, dass die Zentren in den beteiligten Ländern durch eine gemeinsame Stelle zugelassen werden.

(3) Der Antrag auf Zulassung ist schriftlich zu stellen und hat folgende Angaben und Unterlagen zu enthalten:

1. den Namen und die Anschrift des Antragstellers; in den Fällen des Absatzes 1 Satz 2 ist Antragsteller die Person, die die humangenetische Einrichtung leitet,

2. Nachweise, aus denen sich das Vorliegen der Anforderungen nach Absatz 2 Satz 1 Nummer 1 bis 5 ergibt; in den Fällen des Absatzes 1 Satz 2 auch eine Kopie des Kooperationsvertrags.

(4) Die Zulassung eines Zentrums muss die zuständige Behörde schriftlich erteilen. Sie ist auf fünf Jahre zu befristen. Die Zulassung kann auf Antrag nach Maßgabe des Absatzes 2 verlängert werden.

(5) Der Antragsteller ist verpflichtet, der zuständigen Behörde unverzüglich anzuzeigen, wenn sich bezüglich der Unterlagen und Angaben nach Absatz 3 Änderungen ergeben.

(6) Die zuständige Behörde hat der Zentralstelle nach § 9 die Zulassung als Zentrum für Präimplantationsdiagnostik sowie deren Verlängerung mitzuteilen; eine Mitteilung hat auch für den Fall der Rücknahme oder des Widerrufs der Zulassung zu erfolgen.

§ 4

**Ethikkommissionen für
Präimplantationsdiagnostik**

(1) Die Länder richten für die für die Durchführung der Präimplantationsdiagnostik zugelassenen Zentren unabhängige interdisziplinär zusammengesetzte Ethikkommissionen für Präimplantationsdiagnostik (Ethikkommissionen) ein. Dabei können die Länder auch gemeinsame Ethikkommissionen einrichten. Die Ethikkommissionen setzen sich aus vier Sachverständigen der Fachrichtung Medizin, jeweils einem oder einer Sachverständigen der Fachrichtungen Ethik und Recht sowie jeweils einem Vertreter der für die Wahrnehmung der Interessen der Patientinnen und Patienten und der Selbsthilfe behinderter Menschen auf Landesebene maßgeblichen Organisationen zusammen. Bei der Zusammensetzung der Ethikkommission hat die berufende Stelle Frauen und Männer mit dem Ziel ihrer gleichberechtigten Teilhabe zu berücksichtigen.

(2) Die Mitglieder der Ethikkommissionen sind in ihrer Meinungsbildung und Entscheidungsfindung unabhängig und nicht weisungsgebunden. Sie sind zur Vertraulichkeit und Verschwiegenheit verpflichtet.

(3) Die Ethikkommissionen erheben für ihre nach § 3a Absatz 3 Satz 1 Nummer 2 des Embryonenschutzgesetzes festgelegte Tätigkeit Gebühren und Auslagen.

(4) Das Nähere zur Zusammensetzung, zu internen Verfahrensregelungen, zur Berufung der Mitglieder der Ethikkommissionen und zur Finanzierung der Ethikkommissionen wird durch Landesrecht bestimmt. Die Dauer der Berufung der Mitglieder der Ethikkommissionen ist zu befristen.

Das Bundesgesetzblatt im Internet: www.bundesgesetzblatt.de | Ein Service des Bundesanzeiger Verlag www.bundesanzeiger-verlag.de

Bundesanzeiger
Verlag

§ 5
Antrag auf Durchführung einer Präimplantationsdiagnostik

(1) Die Ethikkommission wird zur Prüfung und Bewertung nach § 3a Absatz 3 Satz 1 Nummer 2 des Embryonenschutzgesetzes nur auf schriftlichen Antrag der Frau, von der die Eizelle stammt (Antragsberechtigte), tätig.

(2) Der Antrag hat alle Angaben und Unterlagen zu enthalten, die die Ethikkommission für die Prüfung des Vorliegens der in § 3a Absatz 2 des Embryonenschutzgesetzes genannten Voraussetzungen benötigt. Vorzulegen sind:

1. in den Fällen des § 3a Absatz 2 Satz 1 des Embryonenschutzgesetzes ein ärztlich-humangenetischer Befund über die genetische Disposition der Frau, von der die Eizelle stammt, oder des Mannes, von dem die Samenzelle stammt, oder von beiden, einschließlich der Bezeichnung der daraus hervorgehenden Erbkrankheit, Angaben zur Erkrankungswahrscheinlichkeit der Nachkommen sowie zu der zu erwartenden Krankheitsausprägung,

2. ein Nachweis der schriftlichen Einwilligung der Antragsberechtigten nach § 8 Absatz 1 in die Erhebung, Verarbeitung und Nutzung ihrer personenbezogenen Daten durch die Ethikkommission,

3. ein Nachweis der schriftlichen Einwilligung des Mannes, von dem die Samenzelle stammt, in die Erhebung, Verarbeitung und Nutzung seiner personenbezogenen Daten durch die Ethikkommission, soweit dessen personenbezogene Daten Gegenstand des Antrags sind,

4. in den Fällen des § 3a Absatz 2 Satz 2 des Embryonenschutzgesetzes eine ärztliche Beurteilung der Annahme, dass eine schwerwiegende Schädigung des Embryos zu erwarten ist, die mit hoher Wahrscheinlichkeit zu einer Tot- oder Fehlgeburt führen wird,

5. die Angabe des Zentrums, in dem die Präimplantationsdiagnostik durchgeführt werden soll, einschließlich der Bestätigung, dass diese dort im Fall einer zustimmenden Bewertung durchgeführt werden wird,

6. Angaben darüber, ob hinsichtlich des zur Bewertung vorgelegten Sachverhaltes bereits die Entscheidung einer anderen Ethikkommission für Präimplantationsdiagnostik vorliegt, und, sofern eine solche Entscheidung vorliegt, eine Abschrift dieser Entscheidung.

§ 6
Prüfung des Antrags auf Durchführung einer Präimplantationsdiagnostik

(1) Die Ethikkommission übermittelt der Antragsberechtigten innerhalb einer Frist von drei Monaten nach Vorliegen der nach § 5 Absatz 2 erforderlichen Angaben und vollständigen Unterlagen ihre schriftliche Entscheidung über den Antrag auf Durchführung einer Präimplantationsdiagnostik.

(2) Die Ethikkommissionen können zur Prüfung eines Antrags auf Durchführung einer Präimplantationsdiagnostik und der dafür eingereichten Unterlagen

1. eigene wissenschaftliche Erkenntnisse verwerten,

2. Sachverständige beiziehen, die mit der Gesundheitsschädigung, die Gegenstand des zu prüfenden Antrags ist, Erfahrung haben,

3. Gutachten anfordern oder

4. die Antragsberechtigte mündlich anhören.

Die Ethikkommissionen sind verpflichtet, in den Fällen von Satz 1 Nummer 2 und 3 die personenbezogenen Daten zu anonymisieren oder, solange eine Anonymisierung zur Erlangung der notwendigen Erkenntnisse noch nicht möglich ist, zu pseudonymisieren.

(3) Ärztinnen und Ärzte sind von der Prüfung eines Antrags auf Durchführung einer Präimplantationsdiagnostik ausgeschlossen, wenn sie im Fall einer zustimmenden Bewertung des Antrags die Präimplantationsdiagnostik durchführen, an der künstlichen Befruchtung beteiligt sein werden oder in dem Zentrum, in dem die Präimplantationsdiagnostik oder die künstliche Befruchtung durchgeführt werden soll, tätig sind.

(4) Die Ethikkommissionen haben den Antrag auf Durchführung einer Präimplantationsdiagnostik zustimmend zu bewerten, wenn sie nach Prüfung der in § 5 Absatz 2 genannten Angaben und Unterlagen unter Berücksichtigung der im konkreten Einzelfall maßgeblichen psychischen, sozialen und ethischen Gesichtspunkte zu dem Ergebnis kommen, dass die in § 3a Absatz 2 des Embryonenschutzgesetzes genannten Voraussetzungen erfüllt sind. Sie treffen ihre Entscheidung mit einer Mehrheit von zwei Dritteln der stimmberechtigten Mitglieder.

§ 7
Umgang der Ethikkommissionen mit Daten

(1) Die Ethikkommissionen dürfen mit Einwilligung der Antragsberechtigten und soweit personenbezogene Daten des Mannes, von dem die Samenzelle stammt, Gegenstand des Antrags sind, auch mit dessen Einwilligung nach § 8 Absatz 1 die in § 5 Absatz 2 genannten personenbezogenen Daten zu dem dort genannten Zweck erheben, verarbeiten und nutzen.

(2) Die Ethikkommissionen sind verpflichtet, den Zentren anonymisiert die Daten nach § 8 Absatz 2 Nummer 1, 3 und 4 zu übermitteln.

(3) Die Ethikkommissionen haben die erforderlichen technischen und organisatorischen Maßnahmen zu treffen, um eine unzulässige Verwendung der Daten auszuschließen.

(4) Die Ethikkommissionen stellen sicher, dass die Angaben und Unterlagen nach § 5 Absatz 2 sowie alle für die Entscheidung der Ethikkommission maßgeblichen Dokumente nach der Entscheidung über den Antrag 30 Jahre aufbewahrt werden. Nach Ablauf der in Satz 1 genannten Frist sind die Angaben und Unterlagen unverzüglich zu löschen. Die Angaben und Unterlagen sind vor Ablauf der in Satz 1 genannten Frist unverzüglich zu löschen, wenn der Antrag nach § 5 Absatz 1 zurückgenommen wird.

§ 8
Datenerhebung,
-verarbeitung und -nutzung

(1) Das zugelassene Zentrum für Präimplantations-diagnostik holt die schriftliche Einwilligung der Antragsberechtigten für die Erhebung, Verarbeitung und Nutzung personenbezogener Daten, die für die Durchführung der Präimplantationsdiagnostik und für das Verfahren vor der Ethikkommission erforderlich sind, ein. Zuvor klärt das zugelassene Zentrum für Präimplantationsdiagnostik die Antragsberechtigte umfassend über die nach Satz 1 vorgesehene Erhebung, Verarbeitung und Nutzung personenbezogener Daten sowohl durch die zugelassenen Zentren für Präimplantationsdiagnostik selbst als auch durch die Ethikkommissionen auf. Die Sätze 1 und 2 gelten auch für die Einwilligung des Mannes, von dem die Samenzelle stammt, sofern seine personenbezogenen Daten für die Durchführung der Präimplantationsdiagnostik und im Verfahren vor der Ethikkommission erforderlich sind.

(2) Die zugelassenen Zentren für Präimplantations-diagnostik sind verpflichtet, der Zentralstelle nach § 9 folgende Daten in anonymisierter Form zu übermitteln:

1. die Anzahl der Anträge auf zustimmende Bewertung zur Durchführung einer Präimplantationsdiagnostik,

2. die Anzahl der nach zustimmender Bewertung durchgeführten Präimplantationsdiagnostiken,

3. die Anzahl der abgelehnten Anträge auf zustimmende Bewertung zur Durchführung einer Präimplantationsdiagnostik und

4. die Anzahl des jeweiligen Begründungstyps der Indikationsstellung nach § 3a Absatz 2 des Embryonenschutzgesetzes, untergliedert nach Chromosomenstörungen und autosomal-dominant, autosomal-rezessiv und geschlechtsgebunden erblichen Krankheiten, einschließlich der jeweiligen genetischen Untersuchungsmethoden, die bei Durchführung der Präimplantationsdiagnostik angewendet wurden oder angewendet werden sollten.

(3) Die Angaben nach Absatz 2 haben die zugelassenen Zentren für Präimplantationsdiagnostik der Zentralstelle nach § 9 jährlich nach Ablauf des Kalenderjahres, spätestens bis zum 1. März des folgenden Jahres, zu melden.

(4) Für die Datenübermittlung nach Absatz 2 ist ein von der Zentralstelle erstelltes Formblatt zu verwenden. Das Formblatt kann auch elektronisch zur Verfügung gestellt und genutzt werden.

Abschnitt 3
Zentralstelle

§ 9
Zentralstelle

(1) Beim Paul-Ehrlich-Institut wird eine Zentralstelle eingerichtet, der die Dokumentation der nach § 8 Absatz 2 gemeldeten Daten obliegt.

(2) Die Zentralstelle stellt sicher, dass die ihr gemeldeten Angaben dokumentiert und zehn Jahre aufbewahrt werden.

(3) Die Zentralstelle ist verpflichtet, die ihr gemeldeten und dokumentierten Angaben auf Anforderung dem Bundesministerium für Gesundheit zu übermitteln, damit es den Bericht der Bundesregierung über die Erfahrungen mit der Präimplantationsdiagnostik erstellen kann.

Abschnitt 4
Schlussvorschriften

§ 10
Inkrafttreten

Diese Verordnung tritt am 1. Februar 2014 in Kraft.

Der Bundesrat hat zugestimmt.

Berlin, den 21. Februar 2013

Die Bundeskanzlerin
Dr. Angela Merkel

Der Bundesminister für Gesundheit
Daniel Bahr

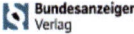

Anhang 10.1 Richtlinien des Bundesausschusses der Ärzte und Krankenkassen über ärztliche Maßnahmen zur künstlichen Befruchtung („Richtlinien über künstliche Befruchtung") vom 9. Februar 2022

Richtlinien

des Bundesausschusses der Ärzte und Krankenkassen

über ärztliche Maßnahmen zur künstlichen Befruchtung („Richtlinien über künstliche Befruchtung")

in der Fassung vom 14. August 1990

veröffentlicht im Bundesarbeitsblatt 1990, Nr. 12

zuletzt geändert am 16. Dezember 2021
veröffentlicht im Bundesanzeiger (BAnz AT 08.02.2022 B3)
in Kraft getreten am 9. Februar 2022

Die vom Bundesausschuss der Ärzte und Krankenkassen gemäß § 27a Abs. 5 i. V. m. § 92 Abs. 1 Satz 2 Nr. 10 des Fünften Buches Sozialgesetzbuch (SGB V) beschlossenen Richtlinien bestimmen die medizinischen Einzelheiten zu Voraussetzungen, Art und Umfang der den gesetzlichen Erfordernissen des § 27a Abs. 1 SGB V in Verbindung mit § 27a Absatz 4 SGB V entsprechenden ärztlichen Maßnahmen zur Herbeiführung einer Schwangerschaft durch künstliche Befruchtung.

Leistungsvoraussetzungen

1. Ärztliche Maßnahmen nach diesen Richtlinien sind nur durchzuführen, wenn die Maßnahmen zur Herstellung der Empfängnisfähigkeit nach § 27 SGB V (zum Beispiel Fertilisierungsoperation, alleinige hormonelle Stimulation), die nicht Gegenstand dieser Richtlinien sind, keine hinreichende Aussicht auf Erfolg bieten, nicht durchführbar oder nicht zumutbar sind.

2. Leistungen zur künstlichen Befruchtung nach diesen Richtlinien werden nur gewährt, wenn sie im homologen System durchgeführt werden, wenn also die Personen, die diese Maßnahmen in Anspruch nehmen wollen, miteinander verheiratet sind. Es dürfen ausschließlich Ei- und Samenzellen der Ehegatten verwendet werden. Nach einer Sterilisation besteht grundsätzlich kein Anspruch auf Leistungen zur künstlichen Befruchtung. Ausnahmen bedürfen der Genehmigung durch die Krankenkasse.

3. Die Krankenkasse ist nur für diejenigen Leistungen zuständig, die bei ihrem Versicherten durchgeführt werden. Hierzu gehören im Rahmen der Maßnahmen zur künstlichen Befruchtung gegebenenfalls erforderliche Leistungen beim Ehegatten des Versicherten nicht, wenn dieser nicht bei derselben Krankenkasse versichert ist. Für die Maßnahmen im Zusammenhang mit der (ggf.) Gewinnung, Untersuchung und Aufbereitung, gegebenenfalls einschließlich der Kapazitation des männlichen Samens sowie für die unter 12.1 genannten Laboruntersuchungen beim Ehemann ist die Krankenkasse des Ehemannes leistungspflichtig. Für die Beratung des Ehepaares nach Nr. 14 sowie für die extrakorporalen Maßnahmen im Zusammenhang mit der Zusammenführung von Eizellen und Samenzellen ist die Krankenkasse der Ehefrau zuständig. Für die Beratung des Ehepaares nach Nr. 16 und die ggf. in diesem Zusammenhang erfolgende humangenetische Beratung ist die Krankenkasse des Ehemannes zuständig.

4. Maßnahmen nach diesen Richtlinien umfassen solche Leistungen nicht, die über die künstliche Befruchtung hinausgehen - wie etwa die Kryokonservierung von Samenzellen, imprägnierten Eizellen oder noch nicht transferierten Embryonen.

5.   Diese Richtlinien gelten ausschließlich für ambulant durchgeführte ärztliche Maßnahmen durch zugelassene Ärzte, ermächtigte Ärzte oder ermächtigte ärztlich geleitete Einrichtungen, denen die zuständige Behörde gemäß § 121 a SGB V eine Genehmigung zur Durchführung der betreffenden Maßnahmen erteilt hat. Die ärztlichen Maßnahmen zur künstlichen Befruchtung sollen - soweit möglich - ambulant durchgeführt werden. Soweit ärztliche Maßnahmen zur künstlichen Befruchtung im Rahmen von Krankenhausbehandlung durchgeführt werden, gelten die Bestimmungen gemäß § 112 Abs. 2 Satz 1 Nr. 6 SGB V.

6.   Voraussetzung für die Durchführung von Maßnahmen zur künstlichen Befruchtung ist, dass bei beiden Ehegatten der HIV-Status bekannt ist. Vor Behandlungsbeginn sollen die in der Richtlinie zur Empfängnisregelung und zum Schwangerschaftsabbruch (ESA-RL) unter Abschnitt B Nummer 5 genannten Beratungen erfolgt sein. Für infektiöse Proben sind die in der TPG-Gewebeverordnung (TPG-GewV) genannten Bedingungen zu beachten, die nur in dafür entsprechend ausgerüsteten Einrichtungen vorgehalten werden.

7.   Maßnahmen zur künstlichen Befruchtung nach den Nrn. 10.2, 10.3, 10.4 und 10.5 dürfen nur durchgeführt werden, wenn die Ehegatten zuvor von einem Arzt, der die Maßnahmen nicht selbst durchführt, über die medizinischen, psychischen und sozialen Aspekte der künstlichen Befruchtung beraten worden sind (Nr. 14) und sie an einen der Ärzte oder eine der Einrichtungen überwiesen worden sind, die zur Durchführung dieser Maßnahmen berechtigt sind (Nr. 17). Maßnahmen zur künstlichen Befruchtung können insofern nur auf Überweisung in Anspruch genommen werden.

8.   Maßnahmen zur künstlichen Befruchtung dürfen nur durchgeführt werden, wenn hinreichende Aussicht besteht, dass durch die gewählte Behandlungsmethode eine Schwangerschaft herbeigeführt wird. Eine hinreichende Erfolgsaussicht besteht für die jeweiligen Behandlungsmaßnahmen dann nicht, wenn sie
-    bei der Insemination im Spontanzyklus (Nr. 10.1) bis zu achtmal,
-    bei der Insemination nach hormoneller Stimulation (Nr. 10.2) bis zu dreimal,
-    bei der In-vitro-Fertilisation (Nr. 10.3) bis zu dreimal,
-    beim intratubaren Gameten-Transfer (Nr. 10.4) bis zu zweimal,
-    bei der Intracytoplasmatischen Spermieninjektion (Nr. 10.5) bis zu dreimal
vollständig durchgeführt wurden, ohne dass eine klinisch nachgewiesene Schwangerschaft eingetreten ist. Sofern eine klinisch nachgewiesene Schwangerschaft eingetreten ist, ohne dass es nachfolgend zur Geburt eines Kindes gekommen ist, wird dieser Behandlungsversuch nicht auf die vorstehende Anzahl angerechnet. Nach Geburt eines Kindes besteht - sofern die sonstigen Voraussetzungen nach diesen Richtlinien gegeben sind - innerhalb der jeweiligen zulässigen Höchstzahl von erfolglosen Versuchen erneut ein Anspruch auf diese Maßnahmen. Dabei werden die der Geburt vorangegangenen Behandlungsversuche nicht auf die vorstehende Anzahl der Versuche angerechnet.
Sofern eine Indikation sowohl nach Nr. 11.3 für Maßnahmen zur In-vitro-Fertilisation als auch nach Nr. 11.4 für Maßnahmen zum intratubaren Gameten-Transfer

vorliegt, so dürfen die betreffenden Maßnahmen grundsätzlich nur alternativ, das heißt entweder die Maßnahmen zur In-vitro-Fertilisation oder die Maßnahmen zum intratubaren Gameten-Transfer, durchgeführt werden.

In-vitro-Fertilisation und Intracytoplasmatische Spermieninjektion dürfen aufgrund der differenzierten Indikationsstellung ebenso nur alternativ angewandt werden. Einzige Ausnahme ist die Fallkonstellation eines totalen Fertilisationsversagens nach dem ersten Versuch einer In-Vitro-Fertilisation. In diesem Fall kann in maximal zwei darauffolgenden Zyklen die intracytoplasmatische Spermieninjektion (Nummer 10.5) zur Anwendung kommen, auch wenn die Voraussetzungen nach Nummer 11.5 nicht vorliegen. Ein Methodenwechsel innerhalb eines IVF-Zyklus (sog. Rescue-ICSI) ist ausgeschlossen. Der Methodenwechsel ist auf einem Folgebehandlungsplan zu beantragen. Bei der In-vitro-Fertilisation nach Nr. 10.3 gelten die Maßnahmen als vollständig durchgeführt, wenn die Eizellkultur angesetzt worden ist. Bei der In-vitro-Fertilisation besteht im übrigen - abweichend von der zuvor genannten Zahl - eine hinreichende Erfolgsaussicht bereits nach zweimaliger vollständiger Durchführung der Maßnahmen dann nicht, wenn in beiden Fällen eine Befruchtung nicht eingetreten ist und sich bei der Analyse der hierfür maßgeblichen Ursachen erkennen lässt, dass eine In-vitro-Fertilisation nicht möglich ist.

Bei der Intracytoplasmatischen Spermieninjektion nach Nr. 10.5 gilt die Maßnahme dann als vollständig durchgeführt, wenn die Spermieninjektion in die Eizelle(n) erfolgt ist. Bei der Intracytoplasmatischen Spermieninjektion besteht – abweichend von der zuvor genannten Zahl – eine hinreichende Erfolgsaussicht bereits nach zweimaliger vollständiger Durchführung der Maßnahmen dann nicht, wenn in beiden Fällen eine Befruchtung nicht eingetreten ist.

Bei Methodenwechsel zur Intracytoplasmatischen Spermieninjektion nach dem ersten IVF-Behandlungszyklus mit totalem Fertilisationsversagen besteht eine hinreichende Erfolgsaussicht dann nicht, wenn in beiden Zyklen (IVF und ICSI) eine Befruchtung nicht eingetreten ist.

9.1 Anspruch auf Leistung zur künstlichen Befruchtung besteht nur für Versicherte, die das 25. Lebensjahr vollendet haben. Der Anspruch besteht nicht für weibliche Versicherte, die das 40. Lebensjahr und für männliche Versicherte, die das 50. Lebensjahr vollendet haben. Bei den Indikationen nach den Nummern 11.1 bis 11.5 Buchstabe a gilt: Die angegebenen Altersgrenzen müssen für beide Partner in jedem Behandlungszyklus (Zyklusfall) zum Zeitpunkt des ersten Zyklustages im Spontanzyklus, des ersten Stimulationstages im stimulierten Zyklus bzw. des ersten Tages der Down-Regulation erfüllt sein. Bei der Indikation nach Nummer 11.5 Buchstabe b gilt: Die angegebenen Altersgrenzen müssen für beide Partner bei jedem Versuch zum Zeitpunkt des ersten Tages der Einleitung zur hormonellen Vorbereitung des Endometriums gemäß Nummer 12.3 Buchstabe b erfüllt sein.

9.2 Vor Beginn der Behandlung ist der Krankenkasse ein Behandlungsplan zur Genehmigung vorzulegen (Muster s. Anlage I).

Der Behandlungsplan muss folgende Angaben enthalten:

- Geburtsdatum der Ehepartner
- Indikation(en) gemäß Nummer 11.1 bis 11.5 Buchstabe a oder Buchstabe b
- Behandlungsmethode gemäß Nummer 10.1 bis 10.5
- Art und Anzahl bisher durchgeführter Maßnahmen der künstlichen Befruchtung
- Voraussichtlich entstehende Behandlungskosten einschließlich aller Medikamentenkosten pro Behandlungszyklus (Zyklusfall).

Der Behandlungsplan umfasst maximal drei in Folge geplante Zyklen. Die Krankenkassen erteilen die Genehmigung für den 3. IVF-oder ICSI-Zyklus nur unter dem Vorbehalt, dass in einem von zwei Behandlungszyklen eine Befruchtung stattgefunden hat (vgl. Nummer 8). Bei Inseminationen im Spontanzyklus (gemäß Nummer 10.1) wird die Genehmigung für bis zu 8 in Folge geplante Zyklen erteilt. Sind weitere Zyklen genehmigungsfähig, ist hierfür ein Folge-Behandlungsplan (Muster siehe Anlage II) auszustellen.

Der Folge-Behandlungsplan muss die o.a. Angaben mit Ausnahme der Angabe zu Art und Anzahl bisher durchgeführter Maßnahmen der künstlichen Befruchtung enthalten. An Stelle dieser Angabe tritt die Angabe

- Art und Anzahl bisher ohne Eintritt einer klinisch nachgewiesenen Schwangerschaft durchgeführter Maßnahmen der künstlichen Befruchtung.

Bei Änderung der Behandlungsmethode gemäß Nummer 10.1 bis 10.5 oder einem Methodenwechsel nach Nummer 8 Absatz 3 sowie spätestens nach Ablauf eines Jahres seit der Genehmigung ist ein Folge-Behandlungsplan (Muster siehe Anlage II) vorzulegen.

9.3   Der Unterausschuss Familienplanung des Gemeinsamen Bundesausschusses ist berechtigt, Änderungen an den Mustern des Behandlungsplanes – Anlage I – und des Folge-Behandlungsplanes – Anlage II – vorzunehmen, deren Notwendigkeit sich aus der praktischen Anwendung ergibt, soweit dadurch der Behandlungsplan bzw. Folge-Behandlungsplan nicht in ihren wesentlichen Inhalten geändert werden.

Methoden

10.   Ärztliche Maßnahmen zur künstlichen Befruchtung gemäß § 27a SGB V kommen im Rahmen folgender Verfahren zum Einsatz:

10.1 intrazervikale, intrauterine oder intratubare Insemination im Spontanzyklus, gegebenenfalls nach Auslösung der Ovulation durch HCG-Gabe, gegebenenfalls nach Stimulation mit Antiöstrogenen,

10.2 intrazervikale, intrauterine oder intratubare Insemination nach hormoneller Stimulation mit Gonadotropinen,

10.3 In-vitro-Fertilisation (IVF) mit Embryo-Transfer (ET), gegebenenfalls als Zygoten-Transfer oder als intratubarer Embryo-Transfer (EIFT = Embryo-Intrafallopian-Transfer),

10.4 intratubarer Gameten-Transfer (GIFT),

10.5 Intracytoplasmatische Spermieninjektion (ICSI),

Medizinische Indikationen

11. Als medizinische Indikationen zur Durchführung von ärztlichen Maßnahmen zur künstlichen Befruchtung gelten:

11.1 Für die Insemination nach Nr. 10.1:
- somatische Ursachen (zum Beispiel Impotentia coeundi, retrograde Ejakulation, Hypospadie, Zervikalkanalstenose, Dyspareunie),
- gestörte Spermatozoen-Mukus-Interaktion,
- Subfertilität des Mannes,
- immunologisch bedingte Sterilität.

11.2 Für die Insemination nach Nr. 10.2:
- Subfertilität des Mannes,
- immunologisch bedingte Sterilität.

Homologe Inseminationen nach Nr. 10.2 sollen - von medizinisch begründeten Ausnahmefällen (zum Beispiel bestimmte Formen der Subfertilität des Mannes) abgesehen - wegen des Risikos hochgradiger Mehrlingsschwangerschaften nur durchgeführt werden, wenn nicht mehr als drei Follikel gereift sind.

11.3 Für die In-vitro-Fertilisation (IVF) mit – gegebenenfalls intratubarem – Embryo-Transfer (ET beziehungsweise EIFT):
- Zustand nach Tubenamputation,
- anders (auch mikrochirurgisch) nicht behandelbarer Tubenverschluß,
- anders nicht behandelbarer tubarer Funktionsverlust, auch bei Endometriose,
- idiopathische (unerklärbare) Sterilität, sofern – einschließlich einer psychologischen Exploration – alle diagnostischen und sonstigen therapeutischen Möglichkeiten der Sterilitätsbehandlung ausgeschöpft sind,
- Subfertilität des Mannes, sofern Behandlungsversuche nach Nr. 10.2 keinen Erfolg versprechen oder erfolglos geblieben sind,
- immunologisch bedingte Sterilität, sofern Behandlungsversuche nach Nr. 10.2 keinen Erfolg versprechen oder erfolglos geblieben sind.

11.4 Für den intratubaren Gameten-Transfer (GIFT):
- anders nicht behandelbarer tubarer Funktionsverlust, auch bei Endometriose,
- idiopathische (unerklärbare) Sterilität, sofern – einschließlich einer psychologischen Exploration – alle diagnostischen und sonstigen

therapeutischen Möglichkeiten der Sterilitätsbehandlung ausgeschöpft sind,

-    Subfertilität des Mannes, sofern Behandlungsversuche nach Nr. 10.2 keinen Erfolg versprechen oder erfolglos geblieben sind.

11.5 Für die Intracytoplasmatische Spermieninjektion (ICSI) mit - gegebenenfalls intratubarem Embryo-Transfer (ET bzw. EIFT):

a) Schwere männliche Fertilitätsstörung, dokumentiert durch zwei aktuelle Spermiogramme, die auf der Grundlage des Handbuchs der WHO zu „Examination and processing of human semen" erstellt worden sind. Die Untersuchung des Mannes im Rahmen der Prüfung der Leistungsvoraussetzungen nach Nummer 1 durch Ärztinnen oder Ärzte mit der Zusatzbezeichnung „Andrologie" muss der Indikationsstellung vorausgehen.

b) ICSI nach Kryokonservierung gemäß § 27a Absatz 4 SGB V bei nachgewiesener Fertilitätsstörung bei der weiblichen Versicherten unabhängig von einer männlichen Fertilitätsstörung

Die Regelung unter Nummer 8 Satz 15 bleibt davon unberührt.

Umfang der Maßnahmen

12.   Im Einzelnen kommen im Zusammenhang mit der Durchführung der Maßnahmen nach den Nrn. 10.1 bis 10.5- je nach gewählter Methode - folgende Leistungen in Betracht:

12.1 Erforderliche Laboruntersuchungen nach § 6 Absatz 1 Satz 2 in Verbindung mit Anlage 4 Nummer 1 und 3 TPG-Gewebeverordnung bei beiden Ehegatten (Anti-HIV-1,2, HBsAg, Anti-HBc, Anti-HCV-Ab; im Einzelfall ggf. weitere Untersuchungen nach Anlage 4 Nummer 1 Buchstabe d und e TPG-Gewebeverordnung) innerhalb von 3 Monaten vor der ersten Keimzellgewinnung und bei nachfolgender Keimzellgewinnung, soweit diese in derselben Partnerschaft zu einem Zeitpunkt erfolgt, der 24 Monate nach der ersten oder einer erneuten Laboruntersuchung gemäß erstem Halbsatz liegt. Die Befunde der Untersuchungen müssen bei der Gewinnung, Verarbeitung, Verwendung oder Lagerung der Zellen vorliegen. Bei Sperma, das zur intrauterinen Samenübertragung verarbeitet und nicht gelagert wird, und sofern die Gewebeeinrichtung nachweisen kann, dass dem Risiko der Kreuzkontamination und der Exposition des Personals durch die Anwendung validierter Verfahren begegnet wurde, kann der für die Entnahme verantwortliche Arzt von der Durchführung der Untersuchungen nach Anlage 4 der TPG-Gewebeverordnung absehen.

12.2 Maßnahmen im Zusammenhang mit der Untersuchung und der Aufbereitung - gegebenenfalls einschließlich der Kapazitation – des männlichen Samens,

12.3 Durchführung von Maßnahmen
a) der hormonellen Stimulationsbehandlung (nur bei Maßnahmen nach den Nrn. 10.2, 10.3, 10.4 und 10.5
oder
b) der hormonellen Vorbereitung des Endometriums nach 10.5 bei der medizinischen Indikation der Nummer 11.5 Buchstabe b

12.4 Laboratoriumsmedizinische Bestimmungen von luteinisierendem Hormon, Östradiol und Progesteron,

12.5 Sonographische Untersuchungen,

12.6. Ultraschallgezielte oder laparoskopische Eizellentnahme (nur bei Maßnahmen nach den Nrn. 10.3, 10.4 und 10.5),

12.7. Maßnahmen im Zusammenhang mit der Zusammenführung von Eizellen und Samenzellen, einschließlich der mikroskopischen Beurteilung der Reifestadien der Eizellen (bei Maßnahmen nach Nr. 10.4) oder der Eizellkultur (bei Maßnahmen nach den Nrn. 10.3 und 10.5),

12.8. Insemination (bei Maßnahmen nach den Nrn. 10.1 und 10.2), Embryo-Transfer (bei Maßnahmen nach den Nrn. 10.3, 10.5 einschließlich der Nummer 10.5 bei der medizinischen Indikation der Nummer 11.5 Buchstabe b und intratubarer Gameten-Transfer (bei Maßnahmen nach Nr. 10.4),

12.9 Beratung nach den Nrn. 13-16.

Beratung des Ehepaares und Überweisung zur Durchführung der Maßnahmen

13. Die Beratung des Ehepaares soll - bei Vorliegen der übrigen leistungsrechtlichen Voraussetzungen - erst durchgeführt werden, wenn zuvor unter Einsatz geeigneter diagnostischer und gegebenenfalls therapeutischer Maßnahmen das Vorliegen einer der in Nr. 11 genannten medizinischen Indikationen gesichert worden ist. Sofern der die Indikation stellende Arzt nicht mit dem beratenden Arzt identisch ist, soll die Beratung nach Nr. 7 nur aufgrund einer entsprechenden Überweisung des die Indikation stellenden Arztes in Anspruch genommen werden.

14. Die Beratung nach Nr. 7 soll sich gezielt auf die individuellen medizinischen, psychischen und sozialen Aspekte der künstlichen Befruchtung beziehen. Dabei sollen nicht nur die gesundheitlichen Risiken und die Erfolgsquoten der Behandlungsverfahren angesprochen, sondern auch die körperlichen und seelischen Belastungen insbesondere für die Frau, sowie mögliche Alternativen zum eigenen Kind (zum Beispiel Adoption) eingehend erörtert werden. Das Ehepaar ist darauf hinzuweisen, dass bei Kindern nach In-Vitro-Fertilisation und der Intracytoplasmatischen Spermieninjektion erhöhte Fehlbildungsraten beobachtet wurden. Eine Risikoerhöhung auch bei anderen Verfahren kann nicht ausgeschlossen werden. Die Ursachen hierfür können sowohl in den verwendeten Verfahren als auch in der Unfruchtbarkeit selbst liegen.

15. Über die erfolgte Beratung ist eine Bescheinigung auszustellen, die zusammen mit der Überweisung dem Arzt vorgelegt werden soll, der die Maßnahmen zur künstlichen Befruchtung durchführt.

16. Vor einer Intracytoplasmatischen Spermieninjektion aufgrund der Indikation gemäß Nummer 11.5 Buchstabe a hat der durchführende Arzt das Ehepaar über die speziellen, auch genetischen Risiken und mögliche Fehlbildungen des Kindes aufzuklären. Hierbei hat der Arzt das Paar auch über den Anspruch auf humangenetische Beratung und ggf. Untersuchung vor der Intracytoplasmatischen Spermieninjektion zu informieren.

    Diese Beratung ist insbesondere bei entsprechenden Befundkonstellationen (z.B. Familienanamnese mit Hinweisen auf genetische Fehlbildungen, beidseitiger kongenitaler Verschluss der Samenleiter beim Mann) dem Ehepaar besonders zu empfehlen. Das Gespräch ist in geeigneter Weise zu dokumentieren. Lehnt das Paar eine humangenetische Beratung ab, ist dies ebenfalls zu dokumentieren.

Berechtigte Ärzte

17. Maßnahmen zur künstlichen Befruchtung nach diesen Richtlinien dürfen nur solche zugelassenen Ärzte, ermächtigten Ärzte oder ermächtigten ärztlich geleiteten Einrichtungen erbringen, denen die zuständige Behörde gemäß § 121 a SGB V eine Genehmigung zur Durchführung dieser Maßnahmen erteilt hat. Dies gilt bei Inseminationen nur dann, wenn sie nach Stimulationsverfahren durchgeführt werden, bei denen dadurch ein erhöhtes Risiko von Schwangerschaften mit 3 oder mehr Embryonen besteht.

18. Homologe Inseminationen ohne vorangegangene Stimulationsbehandlung (Nr. 10.1) dürfen nur von solchen Ärzten durchgeführt werden, die zur Führung der Gebietsbezeichnung "Frauenarzt" berechtigt sind.

19. Regelungen in ärztlichen Berufsordnungen zur Durchführung von Maßnahmen der künstlichen Befruchtung bleiben unberührt.

20. Beratungen nach Nr. 14 dürfen nur von Ärzten, die zum Führen der Gebietsbezeichnung "Frauenarzt" berechtigt sind, sowie von solchen anderen Ärzten durchgeführt werden, die über spezielle Kenntnisse auf dem Gebiet der Reproduktionsmedizin verfügen (z.B. Fachärzte für Urologie oder Fachärzte für Dermatologie). Voraussetzung für die Durchführung von Beratungen nach Nr. 14 ist ferner der Nachweis der Berechtigung zur Teilnahme an der psychosomatischen Grundversorgung.

21. Bei Maßnahmen zur künstlichen Befruchtung nach dieser Richtlinie, welche eine Stimulationsbehandlung der Frau zur Gewinnung von Eizellen beinhalten, soll diese Stimulationsbehandlung durch den Arzt vorgenommen werden, welcher die Maßnahme selbst durchführt.

Empfehlungen zur Qualitätssicherung

22. Es werden folgende Empfehlungen zur Qualitätssicherung für die Durchführung von Maßnahmen der künstlichen Befruchtung abgegeben:

22.1 Leistungen der künstlichen Befruchtung können in der vertragsärztlichen Versorgung nur dann ausgeführt und abgerechnet werden, wenn zuvor bestimmte Anforderungen an die Qualität erfüllt und nachgewiesen werden.
Hierzu gehören:

> ➢ Der Leiter der Praxis oder Einrichtung muss Facharzt für Gynäkologie und Geburtshilfe sein und über die fakultative Weiterbildung „gynäkologische Endokrinologie und Fortpflanzungsmedizin" verfügen.

> ➢ In der Praxis oder Einrichtung müssen die folgenden Kenntnisse und Erfahrungen vorhanden sein:
> - Endokrinologie der Reproduktion
> - Gynäkologische Sonographie
> - Operative Gynäkologie
> - Reproduktionsbiologie mit dem Schwerpunkt der In-vitro-Kultur
> - Andrologie

Von diesen fünf Bereichen können jeweils nur zwei gleichzeitig von einem Arzt oder Wissenschaftler der Praxis oder Einrichtung verantwortlich geführt werden. Grundsätzlich müssen andrologisch qualifizierte Ärzte (Urologen, Dermatologen, Internisten mit Schwerpunkt Endokrinologie) in Diagnostik und Therapie im Rahmen der assistierten Reproduktion integriert sein. Die regelmäßige Kooperation mit einem Humangenetiker und einem ärztlichen Psychotherapeuten muss gewährleistet sein.

> ➢ Die Praxis oder die Einrichtung muss über die zur Durchführung der künstlichen Befruchtung erforderlichen diagnostischen und therapeutischen Möglichkeiten verfügen. Es ist die notwendige apparativ-technische Ausstattung insbesondere zur Ultraschalldiagnostik, zur Hormondiagnostik, zur Spermadiagnostik und –aufbereitung, zur Gewinnung der Eizellen, zur In-vitro-Kultivierung der Eizellen, zum Embryonentransfer und zum intratubaren Gametentransfer sowie die erforderliche personelle und räumliche Ausstattung vorzuhalten.
> ➢ Die Praxis oder Einrichtung muss über eine Genehmigung zur Durchführung von Maßnahmen der künstlichen Befruchtung durch eine zuständige Stelle nach § 121a SGB V verfügen.

22.2 Ärztinnen und Ärzte sind zur Teilnahme an den von der zuständigen Landesärztekammer eingeführten Maßnahmen der Qualitätssicherung nach dem jeweiligen Berufsrecht verpflichtet. Den Landesärztekammern obliegt die Qualitätssicherung im Rahmen der ihnen durch die Heilberufe- und Kammergesetze übertragenen Aufgaben.

Anlage I: Muster-Behandlungsplan

Anlage II: Muster-Folge-Behandlungsplan

Anhang 10.2 Muster-Formular Beratungs- und Indikations-Bestätigung

Beratungs- und Indikations-Bestätigung

Aufgrund der vorliegenden Untersuchungsergebnisse besteht bei dem Ehepaar

Frau _____ und

Herrn _____

gemäß den Richtlinien des Bundesausschusses der Ärzte und Krankenkassen eine Indikation zur Durchführung von Behandlungsmaßnahmen zur künstlichen Befruchtung.

Folgende Diagnose(n) führte(n) zur Indikation:

_____

_____

Geplante Therapie:

_____

_____

Da eine ausreichende Aussicht auf Erfolg besteht, habe ich das Ehepaar nach den Nummern 7 und 13 bis 15 der Richtlinien „Künstliche Befruchtung" gemäß § 27a, Abs. 4 SGB V über die medizinischen, psychischen und sozialen Aspekte der künstlichen Befruchtung beraten. Eventuelle gesundheitliche Risiken, körperliche und seelische Belastungen infolge der Behandlung, sowie die möglichen Erfolgsaussichten wurden angesprochen und Alternativen zum eigenen Kind (z.B. Adoption) erörtert.

_____

Ort / Datum   Stempel / Unterschrift

(c) Bals Pratsch, et al. (2025). Arbeitsplatz Kinderwunschzentrum. Springer, Berlin, Heidelberg.
https://doi.org/10.1007/978-3-662-71659-5_6

Anhang 10.3 Muster Behandlungsplan

Anlage 1
Muster Behandlungsplan

Name der Krankenkasse	Name der Krankenkasse
Name, Vorname des Versicherten (weibl.)	Name, Vorname des Versicherten (männl.)
W Geb. am	**M** Geb. am
Kassen-Nr. Versicherten-Nr. Status	Kassen-Nr. Versicherten-Nr. Status
Vertragsarzt-Nr. Datum	Vertragsarzt-Nr. Datum

Behandlungsplan

für Maßnahmen zur künstlichen Befruchtung gem. §27a SGB V sowie der "Richtlinien über künstliche Befruchtung" des Gemeinsamen Bundesausschusses für die o.g. Ehegatten.

I. Indikation(en) gem. Nr. 11.1 bis Nr. 11.5 der Richtlinien über künstliche Befruchtung:

II. Geplante Behandlungsmaßnahme:
☐ Insemination im Spontanzyklus (gem. Nr.10.1)
☐ Insemination nach hormoneller Stimulation (gem. Nr.10.2)
☐ In-Vitro-Fertilisation mit Embryotransfer (gem. Nr.10.3)
☐ Intratubarer-Gameten-Transfer (gem. Nr.10.4)
☐ Intracytoplasmatische Spermieninjektion (gem. Nr.10.5)

Anzahl und Art bereits erfolgter Behandlungen nach Nr.10.1 bis Nr.10.5.............
....

III. Kostenschätzung:
Alle Angaben stehen unter dem Vorbehalt einer nachträglichen Änderung der diagnostischen und therapeutischen Einzelfallerfordernisse. Auflistung der Positionen ggf. auf separatem Beiblatt.
Kostenschätzungen sind als durchschnittliche Kostenspanne in Euro anzugeben.

III a. Kosten für einmalig im Reproduktionsfall anfallende Leistungen:

Ärztliche Behandlung (EBM-Positionen)

W:	**M:**

Summe Ärztliche Behandlung (Euro)

W:	**M:**

Sachkosten und Sprechstundenbedarf (Euro)

W:	**M:**

Gesamtsumme für einmalig im Reproduktionsfall anfallende Leistungen (Euro)

W:	**M:**

III b. Kosten pro Zyklusfall (ohne einmalig im Reproduktionsfall anfallende Leistungen):

Ärztliche Behandlung (EBM-Positionen)

W:	M:

Summe Ärztliche Behandlung (Euro)

W:	M:

Medikamentenkosten (Euro)

W:	M:

Sachkosten und Sprechstundenbedarf (Euro)

W:	M:

Gesamtsumme pro Zyklusfall (Euro)

W:	M:

Ort, Datum, Unterschrift, Praxis/Klinik

IV. Genehmigung durch die Krankenkasse(n)

Die auf die jeweils zulässige Höchstzahl anzurechnenden Vorbehandlungen sind zu berücksichtigen und verringern die Anzahl der genehmigten Zyklen.
Bei einer Genehmigung für 3 IVF- oder ICSI-Zyklen steht der 3. IVF- oder ICSI-Zyklus unter dem Vorbehalt, dass in einem von 2 Behandlungszyklen eine Befruchtung stattgefunden hat. Bei Inseminationen im Spontanzyklus kann die Genehmigung für bis zu 8 in Folge geplante Zyklen erteilt werden.

Nach § 27a SGB V sind 50 % der entstehenden Kosten (inklusive Medikamentenkosten, siehe Abschnitt III b) Eigenanteil des Patienten. Eine abschließende Berechnung der Gesamtkosten kann - u.a. in Abhängigkeit des vertraglich vereinbarten Punktwertes in Cent bzw. Euro - erst nach Beendigung der Behandlung erfolgen.

Bei Änderung der Behandlungsmethode (siehe Abschnitt II) sowie spätestens nach Ablauf eines Jahres seit der Genehmigung ist ein neuer Behandlungsplan vorzulegen.

W: **Der Behandlungs-/Kostenplan wird** für maximal _____ Zyklen/Zyklus genehmigt	M: **Der Behandlungs-/Kostenplan wird** für maximal _____ Zyklen/Zyklus genehmigt

☐ nicht genehmigt (separate Begründung anbei)	☐ nicht genehmigt (separate Begründung anbei)
Ort, Datum, Unterschrift Krankenkasse	Ort, Datum, Unterschrift Krankenkasse

Anhang 10.4 Musterformular „Verzeichnis von Verarbeitungstätigkeiten"

VERZEICHNIS VON VERARBEITUNGSTÄTIGKEITEN
AUSFÜLLBEISPIEL

Das Muster ist beispielhaft ausgefüllt; aufgeführt sind zwei Verarbeitungstätigkeiten.

VERZEICHNIS VON VERARBEITUNGSTÄTIGKEITEN

Rechtliche Grundlage: Artikel 30 Absatz 1 Datenschutz-Grundverordnung

Angaben zum Verantwortlichen

Name: Praxis am Europaplatz
Anschrift: Europaplatz 1a, 23456 Platzstadt
Telefon: 0123 456789
E-Mail: praxis@europaplatz.de
Internet-Adresse: www.europaplatzpraxis.de

Angaben zur Person des Datenschutzbeauftragten

Vorname und Name: Sabine Müller
Anschrift: Europaplatz 1a, 23456 Platzstadt
Telefon: 0123 456788
E-Mail: datenschutzbeauftragte@europaplatz.de

Verarbeitungstätigkeit

Datum der Anlegung: 20. März 2018
Datum der letzten Änderung: 21. März 2018

Bezeichnung der Verarbeitungstätigkeit

Einsatz und Nutzung des Praxisverwaltungssystems

Zwecke der Verarbeitung

Ärztliche Dokumentation, Abrechnung der ärztlichen Leistungen, Qualitätssicherung, Terminmanagement

Beschreibung der Kategorien betroffener Personen

Patienten

Beschreibung der Datenkategorien

Gesundheitsdaten, gegebenenfalls auch genetische Daten

Kategorien von Empfängern, gegenüber denen die personenbezogenen Daten offen gelegt worden sind oder noch werden

Intern: Praxispersonal
Extern: andere Ärzte / Psychotherapeuten, Kassenärztliche Vereinigungen, Krankenkassen, der Medizinische Dienst der Krankenversicherung, Ärztekammern, privatärztliche Verrechnungsstellen

Fristen für die Löschung
10 Jahre nach Abschluss der Behandlung

Verarbeitungstätigkeit
Datum der Anlegung: 18. März 2018 Datum der letzten Änderung: 22. März 2018

Bezeichnung der Verarbeitungstätigkeit
Führen von Personalakten

Zwecke der Verarbeitung
Durchführung von Beschäftigungsverhältnissen

Beschreibung der Kategorien betroffener Personen
Beschäftigte

Beschreibung der Datenkategorien
Personaldaten

Kategorien von Empfängern, gegenüber denen die personenbezogenen Daten offen gelegt worden sind oder noch werden
Intern: Praxisinhaber Dr. Max Mustermann Extern: Krankenkassen, Finanzämter, Rentenversicherer

Fristen für die Löschung
10 Jahre nach Beendigung des Beschäftigungsverhältnisses

Anhang 10.5 Satzungsleistung „BKK Kinderwunsch", Patienteninformation

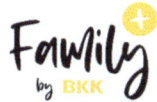

Anlage 5a – Patienteninformation

Liebe Versicherte,

ein Viertel aller Paare ist ungewollt kinderlos. Die Ursachen dafür sind vielfältig. Es können organische oder hormonelle Faktoren oder eine die Fruchtbarkeit beeinflussende Krankheit zu Grunde liegen. Für die betroffenen Paare stellt der unerfüllte Kinderwunsch in der Regel eine große psychische, aber auch emotionaleBelastung innerhalb der Partnerschaft dar.

Gut, wenn es da einen Partner gibt, der diese gesellschaftlichen Veränderungen erkennt und für seine Versicherten ein umfassendes exklusives Angebot hat. Zusammen mit dem Berufsverband der Reproduktionsmedizin Bayern (BRB e.V.) haben die teilnehmenden Betriebskrankenkassen ein Angebot entwickelt, welches Sie auf Ihrem Weg zur Erfüllung Ihres Kinderwunsches unterstützen und entlasten soll.

Machen Sie mit beim Programm „BKK Kinderwunsch" -ein umfassendes Premiumangebot der Betriebskrankenkassen steht Ihnen hierbei zur Verfügung!

- zweimalige Beteiligung an einem **Kryozyklus nach erfolgtem Transfer** (nicht im Zusammenhang mit einem „freeze-all" innerhalb von 3 Monaten nach Zyklusbeginn)in Höhe von je 350,00 Euro
- zweimalige Beteiligung an einer **Blastozystenkulturnach erfolgtem Transfer** in Höhe von je 250,00 Euro
- **Beteiligung an den Transferkosten** in Höhe von 50% der GKV-Regelleistung (Abrechnung als Sachleistung direkt mit der BKK) bei einem medizinisch notwendigen **Freeze all**, sofern der Transfer innerhalb von 3 Monaten nach Stimulationsbeginn stattfindet
- einmalige Beteiligung an einem über die Regelleistung hinausgehenden **4. Behandlungsversuch nach erfolgtem Transfer***
- bei medizinischer Notwendigkeit **unbürokratischer und einfacher Verfahrenswechsel**von der „In-vitro-Fertilisation" (IVF) zur „Intrazytoplasmatischen Spermieninjektion" (ICSI)
- **Erhöhung der Altersgrenze der Frau von 40 Jahren bis zum 42. Geburtstag**(erster Zyklustag vor dem 42 .Geburtstag)*
- **Vermeidung des Risikos von Mehrlingsschwangerschaften** durch den Transfer von maximal zwei Embryonen (sofern medizinisch möglich, wird ein Single-Embryotransfer empfohlen)
- **Vermeidung einer zusätzlichen hormonellen Stimulationsbehandlung**, sofern noch kryokonservierte befruchtete Eizellen vorhanden sind

> *Für Kinderwunschpaare, bei denen die Frau das 40. Lebensjahr vollendet hat oder den 4. Behandlungsversuch durchführt, handelt es sich um einen Zuschuss zum Behandlungs versuch **nach erfolgtem Transfer** (Versuch 1-4 - Zuschusshöhe für das medizinisch angezeigte Verfahren: IVF 800 € oder ICSI 1.000 €). Die restlichen Kosten (z. B. Medikamente und ärztliche Nebenleistungen der künstlichen Befruchtung) sind bei Patientinnen über 40 Jahre oder im 4. Versuch **vollständig privat** zu leisten. Ein sog. Abbruchszyklus (geplanter Behandlungszyklus, der aus medizinischen Gründen vor der Follikelpunktion oder nach der Follikelpunktion ohne identifizierbare Eizelle abgebrochen wird) wird nicht übernommen.

Teilnehmen können Sie ab der Vollendung des 25. Lebensjahres, sofern Ihr Ehemann das 50. Lebensjahr noch nicht vollendet hat. Voraussetzungenfür Ihre Teilnahme an diesem innovativen Vertragsindlediglich Ihre Unterschrift auf der Teilnahmeerklärung und die Genehmigung Ihrer BKK. Die Teilnahme ist freiwillig und beginnt mit dem Tag Ihrer Unterzeichnung. An die Teilnahmeerklärung sind Sie ein Jahr gebunden. Ihr/-e programmteilnehmende/-r Arzt/Ärztin wird Sie umfassend über die Inhalte und Ziele des Programms aufklären.

Ihr Recht auf freie Arztwahl innerhalb der teilnehmenden Reproduktionsmedizinischen Zentren bleibt auch während der Teilnahme erhalten.

Mit der Teilnahme erklären Sie sich damit einverstanden, dass der Embryotransfer auf maximal zwei Embryonen beschränkt wird.

Weitere Informationen entnehmen Sie bitte den Hinweisen zum Datenschutz nach der EU-Datenschutz-Grundverordnung (DSGVO).

Die Betriebskrankenkassen unterstützen Sie gern und wünschen Ihnen auf Ihrem Weg viel Erfolg. Die teilnehmenden Zentrenwerden Sie dabei aktiv unterstützen.Haben Sie noch Fragen? Wenden Sie sich hierzu gern an Ihre BKK oder schauen Sie auf www.bkk-familyplus.devorbei.

Herzlichst Ihre Betriebskrankenkasse gemeinsam mit
Ihrem teilnehmenden Zentrum

Stand: 01.01.2025

Anhang 10.6 Kurzinformation zu AG QSReproMed und Datenschutz

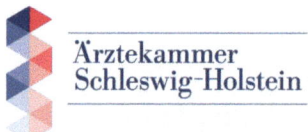

Kurzinformation zu AG QSReproMed und Datenschutz

Diese Kurzübersicht soll insbesondere reproduktionsmedizinischen Zentren (IVF-Zentren) und deren Patientinnen und Patienten übersichtlich darstellen, was mit ihren jeweiligen Daten geschieht und wie die Belange des Datenschutzes insbesondere auch hinsichtlich der EU-weit geltenden Datenschutz-Grundverordnung (DS-GVO) umgesetzt werden.

Version	erstellt am	Bearbeiter	Freigabe durch das Lenkungsgremium der AG QSReproMed am
1.0.3	18.11.22	Pörksen (ÄKSH)	21.12.2022

1. Wer ist die AG QS ReproMed?

In der Arbeitsgemeinschaft Qualitätssicherung Reproduktionsmedizin (AG QS ReproMed) haben sich derzeit 15 (Landes)ärztekammern zusammengefunden, um für die mehr als 110 Behandlungszentren in der Reproduktionsmedizin, die in ihren Zuständigkeitsbereich fallen, eine gemeinschaftliche Qualitätssicherung zu organisieren. Für eine solide statistische Basis werden die Daten dieser Zentren für die AG gemeinsam ausgewertet. Die AG bestimmt die Regeln, wie diese Auswertung erfolgt.

Bei den auf Zentren und Kalenderjahre, in denen die Behandlung stattfand, bezogenen Auswertungen handelt es sich um bezüglich der Patientinnen und Patienten komplett anonyme Jahres-Statistiken, die jeweils dem betroffenen IVF-Zentrum, der zuständigen Ärztekammer und dem Lenkungsgremium der AG zur Verfügung gestellt werden.

Die Datenverarbeitung erfolgt in der Geschäftsstelle der AG, die bei der Ärztekammer Schleswig-Holstein angesiedelt ist, Adresse: Bismarckallee 8-12, 23795 Bad Segeberg, Tel. 04551-803-615, E-Mail info@qsrepromed.de.

2. Welche Daten werden an die AG QS ReproMed übertragen?

An die Geschäftsstelle der AG werden aus den IVF-Zentren pseudonymisierte (d.h. mit einer Behandlungsnummer versehene) Anamnese- und Behandlungsdaten übertragen, also keine Identitätsdaten wie Name, Vorname, Adressen oder sonstige Kontaktinformationen, ebenso keine Versicherungsnummern der Patientinnen und Patienten.

Geburtsdaten werden aus Datenschutzgründen nur auf Monatsebene übermittelt, das Geburtsdatum des Partners gar nicht.

Eine detaillierte Liste der Datenfelder, die die derzeit einzige eingesetzte Schnittstelle enthält, ist abrufbar unter www.qsrepromed.de unter dem Link 'übermittelte Datenfelder'. Eine weitere, alternative Schnittstellendefinition für die gleichen Daten mit einer kompatiblen Feldliste zur Integration in Dokumentationssysteme wird Softwarehäusern auf Anforderung gern zur Verfügung gestellt.

Diese Listen gehorchen dem Gebot der Datensparsamkeit, d.h. es sind dort nur solche Datenfelder vertreten, die auch von der AG-Geschäftsstelle zur Auswertung benötigt werden.

3. Patienten-Einwilligung

Ist die Einwilligung von Patientinnen und Patienten in die Übertragung der Daten erforderlich?
Die Einwilligung ist nicht erforderlich in Zentren in folgenden Bundesländern (A):

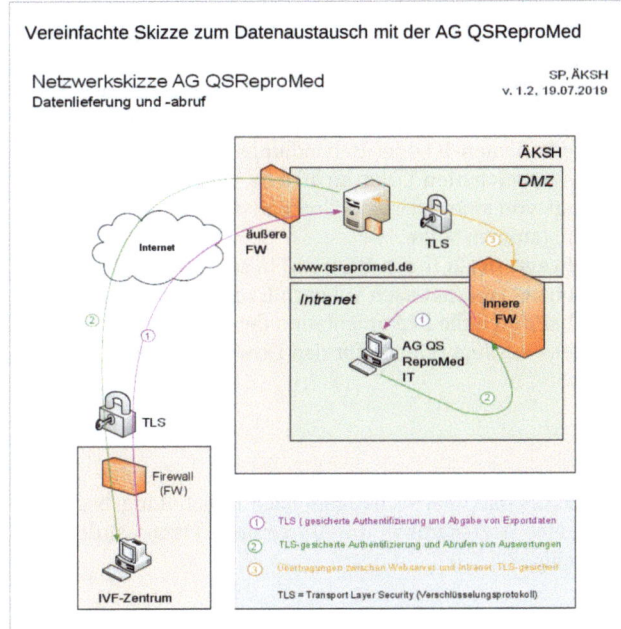

Vereinfachte Skizze zum Datenaustausch mit der AG QSReproMed

Netzwerkskizze AG QSReproMed
Datenlieferung und -abruf

SP, ÄKSH
v. 1.2, 19.07.2019

- Brandenburg
- Bremen
- Mecklenburg-Vorpommern
- Niedersachsen
- Nordrhein-Westfalen
    (Ärztekammer Westfalen-Lippe)
- Schleswig-Holstein

Hier müssen die Patientinnen und
Patienten lediglich über die
Datenübermittlung informiert
werden.

Die Einwilligung ist erforderlich in
Zentren in den Bundesländern (B):

- Baden-Württemberg
- Bayern
- Hamburg
- Hessen
- Rheinland-Pfalz
- Saarland
- Sachsen
- Sachsen-Anhalt
- Thüringen

Hier müssen die Patientinnen und Patienten vor der Behandlung nach ihrer Einwilligung zur
Übermittlung pseudonymisierter Daten gefragt werden und können diese auch nachträglich
widerrufen.
Es werden dabei ausschließlich Anamnese- und Behandlungsdaten von Patientinnen und Patienten
übermittelt, von denen eine Einwilligung in die Übermittlung vorliegt.

Die Ärztekammern von Berlin und Nordrhein nehmen derzeit nicht an der AG QS ReproMed teil.

4. Kann ein Patient oder eine Patientin übertragene Daten nachträglich löschen lassen?

Ja, wenn in die Datenübermittlung zuvor eingewilligt werden musste.
Liegt das behandelnde Zentrum also in einem Bundesland der unter 3. aufgelisteten Gruppe B, so
kann die Patientin oder der Patient auch nachträglich ihre bzw. seine Einwilligung widerrufen. Das
Zentrum muss dann lediglich die Information erneut an die AG-Geschäftsstelle exportieren, dabei
werden die betroffenen Behandlungsnummern übermittelt. Die AG-Geschäftsstelle löscht dann
anhand dieser Behandlungsnummern die dazu hinterlegten Anamnese- und Behandlungsdaten.

5. Wie kann eine Patientin oder ein Patient übertragene Daten einsehen?

Zu dieser Einsicht hat eine betroffene Patientin oder ein betroffener Patient gemäß DS-GVO das Recht.

Auch hier ist zu differenzieren: Wurde eine Patientin oder ein Patient nach ihrer oder seiner Einwilligung gefragt und hat der Datenübermittlung widersprochen, so sind keine Anamnese- oder Behandlungsdaten zu ihr bzw. ihm gespeichert. In allen anderen Fällen gilt:

Die Patientin oder der Patient muss sich, da die AG auf keinerlei Patienteninformationen zugreifen kann, an das sie oder ihn behandelnde Zentrum wenden. Dieses muss der AG-Geschäftsstelle schriftlich die Information übermitteln, welche Patienten-ID oder Behandlungs-IDs eine Patientin / ein Patient bei ihnen besitzt, die/der ihre/seine gespeicherten Daten sichten möchte.

Dabei ist eine E-Mail hinreichend, die allerdings von einem der AG-Geschäftsstelle als verantwortlich benannten Zentrumsmitarbeiter stammen sollte.

Die Daten werden in tabellarischer Form wahlweise (nach Ihrem Wunsch) in schriftlicher Form (Ausdruck) oder als verschlüsselter E-Mail-Anhang (Format nach Wunsch Excel, Open Office oder CSV) geliefert. Die Feldinhalte sind erschließbar durch die Dokumentation der Exportfeldliste, die Ihnen mitgeliefert wird, so sie Ihnen nicht bereits vorliegt (Quelle für den Download: Siehe Abschnitt 2).

6. Wie lang werden die Daten aufbewahrt?

Behandlungsdaten werden mindestens fünf und bis maximal sechs Jahre nach Behandlungsbeginn aufbewahrt. Ausnahmen kann es geben, wenn eine Ärztekammer die AG verlässt. Dann würden die Daten der betroffenen Zentren vorzeitig gelöscht.

7. Sind die Daten sicher?

Datenschutz und Datensicherheit haben bei der Ärztekammer Schleswig-Holstein einen hohen Stellenwert. Die Geschäftsleitung der Ärztekammer hat mit Zustimmung des Vorstandes eine Datenschutz- und Informationssicherheits-Leitlinie verabschiedet und ein Datenschutz- und Informationssicherheits-Management eingerichtet.

Es wurde für die Geschäftsstelle der AG QSReproMed ein Datenschutzkonzept erstellt, das die technischen und organisatorischen Maßnahmen (TOM) zur Wahrung von Datenschutz und Datensicherheit im Detail dokumentiert. Dieses Datenschutzkonzept liegt den Ärztekammern der AG vor, es ist Bestandteil der Auftragsverarbeitungsverträge (AVV) zwischen den teilnehmenden Ärztekammern als Auftraggeberinnen und der Ärztekammer Schleswig-Holstein als Auftragnehmerin; es wird auf Anforderung den verantwortlichen Datenschützern zur Verfügung gestellt.

Für den Transfer der Daten in die Geschäftsstelle stellt diese einen nach aktuellem Stand der Technik verschlüsselten Weg zur Verfügung.

8. Wer hat Umgang mit den Daten?

Direkten Umgang mit den Behandlungsdaten haben außer den Behandlungszentren lediglich die der AG-Geschäftsstelle zugeordneten, selbstverständlich zur Verschwiegenheit verpflichteten IT-Mitarbeiter der Ärztekammer Schleswig-Holstein.

Die Sicherung von Daten und der Betrieb der Server wird durch die Mitarbeiter des IT-Supports der Ärztekammer Schleswig-Holstein gewährleistet.

9. Was geschieht mit den Daten?

Die Daten dienen statistischen Auswertungen, welche die Grundlage der Qualitätssicherung darstellen. Jeweils für vorhergehende Kalenderjahre werden Statistiken erstellt, anhand derer je Zentrum ermittelt werden kann, ob dort die zuständige Stelle der jeweiligen Ärztekammer ihrem Prüfauftrag näher nachgehen sollte oder muss.

10. Wer ist verantwortlich?

Für die ordnungsgemäße Dokumentation der Daten sind die Behandlungszentren verantwortlich. Als Datenverantwortliche im Sinne der DS-GVO sind die beteiligten Ärztekammern zu nennen, die die Zentren in ihrem Zuständigkeitsbereich veranlassen, ihre Datenexporte aus der Dokumentationssoftware an die AG Geschäftsstelle bei der Ärztekammer Schleswig-Holstein zu liefern. Für das ordnungsgemäße Funktionieren des Dokumentationssystems ist das entsprechende Software-Haus zuständig, ggf. dessen Auftraggeber.
Die beteiligten Ärztekammern lassen sich einen ordnungsgemäßen Umgang mit den Daten durch die Ärztekammer Schleswig-Holstein vertraglich (via AVV) zusichern. Für den bestimmungs-gemäßen, sicheren Umgang mit den Daten bei der Geschäftsstelle ist die Ärztekammer Schleswig-Holstein verantwortlich.

11. Ansprechpartner

Datenverarbeitung und -Auswertung

Die Kontaktdaten der Geschäftsstelle finden Sie unter 1., weitere Ansprechpartner erfahren Sie
a) hinsichtlich der Durchführung der Qualitätssicherung bei Ihrer Landesärztekammer und
b) hinsichtlich fachlicher Ansprechpartner für das Verfahren wiederum bei der Geschäftsstelle.

Da die Datenverarbeitung durch die IT-Abteilung der Ärztekammer Schleswig-Holstein erfolgt, ist die verantwortliche Datenschutzbeauftragte vor Ort die Beauftragte dieser Ärztekammer,

Frau Marion David, E-Mail: datenschutzbeauftragte@aeksh.de, Telefon: 04551 803 409.

Die auf Landesebene zuständige Stelle ist das

ULD - Unabhängiges Landeszentrum für Datenschutz Schleswig-Holstein
Holstenstraße 98
24103 Kiel
Postanschrift: Postfach 7116, 24171 Kiel

Anhang 11.1 Psychosoziale Beratung bei unerfülltem Kinderwunsch: die BKiD-Checkliste für Paare

Psychosoziale Beratung bei unerfülltem Kinderwunsch:
die BKiD-Checkliste für Paare

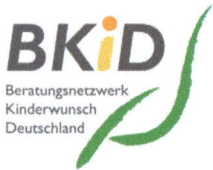

Liebes Paar, liebe Person mit Kinderwunsch,

sich ein Kind zu wünschen und darauf lange warten zu müssen - dies wird von vielen Menschen als starke psychische Belastung wahrgenommen. Häufig wird der Kinderwunsch Anderen gegenüber verheimlicht, da das Thema immer noch tabuisiert ist. Wenn dazu noch eine aufwändige und auch nicht in jedem Fall erfolgreiche medizinische Behandlung hinzukommt, kann diese Situation selbst eine ansonsten emotional stabile Person an den Rand ihrer Belastungsfähigkeit bringen.

Spätestens jetzt sollten Sie sich überlegen, eine psychosoziale Kinderwunschberatung in Anspruch zu nehmen, wie sie von den BKiD Beratungsfachkräften angeboten wird. Die folgende BKiD-Checkliste kann klären helfen, ob Ihnen diese Beratung weiterhelfen kann.

- ○ „Als Paar haben wir kein anderes Thema mehr als den Kinderwunsch und die medizinische Behandlung."

- ○ „Wenn ich Schwangeren oder Frauen mit Babys begegne, möchte ich am liebsten die Straßenseite wechseln; Familienfeste belasten mich inzwischen oft."

- ○ „Wenn bei meiner Partnerin die Monatsblutung eintritt, ist sie tagelang wie zerstört. Als Partner*in fühle ich mich da nur noch hilflos und ziehe mich immer weiter zurück."

- ○ „An unserer Sexualität habe ich immer weniger Freude."

- ○ „Ich bin mir unsicher, ob ich mich nicht zu sehr in den Kinderwunsch hineinsteigere."

- ○ „Ohne eigenes Kind empfinde ich mein Leben als sinnlos."

- ○ „Da der Befund bei mir liegt, denke ich darüber nach, meine/n Partner*in freizugeben, damit ihr/sein Kinderwunsch in neuer Partnerschaft erfüllt werden kann."

- ○ „Wir haben uns von früheren Freunden abgewandt, da diese inzwischen Kinder haben."

- ○ „Der unerfüllte Kinderwunsch und nicht zu wissen, wie es weitergeht, blockiert mich in anderen wichtigen Entscheidungen für mein Leben, z. B. mein Arbeitsplatz."

- ○ „Ich finde es schwierig, in der medizinischen Behandlung eine Grenze zu ziehen, Gedanken an einen ,Plan B' zuzulassen oder mich mit Abschied vom Kinderwunsch auseinanderzusetzen."

- ○ „Ich/Wir denken über eine Behandlung mit gespendetem Samen o.ä. nach."

Wenn Sie drei (oder mehr) dieser Aussagen zustimmen können, wäre es sicherlich hilfreich, eine Beratung aufzusuchen. Aber auch falls Sie sich in diesen Aussagen nicht wiederfinden, Sie jedoch mit Ihrer eigenen Situation besser umgehen oder sich als Paar gegenseitig besser unterstützen möchten, kann eine Beratung sinnvoll sein. Falls unten kein Stempelabdruck vorhanden ist: eine BKiD-Beratungsfachkraft kann Ihnen Ihr Arzt/Ihre Ärztin nennen bzw. finden Sie im Internet unter www.bkid.de.

Glossar

Abort vorzeitige Beendigung der Schwangerschaft vor der Lebensfähigkeit

Adenomyosis uteri Endometrioseherde in der Gebärmutterwand

Adhäsion Verwachsung, Verklebung

Adnexitis Kombinierte Entzündung von Eileitern und Eierstock

Akrosom Das Akrosom bedeckt als Kappe die vorderen zwei Drittel des Spermienkopfes und es setzt beim Befruchtungsprozess Enzyme zur Auflösung der Zona pellucida frei; damit ist der Weg des Spermiums in die Eizelle möglich

Amenorrhoe Ausbleiben der Regelblutung über mindestens 3 Monate; auch Ausbleiben der Menarche

Amnionhöhle Hohlraum, ab der Fetalperiode meist als Fruchthöhle bezeichnet, entwickelt sich über der Keimscheibe, vergrößert sich zum Ende der Embryonalperiode

Androgenisierung Akne, Hirsutismus (vermehrt Wachstum borstiger Härchen vor allem an Oberlippe, Kinn, Brust, Bauchnabel und Oberschenkelinnenseiten) und Haarausfall durch verstärkte Wirkung der männlichen Hormone

Antraler Follikel Follikel mit einem Hohlraum (Antrum) zwischen den Granulosazellen, der sich bereits drei Monate vor dem Eisprung ausbildet und im vaginalen Ultraschall erst ab einer Größe von 3 bis 5 mm erkennbar ist

ART Bezeichnung für die Techniken der assistierten Reproduktion bzw. Fertilisation; dazu zählen: intrauterine Insemination (IUI), In-vitro-Fertilisation (IVF) mit erweiterten Methoden wie die intrazytoplasmatische Spermieninjektion (ICSI)

Artikelgesetz Sammlung von Änderungen an bestehenden Gesetzen (z. B. Gewebegesetz)

Asherman-Syndrom Verklebungen der Gebärmuttervorder- und -rückwand

Auftauzyklus Ein ART-Behandlungszyklus, bei dem Embryonen nach einer Auftaubehandlung transferiert werden; die Eizellen wurden in einem vorausgegangenen IVF-Zyklus gewonnen und kryokonserviert

Auslösespritze Injektion von hCG, in Ausnahmefällen auch eines GnRH-Agonisten, um den Eisprung (Ovulation) auszulösen, wenn die Follikel reif sind (15 bis 20 mm Durchmesser)

Azoospermie Keine Spermien im Ejakulat

Chorionhöhle Hohlraum, der die frühere Blastozystenhöhle im Wesentlichen ausfüllt und die Amnionhöhle mit der Keimscheibe bis zur Implantationsstelle einschließt, bildet sich nach der 10. SSW zurück

Chromosomen Träger der Erbinformation, bestehen hauptsächlich aus DNA

Corpus luteum Gelbkörper, entsteht nach dem Eisprung in der Follikelhöhle

Diktyotän Ruhephase der Reifeteilung (Meiose) über Jahrzehnte, die in der Fetalzeit zwischen dem dritten bis siebten Schwangerschaftsmonat beginnt („Halt" zu Beginn der Meiose I), Fortsetzung der Meiose 12 bis 50 Jahre später (Pubertät bis zur Menopause)

DNA-Fragmentierungsindex (DFI) Maß für die Integrität der DNA (genetisches Material) in Spermien; hoher DFI bei Brüchen in den DNA-Strängen von Spermien

Dysmenorrhoe Krampfartige Unterbauchbeschwerden im Zusammenhang mit der Regelblutung

Embryonalperiode Zeitraum von der Befruchtung bis zur 8. Entwicklungswoche (rechnerisch 10. SSW)

Embryonenschutzgesetz (ESchG) Deutsches Strafgesetz zur Regelung einer IVF- oder ICSI-Behandlung, das insbesondere die missbräuchliche Anwendung der Techniken zur Erzeugung von menschlichen Embryonen vor einer fremdnützigen Verwendung schützen soll

Endometrium Gebärmutterschleimhaut, die aus zwei Schichten besteht: Basalis (untere, konstante Schicht, angrenzend an die Gebärmuttermuskulatur) und Funktionalis (obere, zyklisch veränderliche Schicht unter hormonellem Einfluss)

Extrauteringravidität (EUG) Schwangerschaft außerhalb der Gebärmutterhöhle

Fertilisation Ein Prozess, der auch als Befruchtung bezeichnet wird; beginnt mit der Verschmelzung (Fusion) der Zellmembranen von Spermium und Eizelle und endet mit dem Auflösen des weiblichen und des männlichen Vorkerns

Fertilitätserhalt Kryokonservierung von Ei- und Samenzellen sowie von Ovar- und Hodengewebe vor einer keimzellschädigenden Therapie wie einer Chemo- oder Strahlentherapie oder einer vollständigen oder ausgedehnten Entfernung von Eierstock- und Hodengewebe

Fetalperiode Zeitraum ab der 10. SSW bis zur Geburt

Follikel Einheit von Eizelle mit umgebenden Granulosazellen, die in Schichten angeordnet sind und bereits zwei bis drei Monate vor dem Eisprung die Follikelhöhle ausbilden. Diese Zellen produzieren die Östrogene.

Frischzyklus Ein ART-Behandlungszyklus, in dem Eizellen gewonnen, befruchtet und nach Kultur zurück in die Gebärmutter übertragen werden

Galaktorrhoe Milchfluss

Gelbkörper (Corpus luteum) Ehemalige Follikelhöhle, in der sich die sogenannten Granulosaluteinzellen und Thekaluteinzellen entwickeln. Diese produzieren hauptsächlich Progesteron; durch die Fetteinlagerung in die Zellen erscheint der Gelbkörper gelb.

Genom Gesamtheit der Erbinformationen, die in der DNA (Desoxyribonukleinsäure) eines Organismus gespeichert ist

Heterologe (donogene) Behandlung Spenderbehandlung

Homologe Behandlung Partnerbehandlung

Gewebegesetz (GewebeG) Artikelgesetz, das die europäische Geweberichtlinie 2004/23/EG in deutsches Recht umsetzt, setzt Änderungen an mehreren Gesetzen durch: Arzneimittelgesetz (AMG) mit der Arzneimittel- und Wirkstoffherstellungsverordnung (AMWHV), Transplantationsgesetz (TPG) mit der dazugehörigen Geweberechtlinie (TPG-GewV) und Transfusionsgesetz (TFG)

Granulosazellen geschichtete Zellen, die eine Eizelle umgeben, die zum Zeitpunkt des Eisprungs als Kumuluszellen bezeichnet werden. Die innere Schicht der Kumuluszellen richtet sich strahlenförmig aus und wird Corona radiata genannt. Granulosazellen produzieren Östrogene.

Hydrosalpinx Narbiger Eileiter mit Verschluss nach Infektion, mit Flüssigkeit gefüllt

Hyperandrogenämie Erhöhte Androgenwerte (DHEAS, freies Testosteron), sofern Blutabnahme in der Follikelphase (vor dem Eisprung)

Hyperprolaktinämie Erhöhte Prolaktinwerte

Hyperthyreose Schilddrüsenüberfunktion

Hypogonadismus Hormonmangel durch Ausfall der Hormonproduktion der Eierstöcke (Östrogenmangel) bzw. der Hoden (Testosteronmangel) als Folge des Ausfalls des Hypothalamus, der Hypophyse oder der Eierstöcke bzw. der Hoden

Hypophyse Hirnanhangsdrüse

Hypothalamus Zwischenhirn

Hypothyreose Schilddrüsenunterfunktion

Hysteroskopie Gebärmutterspiegelung

Ideale Patientin Auswahlkriterien für Paare, um die Behandlungsqualität zwischen Kinderwunschzentren vergleichen zu können: Alter Patientin ≤35 Jahre, Anzahl der PN-Zellen ≥4–5 (Revisionen und Ergänzungen durch D·I·R und QSReproMed)

Implantation Einnistung eines Embryos in die Gebärmutterschleimhaut um den sechsten Tag nach der Befruchtung

Imprägnation Die reife Eizelle verschmilzt mit der Zellmembran mit einer Samenzelle. Spermienkern und Schwanz dringen in die Eizelle

Intrazytoplasmatische Spermieninjektion (ICSI) im Gegensatz zur IVF überlässt man das Eindringen des Spermiums in die Eizelle

nicht dem Zufall, sondern sorgt mittels einer hauchdünnen Glasnadel für das direkte Einbringen eines einzelnen Spermiums in eine Eizelle hinein

In-vitro-Fertilisation (IVF) Zusammenbringen von Eizellen der Frau und des Spermas des Mannes im ‚Reagenzglas‘ außerhalb des Körpers der Frau: selbstständiges Eindringen eines Spermiums in die Eizelle nach Zugabe von aufbereiteten Spermien

Kapazitation Es lösen sich Eiweiße von der Spermienoberfläche, sodass die Beweglichkeit der Samenzellen gesteigert wird und die diese befruchtungsfähig werden. Dieser Prozess wird natürlicherweise im Eileiter durch den Kontakt mit dem Epithel ausgelöst oder in-vitro durch die Inkubation mit Kulturmedien

Kavum Gebärmutterhöhle

Klinefelter-Syndrom häufigste chromosomale Anomalie bei Männern mit Unfruchtbarkeit und anderen körperlichen und entwicklungsbedingten Unterschieden; zusätzliches X-Chromosoms (47, XXY)

Kontamination unerwünschte Verunreinigung von Medien, Flächen, Gegenständen, usw. mit Mikroorganismen (wie Bakterien, Pilzen oder Viren) oder schädlichen Substanzen

Kryokonservierung Verfahren zum Konservieren bei sehr tiefen Temperaturen vor allem von Zellen und Geweben; wird auch als Einfrieren bezeichnet

Kryptorchismus Hodenhochstand

Laparoskopie Operatives Verfahren, in der Gynäkologie auch als Pelviskopie bezeichnet, bei dem durch kleine Hautschnitte OP-Instrumente eingeführt werden, um die inneren Geschlechtsorgane zu untersuchen und zu behandeln

LH-Peak starker Anstieg des luteinisierenden Hormons (LH), der den Eisprung auslöst

MAR-Test Labormethode zur Testung auf Spermienantikörper im Ejakulat (Mixed-Antiglobuline-Reaction-Test)

Meiose Reifeteilung bei Eizellen und Samenzellen: der Chromosomensatz (46,XX oder 46,XY) wird in zwei Schritten halbiert, sodass die reifen Eizellen und Samenzellen nur noch den einfachen Chromosomensatz haben (23,X oder 23,Y)

Menarche Zeitpunkt der ersten Regelblutung und Beginn der Fruchtbarkeit

Menopause Zeitpunkt der letzten Regelblutung und damit das Ende der Fruchtbarkeit

MII-Eizelle Reife, befruchtungsfähige Eizelle, die allerdings erst den ersten Schritt der Meiose beendet hat (1 Polkörper ausgeschleust) und die in der Metaphase II bis zur Aktivierung durch das Eindringen eines Spermiums verharrt.

Monosomie ein bestimmtes Chromosom ist einmal anstatt zweimal in den Körperzellen vorhanden

Myom Gutartiger Muskelknoten der Gebärmutter

Myometrium Muskelschicht der Gebärmutterwand

Off-Label-Use Verordnung von Arzneimitteln außerhalb des Zulassungsbereichs. Ohne Überprüfung ihrer Verträglichkeit und Wirksamkeit, keine Verordnung zu Lasten der gesetzlichen Krankenversicherung möglich

Oligomenorrhoe Zyklus länger als 35 Tage, aber kürzer als drei Monate

Oogonien Stammzellen der Eizellreifung, die bis zum fünften Schwangerschaftsmonat sich durch Mitosen vermehren und aus denen sich die primären Oozyten in der Fetalzeit entwickeln

PN-Zellen Auch Vorkernstadien genannt; in der Eizelle werden die Vorkerne 6 bis 24 Stunden nach dem Eindringen des Spermiums in die Eizelle sichtbar und enthalten das mütterliche und väterliche Erbgut

Polyp Gutartige Schleimhautwucherung

Prämature Ovarialinsuffizienz (POF oder POI) Ausfall der Eierstockfunktion vor dem vollendeten 40. Lebensjahr

Primordialfollikel Einheit aus den Follikelepithelzellen (frühe Granulosazellen) und der primären Oozyte

Pseudonymisierung Datensätze, die mit einer Behandlungsnummer versehen sind und ohne Identitätsdaten wie Name oder Adresse gespeichert sind

Pubertas tarda Verzögerte Pubertät: noch keine Pubertätszeichen (Thelarche und Pubarche) oder Stillstand der Pubertätsentwicklung und keine Menarche bis zum 16. Lebensjahr

Phänotyp Erscheinungsbild eines Organismus mit seinen sichtbaren Merkmalen und Funktionseigenschaften

Prolaktinom Tumor der Hypophyse, der Prolaktin sezerniert

Pubarche Beginn der Schambehaarung als Teil der Pubertät

Pubertät Bei Mädchen ab ca. 10 Jahren mit Brustentwicklung (Thelarche), Schambehaarung (Pubarche) und erster Regelblutung mit etwa 13 bis 15 Jahre, Pubertät bei Jungen ab ca. 10. Jahren bis 17 Jahre mit Wachstum von Hoden, Penis, Schambehaarung und Körperbehaarung, Stimmbruch und Muskelwachstum, erster Samenerguss mit etwa 13 Jahren

Retrograde Ejakulation Samenerguss erfolgt in die Harnblase statt durch den Penis nach außen.

Sactosalpinx Narbiger Eileiter mit unregelmäßiger Wand nach Infektion

Satzungsleistungen Freiwillige Leistungen zusätzlich zu den Leistungen im Sozialgesetzbuch (SGB V), die gesetzliche Krankenkassen ihren Versicherten anbieten können

Sertoli-Cell-Only-Syndrom (SCO) Schwerste Schädigung der Spermatogenese mit fehlendem Keimepithel in den Samenkanälchen, die nur noch Sertolizellen enthalten

Spermatogenese Reifung der Samenzellen, die ab der Pubertät mit der zweistufigen Reifeteilung über die primären und sekundären Spermatozyten beginnt

Spermiogenese Ausreifung der Spermienform nach Abschluss der Reifeteilung von den zunächst noch runden Spermatiden bis zu den Spermatozoen, die aus Kopf, Mittelstück und Schwanz geformt sind

Spermatogonien Stammzellen der Samenzellreifung, die sich ab der Pubertät wieder mitotisch vermehren und aus denen sich über die Spermatozyten die Samenzellen entwickeln

Stimulationsbehandlung Ähnliche Begriffe sind ovarielle Stimulationsbehandlung, Hormonstimulation, Gonadotropinstimulation

Synechien Verwachsungen, Verklebung

Synzytiotrophoblast Frühform der Plazenta, Entwicklung aus den äußeren *Trophoblastzellen nach der Implantation,* produziert das humane Choriongonadotropin (hCG).

Testikuläre Spermienextraktion (TESE) Extraktion (Heraussuchen) von Spermien aus dem Hodengewebe, was zuvor operativ gewonnen wurde

Thekazellen Zellen in zwei Schichten, den Granulosazellen nach außen anliegend, von diesen abgegrenzt durch eine Basalmembran; produzieren Androgene

Thelarche Entwicklung der weiblichen Brustdrüsen im Rahmen der Pubertät

Tubuli seminiferi Samenkanälchen im Hoden, in denen die Samenzellen heranreifen

Transfer Übertragung, z. B. von Embryonen in die Gebärmutter

Translokation Verlagerung von Chromosomenabschnitten an eine andere Stelle innerhalb des Chromosomensatzes oder an ein anderes Chromosom, ohne oder mit Zugewinn oder Verlust von genetischem Material (balanciert oder unbalanciert).

Triploidie Dreifacher Chromosomensatz, d. h. jedes Chromosom ist dreimal in den Körperzellen vorhanden

Trisomie ein bestimmtes Chromosom ist dreimal anstatt zweimal in den Körperzellen vorhanden

Thrombophilie vererbte oder erworbene Neigung zur Bildung von Blutgerinnseln (Thromben)

Ullrich-Turner-Syndrom (UTS) häufigste chromosomale Anomalie bei Frauen mit Unfruchtbarkeit und anderen körperlichen und entwicklungsbedingten Unterschieden; ein X-Chromosom fehlt (45, X0)

Uterus bicornis Doppelfehlbildung des Uterus; fehlerhafte Fusion der paarig angelegten Müller-Gänge in der Embryonalzeit, aus denen die Gebärmutter entsteht

Uterus subseptus Gebärmutterhöhle teilweise durch ein Septum getrennt

Vaginismus Schmerzhafter Scheidenkrampf z. B. beim GV oder einer gynäkologischen Untersuchung, ohne dass die betroffene Frau es willentlich beeinflussen kann

Varikozele Erweitertes Venengeflecht entlang des Samenstrangs im Hodensack, meist links

Verursacherprinzip Krankheitskosten werden nur von einer privaten Krankenversicherung (PKV) übernommen, wenn die Ursache für die Krankheit bei der versicherten Person liegt, z. B. die ungewollte Kinderlosigkeit ursächlich beim privat versicherten Partner liegt

Vorkernstadien Auch Pronukleus (PN)-Zellen genannt. In diesem Stadium sind der mütterliche und der väterlichen Vorkern in der Eizelle sichtbar, die mütterlichen und väterlichen Chromosomen sind noch nicht „verschmolzen"

Zona pellucida Hülle um die Eizelle, die sich bereits am Anfang der Eizellreifung vom Primordialfollikel zum Primärfollikel gebildet hat. Sie schützt die Eizelle bis zum Blastozystenstadium.

Stichwortverzeichnis

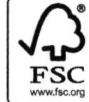

MIX
Papier aus verantwortungsvollen Quellen
Paper from responsible sources
FSC® C105338

If you have any concerns about our products,
you can contact us on
ProductSafety@springernature.com

In case Publisher is established outside the EU,
the EU authorized representative is:
Springer Nature Customer Service Center GmbH
Europaplatz 3, 69115 Heidelberg, Germany

Printed by Libri Plureos GmbH
in Hamburg, Germany